정신건강론

3판

최송식 · 최말옥 · 김경미 · 이미경 · 박은주 · 최윤정 공저

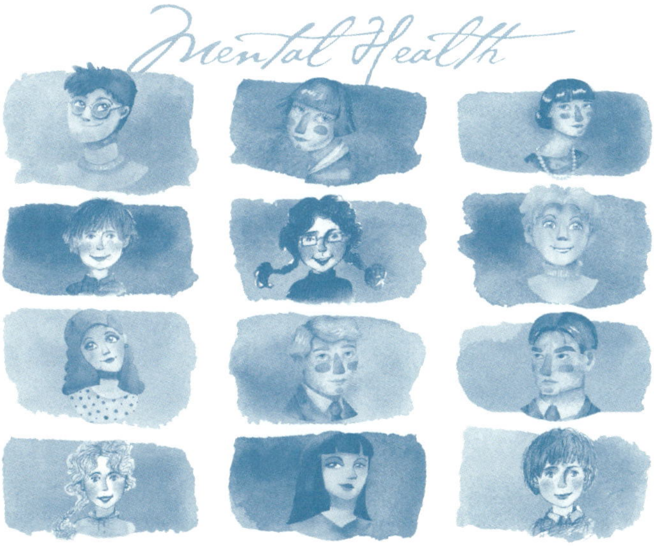

학지사

3판 머리말

처음 『정신건강론』을 집필하고자 공동 저자가 모였을 때, 많은 의견을 나누고 고민하였다. 정신건강에서 필요한 이론과 지식, 정신건강정책과 정신건강 실천영역에 대한 이해, 이 과목을 배우는 학생들에 대한 이해 등을 중심으로 논의하는 과정은 다시 현장으로 돌아간 느낌이 들었고, 힘들었지만 즐거운 집중의 시간을 보냈다. 2판을 작업할 때 즐거움보다는 의무감이 들었다면, 3판을 쓰고자 하는 지금은 책임감이 몰려온다.

2014년 공동 작업을 거쳐 『정신건강론』 초판을 발간한 후, 사회복지사 양성에 필요한 교과목과 그 구체적 내용에 관한 지침이 마련되고, 지역사회케어 중심으로 돌봄이 전환되는 사회적 변화 속에서 2019년 『정신건강론』 2판을 개정하여 출간하였다. 그 후 5년이 흘렀고, 그 사이 정신건강 분야에서는 많은 변화가 생겼다. 우선 「정신건강증진 및 정신질환자 복지서비스 지원에 관한 법률」이 수차례 개정되었다. 정신건강전문요원에 관련된 사항뿐 아니라 국가 트라우마센터, 동료지원쉼터 등의 정신건강증진정책을 추진하기 위한 다양한 기관에 관한 내용이 추가되었고, 정신질환자의 복지서비스 제공과 관련한 절차, 조력 등의 내용이 포함되었다. 또한 우리 사회에서 정신건강의 중요성에 대한 인식이 크게 강조되어 2023년 12월 관계부처 합동으로 정신건강정책 혁신방안을 발표하였다. 이러한 시대적 변화와 맞물려 저자들은 개정의 필요성에 대해 공감하였고, 3판 개정 작업을 서두르게 되었다. 이 과정에서 2022년 DSM-5-TR이 발간되었다는 점도 개정 작업에 박차를 가하게 된 이유 중의 하나였다.

이번 3판은 2판과 같이 총 17장으로 구성되어 있으나, 앞서 언급한 변화에 대한 내용이 새롭게 추가되었다. 법, 제도 등의 개정 내용과 새롭게 발표된 정신건강정책 혁신방안을 반영하여 '제2장 정신건강 실천 영역'을 전체적으로 수정하였다. '제3장 정신건강 관련 이론'에서는 최근 인간의 긍적적인 측면에 관심을 가지는 이론으로 주목받고 있는 '긍정심리학'을 6절에 새로 추가하였다. '제6장 정신장애의 이해'에서는 DSM-5-TR의 내용을 반영하여 수정하였다. '제8장 도박 중독'에서는 최신 통계 자료를 일부 추가하였으며, '제9장 스마트폰 · 인터넷 중독' 역시 최신 통계 자료를 반영하면서 현 시대 상황에 맞게 장의 제목을 변경하였다. '제12장 성인기 정신건강'에서는 전 세계적으로 가장 주목받는 사회적 위험으로 대두되고 있는 '고립 · 은둔과 정신건강' 내용을 추가하였다. 고립 · 은둔 청년의 문제는 국가 차원의 대책이 요구되며, 정부에서도 2023년 12월 이들을 위한 지원 방안을 발표하고 대응 방안을 모색하고 있는 추세이다. 이런 이유로 고립 · 은둔의 문제가 성인기에만 해당한다고 보기는 어렵지만 성인기 정신건강에 포함시켰다. '제14장 자살과 정신건강'에서는 최신 통계 자료와 현재 우리나라의 자살예방정책 개정 내용을 반영하여 수정하였다. '제15장 학대와 정신건강'에서도 학대의 실태와 관련한 최신 통계 자료를 반영하여 수정하였다.

이번 공동 작업을 하면서 우리가 아는 지식과 찾아낸 자료와 지식, 우리의 경험, 타인의 조언 등을 모두 동원하려 노력하였다. 하지만 아무리 많은 지식을 동원한다고 하여도, 그리고 정성을 다한다고 하여도 늘 부족해 보인다. 이 책을 접하는 분들이 정신적으로 어려움을 지니고 있는 이들을 잘 이해하는 데 도움이 되었으면 하는 마음으로 개정 작업을 마쳤다. 끝으로, 3판이 출간되기까지 인내로 기다려 주시고 출간을 기꺼이 맡아 주신 학지사의 김진환 사장님과 책의 편집을 맡아 수고해 준 직원분들께 감사드린다.

2024년 9월

저자 일동

1판 머리말

최근 우리 사회는 지금까지 경험해 보지 못하였던 다양한 사회문제로 많은 이들이 어려움을 겪고 있다. 정보의 흡수와 처리 능력이 낮은 어린이들은 부모님의 맞벌이로 인해 제대로 된 보호와 훈육이 부족한 상태에서 많은 시간 동안 정제되지 않은 채 방영되는 TV나 오락 프로그램에 노출되어 집중력이 저하되거나 정보 흡수 능력이 약화되고 있다. 아동과 청소년들은 관료화와 전문화로 무장된 대형 교육단지의 설립으로 지역공동체에서 유리되어 학교 내에서는 학생 소외와 규율 문란을 일으키고, 학교 밖에서는 정보 과부하에 시달려서 심각한 정신적 문제에 시달리고 있다. 대학생들도 어렵게 공부하여 대학에 진학한 뒤에도 계속되는 경쟁 속에 있다. 그래서 학업을 성공적으로 마치더라도 쉽게 취업할 수 없는 사회구조적 특징 때문에 청년실업 상태가 길어지고 있다. 취업을 한 성인도 개인적으로는 부모도 모셔야 하고 자녀도 돌봐야 하는 이중적 부담과 충분치 못한 사회적 안전장치 속에서 조기퇴직의 위협에 마주하고 있다. 앞으로 우리 사회에서 다수로 자리할 노인들도 한국전쟁으로 충격적인 상처를 입고 이산가족이 되거나 산업 역군으로 우리 사회를 부유하게 만드는 데 크게 기여하였지만, 그들에게 돌아가는 사회적 대접은 빈곤과 역할상실, 사회적 지위의 하락, 건강상실, 사회적 고립 등으로 경제적 어려움은 물론 다양한 사회문제의 희생자가 되고 있다.

물론 그동안 한국 사회가 부정적인 경험들만 생산한 것은 아니다. 산업화를 바탕으로 한 현대화를 이루었고, 공교육의 확대를 통해 사회발전을 뒷받침할 수 있는 고급인력을 배출하여 경제 발전을 이루었고, 전자산업과 통신산업의 발전과 접목을 통하여 정보화 사회로 성큼 접어들었다. 그 결과 우리 사회는 지금까지 선조들이 누려 보지 못한 풍요로움 속에서 살아가고 있다. 그러나 다른 한편으로는 많은 이들이 우리 사회의 이런 급속한 변화 속도에 적응하지 못하고 새로운 어려움을 겪으며 초유의 자살문제, 중독문제, 정신질환을 경험하고 있다.

그동안 저자들은 사회복지의 한 분야인 정신보건사회복지의 기초가 되는 저서 집필에 주력해 오면서 광범위한 휴먼서비스 분야에서 일하는 전문가들과 이 분야로의 진출을 준비하는 사람들, 그리고 다양한 조직 속에서 인력을 관리하는 사람들에게 적합한 정신건강 관련 저서의 필요성을 강하게 느끼고 있었다. 그러나 저자들의 분주함과 나태함으로 그런 작업이 지연되다가 금년을 넘기지 않고 저서를 발간하고 싶은 저자들의 바람이 총의로 모아져 어려움 속에서도 저자들이 힘을 합쳐 이 책을 발간하기에 이르렀다.

이 책은 전체 16장으로 구성되어 있다. 제1~4장에서 정신건강에 대한 포괄적 이해를 시도하였고, 제5~6장에서는 정신질환에 대한 구체적인 내용을 살펴보았다. 제7~9장에서는 도박 중독과 인터넷 중독을 포함한 다양한 종류의 중독에 대한 이해를 심화하였고, 제10~12장에서는 생애주기별 정신건강을 아동 · 청소년기, 성인기, 노년기로 살펴보았으며, 제13~15장에서는 사회문제와 정신건강의 관계를 살펴보면서 자살문제, 학대문제, 사회적 소수의 정신건강 문제를 다루었다. 제16장에서는 사회환경이 정신건강에 어떻게 영향을 미치는가를 살펴보고 다양한 정신건강 증진 방안도 살펴보았다.

나름대로 최신의 지견을 살펴보고자 노력하였으나 미흡한 점이 많은 것도 사실이다. 이것은 전적으로 저자들의 책임이며 앞으로 더욱 수정하여 더욱 좋은 책으로 만들어 나가겠다.

부끄럽지만 이 책을 쓸 수 있도록 그동안 많은 가르침을 주신 김기태 교수님과 여러 선후배님들께 이 기회를 빌려 깊은 감사의 말씀을 전한다. 아울러 집필에 필요한 다양한 자료를 제공해 준 정신보건 영역의 전문가분들께도 감사드린다. 마지막 교정 작업을 위해 겨울방학의 소중한 시간을 내어 준 조경미, 김경민, 정준영, 박향미에게 고마운 마음을 전한다. 이 책의 출간을 기꺼이 맡아 주신 학지사의 김진환 사장님과 열성을 다해 책의 편집을 맡아 주신 직원분들께 감사드린다.

2014년 8월

저자 일동

차례

○ 3판 머리말 _ 3
○ 1판 머리말 _ 5

제1장 정신건강에 대한 이해 … 13
1. 질병과 건강에 대한 이해 _ 15
2. 건강한 행동과 이상행동 _ 18
3. 정신건강의 개념 _ 25

제2장 정신건강 실천 영역 … 29
1. 정신건강 실천의 최근 동향 _ 31
2. 전통적 실천 영역 _ 35
3. 새로운 실천 영역 _ 42

제3장 정신건강 관련 이론 … 49
1. 스트레스이론 _ 51
2. 위기개입이론 _ 61
3. 의사소통이론 _ 65
4. 탄력성이론 _ 73
5. 회복모델 _ 77
6. 긍정심리학 _ 78

제4장 방어기제의 이해 … 83

1. 적응의 개념 _ 85
2. 적응기제/방어기제 _ 86

제5장 정신과 증상론 … 97

1. 외모 및 전반적 태도 _ 100
2. 의식의 장애 _ 100
3. 기분 및 정동의 장애 _ 102
4. 사고의 장애 _ 104
5. 지각의 장애 _ 108
6. 행동의 장애 _ 110
7. 기억의 장애 _ 113
8. 지능의 장애 _ 114
9. 병식의 장애 _ 115

제6장 정신장애의 이해 … 117

1. 정신장애 분류체계 _ 119
2. 조현병 _ 122
3. 우울장애 _ 129
4. 양극성장애 _ 133
5. 성격장애 _ 136

제7장 물질 중독 … 149

1. 약물 중독 _ 151
2. 알코올 중독 _ 154

제8장 도박 중독 … 173
1. 도박과 도박 중독의 이해 _ 175
2. 도박 중독의 원인 _ 181
3. 도박 중독자의 특징 _ 184
4. 도박 중독의 영향 _ 185
5. 도박 중독의 과정 _ 187
6. 도박 중독의 치료와 예방 _ 190

제9장 스마트폰 · 인터넷 중독 … 195
1. 스마트폰 · 인터넷 중독의 개념 _ 198
2. 스마트폰 · 인터넷 중독의 유형 _ 201
3. 스마트폰 · 인터넷 중독의 원인 _ 203
4. 스마트폰 · 인터넷 중독의 정신병리적 특성 _ 206
5. 스마트폰 · 인터넷 중독에 대한 개입과 예방 _ 208

제10장 영유아기 정신건강 … 213
1. 영유아기 발달특성 _ 215
2. 영유아기 정신건강의 문제 _ 217

제11장 아동 · 청소년기 정신건강 … 225
1. 아동 · 청소년기 발달특성 _ 227
2. 아동 · 청소년기 정신건강의 문제 _ 232

제12장 성인기 정신건강 … 243
1. 초기 성인기 발달특성 _ 245
2. 중년기 발달특성 _ 248
3. 성인기 정신건강의 문제 _ 250

제13장 노년기 정신건강 … 263
1. 노년기 특성 _ 265
2. 노년기 정신건강의 문제 _ 270

제14장 자살과 정신건강 … 281
1. 자살의 개념 _ 283
2. 자살의 원인 _ 289
3. 자살예방 개입 _ 293

제15장 학대와 정신건강 … 305
1. 아동학대 _ 307
2. 배우자학대 _ 315
3. 학대의 후유증: 외상후스트레스장애 _ 322

제16장 문화적 다양성과 정신건강 … 329
1. 다문화와 정신건강 _ 331
2. 사회적 소수자의 정신건강 _ 337

제17장 정신건강과 사회환경 … 345

1. 직업과 고용 _ 347
2. 사회적 지지 _ 349
3. 스트레스 _ 350
4. 취약성 _ 351
5. 환경적 요인 _ 351
6. 문화적 요인 _ 352

◯ 참고문헌 _ 353

◯ 찾아보기 _ 373

제 1 장

정신건강에 대한 이해

1. 질병과 건강에 대한 이해
2. 건강한 행동과 이상행동
3. 정신건강의 개념

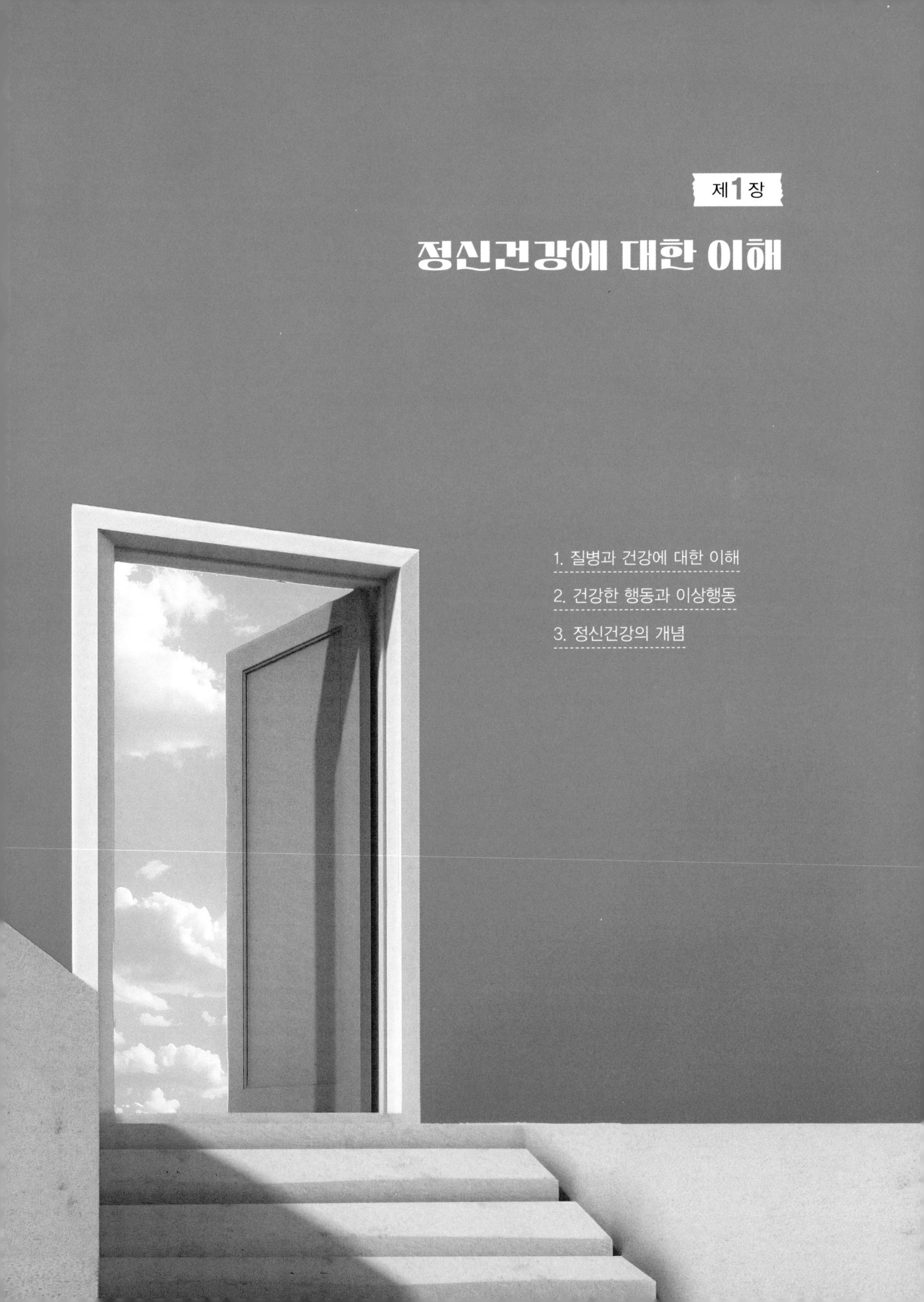

Mental Health

질병과 건강의 개념을 어떻게 규정할 것인가의 문제는 개인이나 시대에 따라 차이가 존재한다. 질병이 없는 상태를 건강한 상태로 규정짓는 경우도 있으며, 질병의 예방과 건강 증진을 포함한 상태를 건강한 상태로 규정짓기도 한다. 질병과 건강의 개념 규정은 국가의 건강 정책과도 관련이 되므로 두 개념에 대한 정확한 개념 규정이 이루어져야 한다.

1. 질병과 건강에 대한 이해

1) 질병과 건강에 대한 개념

질병에 걸린 상태는 '개체의 질서가 어떠한 원인에 의해 교란된 상태'라고 한다. 질병의 상태와 건강의 상태가 반드시 명확한 경계에 따라서 구분되는 것은 아니다. 질병은 병인이 유전에 의한 것인가를 불문하고 태어날 때 이미 감염되어 있는 경우와 출산 이후에 감염된 경우, 또는 기질적인 것과 기능적인 것, 경과의 길이에 따라 급성, 만성 등으로 구분된다(강영희, 2008).

반면, 세계보건기구(WHO)에서는 건강한 상태를 '신체적 · 정신적 · 사회적으로 완전히 안녕한 상태'로 정의하고 있다. 건강의 구체적 요소로는 육체적 요소와 정신기능적 요소로 나눌 수 있으며, 육체적 요소는 다시 행태적 요소(신장 · 체중과 같은 외형적 계측값이나 내장의 여러 기관 등)와 기능적 요소(여러 기관의 생리 기능이나 종합적인 체력 등)로 분류하여 평가하기도 한다. 아울러 이 의미에는 사람은 인종 · 종교 · 정치 · 경제 · 사회의 상태 여하를 불문하고 고도의 건강을 누릴 권리가 있다는 것을 명시하고 있다. 과거에는 건강이란 육체적 · 정신적으로 질병이나 이상이 없고, 개인적으로 정상적인 생활을 영위할 수 있는 신체 상태를 말하였으나, 오늘날에는 개인이 사회생활에 의존하는 경향이 커짐에 따라서 사회가 각 개인의 건강에 기대하는 것도 많아졌기 때문에 사회적인 건강이라는 면에서 이와 같은 정의가 강조된 것이다(네이버 두산백과, 2014).

그런데 세계보건기구의 건강 개념 중에 그 용어와 내용에 있어 몇 가지 수정해야 할 곳이 있다고 지적하는 학자도 있다(Bracht, 1978: 유수현 외, 2013: 1-2에서 재인용). "신체적 · 정신적 및 사회적으로 완전한 안녕의 상태(a state of complete physical, mental, and social well-being)"라는 문구가 있는데, 여기에서 건강을 완전한 상태로 보는 데는 논의의 여지가 있다는 것이다.

인간은 언제나 건강한 것은 아니다. 피로한 날도 있고, 건강한 상태가 유지되는 경우도 있다. 업무나 역할로 인해 피로한 경우는 건강하지 못한 상태이지만, 휴식을 취하고 나면 다시 건강한 상태로 돌아오게 된다. 혹은 본인은 건강하다고 생각하고 있지만 실제 질병을 가지고 있으면서 알지 못하는 경우도 있다. 이런 경우 피로한 상태를 건강하지 못한 상태라고 하고, 병을 인식하지 못한 경우를 건강한 상태라고 할 수 있는가 하는 문제가 생긴다. 즉, 완전한 상태라고 하는 경우가 있을 수 있느냐의 문제가 생기는 것이다.

세계보건기구의 정의는 질병의 관점에서도 논의할 점이 있다. 질병이 있는 상태를 단순히 '신체상의 증상(disease)'에만 초점을 두고 다룬다면 신체상의 증상이 있는 경우에만 질병에 걸린 것이며, 자각증상이 있더라도 증상으로 나타나지 않으면 질병이 없는 상태가 되는 것이다. 즉, 불안이나 고통을 경험하는 주관적 상태로서의 질환(illness)은 다루지 않을 수도 있다. 그러나 신체증상이 주관적인 불안을 동반하지 않는 것처럼, 신체상의 증상이 없는 상태에서도 질병을 경험할 수 있는 것이다. '질환'이 다루어지지 않은 채 '신체상의 증상'만을 다루는 상황에서는 질병에 대한 치료의 만족도가 줄어들며, 임상적으로도 효과를 얻기가 어렵다. 그러한 의미로 네 가지 측면에서 건강의 의미를 설명하고자 한다(한인영 외, 2006: 14-16).

첫째, 생물학적 의미이다. 생물학적 의미에서는 생리학적 신체구조에 어떤 증상이나 증후가 나타나지 않는 상태를 건강하다고 정의한다. 즉, 질병이 없는 상태를 말한다. 일반적으로 의학에서는 신체기능에 문제가 있어 신체구조가 정상적인 기능을 유지하지 못할 때, 그리고 원래의 건강 상태로 되돌아가기 위해서 적절한 치료를 받아야 할 때를 가리켜 증상이나 증후가 있는 것으로 본다. 그러나 어떤 사람들은 증상이 나타나지 않으면서도 계속 질병을 가질 수 있고, 반대로 질병은 없지만 기분 좋지 않은 상태가 계속될 수도 있다. 따라서 생물학적 용어로 건강을 정의 내리는 것은 건강 상태를 증진시키기보다는 오히려 질병 그 자체에 초점을 두는 결과를 낳는다.

둘째, 심리학적 의미이다. 심리학적 의미는 개인이 자신의 건강 상태를 계속해서 주관적으로 평가하고 있다는 것을 전제로 한다. 사회적 사건에 대한 개개인의 심리학적 반응과 관련한 질병으로 생긴 스트레스를 관련지어 볼 때, 생활에 적응하기 위해서는 스트레스를 받을 것이며 누적된 스트레스는 신체적인 질병을 야기한다는 것이다. 스트레스 상황에 빠지기 쉬운 사람은 그 자신을 심리학적인 안녕 상태에 있는 것으로 간주하지는 않음을 의미한다.

셋째, 사회학적 의미이다. 사회학적 의미에서의 건강은 인간이 사회에 살면서 그들의 역할과 과업을 최적으로 수행할 수 있는 능력을 가지고 있는 상태라고 정의하였다. 질병도 건강처럼 사회적으로 정의되며, 제도화된 역할 유형에 따라 환자에게 주어진 역할과 의무가 있다는 것이다. 환자는 건강을 회복하기 위해서 치료를 받아야 하는 새로운 의무를 가지게 됨을 의미한다.

넷째, 생태학적 의미이다. 생태학적 의미에서의 질병과 건강은 현재나 과거의 개별적인 환경, 그리고 인간 유기체의 상태와 그것에 대한 반응, 미생물학적 · 화학적 · 생리학적 또는 신체적인 반응 등과 같은 여러 가지 요소가 복잡하게 상호작용한 결과라고 주장하였다. 이것은 전통적으로 주장되어 왔던 생태의학적 모델에서 개인과 환경, 혹은 외적 환경과 내적 환경 사이의 균형을 강조하는 적응모델로 전환되고 있음을 의미한다.

세계보건기구에서는 최근 건강의 개념에 영적 요소를 포함해야 한다는 주장이 강하게 제기되고 있다. 지난 1999년 이후 건강이라는 개념도 정태적 의미에서 동태적 의미로 바뀌고 있는 것이다. 예를 들면, 손발이 절단된 사람이라도 '살아 있다는 게 행복하다.' '앞으로 살아가고 싶다.'는 의지가 있다면 건강한 사람으로 판정받을 수 있으며, 반면에 사지가 멀쩡하고 엄청난 재산을 모은 사람이라도 '살기 싫다.' '사는 게 재미없다.'고 생각하면 '환자'의 범주에 넣어야 한다는 것이다. 이렇게 보면 건강은 완전무결한 신체적 · 정신적 · 사회적 조건보다는 한 인간이 사회생활을 자립적으로 영위해 나갈 수 있는 능력과 관계가 있다. 이러한 의미로 건강을 규정한다면 건강한 삶이란 자립적으로 자신의 삶을 영위해 나갈 수 있는 능력, 즉 '일상생활을 할 수 있는 능력'을 가지고 있는 상태라고 볼 수 있다(유수현 외, 2012: 13).

2) 메디컬케어와 헬스케어

수세기 전 고대 중국에서 의사들은 사회 구성원들이 건강할 때 보수를 받았다. 치료자의 역할은 병에 걸리는 것을 예방하기 위해 자신이 가진 힘으로 모든 일을 하는 것이라고 믿었다. 따라서 사람들이 다치거나 아프게 되면 의사는 치료비를 본인이 부담하며 치료해야 할 책임이 있었다. 이런 의료비 지불방식하에서 헬스케어제도의 목표는 인구집단을 건강하게 지키는 것이었고, 헬스케어제도는 건강을 촉진하는 것에 재정적 지원이 이루어졌다.

이와 대조적으로, 미국의 역사를 보면 헬스케어제도의 하부 재정구조는 건강이 아니라 질병에 맞춰져 있었다. 질병이 증가함에 따라 더 많은 검사와 처치, 그리고 입원일수가 필요했고, 더 많은 돈이 지출되었다. 의사 수는 거의 제한되어 있지 않았고, 환자들은 치료 결과와는 무관하게 의료서비스에 대한 비용을 지불하였다(김수영 외, 2002: 28-31).

이와 같이 의료행위에 대한 지불제도는 질병과 건강을 어떻게 규정하며 회복과 건강 증진 중 어디에 초점을 맞추는가에 따라 영향을 받는다. 예전에는 의료현장에서 비만 자체보다는 비만으로 인한 질환들에 초점을 맞추어 치료하는 것을 목표로 하였으나, 현재는 비만에 걸리지 않도록 하는 예방과 건강 증진에 대한 비용지불에 초점을 맞추는 맥락과 같다. '의료적 관점에서 질병을 치료하고 회복하는 데 비용을 지불할 것인가?' '국민의 건강을 유지하고 예방하는 데 비용을 지불할 것인가?' 혹은 '어떤 관점에서 비용을 지불하는 것이 국민의 건강을 증진하며 비용의 효과성과 효율성을 가져올 것인가?' 등의 문제는 의료정책의 주요 관심사이다.

의학의 실천을 의료라고 할 때 의료의 협의의 개념을 메디컬케어(medical care)로, 광의의 개념을 헬스케어(health care)로 규정짓는 이유이기도 하다. 메디컬케어는 질병과 손상의 회복을 위한 치료에 초점을 맞추는 것이며, 헬스케어는 현재의 건강 상태를 유지하거나 증진하기 위한 노력이다. 우리나라의 경우도 국민들의 질병을 회복시키기 위한 정책에서 건강증진을 위한 정책으로 변화하고 있다.

2. 건강한 행동과 이상행동

건강한 행동을 하는 사람은 성격이 건강하고 이상행동이나 정신장애를 가지지 않은 사람이다. 하지만 건강한 행동이라는 개념도 이상행동이나 정신장애를 가지지 않은, 즉 질병이 없는 상태와 같은 질병에 치중하던 개념에서 삶의 질, 주관적 안녕감, 행복, 주관적 웰빙 등 긍정적인 성격을 지닌 긍정심리학적 개념으로 변화하고 있다. 그런 의미에서 건강한 행동과 이상행동을 살펴보는 것은 의미가 있다.

1) 건강한 행동

인간은 누구나 지금보다 성장하기를 원하고 행복한 삶을 누리기를 원한다. 질병이나 고통이 없는 상태뿐만 아니라 자신의 삶을 유쾌하고 평화롭게 누리기를 원한다. 현대사회를 살아가는 과정에서 완벽하고 건전한 성격을 소유하는 것이 쉽지는 않지만, 건강한 성격의 조건을 통해 미래의 삶을 위한 기준과 성장의 원동력을 살펴보고자 한다. 다음은 학자별로 본 건강한 성격의 조건이다.[1)]

(1) 프로이트

프로이트(Sigmund Freud)는 신경증적인 사람이 해낼 수 없는 것을 해내는 사람을 정상적인 사람으로 생각하였다. 그리고 정상적인 사람들은 사랑할 수 있고 일할 수 있는(lieben und arbeiten; to love and to work) 능력을 가지고 있다고 본다. 사실 그것은 우리에게 많은 것을 의미한다고 할 수 있으며, 또한 균형이 잡힌 건강한 성격의 증거가 되기도 한다.

즉, 프로이트는 정신건강에 필요한 어떤 준거를 생각하지는 않았으나, 신경증 환자는 사랑을 하고 일을 할 수 있는 능력을 상실한 사람으로 보았으며, 참으로 건강한 사람은 그의 잠재능력 내에서 애타적인 사랑과 생산적인 일을 할 수 있는 것으로 보았다.

특기할 점은 프로이트가 정신건강의 개념을 고려할 때 성적인 적합성을 기초로 하였다는 사실이다. 즉, 유아적인 욕구를 승화시키는 것처럼 사회적으로 가치 있는 활동에 참여하는 등, 이른바 오이디푸스적 갈등이라 불리는 가족에 대한 사랑에서 분리되어 성숙되고 이타적인 사랑이 가능한 것으로 보았다.

(2) 에릭슨

에릭슨(Erik H. Erikson)은 정신성욕설을 인정하면서도 그것에 사회적 경험을 더하였다. 그는 정신건강의 척도를 인생의 첫 단계에서 습득되는 기본적 신뢰감(basic trust)의 형태에 따른 것으로 보았다.

에릭슨이 강조하는 또 하나의 정신건강의 자질은 자아의 주체성이다. 그것은 아동기에 형성되기 시작하여 사춘기에 들어서면서 끝나게 되는데, 이 시기에 생물학적 존재 또는 사회적 존재로서 자신들이 발견한 사회적 역할을 인지하며, 거기서 소위 주체의식(identity)이 형성되는 것으로 보고 있다.

따라서 에릭슨이 말하는 정신건강의 자질로는 신뢰감, 자율성, 진취성, 근면성, 자아의 주체의식, 친교능력 및 생산능력 등을 들 수 있으며, 이러한 자질들이 독립된 특성으로 간주되는 것이 아니라 체계적이면서 통합된 것으로 간주하고 있다.

1) 이 내용은 권석만(2012, 2013), 장선철(2009), 장연집(1999), 조수환(2008)을 참고하여 작성하였다.

(3) 프롬

프롬(Erich Fromm)은 친자 간의 관계에서의 사회적 분위기를 강조하면서 프로이트학파의 정신성욕설을 전적으로 배제한다. 그는 매슬로(Maslow)와 같이 건전한 성격이 성장할 수 있는 사회에 깊은 관심을 보였다.

인간이 갖고 있는 여러 가지 욕구는 사회적인 것으로, 동물적 본성보다는 탁월하다고 보았다. 정신적으로 건강한 사람들은 이러한 욕구를 순차적으로 충족해 나가는 사람이라는 것이다. 즉, 이들의 욕구가 갈등의 관계가 아니라 생산 지향적으로 계속 성장해 나아가 다른 사람들과 적당한 관계를 맺어 가면서 아울러 본능적 욕구를 충족해 나간다는 것이다.

정신적으로 건강한 사람은 자유를 포기하지 않고 자기가 자신의 주인이 되는 것이다. 즉, 자기 자신을 포기하거나 개인성을 부정하는 것이 아니라 자기를 사랑하고 자기를 긍정하는 삶을 사는 사람이다. 한편, 프롬은 이러한 자기개발과 자기를 긍정하는 삶을 생산적인 삶이라고 했다. 생산적인 삶은 자신을 부정하지 않을 뿐만 아니라 자신의 잠재력을 실현시키며 개인의 창조적 능력을 구사하는 삶이다. 이와 같이 자신을 긍정하고 개인의 독자성을 인정하는 사람이 건전한 정신을 소유한 사람이라고 보고 있다.

(4) 올포트

올포트(Gordon Willard Allport)는 건전한 성격을 가진 사람을 '성숙한 사람(the mature person)'이라고 정의 내리면서 다음의 일곱 가지 측면에서 성숙의 특성을 설명하고 있다.

① 자아감의 확대

건전한 성격의 사람은 오직 자신에게만 초점을 맞추었던 자아가 점차 확대됨으로써 추상적 가치와 개념을 포함하고, 초점의 범주가 타인과 외부 세계로 넓어진다.

② 타인과의 따뜻한 관계

건전한 성격의 사람은 타인과 따뜻한 상호적 관계를 맺고 있는데, 올포트에 따르면 이러한 사람에게는 친밀감(capacity for intimacy)과 동정심(capacity for compassion)이 있다.

③ 정서적 안정성

건전한 성격의 사람은 정서적으로 안정되어 있다. 가장 중요한 속성이 바로 자기수용(self-acceptance)이다. 건전한 성격의 사람은 정서적으로 안정되어 있고, 균형이 잡혀 있기 때문에 사소한 이해관계에 고민하지 않으며, 순간적인 충동에 지나친 반응을 나타내지 않고 자신의 성욕을 받아들이며 자신의 갈등이든 사회적인 갈등이든 이를 최소한으로 줄이고 처리하는 데 최선을 다한다.

④ 현실적 지각

건전한 성격의 사람의 사고는 자기의 요구와 환상에 맞추어 현실을 왜곡하지 않는다. 성숙한 사람은 다른 사람이나 상황을 개인의 현실지각에 따라 모두가 다 악하거나 선하다고 믿을 필요가 없이 현실을 있는 그대로 받아들인다.

⑤ 기술과 과제

건전한 성격의 사람은 과업을 가지고 그것을 성공적으로 수행해 나갈 수 있는 적절한 기술과 헌신력을 가지고 있다.

⑥ 자기 객관화

건전한 성격의 사람은 자기 객관화(self-objectification)를 함으로써 자기 자신에 대한 고도의 통찰력을 가지고 있다.

⑦ 통정된 인생관

건전한 성격은 미래지향적이고 긴 안목의 목표와 계획에 의해 동기가 유발된다. 이러한 사람은 목적의식과 그들 삶의 초석으로서 완성해야 할 일에 대한 의무감을 가지고 있고, 이것으로 성격의 일관성을 나타낸다.

(5) 로저스

로저스는 완전히 기능하는 인간의 조건을 다음과 같이 설명하고 있다.

① 경험에 대한 개방성

로저스(Carl Rogers)가 말하는 완전히 기능하는 인간은 가치조건에 아무런 제재를 가하지 않기 때문에 긍정적이든 부정적이든 감정과 태도를 경험하는 데 자유롭다.

② 실존적 삶

충분히 기능을 발휘하는 사람은 실존의 어느 순간에든지 완전히 존재한다. 그 결과, 모든 경험이 펼쳐질 때마다 완전한 기능의 사람은 흥분감(excitement)을 느낀다. 충분히 기능을 발휘하는 사람은 자아에 선입관이나 완고함이 없어 경험을 통제하고 조절할 필요가 없으며 자유롭게 자신에 참여한다.

③ 자신의 유기체에 대한 신념

건전한 성격을 가진 사람은 유기체로 하여금 하나하나의 상황을 고려하게 하여 균형을 이루게 하고, 상황의 전체에 가장 적합한 결정을 내린다. 즉, 자기가 옳다고 느끼는 방식으로 행동하는 것이 행동의 과정을 결정하는 데 가장 신뢰할 만한 지침이 된다.

④ 자유감

완전한 기능의 인간은 삶에 대한 개인적인 지배감을 즐기며, 일시적 생각이나 주변 환경, 과거의 사건에 따라 미래가 정해지는 것이 아니라 바로 자기 자신에 의해 좌우됨을 확신하기 때문에 선택이나 행동에서 자유로움을 경험한다.

⑤ 창의성

충분히 기능을 발휘하는 사람은 고도로 창조적이다. 모든 경험에 대해 개방하고, 자신의 유기체성을 신뢰하며, 결정이나 행동에 융통성이 있는 사람은 자기 실존의 모든 영역에서 독창적 사고력과 창조적 삶으로 스스로를 표현한다. 그들은 자기 행동에 자발적이며, 자기를 둘러싼 풍요로운 삶의 작용에 대응하여 변화하고 성장하며 발달한다.

2) 이상행동

우리는 살면서 어려운 난관을 만날 수 있다. 그것이 발달과정상의 어려움과 고통이든, 갑작스러운 위기상황에 처한 고통이든 스스로가 감당하기 어려운 상황에 처하게 된다. 그때 그 고통이 나의 삶을 불행하게 하고, 다른 사람이 아닌 나에게 고통으로 작용할 때 우리는 이상행동을 하게 된다. 이러한 이상행동은 본인뿐만 아니라 가족이나 주변 사람에게도 고통과 불행을 가져다줄 수 있다. 하지만 자신의 힘과 가족이나 주변 사람의 지지를 통해 크고 작은 혹은 단기간이나 장기간에 걸쳐 나타난 이상행동을 원래의 행동으로 회복시켜 새롭게 적응적 행동을 하게 된다. 하지만 이상행동이 지속되거나 이상행동이 정신장애로 발전하기도 한다.

이상행동(abnormal behavior)은 객관적인 관찰과 측정이 가능한 개인의 부적응적인 심리적 특성을 의미하며, 정신장애(mental disorder)는 특정한 패턴으로 나타나는 이상행동의 집합체를 의미한다. 이상행동에는 인간의 다양한 심리적 측면, 즉 인지, 정서, 동기, 행동, 생리의 측면에서의 개인의 부적응을 초래하는 모든 특성이 포함된다. 하지만 이상행동을 규정하는 단일한 기준은 없다. 모든 기준마다 장단점을 가지고 있어서 여러 가지 기준을 복합적으로 고려하여 이상행동을 판별하게 된다. 이상행동과 정신장애를 나타내는 사람은 다음에 소개할 네 가지 기준을 모두 포함하고 있는 것은 아니지만, 몇 가지 기준을 공통적으로 지니고 있는 경우가 많다. 그러므로 이 기준을 종합적으로 고려하여 이상행동과 정신장애를 판별하여야 한다. 이에 권석만(Davison & Neale, 2001: 권석만, 2014: 19-23에서 재인용)은 이상행동과 정신장애를 정의하는 기준을 다음과 같이 요약하였다.

① 적응기능의 저하와 손상

이상행동과 정신장애를 정의할 때 가장 중요한 개념은 적응(adaptation)이다. 이상행동은 개인의 적응을 저해하는 심리적 기능의 손상을 반영한다. 개인의 인지적 · 정서적 · 행동적 · 신체생리적 특성이 그 사람의 적응을 저해할 때, 그러한 부적응적 특성은 이상행동으로 간주될 수 있다(Wakefield, 1999: 권석만, 2014에서 재인용). 이러한 이상행동은 가정이나 직장에서의 역할수행을 저해하고 타인과의 갈등을 유발함으로써 개인의 사회적 적응을 방해하기 때문이다.

그러나 이상행동을 적응적 기능의 손상으로 판단하는 관점에는 몇 가지 문제점이 있다. 첫째, 적응과 부적응의 경계가 모호하다는 점이다. 과연 어느 정도의 부적응 상태를 초래하는 심리적 특성을 이상행동으로 보아야 하는가의 문제점이 있다. 둘째, 적응과 부적응을 누가 무엇에 근거하여 평가하는가의 문제이다. 평가하는 사람의 기준에 따라 다를 수 있기 때문이다. 셋째, 개인의 부적응이 어떤 심리적 특성에 의해 초래되었는지를 판단하기가 어렵다는 문제이다.

② 주관적 불편감과 고통

이상행동과 정신장애를 판단하는 다른 기준은 주관적 불편감과 고통(subjective discomfort and distress)이다. 개인으로 하여금 현저한 불편감과 고통을 느끼게 하는 행동을 이상행동이라고 보는 것이다. 정신건강전문가에게 도움을 요청하는 사람 중에는 적응의 곤란뿐만 아니라 주관적으로 경험하는 심리적 고통을 호소하는 경우가 많다. 불안, 우울, 분노, 공포, 절망과 같은 부정적 정서는 개인의 삶을 불행하게 만드는 대표적인 심리적 불편감과 고통이다.

주관적 불편감의 기준으로 이상행동을 정의하는 데는 몇 가지 문제점이 있다. 첫째, 심리적인 고통을 경험한다고 해서 모두 비정상적이라고 할 수 없다. 개인이 처한 상황에 비해서 과도하게 심리적 불편감을 호소하거나 부적절한 행동을 할 경우 비정상적으로 볼 수는 있으나, 주관적 불편감과 고통을 객관적으로 판단하기는 어려운 것이다. 둘째, 누구나 어느 정도의 불편감과 고통을 경험하는데, 얼마나 심한 고통을 비정상적으로 판단할 것인가의 문제이다. 사람마다 고통을 표현하고 인내하는 정도가 다르기 때문에 일관성 있는 기준을 적용하기가 어렵다. 셋째, 가장 큰 문제점은 매우 부정적인 행동을 나타내면서도 전혀 주관적인 불편감과 고통을 느끼지 못하는 경우이다. 망상을 지니고 있지만 주관적 불편감을 느끼지 못하는 조현병 환자나 다른 사람에게 사기나 폭력을 일삼으면서도 죄책감을 느끼지 못하는 반사회성 성격장애자도 있다.

③ 문화적 규범의 일탈

모든 사회에는 그 사회에 속한 사람들이 따라야 하는 문화적 규범(cultural norm)이 있다. 우리 사회에는 가정, 학교, 직장 등의 다양한 사회적 상황에서 자신의 역할에 따라 취해야 할 행동규범이 존재한다. 이러한 문화적 규범에 어긋나거나 일탈된 행동을 나타낼 경우에 이상행동으로 규정될 수 있다.

문화적 기준으로 이상행동을 정의할 때도 몇 가지 문제점이 있다. 첫째, 문화적 상대성의 문제이다. 문화적 규범은 시대에 따라 변화하고 문화권에 따라 다르다. 어떤 한 시대나 문화권에서 정상적인 행동이 다른 시대와 장소에서는 이상행동으로 여겨질 수 있다. 둘째, 문화적 규범이 바람직하지 못할 경우에도 이를 따라야 하는가의 문제이다. 예를 들면, 아프리카의 여성할례와 같은 전통적인 문화적 규범에 저항하는 것을 이상행동으로 볼 수 있는가의 문제점이다.

④ 통계적 평균의 일탈

평균으로부터 멀리 떨어진 특성을 일탈로 보며 그것을 비정상적인 것으로 간주하는 것이 통계적 기준(statistical norm)이다. 이러한 통계적 기준의 대표적인 경우가 지적장애

(intellectual disability)이다. 지적장애는 지능검사의 결과에 따라 판정되는데, 대부분의 지능검사는 평균이 100점이고 표준편차가 15점으로 구성되어 있다. 지능지수가 100인 사람은 같은 또래의 평균에 해당하는 지능을 지닌 사람이다. 반면, 평균으로부터 2표준편차, 즉 30점 이상 낮은 70점 미만인 IQ를 나타내는 경우에는 지적장애로 판정된다.

이러한 통계적 기준도 이상행동을 판별하는 데 여러 가지 한계를 지니고 있다. 첫째, 평균으로부터 일탈된 행동 중에는 바람직한 방향으로 일탈한 경우가 있기 때문이다. 예를 들어, IQ가 130인 사람은 평균으로부터 일탈은 했으나 이상행동으로 간주하기 어렵다는 것이다. 둘째, 통계적인 기준을 적용하려면 인간의 심리적 특성을 측정하여 그 평균과 표준편차를 확인해야 한다. 하지만 인간의 모든 행동을 측정하여 통계적 기준을 적용하는 것은 현실적으로 불가능하다. 셋째, 흔히 평균으로부터 2표준편차만큼 일탈된 경우를 이상행동과 정상행동의 경계선으로 삼고 있지만, 이러한 통계적 기준은 전문가들이 합의한 임의적인 경계일 뿐 이론적으로나 경험적으로 타당한 근거에 기초한 것이 아니다.

3. 정신건강의 개념

정신건강에 대한 고전적 정의는 질병론적 관점에서 바라보는 정신장애가 없는 상태를 말한다. 하지만 이 관점은 질병론적 관점에서 질병이 없는 상태를 건강한 상태로 보는 것과 같으므로 한계를 가져온다. 이상행동과 정신장애가 없다고 해서 정신적으로 건강하다고 하는 정의에는 속성이 표현되지 않으면 건강하다고 볼 수 없고, 가벼운 수면장애나 이상행동으로 인해 치료나 상담을 받는다고 해서 정신적으로 건강하지 못하다고 할 수 없다.

물론 정신적으로 건강한 사람이 사회적 기능이나 사회적 관계를 잘하고 자신을 잘 관리하며 적응적일지 모른다. 그러나 정신장애와 이상행동이 없다고 해서 정신적으로 건강하다는 것을 의미하는 것은 아니라는 것이다. 그리고 정신과 약을 먹거나 치료 및 상담을 받는다고 해서 사회적으로 차별을 받을 만큼 정신적으로 건강하지 못하다는 것은 아니다.

특히 키어스(Keyes)는 정신건강에 대한 새로운 개념을 주장하면서 건강한 정신을 지닌 사람은 '정신장애로부터 자유로운 동시에 정신적 웰빙을 경험하고 있는 사람'이라고 하였다. 우울증, 불안장애, 알코올 남용 등의 정신장애를 경험하면 정신적으로 건강하지 못한 사람이며, 정신장애로 이환되지 않은 사람은 정신적으로 건강한 사람이라는 전통적인 견해에서 벗어나고 있다는 것이다(임영진 외, 2010). 건강을 질병이 없는 상태로 보는 소극적 협의 개념에서 개인의 삶을 행복하게 유지하는 적극적인 광의의 개념으로 전환하고 있는 것이다.

정신적으로 건강하다는 것을 정신장애가 없는 상태를 넘어선 행복한 삶을 누리는 정신적으로 성숙한 상태로 정의하는 것이다. 행복은 시대와 철학, 종교적 관점에 따라 그 의미가 다르게 정의되어 왔다. 현대의 복잡하고 다양한 사회에서 인간은 서로에게 영향을 주고받으며 상호작용적 존재가 되고 있다. 그러므로 자율성과 개체성을 주장하면서도 상대적인 존재가 될 수밖에 없다. 그러므로 행복감을 느끼는 것에도 다양한 요인이 작용하며, 요인들의 영향도 다르다. 그런 의미에서 행복은 무엇이고, 어떻게 해야 의미 있게 사는 것이며, 행복하게 살기 위해서는 어떻게 해야 하는가에 대한 끊임없는 질문을 던지는 것이다. 그러한 해답을 찾기 위해 많은 연구자가 지속적으로 연구를 진행해 왔다.

정신분석학을 창시한 프로이트는 인간의 본성적 욕망은 문화적 환경과 갈등을 겪을 수밖에 없으며 갈등을 최소화하는 것이 최선이라는 소극적이고 비관적인 행복관을 주장하였다. 인본주의 심리학자인 로저스는 인간이 자신의 잠재력을 발휘하여 유능한 존재가 되고자 하는 자기실현적 성향을 지닌 존재임을 주장하며 진실성, 수용성, 공감성과 더불어 무조건적 긍정적 존중이 성장을 촉진해 행복에 이르게 한다고 보았다. 매슬로 역시 그의 욕구위계설(hierarchy of needs)에서 인간은 결핍 동기가 채워지면 성장하고자 하는 동기를 추구한다고 가정하였다. 그는 인간의 욕구 가운데 자기실현(self-actualization)욕구가 가장 높은 수준의 욕구이며, 인간의 행복은 자신과 타인의 있는 그대로의 수용, 자율성과 독립성, 일에 대한 몰입과 창의적인 활동 등을 통한 자기실현이 이루어질 때 달성된다고 하였다(Maslow, 1962: 권석만, 2015에서 재인용). 이와 같이 행복에 대한 정의는 학자에 따라 다양하게 제시되지만, '행복은 무엇인가?'라는 질문에는 절대적인 주장이 있을 수 없다. 하지만 행복은 대체로 감정이나 정서를 반영하는 것과 관계가 깊으며, 행복의 정도가 좀 더 고차원적인 측면을 지닐 때 개인의 자아실현, 삶의 질 등이 향상되는 것을 느낄 수 있다.

행복에 가치를 두는 현상은 보편적인 현상으로 인간이 지속적으로 관심을 가져 온 주제이다. 최근 긍정심리학에 대한 연구의 증가와 그 중요성이 부각되면서 행복감의 개념에 대한 논의가 본격적으로 이루어지기 시작했다. 이러한 긍정심리학, 행복하고 성숙한 삶을 위한 개념들은 이상행동과 정신장애를 이해하고 치료함으로써 인간의 행복한 삶을 지향하고자 한다. 그 맥락에서 회복이라고 하는 개념도 치료의 결과보다는 과정을 의미하며, 정신장애인들의 주관적인 느낌과 평가를 의미한다(Mueser et al., 2002).

정신적으로 건강하지 못한 사람의 경우에서의 'recovery'의 개념도 개인이 환경과의 상호작용을 통하여 변화 · 발달 · 성장하는 과정으로 보며, 모든 증상이 제거된 것은 아니지만 초점을 질병이 아닌 성장과 관련되어 있다고 보는 것이다(배정규, 2005; Anthony, 1993; Deegan, 1988; Hopper et al., 2007). 'recovery'라는 용어는 이전에 증상의 감소라는 의미(Resnick et al., 2004)로서 결과적인 용어로 사용되기도 하였으나, 현재는 주로 과정으로서의 의미를 내포하고 있으며, 자신의 느낌을 주관적으로 평가하는 것이라 할 수 있다(배정규, 2005에서 재인용). 'recovery'는 어떤 증상이 완전히 사라진 상태가 아니라 클라이언트의 주관적이고 내면적인 부분이 새롭고 가치 있게 변화되고 삶의 목적을 얻게 되는 과정이므로(Deegan, 1988) 증상 제거에 초점을 두지 않고, 자아존중감이나 정체성의 회복, 사회적응을 유지하는 것과 같은 더 넓은 영역에 중심을 두고 있다(Surgeon General Reports, 1999).

'회복(recovery)'은 정신질환을 질병으로 보고 완전히 치료되어 이전의 건강한 상태로 돌아가는 것을 종착점으로 보는 것이 아니다(Jacobson & Curtis, 2000: 김지영, 2002: 10에서 재인용). 인간의 모든 삶의 과정은 '존재하는 것'과 '되어 가는 과정'을 의미하는 독특하고 개별적인 경로이므로, 병으로부터 회복(재기)하는 과정도 삶의 의미와 목적을 발견하는 과정으로 보는 것이다. 즉, 정신적으로 건강하다는 것은 자신의 능력을 잘 발휘하고, 삶의 과정에서 스트레스에 잘 대처하며, 자신의 삶의 목적과 의미를 찾아가는 과정에서 다른 사람과 지역사회의 삶이 윤택해지도록 노력하는 것이다.

생각해 볼 문제

1. 건강한 성격의 특성에 대해 논의해 봅시다.
2. 자신은 정신적으로 건강하다고 생각하는지 주위 친구들과 논의해 봅시다.
3. 이상행동과 건강한 행동의 차이에 대해 논의해 봅시다.

제 2 장

정신건강 실천 영역

1. 정신건강 실천의 최근 동향
2. 전통적 실천 영역
3. 새로운 실천 영역

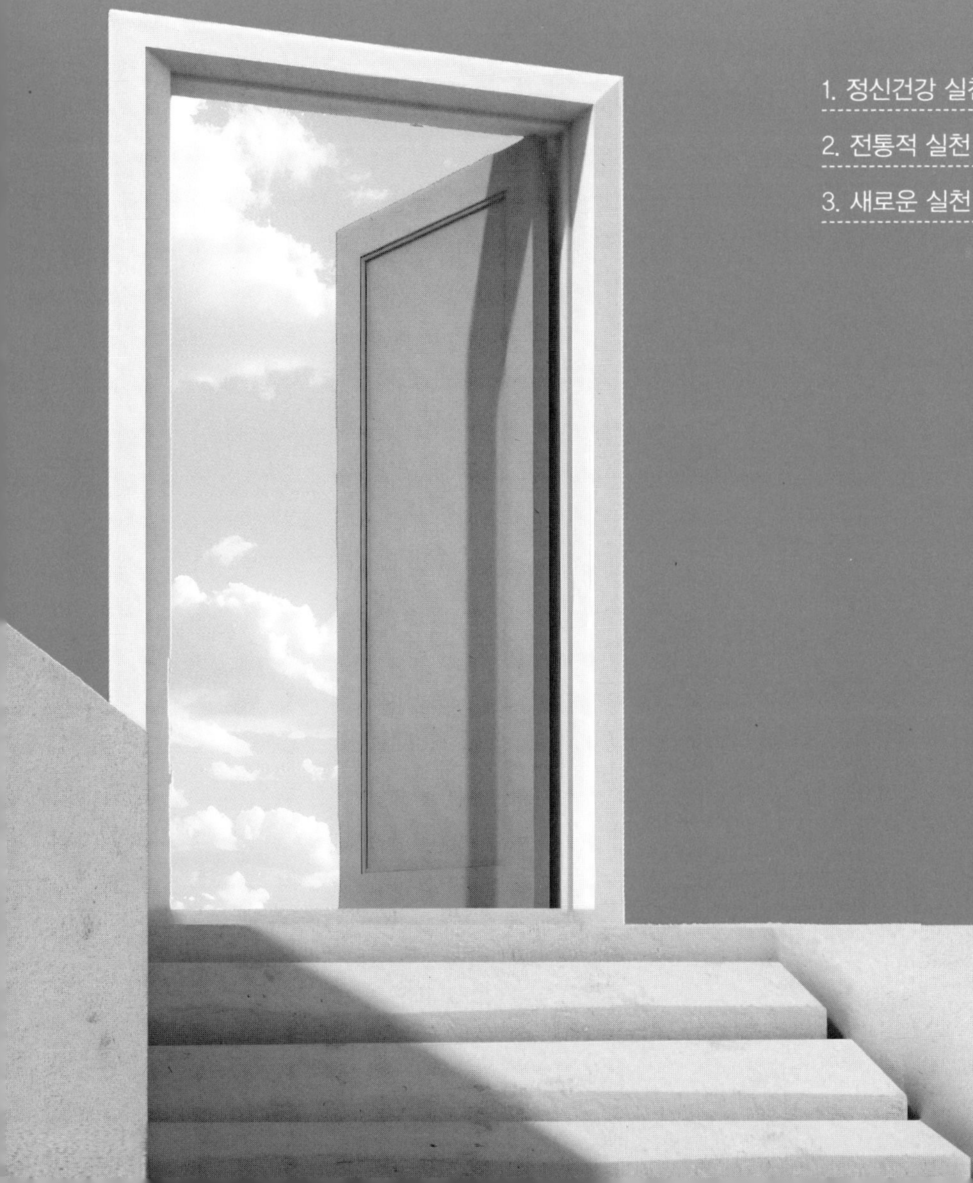

Mental Health

과거 정신건강에 대한 접근은 정신질환의 치료와 재활을 중심으로 이루어져 왔다. 정신과적 문제를 가지고 있는 사람을 대상으로 원조하는 선택적 서비스가 정신건강 분야의 주류를 이루어 왔다. 그러나 현대인들이 빠르게 변화하는 사회에 적응하는 과정에서 정서적·심리적으로 겪는 어려움이 증가되면서, 정신건강개입의 방향은 일반시민의 정신질환을 예방하고, 더 나아가 정신건강을 증진시키는 방향으로 전환되고 있다. 우리나라 정신건강 정책 및 제도의 핵심이라고 할 수 있는「정신보건법」이 1995년에 제정되어 2016년에는「정신건강증진 및 정신질환자 복지서비스 지원에 관한 법률」(이하「정신건강복지법」)으로 개정이 추진되었고, 법 명칭의 변화는 국가정책이 국민의 정신건강 증진을 포함하고자 하는 의지의 반영이라고 볼 수 있다. '정신보건센터'라는 명칭으로 개관한 기관의 명칭이 '정신건강복지센터'로 변경된 것은 정신보건의 대상이 선택적 대상에서 보편적 대상으로의 전환됨을 보여주는 실재적 예로 보인다.

'정신질환의 치료 및 재활'에서 '정신질환의 예방 및 정신건강 증진'으로의 패러다임의 전환은 국가의 정신건강정책의 변화와 더불어 실천대상의 변화, 실천전문가의 다양화, 실천분야의 다양화를 가져올 수밖에 없다. 기존의 정신질환에 대한 접근을 주도하던 정신의학, 간호, 사회복지, 심리 영역뿐만 아니라 보육, 교육, 고용, 교정, 군, 사업장 등이 정신건강 증진을 위한 중요한 대상 및 실천 영역으로 포함되고 있다. 따라서 이 장에서는 정신건강 실천의 최근 동향을 살펴보고 정신건강의 다양한 실천 영역 및 각 영역에서의 정신건강전문가의 역할을 살펴보고자 한다.

1. 정신건강 실천의 최근 동향

앞서 설명하였듯이, 정신건강 실천의 패러다임은 정신건강 증진에서 정신질환의 재활 및 치료에 이르기까지의 스펙트럼을 형성한다. 우리나라에서는 전 국민의 건강계획인 'Health Plan 2020'을 수립하면서 정신건강의 영역도 포함하였다. 현재(2024) 우리나라 정신건강정책의 비전과 추진 전략은 [그림 2-1]과 같다. 또한 최근(2023년 12월) 관계부처합동으로 정

비전	마음이 건강한 사회, 함께 사는 나라
정책목표	I. 재난 심리방역을 통한 대국민 회복탄력성 증진 II. 전 국민이 언제든 필요한 정신건강서비스를 이용할 수 있는 환경조성 III. 정신질환자의 중증도와 경과에 따른 맞춤형 치료환경 제공 IV. 정신질환자가 차별 경험 없이 지역사회 내 자립할 수 있도록 지원 V. 약물중독, 이용장애 등에 대한 선제적 관리체계 마련 VI. 자살 충동, 자살 수단, 재시도 등 자살로부터 안전한 사회 구현

정책목표	전략
전 국민 정신건강증진	1. 적극적 정신건강증진 분위기 조성 2. 대상자별 예방 접근성 제고 3. 트라우마 극복을 위한 대응역량 강화
정신의료서비스/ 인프라 선진화	1. 정신질환 조기인지 및 개입 강화 2. 지역 기반 정신응급대응체계 구축 3. 치료 친화적 환경조성 4. 집중 치료 및 지속 지원 등 치료 효과성 제고
지역사회 기반 정신질환자의 사회통합	1. 지역사회 기반 재활프로그램 및 인프라 개선 2. 지역사회 내 자립 지원 3. 정신질환자 권익 신장 및 인권 강화
중독 및 디지털기기 이용장애 대응 강화	1. 알코올 중독자 치료 및 재활서비스 강화 2. 마약 등 약물중독 관리체계 구축 3. 디지털기기 등 이용장애 대응 강화
자살로부터 안전한 사회구현	1. 자살 고위험군 발굴과 위험요인 관리 2. 고위험군 지원 및 사후관리 3. 서비스 지원체계 개선
정신건강정책 발전을 위한 기반 구축	1. 정책 추진 거버넌스 강화 2. 정신건강관리 전문인력 양성 3. 공공자원 역량 강화 4. 통계 생산체계 정비 및 고도화 5. 정신건강분야 전략적 R&D 투자 강화

[그림 2-1] 우리나라 정신건강정책 비전과 추진 전략

출처: 보건복지부(2024).

신건강정책 혁신방안을 발표하였는데, 정신건강정책 대 전환을 비전으로 '일상적 마음돌봄체계 구축' '정신응급대응 및 치료체계 재정비' '온전한 회복을 위한 복지서비스 혁신' '인식개선 및 정신건강 정책 추진체계 정비'라는 4대 전략 및 핵심과제를 제시하여 지금까지의 정신건강정책에서 새로운 전환의 계기를 마련하였다. 구체적인 추진 전략 및 목표는 [그림 2-2]와 같다.

이와 같은 정신건강사업 추진 전략에 의해 정부는 기존의 중증 정신질환자 관리 중심, 입원 중심의 치료 및 개입, 분절적 정책 등에서 일반인의 건강 증진, 지역사회 중심, 범부처 간 통합 등으로 국가정책의 변화를 추구하고자 한다.

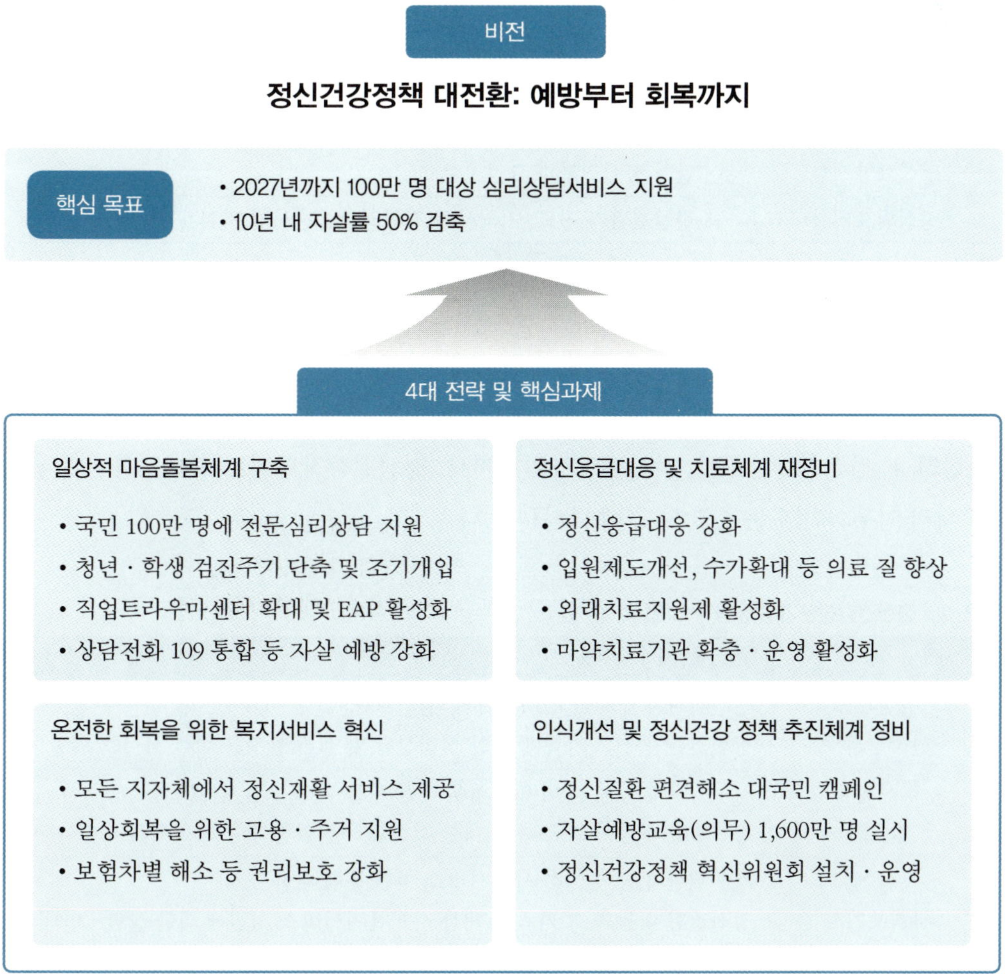

[그림 2-2] 국가 정신건강정책 혁신 방안

출처: 보건복지부(2024).

[그림 2-1]과 [그림 2-2]에서 제시된 정신건강사업의 정책 목표 및 전략을 수행하기 위하여 「정신건강복지법」에서는 다양한 정신건강 증진 관련 시설을 규정하고 있다. 각 정신건강 증진 관련 시설과 그 기능은 〈표 2-1〉에 나타나 있다. 각 기관에서는 정신질환자의 치료 및 재활뿐 아니라 일반인의 정신건강 증진을 목표로 각 기관의 특징에 맞는 사업을 수행하고 있다.

표 2-1 정신건강 증진 관련 시설과 주요 기능

구분	주요 기능
정신건강복지센터 (광역, 기초)	• 지역사회 내 정신질환 예방 • 정신질환자 발견 · 상담 · 정신재활 훈련 및 사례관리 • 정신건강증진시설 간 연계체계 구축 • 정신건강사업 기획 · 조정
중독관리통합지원센터 (광역형, 기초형)	• 중독 예방, 중독자 상담 · 재활 훈련
정신재활시설	• 병원 또는 시설에서 치료 · 요양 후 사회복귀 촉진을 위한 훈련 실시
정신요양시설	• 만성 정신질환자 요양 · 보호
정신의료기관	• 정신질환자 진료, 지역사회 정신건강증진사업 지원

출처: 보건복지부(2024).

또한 「정신건강복지법」에는 정신건강 증진 관련 시설에서 근무하거나, 정신건강서비스를 제공하는 수행인력에 대한 규정을 두고 있다. 이들은 정신건강전문요원으로, 정신건강임상심리사, 정신건강간호사, 정신건강사회복지사, 정신건강작업치료사가 포함된다. 이들의 구체적 업무의 범위는 〈표 2-2〉에 나타나 있다.

표 2-2 정신건강전문가의 유형과 그 업무

종별		업무의 범위
고유업무	정신건강 임상심리사	1. 정신질환자에 대한 심리평가 및 심리교육 2. 정신질환자와 그 가족에 대한 심리상담 및 심리 안정을 위한 서비스 지원
	정신건강 간호사	1. 정신질환자 등의 간호 필요성에 대한 관찰, 자료수집, 간호활동 2. 정신질환자 등과 그 가족에 대한 건강증진을 위한 활동의 기획과 수행
	정신건강 사회복지사	1. 정신질환자 등에 대한 사회서비스 지원 등에 대한 조사 2. 정신질환자 등과 그 가족에 대한 사회복지서비스 지원에 대한 상담 · 안내
	정신건강작업 치료사	1. 정신질환자 등에 대한 작업 수행 평가, 정신질환자 등의 신체적 · 정신적 기능 향상을 위한 작업치료 2. 정신질환자 등과 그 가족에 대한 작업치료 교육과 작업치료 서비스 기획 · 수행

공통 업무	1. 정신재활시설의 운영 2. 정신질환자의 재활훈련, 생활훈련 및 작업훈련의 실시 및 지도 3. 정신질환자 등과 그 가족의 권익보장을 위한 활동 지원 4. 정신질환으로 자신의 건강 또는 안전이나 다른 사람에게 해를 끼칠 위험이 있다고 의심되는 사람을 발견하였을 때에는 시 · 군 · 구청장에게 진단과 보호를 신청 5. 정신질환자 등에 대한 개인별 지원계획의 수립 및 지원 6. 정신질환 예방 및 정신건강복지에 관한 조사 · 연구 7. 정신질환자 등의 사회적응 및 재활을 위한 활동 8. 정신건강증진사업 등의 사업 수행 및 교육 9. 그 밖의 정신건강증진활동

출처: 보건복지부(2024).

2. 전통적 실천 영역[1)]

전통적 실천 영역은 정신질환에 대해 가장 일선에서 서비스를 제공하고 있는 기관이라고 할 수 있다. 수용화 시절에는 정신의료기관 및 정신요양시설이 대표적인 실천 영역이었다. 1995년 「정신보건법」의 제정과 함께 수용 중심 접근에서 벗어나 지역사회정신보건사업이 도입 · 실행되면서 그 대상에 정신질환자뿐만 아니라 일반인이 포함되었고, 정신건강복지센터를 중심으로 일반인을 위한 정신건강 증진, 정신질환 예방, 정신질환 편견 해소와 같은 서비스가 수행되기 시작하였다.

1) 정신의료기관

정신의료기관에서는 정신질환을 겪고 있는 환자를 원조하는 실천을 수행해야 하므로 정신장애인의 특징이나 질환을 이해하는 것이 필수적이다. 정신의료기관에 있는 정신건강전문가의 업무는 입원 전의 상담으로부터 입원 시의 초기면접, 입원 중의 원조 활동, 퇴원원조, 퇴원 후의 사회복귀를 위한 원조 등 다양하다. 정신의료기관 내 정신건강전문가의 업무

1) 이 내용은 김기태 등(2013)의 『정신보건복지론』(제3판)과 보건복지부(2024)의 『정신건강사업안내』를 중심으로 재구성하였다.

를 정리하면 다음과 같다.

첫째, 정신건강전문가는 증상을 가지고 있다는 판단을 하는 환자나 가족의 증상이나 생활상의 상담을 하고, 증상과 생활 상황에 적절히 대응하여 의료서비스를 받는 방법을 원조하며, 적절한 의료서비스를 받을 수 있도록 오리엔테이션을 준다.

둘째, 초기면접에서 환자와 가족이 정신의료기관에서 의료서비스를 받는 데 따른 불안감이나 긴장감을 풀어 주고, 가족과 사회환경을 파악하고, 생활사에 관한 정보 속에서 심리적 · 사회적 문제의 배경을 탐구한다. 그리고 환자와 가족과 함께 진료의 동기에 관해 생각하고, 적절한 치료를 받을 수 있도록 원조한다.

셋째, 입원 중에 환자가 안심하고 치료를 받을 수 있도록 입원상의 문제와 걱정, 불안의 제거를 위해 개별면담을 행한다. 환자들과의 관계, 직원과의 관계에서의 조정과 개선을 하기도 하고, 가족과의 관계조정이나 가족의 이해와 협력을 얻기 위해 원조한다.

넷째, 환자와 가족이 의료비와 생활비가 곤란한 경우에 각종 보험이나 복지제도를 활용하여 해결할 수 있도록 원조하고, 경제적 문제와 관련된 각종 제도를 이용할 수 있도록 원조한다.

다섯째, 치료 전반에 관한 이해와 협력이 부족한 가족에 대해서는 가족이 환자의 치료에 협조할 수 있도록 하며, 환자와 가족 간에 문제가 있을 때는 가족관계를 조정하기도 하고, 가족과의 면담도 실시한다.

여섯째, 취직 · 복직 · 전직에 관한 조언을 하거나, 직업훈련 등의 제도와 시책을 이용하는 것이나 지역사회시설이나 소규모 작업장 이용 방법에 관해 원조한다. 주거를 확보하고 유지하는 것이나 학교를 다니고 있는 경우 학업을 유지하는 것에 대한 상담을 하며, 학교관계자와의 연락 조정을 한다.

일곱째, 퇴원하고 사회에서 생활하기 위한 생활조건의 정비, 기본적인 생활기술이 필요한 사람에 대한 원조를 행하고, 사회복귀에 관하여 생각하고, 정신재활시설 등을 소개한다.

여덟째, 정신의료기관에서 행동의 제한이 있거나, 편견이나 차별이 있는 경우에 환자의 인권을 옹호하기 위해 노력한다.

아홉째, 낮보호센터, 밤보호센터, 일상생활훈련, 알코올모임, 단주회, 가족회 등의 집단과의 관계, 환자와 가족집단의 체험을 통해 성장할 수 있도록 한다.

열째, 환자가 지역사회에서 생활할 수 있도록 보건소, 소규모 작업장, 정신재활시설 등의 지역 관련기관과 연계하고, 퇴원 후의 생활이 안정을 유지하도록 방문하고 지원한다.

2) 정신건강복지센터

정신건강복지센터는 지역사회 중심의 통합적인 정신질환자 관리체계를 구축함으로써 정신질환자의 조기발견 · 상담 · 치료 · 재활 및 사회복귀를 도모하고, 일반시민의 정신건강 증진과 정신질환 예방 · 정신질환의 편견 해소와 같은 사업을 함께 수행하는 기관이다. 보건복지부는 정신건강복지센터를 지역사회 정신건강사업 수행의 중추적인 역할을 수행하는 기관으로 설정하고 있으며, 지역사회 정신건강 증진 관련 기관 및 서비스를 조정하고 통합하는 기능을 정신건강복지센터에 부여하고 있다.

정신건강복지센터는 광역자치단체인 광역시 · 도 단위에 설치되는 광역정신건강복지센터와 시 · 군 · 구 단위에 설치되는 기초정신건강복지센터로 두 유형이 있다. 광역정신건강복지센터는 각 광역시 · 도의 정신건강 지원 시스템 구축 강화, 24시간 자살예방 및 위기관리서비스, 정신건강증진사업 및 교육홍보사업 등을 제공할 목적으로 운영된다. 기초정신건강복지센터는 인구 20만 명당 1개소를 설치할 수 있으며, 정신건강 증진과 자살예방, 정

표 2-3 광역정신건강복지센터 주요 업무

구분	사업영역	세부사업
기본사업	광역단위 사업기획 및 운영업무	• 지역 정신건강 연구조사 및 확산 • 지역자원 연계 및 협력체계 구축 • 정신질환 · 정신건강 인식개선 등 홍보 · 캠페인
	기초 · 중독센터 지원업무	• 직원대상 교육 프로그램 운영 및 센터교육 과정 지원 • 지역 맞춤 프로그램 기획 · 개발 및 확산 • 센터 평가업무 및 컨설팅 지원
	지역사회 정신건강 위기대응사업	• 위기개입팀 운영 • 정신건강 위기대응 지역협의체 구성 · 운영 지원 • 정신건강위기상담전화(1577-0199) 운영
	재난정신건강서비스 지원업무	• 광역단위 재난심리지원 업무
특화사업	찾아가는 심리지원사업	• 찾아가는 심리지원
	청(소)년 정신건강사업	• 청(소)년 정신건강 조기중재사업 • 청년마음건강센터 운영
	중독관리사업	• 중독관리 지원업무

주: 지역 인구 규모 및 예산에 따라 사업을 수행하되 기본사업을 우선순위에 두고, 지역 특성에 따라 특화사업 추진
출처: 보건복지부(2024).

표 2-4 기초정신건강복지센터 주요 업무

구분	사업영역	세부사업
기본사업	중증정신질환자 관리사업	• 정신질환자 조기발견 • 중증정신질환자 사례관리 • 보건복지부 정신질환자 치료비 지원사업 • 정신건강심사위원회 업무지원
	지역사회 정신건강 위기대응사업	• 정신건강 위기개입업무 • 정신건강 위기대응 지역협의체 구성 · 지원 • 정신건강위기상담전화(1577-0199) 운영
특화사업	생애주기별 마음건강사업	• 아동 · 청소년 대상 정신건강서비스 • 청(소)년 정신건강 조기중재사업 • 청년마음건강센터 운영
	정신건강증진사업	• 맞춤형 마음건강사업 • 찾아가는 심리지원 • 정신질환 정신건강인식개선 등 지역단위 홍보 · 캠페인 • 지역복지자원을 활용한 정신건강지원사업 • 중독관리업무
	재난정신건강서비스 지원업무	• 기초단위 재난심리지원업무
	정신건강 환경조성사업	• 지역사회 네트워크 구축 • 지역사회 협의체 운영지원

주: 지역 인구 규모 및 예산에 따라 사업을 수행하되 기본사업을 우선순위에 두고, 지역 특성에 따라 특화사업 추진

출처: 보건복지부(2024).

신장애인의 사회복귀를 위한 전문적인 서비스 제공, 지역사회 네트워크 구축사업을 수행한다. 광역정신건강복지센터의 구체적 사업 내용은 〈표 2-3〉에, 기초정신건강복지센터의 구체적 사업 내용은 〈표 2-4〉에 제시하는 바와 같다.

3) 정신재활시설

정신재활시설에서 정신건강전문가의 초점은 정신장애인의 기능 회복을 위한 서비스를 제공하는 것이다. 수용 중심의 서비스를 받던 정신장애인이 지역사회에서 생활하면서 경험하는 다양한 어려움을 해결할 수 있도록 지원하고, 정신장애인을 사회의 한 구성원으로 받

아들일 수 있도록 지역사회의 변화를 도모하는 기능을 수행한다.

국가 및 지방자치단체는 정신장애인의 지역사회에서의 생활지원 및 재활지원을 위하여 「정신건강복지법」 제26조에 근거하여 정신장애인의 기능회복 및 지역사회 생활지원을 위한 재활시설을 설치 · 운영하고 있다. 정신재활시설은 정신질환자를 정신의료기관에 입원시키거나 정신요양시설에 입소시키지 아니하고 사회복귀 촉진을 위한 훈련을 목적으로 하고 있는 시설이라고 할 수 있다. 정신재활시설에서의 정신건강전문가의 역할은 다음과 같다(박종삼, 1993: 24-26).

- 개별적인 재활계획상담
- 사회복귀 촉진을 위한 상담과 원조
- 사회기술 및 적응훈련
- 생활기술 및 대인관계 기술 지도
- 통원, 금전 사용 및 여가활용 지도
- 직업훈련과 취업에 관한 지도 육성
- 가족교육 및 상담
- 정신장애인 가족회 육성 및 운영
- 가정방문지도(재가서비스)
- 단기, 위기지향적 가족상담
- 사회복귀를 위한 각종 효과적인 프로그램 실시
- 지역사회 자원 동원과 후원조직 육성
- 지역사회를 위한 정신건강교육
- 의료기관 및 지역사회기관과의 연결 업무
- 지역주민의 정신건강 증진을 위한 계몽 활동
- 정신보건에 관한 조사연구 활동
- 지역정신보건심의위원회에서의 자문 활동

4) 정신요양시설

정신요양시설은 가족의 보호가 어려운 만성 정신질환자를 정신요양시설에 입소시켜 요양보호함으로써 이들의 삶의 질 향상 및 사회복귀를 도모하기 위해서 설치 · 운영하는 정신건강증진시설이다. 정신요양시설에서 수용보호뿐만 아니라 사회복귀를 촉진하여야 하나, 현실에서는 오히려 장기 입소[2)]로 인해 사회복귀의 어려움이 있다. 정신요양시설에서의 정신건강전문가의 역할은 다음과 같다.

- 심리사회적 상담 및 개별문제 지도
- 각종 집단 프로그램 실시
- 생활훈련 실시
- 가족상담 및 가정방문
- 무연고자를 위한 후원자 연결 업무
- 지역사회 자원 동원과 후원조직 육성
- 대인관계기술, 작업능력의 강화
- 국민기초생활 수급권자를 위한 행정 업무

5) 중독관리통합지원센터

중독관리통합지원센터는 2000년 7월 보건복지부와 한국음주문화연구센터가 공동으로 알코올상담센터로 운영하다가 2014년 알코올뿐 아니라 4대 중독[3)]에 대해 접근하기 위하여 중독관리통합지원센터로 기관 명칭을 변경하였다. 중독관리통합지원센터는 중독 관련 사용장애군과 그 가족에 대한 체계적 · 지속적 관리, 상담, 재활 서비스 및 프로그램 제공을 통한 회복과 재활을 지원하고 있다. 광역형 중독관리통합지원센터의 주요 업무는 〈표 2-5〉, 기초형 중독관리통합지원센터의 주요 업무는 〈표 2-6〉에 제시하는 바와 같다.

2) 정신보건기관(정신의료기관, 정신요양시설) 재원기간 평균값은 2016년을 기준으로 303일이다. 그러나 정신요양시설의 평균재원기간은 3,931일로 정신의료기관 226일에 비해 장기간 입원이 이루어지고 있으며, 정신요양시설이 입소 중심으로 운영되고 있음을 보여 주고 있다(국립정신건강센터, 2018).

3) 4대 중독에는 도박 · 게임 · 알코올 · 마약 중독이 포함된다.

표 2-5 광역형 중독관리통합지원센터 주요 업무

구분	사업영역	세부사업
기본사업	광역단위 중독사업 기획 및 운영 업무	• 지역사회 중독 정신건강실태조사 및 연구조사 확산 • 중독사업 운영 매뉴얼 및 콘텐츠 기획 · 개발 및 확산 • 중독예방 인식개선 등 홍보 · 교육 · 캠페인 • 지역자원 연계 및 협력체계 구축
	기초중독센터 지원업무	• 중독관리통합지원센터사업 운영지원 및 관리 • 중독 정신건강 인적자원 개발
독학사업	중독 당사자 동료지원가 양성 및 활동지원	• 중독 당사자 동료지원가 양성 및 활동지원

주: 지역 인구 규모 및 예산에 따라 사업을 수행하되 기본사업을 우선순위에 두고, 지역특성에 따라 특화사업 추진
출처: 보건복지부(2024).

표 2-6 기초형 중독관리통합지원센터 주요 업무

구분	사업영역	세부사업
기본사업	중독문제 조기발견 및 개입사업	• 등록 전 대상자 상담 • 단기개입상담(SBIRT)
	중독질환자 관리사업	• 중독질환자 등록 및 사례관리 • 중독질환자 재활프로그램 • 가족지원사업 –사례관리서비스 –교육 및 프로그램
특화사업	지역사회 중독정신건강 증진사업	• 지역사회 중독 정신건강실태조사 • 지역사회 중독 관련 교육, 홍보
	청년중독관리사업(해당 사업예산을 받는 경우 필수)	
	노숙인 등 취약계층 관리사업(해당 사업예산을 받는 경우 필수)	
	중독 당사자 동료지원가 양성 및 활동지원	

주: 지역 인구 규모 및 예산에 따라 사업을 수행하되 기본사업을 우선순위에 두고, 지역특성에 따라 특화사업 추진
출처: 보건복지부(2024).

3. 새로운 실천 영역

1) 산업현장

산업현장에서 근로자의 정신건강을 지원하는 서비스의 기원은 20세기 초 미국의 '직장 알코올 중독 프로그램(Occupational Alcoholism Program: OAP)'에서 출발한다. 근로자의 알코올 문제로 인하여 개인의 정신건강 및 삶의 질이 저하될 뿐만 아니라 직장 내에서의 대인관계 문제, 생산성 저하, 산업재해의 문제가 자주 발생하게 되었다. 이에 따라 알코올로 인한 개인적 · 산업체적 차원의 문제를 지원하기 위하여 OAP 프로그램을 직장 내에 도입하여 서비스를 제공하였고, 긍정적인 효과를 거두었다. 1970년대 이후 근로자에게서 알코올 문제뿐만 아니라 우울증, 자살, 가족의 정신과적 어려움에 대한 원조 욕구가 발생하게 되었고, 기존의 OAP보다 더욱 광범위하고 다각적인 문제에 대한 광범위한 지원 프로그램을 필요로 하게 되어 직장인 지원 프로그램(Employment Assistance Programe: EAP)을 시행하게 되었다.

EAP는 근로자 지원 프로그램으로 직장에서 얻는 스트레스는 물론 가정 문제, 재산 관리, 경력 관리 등에 대한 전문가 상담을 통해 직원의 스트레스를 완화해 주는 서비스이다. 미국의 근로자 지원 전문가 협회(Employee Assistance Professional Association: EAPA)에서는 EAP를 생산성 문제가 제기되는 직무조직을 돕고, 건강 문제, 부부 · 가족 문제, 법적 · 재정적 문제, 알코올 및 약물 문제, 정서 문제, 스트레스 등 업무성과 전반에 영향을 미칠 수 있는 근로자 문제를 해결하기 위해 개발된 기업 장면에 기반을 둔 프로그램으로 정의하고 있다(최수찬, 2005). 그러나 직장 내에서 정신건강 관련 서비스가 주어지는 경우 서비스를 받는 사람이 공개되어 낙인을 부여하는 단점이 존재하여, 현재는 EAP가 직장 내에서뿐 아니라 지역사회 등에서 다양한 형태로 서비스가 제공되고 있다(〈표 2-7〉 참조).

우리나라에서는 1990년대에 들어서면서 산업현장에 근무하는 근로자의 정신건강에 대한 관심이 높아짐에 따라 기업 내에 사내 상담실을 설치하기 시작하였다. 삼성그룹, 포항제철이 사내상담실을 비롯한 복지문화센터를 서울과 광양에 대규모로 도입하였고, 삼성전자는 서울, 수원, 구미, 등 총 9곳에 열린 상담센터를 설치(박명진, 2011)하여 종사자들의 정신건강뿐 아니라 가족 문제, 대인관계 문제에 대한 다각적인 지원을 제공하고 있다.

산업현장에서 근로자의 정신건강을 지원하는 EAP는 우리나라에서 아직 도입단계이며,

표 2-7 EAP 유형

EAP 모형	운영주체	서비스 주체	장점	단점
내부모형	기업	담당 부서 또는 위촉 EAP 전문가	• 조직 이해 유리 • 직접 관리 기능	• 고비용 • 서비스 종류 한계
외부모형	기업	EAP 전문가	• 비밀보장 신뢰도 확보 유리 • 서비스 운영 탄력성 확보 유리	• 갑작스러운 서비스 종결 발생 가능 • 조직 이해도 미흡 가능성 존재
컨소시엄 모형	기업 컨소시엄	서비스 기관모임	• 가격 저렴 • 영세 기업 이용 가능	• 의사결정 어려움 • 책임 소재 불명확
협회모형	협회	협회 또는 EAP 전문기관	• 선입견 배제	• 의사결정 어려움 • 책임 소재 불명확
노동조합 모형	노동조합	노동조합	• 조직 이해 유리	• 서비스 종류 한계
정부 지원형	정부	EAP 전문기관	• 중소, 영세 사업장 및 취약 계층 등의 이용 가능	• 조직 이해도 미흡 가능성 존재

출처: 우종민, 최수찬(2008)을 재구성.

지속적으로 다양한 유형의 EAP를 시범적으로 시행하는 기업체가 생겨 나고 있다. 다양한 유형의 EAP 시행과 비용, 인력, 예산, 조직, 내담자 차원의 효과성 및 만족도에 대한 연구가 지속적으로 이루어지고, 이를 근거로 한 EAP의 확대가 이루어져야 할 것이다.

2) 교정 분야

교정시설은 물적 시설을 구비함과 동시에 인적 구성 요건을 갖추고 범죄인을 수용·교육하는 국가시설로서 국가 또는 공공 단체 등의 행정 주체에 의하여 공적 목적에 병용되는 인적·물적 설비의 총합체이다. 교정시설에서 범법행위로 수용·감호를 받고 있는 범죄자는 분노조절의 어려움, 충동성, 죄의식의 결여 등 생래적인 정신과적 문제뿐만 아니라 교정시설의 보호를 받고 있다는 것으로 인한 자존감의 저하, 우울증, 자살충동, 사회적응의 불안감 등의 정신건강 문제(배다현, 2008)를 보여 주고 있다. 또한 이수정, 이윤호 및 서진환(2000)에 따르면, 재소자가 강박증, 편집증, 정신증, 경조증에서 일반인에 비해 높은 위험성을 보이고 있다고 보고하고 있다. 이와 같이 증가하는 교정기관에서의 재소자들의 정신건강에 대한 문제에 대처하기 위하여 교정기관에서의 정신건강서비스에 대한 욕구가 증가하고 있다. 여기에서는 치료감호소, 재소자를 위한 정신보건센터, 보호관찰소 등에서 이루어지고 있는 재소자를 위한 정신보건서비스를 살펴보고자 한다.

(1) 치료감호소

치료감호소는 정신질환 범법자를 수용 및 치료하는 정신의료기관의 기능을 가진 수용기관이자 법원·검찰·경찰로부터 형사피의자의 정신감정을 의뢰받아 수행하는 감정기관이다. 치료감호란 정신질환 및 약물 중독 등으로 금고 이상의 형에 해당하는 죄를 범한 자들을 일정하지 않은 기간 동안 시설에 수용하여 치료 및 교정·교화하며 형벌을 대체 또는 보완하는 예방적 기능을 수행하는 것으로, 일종의 보안처분이다. 치료감호소에서의 정신보건서비스는 ①「사회보호법」에 의거하여 치료감호 선고를 받은 자의 수용·보호 및 치료, ② 치료감호 업무 발전을 위한 조사·연구, ③ 법원, 검찰, 경찰로부터 정신감정을 의뢰받은 자에 대해 정신감정 실시, ④ 사회보호위원회의 결정에 의해 위탁된 보호감호자 치료 등이다. 이를 위한 정신보건전문가의 역할은 치료감호 중인 자를 위한 감호소에서의 치료적 개입, 수감자의 기초생활보장수급자 신청, 입원 병원이나 입소할 시설을 찾아 주는 등 지역사회로 복귀시키기 위한 실제적이고 적극적인 개입 등이다(정경수, 2013).

(2) 교도소

우리나라에는 서울, 대전, 광주, 대구 교정청 체제로 50개 교정시설을 설치·운영하고 있다. 법무부에서는 재소자 중 정신건강상의 문제가 있거나 호소하는 대상자를 선별하여 별도의 시설인 정신보건센터를 운영하면서 프로그램 및 상담을 진행하고 있다. 50개의 교정시설에 모두 정신보건센터를 설치하여 운영하는 것을 목표로 하고 있기는 하나, 2012년부터 군산교도소를 시범사업으로 하여 지속적으로 확대하여 운영하고 있다.

(3) 보호관찰소

보호관찰소는 죄를 지은 사람으로서 재범 방지를 위하여 보호관찰, 사회봉사, 수강(受講) 및 갱생보호(更生保護) 등 체계적인 사회 내 처우가 필요하다고 인정되는 사람에 대한 선도 및 교화 업무를 담당하는 법무부 산하기관이다. 보호관찰소에서는「보호관찰 등에 관한 법률」「가정폭력범죄의 처벌 등에 관한 특례법」「특정 범죄자에 대한 보호관찰 및 전자장치 부착 등에 관한 법률」등의 제정에 따라 가정폭력사범, 성폭력사범 등에 대한 보호관찰 업무를 수행하게 되었다. 서울, 광주, 부산, 대전, 대구 등 18개소가 광역시에 설치되어 있으며, 현재는 총 57개의 보호관찰소가 설치되어 서비스를 제공하고 있다.

보호관찰을 조건으로 선고유예를 받은 자, 집행유예를 선고받은 자, 가석방되거나 임시퇴원된 자,「소년법」에 따른 보호처분을 받은 자 등 보호관찰 대상자를 대상으로, 지도 및 선도를 통해 건전한 사회복귀를 촉진하고, 효율적인 범죄예방 활동을 전개함으로써 개인 및 공공의 복지를 증진함과 아울러 사회를 보호함을 목적으로 운영된다.

보호관찰소에서 제공되는 정신건강서비스로는 2006년부터 정신건강전문가(사회복지사, 임상심리사, 전문상담교사 등)를 채용하여 수강명령 집행에 따를 집단 프로그램을 운영하고, 보호관찰 대상자 관리를 위한 사례관리서비스를 제공하고, 각종 조사 작성을 위한 심리사회적 사정을 수행하며, 사회봉사명령집행을 위한 지역사회 자원 동원 및 활용의 서비스를 제공하는 것을 들 수 있다. 이와 같은 서비스를 제공하기 위해 정신건강전문가는 상담기술, 자원연계, 집단상담, 전문기록, 사례관리 등과 관련한 역할을 해야 한다.

3) 군

자신의 의지대로 모든 것을 할 수 없고, 공간적인 제약성과 시간적인 제약이 따르는 군이라는 사회는 기존의 사회와는 상당한 차이가 난다. 이로 인해 군입대한 장병들은 적응에 어려움을 겪고 심리적·대인관계적 어려움에 처하게 된다. 이러한 부적응을 초래하는 사회생활과 군생활의 차이점에 대해 육군종합행정학교(2006: 이은정, 2013에서 재인용)에서 출간한 『군종학(II)』에서는 다음과 같이 설명하고 있다.

- 형식적이고 융통성이 없다.
- 개인의 자유와 자율성이 제한된다.
- 봉사와 희생정신의 요구가 높다.
- 노력의 대가가 사회와 같지 않다.
- 규칙적이고 절도가 있다.
- 개인보다 단체가 앞선다.
- 인내와 책임과 질서가 앞선다.
- 계급에 대한 대우가 있고 연령, 학력, 사회적 신분에 대한 대우는 없다.
- 상명하복 관계가 엄격하다.

현재 군복무 중인 병사들은 19~25세로 비교적 높은 교육수준과 생활의 풍요를 경험한 세대로서 기존 행동규범의 부정, 행동의 예측곤란, 자기중심적 사고, 탈권위, 탈조직화, 저항과 변화 추구 등을 특징으로 가지고 있으며, 영상세대로서 컴퓨터, 인터넷, 스마트폰, 온라인 게임 등이 생활화되어 있다. 또한 핵가족과 민주사회에서 물질적 풍요와 소통의 자유, 관계적 평등을 누리던 상태에서 군이라는 상명하복의 억압적 구조에 들어갔을 때의 심리적 스트레스, 문화적 · 정신적 갈등이 클 것으로 보인다(손희락, 2000).

군복무에 적응하지 못하는 병사들은 자신의 내면적인 갈등과 그 행동유형에 따라 다양한 형태로 나타나는데, 대표적으로는 군무이탈, 폭행, 자살 같은 사고, 병영생활 간 군기문란 행위 등의 형태로 나타난다. 이것은 외부적으로 나타나는 행동적 요소이며, 이에 대한 이해를 위해서는 [그림 2-3]과 같이 보이지 않는 다양한 요인을 함께 고려해서 살펴보아야 한다.

이와 같은 장병들의 군대부적응 및 심리사회적 문제를 원조하고 대처하기 위하여 병영생활전문상담관 제도를 운영하고 있다. 병영생활전문상담관은 건강한 병영문화 조성, 장병의 인권 증진 및 기본권 보장, 고충해소, 복무 부적응자에 대한 상담 등 장병을 지원하고, 지휘고관의 사고예방 활동에 대한 조언 등의 서비스를 제공하고 있다. 이 제도는 건전한 병영문화 조성 및 군인과 그 가족의 복지를 증진시키는 것을 목적으로 2005년에 최초로 우리나라에 도입되었다.

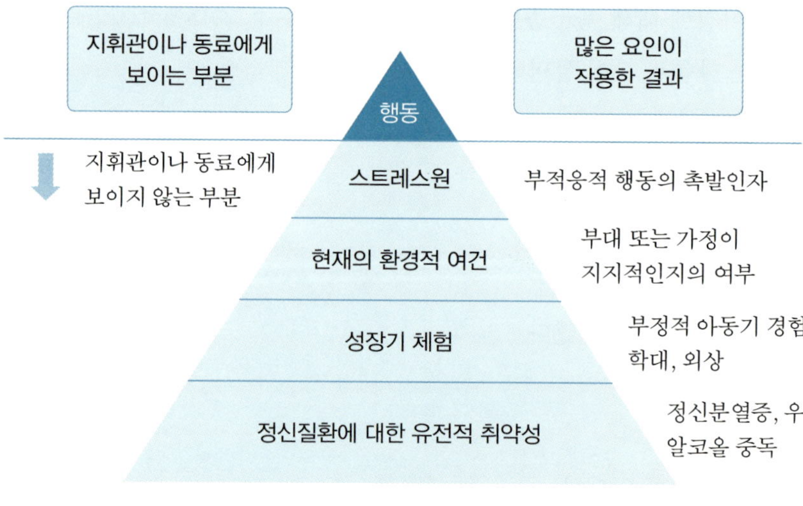

[그림 2-3] 장병의 부적응 행동의 이해

출처: 이은정(2013).

병영생활전문상담관은 민간 영역에서는 상담 및 사회복지 관련 학사학위[4] 이상 소유자이면서 상담 관련 자격증을 소지하고 3년 이상 민간상담 경력이 있는 자, 군 경력자로서는 10년 이상 군 경력자 중 심리상담 또는 사회복지 분야와 관련된 학사학위 이상 소지자로서 전역 5년 이내인 자로 규정되어 있다.

「병영생활전문상담관 운영에 관한 훈령」 제18조에서는 상담관의 주요 업무 영역을 다음과 같이 제시하고 있다.

- 「군인의 지위 및 복무에 관한 기본법」 제41조 제1항 각 호의 사항으로 고충을 호소하는 군인 및 장기복무 군인가족에 대한 전문적인 심리상담과 그 밖에 상담과 관련하여 지휘관이 부여한 업무
- 복무 부적응을 겪고 있는 장병이 상담실을 방문 시 대면상담하거나, 출장상담, 심리검사 및 각종 집단상담 프로그램 등의 실시
- 상담 역량의 구비가 필요한 간부 및 병에게 상담 관련 교육을 시행 또는 지도 가능
- 각종 심리검사 및 심리상담 결과에 대한 분석을 통해 건전한 병영문화 조성을 위한 제도적 보완 사항 등의 건의 가능
- 슈퍼바이저로 지정된 상담관은 상담관들의 직무역량 강화, 고충의 수렴 및 제도적 발전을 위한 제언 등의 활동 실시 가능

4) 기타

최근 급증하는 현대인의 정신건강 문제를 지원하기 위해 앞서 소개한 실천 영역 이외의 다양한 영역에서 정신건강 관련 서비스가 제공되고 있다. 먼저, 가정법원에서의 정신건강 상담서비스가 활성화되고 있다. 재판 과정을 통하여 이혼을 하려는 부부와 협의 과정을 통하여 이혼하려는 부부를 대상으로, 다시 한번 이혼을 재고해 보고, 정말 이혼을 하려고 한다면 서로에게 상처가 되지 않는 과정을 안내하고, 자녀양육에서의 각자의 역할을 숙고하는 원조를 제공하기 위하여 가정법원에서는 가사조사관 및 가사상담위원을 통한 서비스를 제

4) 상담 관련 학과는 청소년학, 청소년지도학, 교육학, 심리학, 사회사업학, 사회복지학, 정신의학, 아동학, 아동복지학, 상담학 등 10개 학과로 규정되고 있다(「청소년 기본법 시행령」 제23조 별표 3).

공하고 있다. 예를 들어, 수원지방법원 안산지원에서는 가사재판 중인 부부가 모두 상담을 받도록 지원하고 있고, 부산의 경우 가사재판은 필요에 따라, 협의이혼은 모든 부부에게 상담서비스를 받게 하여 이혼으로 인한 고통을 최소화하고자 하고 있다.

또한 최근에는 상담, 심리, 교육, 사회복지 등에서 정신건강을 전공한 전문가들 중심으로 개인 개업 실천을 통한 정신건강서비스를 제공하고 있다. 아동상담센터, 가족치료연구소, 놀이치료센터 등의 형태로 개업을 한 이후에 국가가 시행하는 사회서비스와 연계하여 정신건강 문제와 연관된 서비스를 필요로 하는 사람에게 서비스를 제공하고 있다.

산업화, 개인주의화, 사회양극화, 평균수명의 증가, 물질 중심 사회 의식구조 등으로 인해 미래에는 개인의 정신건강은 더욱 위협받게 될 것이다. 위협받는 개인의 정신건강을 지원하기 위해 다양한 분야에서 더욱 전문화되고 특성화된 정신보건서비스의 필요성이 증대될 것이므로, 정신건강 관련 실천 영역은 지속적으로 확대되리라 전망된다.

생각해 볼 문제

1. 정신건강서비스 기관의 홈페이지를 방문해 보고 기관의 기능과 역할에 대해 알아봅시다.
2. 정신건강의 실천 영역이 어떤 분야로 확장될 수 있을지 생각해 봅시다.

제 3 장

정신건강 관련 이론

1. 스트레스이론
2. 위기개입이론
3. 의사소통이론
4. 탄력성이론
5. 회복모델
6. 긍정심리학

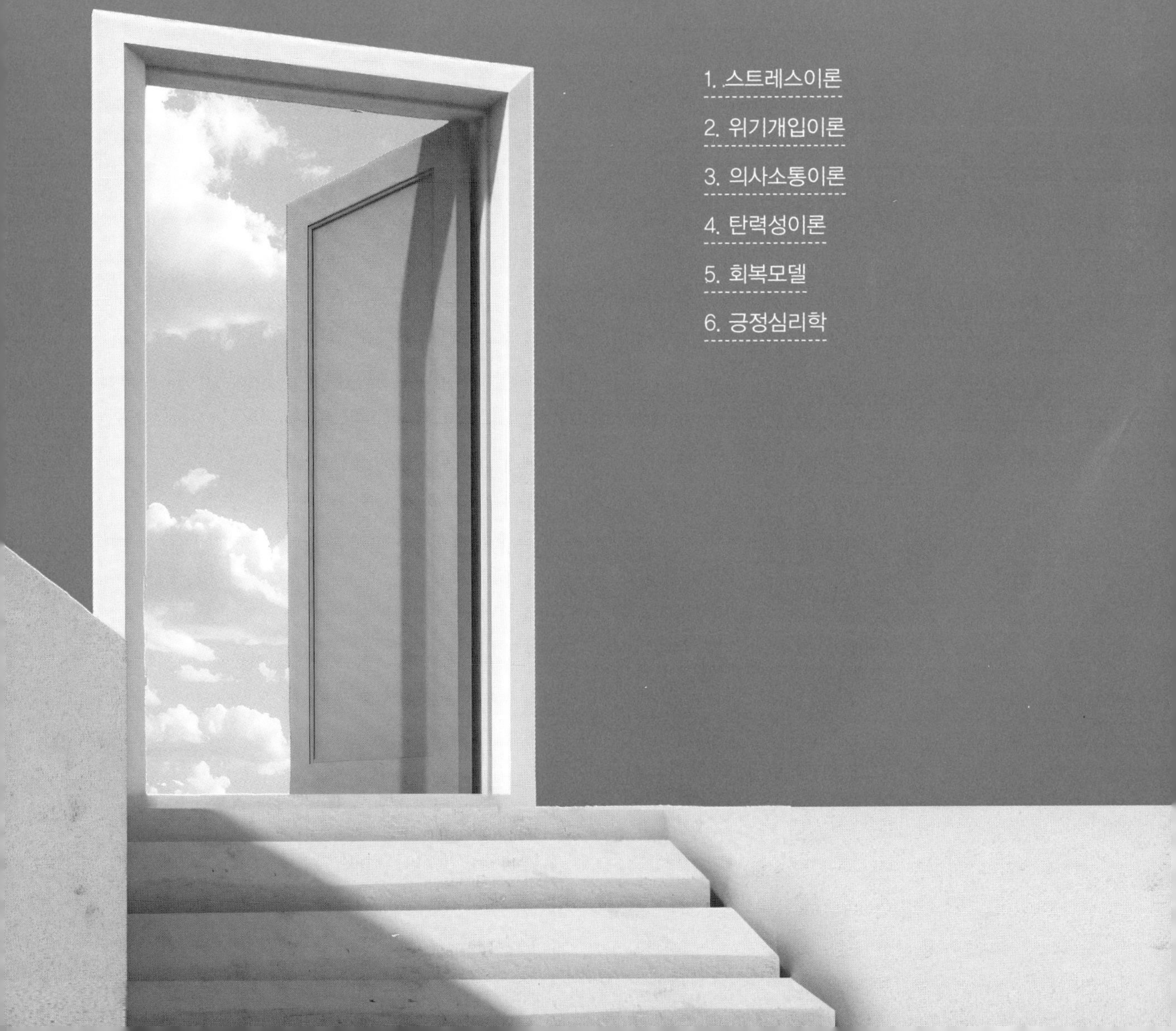

Mental Health

우리는 정신건강에 대한 전통적인 시각에 눌려 정신건강 문제를 가진 대상자들의 약점, 결함 그리고 병리를 명확히 하는 데 여전히 초점을 두게 되고, 개개인의 희망, 가능성, 자원 그리고 잠재능력보다는 오히려 병리와 재활로의 편향성을 갖추도록 훈련되어 왔다. 정신건강 관련 이론들 또한 이러한 관점을 바탕으로 발전되어 왔다. 셀리그만(Seligman)은 지난 30년 동안 우울증에 대한 46,000건 이상의 심리학 연구 논문이 발표된 것과 비교하여 같은 기간에 즐거움에 대해서는 단지 400편의 연구 논문이 출간되었다고 보고했다. 이러한 자료만 보더라도 우리가 정신건강과 관련하여 질환과 병리에 얼마나 많은 관심을 가져 왔는지 알 수 있다.

하지만 최근 들어 정신건강 문제의 개입에 있어서 대상자가 가진 역경극복 능력, 잠재력에 관심을 두는 강점관점, 임파워먼트 모델 등에 기반하여 개인, 대인관계 그리고 지역사회의 강점을 이용하기 위한 지지적인 환경과 기회를 이해하고 활용하고 있다. 그리고 클라이언트는 단순한 치료나 문제해결의 수동적 대상이 아니라 스스로를 치유할 수 있는 자기치유 능력을 지닌 존재로 이해되고 있다.

정신건강 개입에 있어서 이러한 실천방향을 잘 이해하고 활용하기 위해서는 관련된 다양한 이론적 지식이 기반이 되어야 할 것이며, 이러한 지식을 통해 약점과 강점, 문제와 해결을 위한 잠재력과 자원탐색에 대한 균형적 시각을 갖추어야 할 것이다.

이 장에서는 현대인의 생활에서 정신건강과 관련해서 가장 많이 회자되는 스트레스, 대인관계의 주요 수단이 되는 의사소통, 그리고 삶의 과정에서 경험하게 되는 다양한 위기상황에 대한 개입과 관련된 이론적 내용들을 살펴보겠다.

1. 스트레스이론

현대사회는 인간의 가치를 개인의 사회경제적 성취에 따라서 평가하려는 경향이 있어 경쟁에 대한 압력이 더욱 강해지면서, 경쟁에서 낙오되지 않으려고 애쓰고 두려워하며 불안이 증가한다. 이러한 사회적 변화과정에서 자주 회자되는 말이 '스트레스(stress)'이다. 스트레스는 압박을 주는 불쾌한 요구에 의해 에너지가 소모되고 유기체가 더 이상 저항하기 어려운 무기력 상태의 괴로움이 되기도 하지만, 우리에게 흥미 있고 즐거우며 활기를 주는 유쾌한 압력으로서의 효과를 가져오기도 한다.

1) 스트레스의 개념

스트레스는 많은 사람에 의해 여러 가지 방법으로 정의되고 있으며 연구자의 관점에 따라 다양하게 사용되고 있으므로 그 개념이 통일되어 있지 않은 상태이다. 스트레스의 어원에 대해서 『Oxford 사전』은 라틴어의 'Stringere'로서 그 의미는 '바싹 잡아끌다(draw tight)'라고 되어 있어 어떤 자연스러운 상태의 변형임을 암시하고 있다. 『Webster 사전』은 스트레스를 현존하는 평형 상태를 변화시키는 요인으로 인하여 초래되는 신체적 · 정신적 긴장 상태로 정의하였으며, 『사회과학 백과사전』은 인간이나 동물에게 생리적 · 사회적 · 심리적으로 장애를 줄 정도로 지나친 부담을 요구하는 상태를 의미한다고 규정하고 있다.

스트레스에 대해 연구한 학자들은 스트레스라는 용어를 원인으로서 또는 결과를 의미하는 것으로 사용해 왔는데, 따라서 스트레스는 자극으로 또는 그로 인하여 야기되는 관찰 가능한 반응으로 해석되기도 한다. 즉, 스트레스란 유기체의 항상성(恒常性)을 방해할 수 있는 자극 또는 자극이 연속되는 상태이고, 이에 대한 적응이 만족스럽지 못했을 때 나타나는 불균형, 부조화의 상태이다. 그러므로 인간에게 일상의 평형 상태를 벗어난 긴장을 야기시키는 역동적인 힘이나 특별한 상황에 있어서 불편한 반응을 의미한다고 하겠다(윤인순, 1994: 11). 이러한 개념들과 관련지어 스트레스에 대한 개념을 반응, 자극 그리고 자극-반응의 상호작용적 관점에서 살펴볼 수 있다.

(1) 반응으로서의 스트레스

반응으로서의 스트레스는 문제 환경이나 환경에 대한 개인의 반응이 스트레스가 됨을 의미한다. 이는 환경 내의 자극으로 야기되는 관찰 가능한 반응으로서 스트레스를 해석하고, 스트레스 요인에 대한 유기체의 소모반응인 비특징적인 반응으로 스트레스를 보았다. 이 반응 개념의 대표자로는 셀리에(Selye)를 들 수 있는데, 그는 스트레스란 환경적 자극에 대한 보편적인 신체반응이며, 환경적인 자극은 그 자극에 대한 주관적 평가가 없어도 개인의 생리적 반응에 직접적인 영향을 미칠 수 있다고 했다. 즉, 그는 스트레스에 대한 적응은 그 스트레스의 종류에 불문하고 유사하며 그 적응이 지나치면 병이 된다는 가설을 세웠다. 그는 스트레스 상태하에서의 개인 반응을 일반적응증후군(General Adaptation Syndrome: GAS)으로 제시하여 일반적으로 외부의 여러 가지 해로운 작용에 대한 생체의 반응을 자세히 설명하였다. 그리고 이 모델은 정신적 · 신체적 장애에 대한 가장 적절한 설명으로 받아들여졌다(이인혜, 1999: 85).

스트레스에 대한 일반적응증후군은 경고, 저항, 소진의 3단계로 진행된다. 다시 말해서, 에너지 동원의 단계에서 시작하여 싸움의 단계로 넘어가고 그래도 도전이 계속되면 탈진이 되는 단계로 진행된다고 할 수 있다.

(2) 자극으로서의 스트레스

자극으로서의 스트레스에서 스트레스란 문제 환경의 자극적 특성을 일컫는데, 환경적 요인의 역할을 강조하고 있다. 이 관점에 따르면, 스트레스는 외적 · 환경적 조건으로부터 내적 · 생리적 현상으로까지 다양한 자극을 포함하고 있다. 스트레스가 질병과 같은 스트레스 결과를 촉진적으로 유발한다고 가정한다. 자극 개념의 스트레스는 개인의 심리적 중간과정을 무시하는 단점과 스트레스의 부정적인 기능에만 집중하여 긍정적인 스트레스를 무시하는 단점이 있다.

라자루스(Lazarus)와 코헨(Cohen)은 자극으로서의 스트레스를 사람들에게 압도적인 영향을 주는 것으로 천재지변, 전쟁, 투옥과 같이 통제할 수 없는 사건, 일부 사람들에게 영향을 주는 생활사건, 그리고 일상생활에서 경험하게 되는 혼돈/문젯거리(daily hassle) 등의 세 가지 유형으로 나누고 있다. 스트레스를 환경의 자극으로 보는 가장 대표적인 입장은 '생활사건 접근법'으로 생활변화 단위(change unit)의 총점으로 스트레스의 정도를 나타내는 방법이다. 이 범주에는 생의 위기적 사건(예, 배우자 상실, 강간, 실업, 심각한 부상 등)으로 희생을 당한 소규모 집단을 대상으로 하는 임상적 연구가 포함된다. 이들 중 보다 전형적인 형태는 홈스(Holms)와 라헤(Rahe)가 공동 개발한 '사회재적응 척도(social readjustment rating scale)'[1]로 생활변화 항목별로 스트레스의 정도를 총점으로 산출하는 방식이다. 그러나 이 접근법은 개별 사건이 특정 개인에게 주는 고유한 의미를 간과하고 있으며 생활사건이 사람에게 미치

1) 이 척도는 개인이 여러 가지 새로운 사건에 부딪혔을 때 경험하는 스트레스 정도를 숫자로 표현한 것이며, 각 사건마다 그것이 요구하는 변화량에 따라 특정 숫자가 부여된다. 즉, 각 생활사건들에 대해서 개인에게 1년 혹은 2년간 일어났던 사건을 체크하고 그 개인의 각 생활사건에 해당하는 값을 찾아서 모두 더한 합계가 생활변화 단위로 그 사람의 스트레스 총량이다.

는 영향은 모두 동일하다는 입장을 취하고 있기 때문에 개인차나 예측 가능성의 논리성이 결여된 점이 단점으로 지적된다.

(3) 자극-반응의 상호작용으로서의 스트레스

자극-반응의 상호작용으로서의 스트레스 개념은 개인과 환경 간의 부적합(misfit)이 스트레스가 됨을 의미한다. 이 관점은 관계론적 관점에서 스트레스를 자극이나 반응으로 파악하려는 입장으로 라자루스와 그의 연구진들은 어떤 환경적 사건도 개인의 지각이나 평가와 무관하게 획일적인 스트레스 요소로 작용할 수 없다는 의미에서 관계론적인 견해로 스트레스를 보았다. 자극과 반응의 상호작용론 관점에서는 포괄적인 설명이 가능하고 개인적 차이의 특성과 사회적 지지를 모형 내에 조절변수로 포함시키는 것이 가능하다(김정연, 1994: 9). 스트레스의 개념이 확장되면서 스트레스 사건이 직접 부적응 반응에 영향을 주는 것이 아니라, 스트레스를 경험하는 개인이 이를 어떻게 지각하고 해석하며 어떤 능력과 개인적 자원을 가지고 반응하느냐에 따라서 적응에 영향을 미친다는 것을 알게 되었다. 즉, 개인의 인지과정이나 대처방식을 중요시하는 개념 체계가 발전하게 되었다. 이를 환경과 개인의 상호작용을 중요시한다고 해서 상호작용모형이라고도 하며, 개인의 대처반응을 중시한다고 해서 스트레스 대처모형이라고도 한다(원호택, 1994: 100-101).

라자루스와 포크만(Folkman)은 개인 자원이 모자라서 자신의 안녕이 위험하다고 평가되는 개인과 환경의 구체적인 관계를 스트레스로 보고, 개인의 내적·외적 요구가 개인의 적응자원보다 크다고 판단할 때 스트레스를 경험하게 된다고 하였다. 또한 이들은 스트레스와 대처에 관한 인지현상학적 모델을 제시하고, 이 모델로 스트레스와 적응적 결과 사이를 매개하는 변인들을 밝히고자 하였다(윤인순, 1994: 10-13).

2) 스트레스의 원인, 반응 및 효과

(1) 스트레스의 원인

① 압력

압력(pressure)은 한 개인에게 어떤 방식으로 행동하라는 기대나 요구를 말한다. 이러한 압박감은 외부에서도 오고 내부에서도 온다.

현대에서 가장 일반적인 외적 압력의 근원은 경쟁이다. 그리고 경쟁에서 이겼을 때조차도 앞으로는 계속 앞서 나가야 한다는 것이 더 큰 압력이 되기도 한다. 내적 압력은 외부요구를 내면화한 결과인데, 그러한 내면화는 개인적인 포부나 욕심으로 나타난다. 따라서 성장을 추진하는 힘이 될 수 있다. 그러나 내적 압박감이 너무 강해서 자신 스스로에게 지나친 압박감을 준다면 해로운 스트레스가 되기도 한다.

또한 압력은 수행에 대한 압력과 순응에 대한 압력으로 구분될 수 있다. '수행에 대한 압력'은 과제나 맡은 일에 대한 책임은 빠르고 효과적으로 수행해야 한다는 기대이다. 그에 비해 '순응에 대한 압력'은 회사원은 양복을 입어야 하고, 청소년은 부모의 가치와 규율을 따라야 한다는 기대처럼 다른 사람의 기대에 순응하려는 압력이다(이인혜, 1999: 46).

② 좌절

좌절(frustration)은 동기 또는 목표 추구 활동이 어떤 방해물에 의해 방해를 받았을 때 느끼는 불쾌한 감정 상태이다(이인혜, 1999: 47). 콜만(Coleman)은 좌절의 근원에 대해서 다섯 가지 원칙을 말했는데, 행동과정의 지연, 자원의 결핍, 상실, 실패, 인생에 대한 의미 상실을 통해 좌절을 경험하게 되고, 이는 주요 스트레스의 근원이 된다고 했다. 좌절은 동기 및 그 사람의 성격, 경험 정도와 관련이 있기 때문에 사람에 따라 다르다. 따라서 어떤 사람에게 좌절을 느끼게 하는 사건이 다른 사람에게는 그렇지 않을 수 있다. 그리고 동기나 목표의 기대가 크면 클수록 그것이 이루어지지 않았을 때 좌절의 정도도 깊고 크다(최순남, 1999: 338).

③ 갈등

갈등(conflict)은 둘 또는 그 이상의 동기, 욕망, 목표들이 동시에 나타나 모두 달성할 수 없을 때 발생하는 심리적 혼란 상태를 말한다(최순남, 1999: 389). 이러한 갈등과 고민은 우리 삶의 일부분이며, 갈등은 한 가지 목표를 만족시키기 위해서는 불가피하게 다른 하나를 포기해야 하기 때문에 괴로운 것이다. 갈등은 상반되는 내적 욕구 때문에, 외적 압력들이 양립할 수 없기 때문에, 또는 내적 욕구와 압력이 서로 모순되기 때문에 일어날 수 있다.

그리고 갈등을 목표 선택의 정적 및 부적 가치에 의해서 분류하기도 한다. 좋은 것(정적 가치)을 얻고 싶어 하는 것을 접근경향, 싫은 것(부적 가치)은 피하려 하는 것을 회피경향이라고 한다. 이러한 접근경향과 회피경향은 다음의 네 가지로 살펴볼 수 있다.

첫째, 접근-접근 갈등으로 동일한 정적 가치를 가진 두 가지 목표 사이에서 선택을 하는 상황이다. 둘째, 회피-회피 갈등으로 동일한 강도의 부적 가치를 가진 두 가지 목표 사이에서 선택을 해야 할 때의 상황이다. 셋째, 접근-회피 갈등이다. 이는 어떤 한 목표가 정적 가치와 부적 가치를 둘 다 가지고 있으면 접근하고자 하는 동기와 회피하고자 하는 동기가 동시에 생기게 된다. 넷째, 이중 접근-회피 갈등으로, 각각 정적 가치 및 부적 가치를 모두 포함하고 있는 두 가지 대안적 목표 중에서 선택을 해야 할 때를 일컫는다(이인혜, 1999; 최순남, 1999).

(2) 스트레스에 대한 반응

① 생리적 반응

스트레스에 대한 생리적 반응 현상은 쉽게 발견할 수 있다. 화가 나면 소화가 안 된다거나, 혈압이 오른다거나, 소름이 끼친다거나, 숨이 가빠지는 것 등이 모두 생리적 반응이다. 스트레스를 받게 되면 교감신경계의 변화가 수반된다. 셀리에에 따르면, 어떤 스트레스를 받더라도 신체적 증상이 유사하게 나타나는데, 이를 일반적응증후군(general adaptation syndrome)이라 한다. 즉, 스트레스 상황에 처하여 모든 신체 자원을 동원하여 대항하려는 변화로 보면서 그 과정을 경고반응기(alarm reaction stage), 저항기(resistance stage), 소진기(exhaustion stage)로 나눈다.

경고반응기란 신체적 위협에 대항할 수 있도록 생리적인 변화를 나타내는 단계로 정서적 흥분, 긴장과 같은 변화를 가져오는 단계를 말하며, 저항기란 계속하여 스트레스에 대한 반응을 보여야 할 때 정상 수준 이상의 반응을 나타내는 단계를 말한다. 그리고 소진기란 신체적 방어능력이 떨어져 그 결과로 퇴화하거나 병들게 되는 단계를 말한다. 이와 같이 계속된 스트레스는 생리적으로 각종 질병, 특히 심인성 신체질환 따위로 발전할 수 있다(조수환, 1998: 109).

② 심리적 반응

- 불안과 공포: 우리는 아무 일에나 불안해지는 것은 아니다. 자아가 위협받는다고 느낄 때 불안을 체험한다. 또한 그 위협의 정체를 제대로 파악하고 거기에 대처할 수 있을 때 불안은 없어지나 그렇지 않을 때는 불안이 지속된다. 같은 두려움이나 무서움이라도 심리학에서는 불안과 공포를 구별한다. 공포는 긴박한 위험이 현존할 때나 실제의 위험이 예기될 때의 두려움으로, 어떤 구체적인 자극과 연결되어 있는 정서이다. 이에 비

해 불안은 두려운데 구체적으로 무엇이 두려운지는 모르는 상태에 있는 것이다.

- 분노: 공포가 도피욕구와 직결된 감정인 것처럼, 분노는 투쟁욕구와 직결된 감정으로, 공격행위로 발전되는 정서이다. 나를 좌절시키는 혹은 공격하는 외부 근원이나 도발자극을 확인하며 공격을 해서 상처를 주거나 다른 식으로 피해를 입히려는 충동이 자연히 일어난다. 문제는 분노가 억제한다고 해서 없어지는 것이 아니라는 것이다. 여기서 중요한 것은 분노가 극히 정상적이고 자연스러운 감정이라는 것을 인정하는 것이다.
- 우울: 사람은 누구나 스트레스를 받으면 정서적으로 우울해지거나 절망감 등을 경험한다. 사랑하는 사람을 상실했다거나 선생님으로부터 야단을 맞았기 때문에 우울해졌다면 이런 유형은 외생적 우울증 혹은 반응적 우울증이라고 하고, 내적인 스트레스 때문에 우울증이 생겼다면 내생적 우울증 혹은 정신병적 우울증이라고 한다.

  우울증을 유발하는 대부분의 스트레스는 애정의 상실이나 신체적 고립 등에서 온다. 만일 사랑하던 사람이 정을 주지 않거나 이 세상을 떠났다면, 누구나 스트레스를 받고 우울해할 것이 틀림없다. 그러나 병적인 우울증은 사랑의 대상을 잃고 난 후 그 대상에 대하여 억압되었던 적개심을 나타내기도 하며, 정서적 불안정, 죄책감, 자기경멸 등이 생겨서 비사회적으로 되고 사회적 책임도 거부하며, 더 나아가서는 흔히 자살을 기도하기도 한다(조수환, 1998: 112).
- 무력감: 계속된 충격적인 경험과 스트레스를 거치게 되면 사람들은 누구나 무기력해진다. 포로수용소에 수용된 포로들의 무기력과 공포에 찬 모습이나 전쟁의 상처나 후유증으로 버려진 전쟁고아들의 표정에서 무력감을 찾아볼 수 있다. 주위 상황이나 조건을 스스로 통제할 수 없는 어려움으로 인식하고 희망과 삶의 의미를 잃은 데서 느끼는 무력감이라 할 수 있다(조수환, 1998: 111).

(3) 스트레스의 효과

스트레스는 부정적 측면뿐만 아니라 긍정적 측면까지 갖고 있다. 이러한 스트레스의 양면적 효과는 유스트레스(eustress)와 디스트레스(distress) 개념으로 분류된다. 유스트레스는 스트레스의 반응이 건전하고 긍정적이며 건설적 결과로 나타나게 하는 현상을 의미한다. 디스트레스는 스트레스 반응이 건전하지 못하거나 부정적이고 파괴적인 결과를 나타낸다.

① 스트레스의 긍정적 효과

스트레스는 인간적 성장의 계기로 작용할 수도 있고, 스트레스에 대한 감내력을 높여 준다는 점에서 긍정적인 효과를 가지고 있다. 스트레스의 긍정적인 효과는 은근하게 나타나기 때문에 부정적 효과보다는 포착하기 어렵지만 다음의 세 가지로 구분해 볼 수 있다(이인혜, 1999: 61-62).

첫째, 스트레스 사건은 우리의 자극추구와 도전욕구를 충족시켜 준다.

둘째, 스트레스는 인간적 성장을 이루는 데 도움을 준다. 스트레스 사건은 때로 사람들로 하여금 새 기술을 익히게 하고 통찰력을 얻게 하며, 새 사람으로 거듭나게 하는 계기가 되기도 한다. 다시 말해서, 스트레스에 적응하는 과정을 통해 우리는 더 나은 인간적 변화를 이룩할 수 있다.

셋째, 오늘의 스트레스는 내일의 스트레스의 영향력을 낮춰 준다. 즉, 스트레스가 지나치게 압도적이지 않다면, 스트레스에 노출된 후 스트레스 감내력은 높아진다.

② 스트레스의 부정적 효과

우리가 스트레스를 주로 디스트레스의 의미로 받아들이는 것은 스트레스의 긍정적 효과보다는 부정적 효과가 크기 때문이다. 디스트레스는 정서적 불안으로 인해 집중력과 숙련된 행동을 방해하고, 성급한 의사결정을 통해 실패를 경험하게 하고, 스트레스의 강도에 비해 노력이 부적절하거나 자포자기함으로써 과제수행 능력에 손상을 줄 수 있다. 또한 급성적 스트레스와 만성적 스트레스 모두 정신장애의 한 요인이 될 수 있다. 그리고 신체적 건강에도 나쁜 영향을 줄 수 있다(이인혜, 1999: 62-64).

3) 스트레스에 대한 대처방법

스트레스 대처는 크게 정서중심 대처와 문제중심 대처로 구분된다. 정서중심 대처는 스트레스 자극으로 유발된 부적 정서반응만을 조절하려는 노력이며, 문제중심 대처는 스트레스를 유발하는 자극 자체를 변화시키려는 행동적 노력을 지칭한다(Lazarus & Folkman, 1984: 이인혜, 1999에서 재인용). 여기서는 이 두 가지 대처방법을 알아보고, 더불어 스트레스 극복을 위한 자원에 대해서도 간단히 알아보고자 한다.

(1) 정서중심 대처

정서중심 대처는 평가중심 또는 문제중심 대처가 정서적 혼란을 가라앉히는 데 성공적이지 못한 경우에 사용된다. 더욱이 문제중심의 대처가 체계적 대처전략이라 하더라도 정서적 혼란이 잠잠해지기 전에는 사용할 수가 없다. 그래서 정서적 각성을 감소시키는 데 유용한 대처기제가 필요한 것이다.

정서중심 대처는 다시 의식적인 것과 무의식적인 것으로 구분해 볼 수 있다. 의식적인 것으로는 스트레스가 자신과 아무 상관이 없는 것처럼 무시하는 행동(분리적 행동), 자신의 감정을 알아차리지 못하도록 스스로 다스리는 행동(자기조절), 다른 일에 몰두함으로써 스트레스원을 회피하는 행동(회피–도피) 등을 들 수 있다(이인혜, 1999: 125).

무의식적으로 행해지는 정서중심 대처를 방어적 대처라고 부른다. 이는 궁극적으로 문제해결을 가져오지는 않는다. 인간은 욕구좌절이나 곤란한 문제가 생겨 스트레스가 발생하고 그것을 현실적으로 혹은 합리적으로 해결하려 들지만, 그렇지 못하면 불안이 야기되고 자아가 위협을 당하게 된다. 이런 경우 누구나 불안이나 위협으로부터 자기를 보호하여 무의식적으로 적응하기 위한 방법을 강구하게 되는데, 이러한 무의식적 적응방법을 방어기제 또는 적응기제라고 부른다(조수환, 1998: 114).

(2) 문제중심 대처

문제중심 대처는 스트레스와 직접 관련이 되는 도전이나 위협을 다루려고 하는 노력이다. 문제중심 대처 행동에는 자신의 감정에 대한 인식, 새로운 정보의 활용, 자신의 정신적 및 신체적 자원의 활용, 그리고 타인과의 상호작용에 토대를 둔 행동들이 포함된다.

① 직접적 행동

자신의 감정을 인식하고 표현하는 것이 무슨 직접적 대처방안인가 생각할 수도 있다. 더욱이 스트레스 상황에서의 감정들은 기쁨과 즐거움보다는 분노, 공포, 불안과 같은 부정적인 감정들이다. 화가 났을 때 화난다는 것을 인식하고 표현한다는 것은 말처럼 쉬운 일이 아니며, 겁이 나고 무서울 때 불안이나 공포를 인정하고 표현하는 것 또한 언제나 가능하지는 않다. 그러나 많은 경우 감정의 인식과 표현은 그 자체가 문제해결을 가져온다. 그 예로는 분노의 표현, 불안과 공포의 표현, 회피와 퇴각 등이 있다. 이러한 직접적 행동에는 환경과의 적절한 경계를 잃어버리지 않고, 자기조절을 통해서 고통스러운 정서를 없애기 위한 의식적이고 구성적인 노력이 있어야 할 것이다(이인혜, 1999).

② 문제해결적 행동

인생의 문제를 다루는 데 가장 분명한 행위과정은 문제에 정면으로 부딪혀 보는 것이다.

즉, 고통을 주는 문제의 근원을 확인한 후에 자신에게 현실적으로 도움을 줄 수 있는 방향으로 문제를 공략하거나 문제 상황을 변경시키려는 시도가 가장 효과적이다.

능동적으로 문제해결을 하려는 시도는 자존감을 높여 주고 불안을 낮춘다. 이러한 긍정적인 경험을 주는 문제해결 기술을 체계적 문제해결책이라 부른다. 이 단계는, 첫째, 문제를 명료화한다. 둘째, 행위과정의 탐색으로, 대안적 행위과정을 찾아낸다. 셋째, 행위과정의 평가와 선택으로, 많은 대안을 찾아내고 그 대안들의 현실성, 위험성, 예상결과 등을 평가 비교하여 대안들의 상대적인 장점들을 찾아 선택한다. 넷째, 행위과정의 실행으로, 계획을 실행에 옮긴다. 그리고 필요할 경우 전략을 수정해 가며 융통성을 발휘하고 문제해결을 시도한다.

(3) 대처자원의 활용

문제를 잘 해결하고 스트레스를 어떻게 잘 극복하느냐 하는 것은 개인의 판단력, 사고의 융통성, 활용할 자원의 풍부함에 일차적으로 달려 있다(이인혜, 1999: 146-149).

첫째, 심리적 자원은 환경이 부과한 위협을 다루는 데 도움을 얻기 위해서 자기 자신에게서 끌어내는 개인적 특성들이다. 자신의 대처능력을 믿는 자신감, 좌절과 갈등에서 오는 긴장감을 인내하는 힘 등은 중요한 심리적 자원들이다. 자기존중감과 자신감이 있으면 쉽게 무력감에 빠지지 않으나, 자기비하는 문제해결을 위한 시도를 아예 포기하게 한다. 이 외에도 독립성, 낙천성 등도 상황에 따라 중요한 심리적 자원이 될 수 있다.

둘째, 사회적 자원이 있다는 것은 스트레스에 대처할 때 도움을 줄 수 있는 사람들이 있다는 것을 말한다. 가족, 친구, 동료, 이웃은 정서적 지원뿐만 아니라 정보, 실제적 협력 같은 좀 더 구체적인 지원도 베풀어 준다. 사회적 자원들은 스트레스 상황에서 사건을 제대로 파악하게 도움을 주기도 하고, 정서적 결과를 다루고 스트레스를 극복하기 위한 정보제공 등에 도움을 주기도 한다.

셋째, 생물학적 자원으로서 신체건강은 효과적 스트레스 대처를 위한 중요한 자원이다. 몸이 아플 때는 조그만 일도 심각하게 보이고 과잉반응으로 일을 더 망칠 수 있다는 사실을 통해 이 사실에 대해 충분히 공감할 수 있을 것이다.

스트레스의 대처자원으로서 가족은 강력한 지지체계가 될 수 있다. 가족과 함께 스트레스에 적극적으로 대처할 수 있는 방법으로 솔직하게 고통과 슬픔을 인정하기, 함께 있음을 느끼기, 상대의 있는 모습 그대로 인정하기, 믿어 주기, 격려하기, 용서하기, 자신에 대한 비난 멈추기, 합리적 생각으로 전환하기, 진실한 대화 나누기(잘 듣기, 말 잘하기), 신체적 접촉,

강점 찾기 등을 유용하게 활용할 수 있다.

2. 위기개입이론

1) 위기의 개념과 유형

(1) 위기의 개념

위기는 사전적인 의미에서 'turning point'라고 정의되어 있으며, 국어사전에는 '위험한 때나 고비'라고 설명되어 있다. 한자로 위기(危機)는 위험과 기회의 뜻을 동시에 나타낸다.

카플란(Caplan)은 인간은 끊임없이 외부환경과 균형을 유지하기 위해 노력하는데, 이렇게 유지되는 균형은 여러 가지 요인에 의해 위협받게 되며, 이러한 균형 상태의 혼란을 위기로 보았다(김기태, 2006). 또한 카플란은 위기는 개인의 대처기제와 자원을 뛰어넘는 견디기 힘든 상황의 지각이며, 도움을 받지 않는다면(완화되지 않는다면) 위기는 심각한 감정적·인지적·행동적 부적응을 일으키는 잠재성을 가진다고도 하였다. 슬라이케(Slaikeu, 1990)는 위기란 일시적 혼란 상태이며, 문제해결을 위한 습관적(일상적)인 방법의 사용이 특별한 상황에 대처하기에는 불가능한 것으로 특징지어진다고 하면서 위기는 근본적으로 긍정적 혹은 부정적 결과의 가능성을 가진다고 하였다.

(2) 위기의 유형

위기는 발달과정상의 위기와 상황적 위기로 크게 두 가지 유형으로 나누어 볼 수 있다.

첫째, 발달과정상의 위기는 성장과 성숙 과정에서 일반적으로 경험하는 사건들이다. 개인의 경우 잠재적인 위기영역은 모든 인간의 정상적인 성장과정에서 경험하는 뚜렷한 사회적·신체적·심리적 변화의 기간에 생긴다. 개인의 발달과 더불어 하나의 단위로서 가족의 발달과정상에도 위기가 존재한다. 발달과정상의 위기는 모든 개인이 성장과정에서 경험하기 때문에 정상적 위기라고 보는 견해가 많으며, 입학, 결혼, 임신, 퇴직 등이 이에 해당된다. 가족의 경우 첫 자녀의 출생, 자녀의 입학, 자녀의 독립, 빈 둥지에의 적응 등은 대부분의 가족을 이루는 사람들이 겪게 되는 위기들이다(김기태, 2006).

둘째, 상황적 위기는 우발적 위기라고도 하며, 사람들이 욕구충족의 본질적인 자원이라고 믿고 있는 것을 비정상적으로, 또 일반적으로 예기하지 않은 가운데 상실됨으로써 유발된다. 상황적 위기는 대체로 갑자기 발생하고, 예기치 않은 것으로 건강상의 문제(생명을 위협하는 질병, 신체적 장애), 예기치 않은 죽음(사고사, 타살, 자살 등), 범죄(폭행, 가족폭력, 아동학대, 범죄자로서 구속 및 감금 등), 자연재해, 전쟁, 가족/경제(이주, 재배치, 별거, 이혼, 실업 등) 등의 사건으로 나타날 수 있다(Slaikeu, 1990).

2) 위기개입의 이론과 모형

(1) 위기개입의 개념

흔히 사람들은 위기가 발생하면 일상적인 방법으로 문제를 해결하고 긴장을 다루려 시도하는데, 이것이 실패하면 부적응적 행동이라고 부르는 비효과적인 행동이 발생하게 된다. 위기개입은 이러한 하강적 변화에 가능한 한 빨리, 기술적으로 개입하는 행동이며, 희생자를 위기 이전의 대처수준으로 되돌려 놓는 것이다.

위기개입이란 위기적 상황에 대처하는 하나의 실천기술로, 일시적 불균형 상태를 개선하기 위한 시간제한적인 접근이라고 할 수 있다. 파라드(Parad)는 불균형의 기간 동안 개인의 심리사회적 기능에 적극적으로 영향을 주는 과정(Parad & Parad, 1990: 김기태, 2006: 26에서 재인용)이라고 하였으며, 맬컴 페인(Malcolm Payne)은 전통적으로 인간의 정상적인 기능을 와해시키는 연속적인 사건들을 차단하기 위한 행위(서진환 외, 2001)라고 하였다.

요컨대, 위기개입이란 위기로 인한 불균형 상태를 회복하기 위하여 일정한 원조수단을 개인, 가족 및 집단 그리고 지역사회 등에 적용하는 과정이라고 본다.

(2) 위기개입이론

인간의 위기에 대한 관점과 위기개입의 체계나 모델을 포괄하는 단일이론체계는 없다. 위기이론은 기본적 위기개입, 확대위기개입의 두 가지 차원에서 설명될 수 있으며, 생태체계적 이론도 위기개입의 이론으로 포함되고 있다(James et al., 2001).

기본적 위기개입이론은 린데만(Lindemann, 1944, 1956)의 위기에 관한 연구를 통해 시작되었으며, 전문가와 준전문가들에게 위기에 대한 새로운 이해를 제공했다. 린데만의 기본적 위기이론과 연구는 상실에 의해서 촉진되는 비탄의 위기(grief crisis)를 겪는 클라이언트들의 행동을 이해하는 데 기여했다. 그는 전문가와 준전문가들에게 비탄과 관련된 위기에 대한 행동적 반응은 정상적이고 일시적이며 단기개입기술을 통하여 경감시킬 수 있다는 것을 인식하도록 도왔다. 카플란(1964)은 외상적 사건과 관련되는 린데만의 관점을 확장시켜,

일상적인 행동으로는 극복할 수 없고 생활목표에 방해가 되는 상태를 위기로 보았다.

린데만과 카플란은 외상적 사건에 대하여 보편적으로 반응을 나타내는 사람들을 상담하고 간략 치료를 함에 있어 위기개입 전략의 활용을 촉진했다. 삶을 살아가는 데 있어서 발생되는 외상적 사건을 주관적으로 욕구충족과 안정 혹은 개인의 실존을 위협하는 것으로 지각하였을 때 위기가 된다. 기본적인 위기이론은 외상적 사건에 의해 초래된 일시적인 인지적 · 정서적 · 행동적 왜곡을 인식하고 교정하도록 위기에 처한 사람을 돕는 데 초점을 둔다.

정신분석적 접근에만 의존하고 있는 기본적 위기이론은 하나의 사건이 위기를 만드는 사회적 · 환경적 · 상황적 요인들을 적절히 설명하지 못하기 때문에 위기이론을 확대시키는 데 있어서 정신분석이론뿐만 아니라 일반체계이론, 적응이론 및 대인관계이론을 도입했다.

확대위기이론에 응용된 정신분석이론은 개인의 위기에 동반되는 불균형 상태는 개인의 무의식적인 사고와 과거 정서적 경험의 요인을 파악해야 제대로 이해될 수 있다는 관점에 기초하고 있다. 정신분석이론은 하나의 사건이 왜 위기가 되는가 하는 설명을 유아기의 고착(fixation)과 관련시켜 본다. 이 이론은 위기상황으로서 자신들에게 영향을 미치는 행동의 원인과 역동성에 대한 통찰력을 갖도록 하는 데 클라이언트를 도울 수 있다.

체계이론은 사람 간, 사건 간, 사람과 사건 간의 상호 관계된 상호 의존성을 강조한다. 체계이론의 기본적 개념은 모든 요소는 상호 관련되어 있고 그 상호 관련되어 있는 부분의 어떤 수준의 변화가 전체 체계의 변화를 가져올 것이라는 생태학적 체계와 유사하다. 위기를 바라보는 관점에서 사회적 · 환경적 맥락에 가치를 둔다.

적응이론에서는 개인의 위기는 부적응적 행동, 부정적 사고, 그리고 파괴적 방어기제와 직결되는 것으로 본다. 부적응적 위기이론은 개인의 위기는 이 부적응적인 대처행동들이 적응적인 행동으로 변화될 때 해소(감소)된다는 전제에 기초하고 있다. 부적응적 기능의 고리를 끊는 것은 적응적 행동으로의 변화를 의미하고, 긍정적 사고를 증진시키며, 방어기제를 구축하는 것을 의미한다. 새로운 행동들은 직접적으로 위기상황에 응용될 수 있고 궁극적으로 위기를 극복함에 있어 클라이언트를 위한 강화를 가져오고 성공을 가져올 수 있게 한다.

대인관계이론은 개인적인 자아존중감(self-esteem) 증가를 중요시한다. 대인관계이론에서 궁극적 목표는 개인에 대한 자기평가의 힘을 회복시킴으로써 자신의 운명을 통제하게 하고 위기상황을 극복하는 데 필요한 행동을 취하는 능력을 회복하게 한다.

제임스(James)와 길릴랜드(Gilliland)는 위기개입의 새로운 이론으로 생태체계이론을 제시하고 있다. 이들은 전자시스템을 통한 다양한 정보로의 접근, 체계의 상호 의존성, 거시 체계적 접근 등을 강조하고 있다.

(3) 위기개입 예방모형

호프(Hoff, 1995)는 위기에 대한 개입을 예방적 개념으로 제시하면서 1차적 위기예방, 2차적 위기예방, 3차적 위기예방으로 나누어 세 가지 차원에서 설명하였다.

① 1차적 위기예방

1차적 위기예방은 예보적 계획을 하는 것을 강조하는 상담이나 가르침을 통하여 변화가 일어나기 전에 개입을 제공하는 것이다. 어떤 생활변화는 예고 없이 오지만 다른 생활상의 변화는 미리 준비할 시간적인 여유를 갖게 한다. 1차적 위기예방은 개인, 집단 혹은 지역사회 차원에서 이루어질 수 있다. 예보적 가이던스를 통하여 사람들은 절박한 상황에서 도움이 될 행동을 선택하고 실천할 기회를 가진다. 예보적 가이던스의 전제는 지식이 힘이라는 것이며, 위기에 직면한 개인은 미리 어떻게 해야 한다는 아이디어를 가지고 있으면 잘 대처한다는 것이다. 출산을 앞둔 사람을 위한 출산교육은 예보적 가이던스의 한 예이다. 그리고 결혼을 앞둔 사람을 중심으로 결혼 전 상담을 하는 것도 1차적 위기예방의 한 예가 될 수 있다.

② 2차적 위기예방

2차적 위기예방은 심한 디스트레스를 감소시키고 신속하게 평형 상태를 회복하기 위하여 위기에 처한 사람을 대상으로 조기에 개입하는 것으로 구성된다. 위기의 기간 동안에 사람들은 무력감을 느끼고 해결하려는 동기가 높다. 2차적 위기예방은 위기에 처한 개인을 포함하여 집단 및 지역사회에도 유용하게 활용될 수 있다. 임신한 10대는 2차적 위기예방의 한 대상이 될 수 있다.

③ 3차적 위기예방

3차적 위기예방 노력은 어떤 위기해결 다음에 오는 잔여적 손상의 양을 감소시키는 데 있다. 교사, 체육코치 등은 심한 위기가 경과한 다음에 일상생활로 되돌아간 개인을 돕는 위치에 있는 사람들이다. 이러한 비공식적인 케어제공자는 근래의 위기 상태로부터 균형 상태를 회복한 사람을 도울 수 있다. 그리고 미해결된 비탄 감정을 처리하는 것은 3차적 위기예방의 한 예가 될 수 있다. 즉, 사별의 충격을 겪은 사람을 대상으로 비탄 감정을 발산하도록 도움을 주는 것은 3차적 위기예방의 형태로 볼 수 있다.

3) 위기개입의 원리

위기개입의 원리는 위기 자체가 시간제한적인 본질을 내포하고 있으므로 '신속한 개입'이 필요함을 강조한다. 사회복지사는 위기에 처한 클라이언트에게 우선 '지지'를 제공하면서 가능한 한 신속하게 클라이언트의 사회관계망을 넓히고 강화하도록 노력해야 하며, 이는 사회복지사의 업무를 줄일 뿐 아니라 위기를 해결하는 데 도움이 되는 자원을 제공하는 것이고 장차 위기의 가능성을 줄이는 것이 된다.

위기에 처한 클라이언트에게 '희망과 기대'를 갖게 하는 것은 중요하다. 하지만 그들의 문제가 마술적으로 해결될 수 있다는 지나친 희망을 갖게 하는 것은 피해야 한다. 위기개입의 목표는 '제한된 목표'의 특성을 지닌다. 평형 상태를 회복하고 과거와 동일하거나 더 나은 기능수준을 획득하는 데 목표를 두게 되는데, 성격의 변화까지는 다루지 않는다. 가능한 한 위기과정을 유발한 '초점적 문제'를 신속하게 해결하고, '행동'을 통해 적극적으로 해결한다. 그리고 위기에 처하여 도움을 요청하는 경우 클라이언트는 자기 자신을 실패자로 보는 경우가 많으므로 사회복지사는 클라이언트의 '자기상을 보호하고 증진'시켜야 하며, 클라이언트와의 라포 형성을 통해 클라이언트의 방어를 줄이고 에너지를 동원한다(김기태, 2006).

3. 의사소통이론

일반적으로 사람들은 깨어 있는 동안에 70~80%의 시간을 어떤 형태로든 의사소통을 하면서 보낸다고 한다. 그리고 그중에서도 약 45%의 시간을 듣는 데 소비한다고 한다. 인간은 서로 의지하며 부단한 관계를 맺으면서 살고 있다. 출생 후 산중 이리떼 틈에서 자라났다고 하는 인도의 한 소녀의 이야기가 있기는 하지만, 우리 인간은 일생을 통하여 무수히 많은 타인과의 관계 속에서 살고 있으며 그러한 타인과의 관계를 통해서 자신을 발견하고 인간다운 인간으로 성장·발달하고 있다. 그래서 타인과의 관계가 원만하고 만족스러우면 우리는 행복한 삶을 살게 된다.

타인과의 관계를 형성하는 데 있어서 의사소통은 중요하다. 인간관계의 위기를 피하며 나아가 더 나은 인간관계를 형성하고 건강하고 행복한 삶을 영위하기 위해서는 의사소통에 대한 이해가 필요하다.

1) 인간관계와 의사소통

사람은 자기가 속한 환경에서 인간관계를 통해 심리적 안정과 삶에 대한 의미를 부여하며, 인간관계를 바탕으로 심리적·사회적·경제적 만족을 가지고 생활할 수 있다. 이러한 인간관계를 형성하는 데 주요한 수단이 되는 것이 의사소통이다. 의사소통을 통해 이루어지는 인간관계의 목표는 기본적으로 개인적인 발전과 성장이며, 더불어 인간관계를 통해 조직이 추구하는 목표를 달성하는 데에도 기여할 수 있다.

오늘날 이러한 인간관계가 더욱더 중요해지고 있는 이유는 다음과 같다.

- 인간권리에 대한 인식이 과거에 비해 높아지고 조직 내 수직적 또는 수평적 관계에서 상호 간에 보다 정교하고 기술적인 인간관계가 필요하다.
- 현대 조직에서는 물적 자원보다도 인적 자원의 중요성이 더 높이 평가된다.
- 조직에서 팀워크나 의사결정에 구성원의 참여가 더욱 중요시되면서 집단 역학이나 집단에서의 인간관계의 중요성이 증대하고 있다.
- 여성 근로자 증가, 외국인 근로자 증가, 정규직·계약직·파견직·임시직 등 구성원의 다양화 등의 최근 환경에서는 인간관계의 기술이 더욱 중요하다.

2) 의사소통의 개념과 기능

(1) 의사소통의 개념

의사소통은 한 사람 또는 그 이상의 사람에게서 다른 사람(들)에게로 정보와 이해가 전달되는 과정이다. 단순한 형태로 표현하자면 의사소통이란 한 사람이 다른 사람에게 정보를 전달하는 것이지만, 다른 복잡한 상황에서는 집단원이 다른 집단원에게 정보를 전달하는 것이라 할 수 있다. 여기서 정보가 제대로 전달되었는지를 평가하는 수단은 바로 이해의 정도이다. 따라서 전달된 정보가 충분히 이해되었다면 그것은 성공한 것이지만 그렇지 않다면 그것은 실패한 것이다(설기문, 2002).

의사소통을 잘한다는 것은 무엇보다도 화자(speaker)가 정보를 정확히 잘 전달하는 것을 의미한다. 그러면서도 그것은 청자(listener)가 화자의 말을 잘 듣는 것을 의미하기도 한다.

하지만 사람들은 의사소통에 대하여 잘못 이해하고 있는 부분들이 많다. 그래서 일반적으로 갖고 있는 의사소통에 대한 오해를 바로 알아 의사소통의 의미를 좀 더 분명히 할 수 있다.

첫째, 의사소통이란 우리가 어떤 말을 하는 것이라고 생각한다. 이것은 의사소통에 대한 잘못된 생각이다. 흔히 우리는 일상생활 속에서 원래 말하고자 하는 의도와는 상관없이 상대방이 잘못 이해함으로써 생기는 오해 때문에 곤란을 경험할 때가 많다. 그러므로 의사소통이란 화자의 메시지가 청자에게 정확하게 전달되고 이해되어야 하는 과정이라고 볼 수 있다.

둘째, 의사소통은 많이 할수록 더 좋다고 생각할 수 있다. 하지만 의사소통은 반드시 많을수록 좋은 것은 아니다. 의사소통이 제대로 이루어지지 않음으로써 문제가 생기는 경우도 있지만, 지나치게 많은 말을 함으로써 오히려 실수가 되는 경우도 흔히 있다. 따라서 결국 의사소통을 하느냐 안 하느냐의 문제보다는 어떻게 하느냐, 특히 정서적인 차원을 어떻게 다루느냐에 대한 이해와 능력이 필요하다고 할 수 있다.

셋째, 의사소통은 모든 문제를 해결할 것이라는 생각도 오해이다. 때때로 의사소통을 잘한다고 해도 문제가 해결되지 않을 수 있다. 예를 들어, 어떤 학생이 기대보다 훨씬 못한 학점을 받은 데 대해 의아하게 생각하여 담당 교수를 찾아가서 그 이유를 묻는 상황을 생각해 보자. 교수는 학생의 의문에 대해 충분히 귀담아들은 후에 그에게 왜 낮은 학점을 줄 수밖에 없는지에 대해 분명하게 설명하고 납득시키려 했다. 이 경우 의사소통 덕분에 근본적으로 문제가 해결되었다고 볼 수 있을까? 또는 실제로 분명한 의사소통이 오히려 문제를 일으킬 수도 있다. 예를 들어, 한 친구가 자신의 성격에 대해서 어떻게 생각하는지 솔직히 말해 달

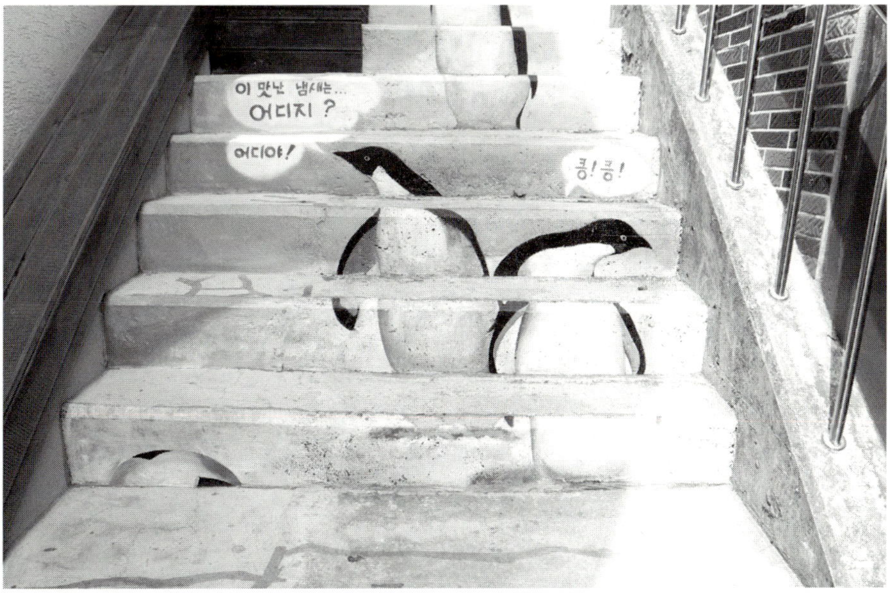

라고 했다. 그래서 그의 부정적인 성격에 대해 솔직하고 진지하게 이야기해 주면, 그가 섭섭해하고 못마땅하게 생각하여 관계가 악화될 수도 있는 것이다. 그러므로 솔직한 자기노출을 통한 의사소통을 했다 하더라도 그것이 항상 모든 상황에서 도움이 되는 것은 아니라는 사실을 깨달을 필요가 있다.

넷째, 사람들은 의사소통 능력은 저절로 발달하는 자연적인 것이라고 생각하는 경향이 많다. 그래서 특별히 의사소통을 잘하려는 노력을 하거나 의사소통 기술에 대한 관심을 보이려 하지 않는다. 그러나 의사소통 능력은 우리가 자전거 타기를 배우고 컴퓨터 조작법을 배우듯이 교육과 훈련을 거침으로써 더욱 효과적으로 증진시킬 수 있다는 사실을 알 필요가 있다. 따라서 인간관계와 의사소통의 원리와 기법들을 학습하고 생활에 적용함으로써 보다 효과적이고 생산적인 의사소통 능력의 소유자가 될 수 있을 것이다.

(2) 의사소통의 기능

의사소통의 기능은 다섯 가지로 나누어 살펴볼 수 있다(안정헌, 1989).

① 친교 기능

인간은 사회적 존재이므로 언제나 다른 사람과 사회적 관계를 맺게 마련인데, 이왕 관계를 맺는다면 친밀한 관계를 맺고 싶어 한다. 우정, 사랑 등의 친밀한 인간관계는 인간에게 본능적으로 필요한 관계이며, 이러한 친밀한 관계를 수립하기 위하여 인간은 다양한 종류의 의사소통 방법을 사용하고 있다. 인사나 농담, 칭찬하는 말, 상대방에게 관심을 표명하는 행동은 얼핏 보면 불필요한 듯이 보이지만, 바로 이러한 말과 행동들이 인간과 인간 사이에 원만하고 친밀한 인간관계를 만들어 주고 있는 것이다.

② 정보획득 기능

통신체계의 놀라운 발달로 말미암아 우리는 입에서 입으로 전달되는 말에 의한 정보뿐만 아니라 대중매체, 즉 인쇄매체, 방송매체, 영상매체 등을 통해서 동시다발적으로 전달되는 정보에 접하게 되었다. 이러한 정보들을 취사선택하기 위해서 우리는 의사소통을 하는 수밖에 없다. 따라서 적극적인 듣기 훈련과 목적적인 읽기 훈련, 또는 선택적인 읽기 훈련 등은 정보 습득을 위하여 기본적으로 필요한 훈련이며, 기계 매체 등을 자유롭게 사용할 수 있는 기술을 습득하는 것도 굉장히 중요하다. 성공적인 인간관계를 유지하기 위해서는 자신에 대한 정확한 정보를 가지고 있어야 함은 물론 우리를 에워싸고 있는 모든 세계에 대한 정보를 가능한 한 정확하게 그리고 많이 가지고 있어야 한다.

③ 설득 기능

우리는 인생을 살면서 부단하게 설득하고 설득되는 삶을 살고 있다. 자식이 자신의 부모를 설득하거나 조직 안에서 어떤 목적을 달성하기 위하여 다른 사람들을 설득해야 한다. 다른 사람에게 영향을 주기 위해서는, 즉 설득하기 위해서는 의사소통을 하는 것 외에는 다른 방법이 없다. 한편, 우리는 우리가 좋든지 싫든지 원하든지 원하지 않든지 끊임없이 설득당하고 있기도 하다. TV나 신문, 잡지 등 대중매체들은 온통 우리를 설득하려는 자료들로 가득 차 있으며, 우리 주위에는 우리를 설득하려는 사람들로 꽉 차 있다.

④ 의사결정 기능

인간은 사회적 존재이기 때문에 가정, 학교, 패거리, 직장, 국가 등의 크고 작은 조직 속에서 우리는 인간관계를 영위하면서 의사결정을 하게 된다. 이런 경우의 의사결정은 자기 혼자만의 결정과는 달라서 조직 전체의 이익에 부합되도록 의사결정을 해야 하기 때문에 복잡하면서도 세련된 의사소통체계가 요청된다.

⑤ 확인 기능

인간의 의사소통 기능 중에서 별로 중요한 기능이 아닌 것처럼 보이면서도 굉장히 중요한 역할을 하는 것이 확인 기능이다. 인간은 어떤 일을 결정하고 난 후에 반드시 그 결정이 잘된 것이라는 것을 확인하고 싶어 한다. 이러한 확인과정을 통하여 많은 사람의 긍정적인 피드백을 받게 되면 자신의 결정을 계속 밀고 나갈 것이고, 부정적인 피드백을 받으면 자신의 결정을 재고하게 되는데, 이러한 과정을 통하여 인간은 자기 발전을 이룩한다고 볼 수 있다.

확인 기능에서 흥미 있는 것은 우리가 어떤 결정을 내린 후 그것을 확인하고 싶을 때 대체로 평소에 원만한 관계를 유지하고 있다고 생각되는 이에게 확인을 받고 싶어 한다는 점이다. 그렇기 때문에 만일 상대방으로부터 부정적인 피드백을 받으면 인간관계가 소원해지는 현상을 흔히 목격하게 된다. 따라서 어떤 사람이 의사결정을 위한 것이 아닌 확인 기능으로서 질문을 던져 왔을 때는 우선 긍정적으로 피드백을 보내는 것이 인간관계를 원만하게 만드는 의사소통 기법이라고 하겠다.

3) 의사소통과 인간관계

(1) 내용메시지와 관계메시지

의사소통에는 내용 차원과 관계 차원이 있다. 실제로 모든 언어적인 진술에는 내용 차원이 포함되어 있다. 여기서 내용 차원이란 메시지의 주제에 해당한다. 예컨대, "이 일을 금요일까지 하십시오." "나는 지금 피곤합니다."라는 말에서 메시지의 주제는 명확하다. '이 일을 금요일까지 할 것' 그리고 '나는 지금 피곤한 상태에 있다는 것'이 바로 내용메시지가 된다. 그러나 우리의 의사소통에서는 이 내용메시지만 전달되는 것은 아니다. 실제로 거의 모든 메시지는 언어적이든 비언어적인 것이든 상관없이 제2의 메시지 차원인 관계메시지를 포함한다. 여기서 관계메시지란 바로 화자의 청자에 대한 관계를 보여 주는 차원이다. 이는 바로 앞에서 다루었던 사회적 욕구, 즉 소속, 통제, 애정 등의 욕구가 표출되는 차원이다. 대개 관계메시지는 언어적인 내용을 통해서도 표출되지만 비언어적인 방식으로 쉽게 나타난다. 즉, 목소리, 얼굴표정, 몸가짐, 자세 등과 같은 언어 외의 방식으로 관계메시지가 전달된다(설기문, 2002: 134-141).

(2) 의사소통에서 관심을 기울여야 할 내용

인간관계란 송신자가 수신자를 어떤 관계로 지각하느냐 하는 것과 수신자가 송신자를 어떤 관계로 지각하느냐 하는 데 달려 있다. 또한 의사소통자가 자기 자신을 어떻게 지각하느냐에 따라서 타인과의 인간관계가 정립된다고 하겠다. 성공적인 의사소통을 위해서는 의사소통자가 타인의 복잡성과 유일성에 대하여 잘 적응해야만 한다. 의사소통자로서 상대방에 대하여 관심을 기울여야 할 내용들은 다음과 같다(안정헌, 1989: 177-182).

① 인지적 구조

인지적 구조란 신념, 가치, 태도 등을 말한다. 신념이란 우리가 오랜 경험을 통하여 획득하는 것으로서 대체로 부모나 교사, 책, 또는 우리가 신뢰할 수 있는 체제를 원천으로 하여 생기며, 쉽게 변하지 않는 특성을 가지고 있다.

가치란 신념과 비슷한 것인데, 신념이 우리로 하여금 우리를 둘러싸고 있는 세계를 어떻게 보느냐에 영향을 주는 반면, 가치는 우리가 이 세계에서 어떻게 행동해야 하는가의 문제에 영향을 끼친다. 태도란 우리로 하여금 어떤 방향으로 행동해야 하는지를 결정해 주는 것으로 주로 긍정적 또는 부정적 판단을 제공하고 있으며, 신념과 가치에 비하여 가장 변하기 쉬운 특징을 가지고 있다. 우리가 현재 가지고 있는 인지적 구조는 축적된 경험의 소산으로서, 자신과 타인 그리고 우리를 둘러싸고 있는 환경에 적응하고 인간관계를 성립하는 데 중요한 역할을 한다.

② 의미중심의 의사소통

성공적인 의사소통을 하기 위해서 의사소통자들은 가급적 물리적 · 심리적 소음을 제거하고 송신자가 전달하려는 순수하고 진정한 의미가 무엇인가를 알기 위하여 의미중심의 의사소통을 해야 할 것이다.

우리는 흔히 의사소통을 하면서 의미중심보다는 상대방의 외형적인 행동이나 모습, 또는 어떤 사람에 대한 편견이나 선호도 등에 영향을 받는 경우가 허다하다. 메시지 자체도 기호화된 것이기 때문에 혼동이나 오해가 생기게 된다. 또 기호화된 메시지는 그 자체가 문화적 상황 및 의사소통 상황에 따라서 크게 영향을 받고 있으므로 이질적 문화권에 속해 있는 사람들이 의사소통을 할 때는 해석의 차이로 말미암아 엄청난 문제를 일으키게 된다. 따라서 의미중심의 의사소통이란 특정한 의사소통 상황 속에서의 의미를 중심으로 의사소통이 이루어져야 한다는 것을 의미한다.

③ 의사소통 상황에 대한 감수성

훌륭한 의사소통을 하기 위해서는 우리는 의사소통이 진행되고 있는 상황에 민감한 감수성을 가지고 있어야 한다. 두 의사소통자의 관계가 공식적인 관계에서 친밀한 관계로 변화했다면, 의사소통자들은 마땅히 그러한 관계에 적합한 종결어미를 사용함으로써 변화한 관계에 걸맞은 기준에 따라서 행동해야 할 것이다. 또 의사소통자들은 어떤 때는 말을 해야 하고 어떤 때는 침묵을 지키면서 다른 사람의 이야기를 들어야 하는데, 적절한 말차례의 선택도 역시 의사소통 상황에 대한 민감한 감수성을 가지고 있어야만 할 수 있을 것이다.

(3) 비일치적 의사소통 방식 유형

사티어(Satir)는 개인의 의사소통 방식을 자아존중감과 자기가치를 표출하는 방식으로 보았다. 의사 전달 과정에서 역기능적으로 대처하는 경우 이중적 메시지를 주로 사용하는데, 즉 언어적 메시지와 비언어적 메시지가 일치하지 않고, 말과 행동이 다르며, 자신의 말과 내면의 의도가 일치하지 않는 것이다. 이러한 메시지 형태로 전달하는 사람들의 특징은 다음과 같다. 첫째, 자존감이 낮으며, 자신이 부족한 사람이라고 생각한다. 둘째, 남의 감정을 상하게 하는 것을 매우 두려워한다. 셋째, 다른 사람의 보복에 대하여 매우 두려워한다. 넷째, 다른 사람과의 관계가 단절될까 봐 두려워한다. 다섯째, 남에게 짐이 되는 것을 매우 부담스러워한다. 여섯째, 다른 사람과의 상호작용 자체에 어떤 중요성을 부여하지 않는다.

또한 사티어(1975)는 사람들이 일반적으로 스트레스 상황에서 자신을 보호하고 방어하기 위해서 역기능적으로 대처하는 의사소통의 유형을 네 가지로 분류하여 설명하였다(김혜숙, 2003).

① 회유형 의사소통

회유형 의사소통(placatory communication)을 나타내는 사람은 아주 순종적이며 내적인 자아개념이 약하고 의존적이다. 자신의 가치나 감정은 무시한 채 다른 사람의 감정을 건드리지 않기 위해 비위를 맞추려 한다. 서로 다른 점을 합의하여 해결하기보다는 나의 것은 중요하지 않기 때문에 주장할 필요나 가치가 없다고 느끼고 다른 사람이나 상황이 표현하고 요구하는 것을 자신도 좋아하는 것처럼 행동한다(김영애, 2004: 56). 즉, 자신의 가치는 낮고 의미가 없으며 자기는 타인을 통해서만 의미가 있다고 생각한다.

② 비난형 의사소통

비난형 의사소통(blame communication)을 하는 사람은 대체로 독선적이고 완고하고 명령적이다. 자신만이 옳고 다른 사람들은 틀렸다는 이분법적 사고의 소유자로, 상대방에게 자신의 경험과 우월성을 과시하려는 의도가 강해서 상대방을 무시하고 남의 말도 무시하는 스타일이다. 내면은 성숙하지 못하기 때문에 자신이 별로 가치 없는 존재라고 생각하고, 자신의 약점을 수용할 수 없기 때문에 외로움을 많이 느끼며, 혹시라도 자신의 부족함이 드러나면 끝장나기라도 한 것처럼 두려워한다. 다른 사람이 처한 상황을 파악하고 이해하기보다는 비난하여 복종하게 함으로써 자기가치감을 느끼지만 사실은 매우 의존적이다(김영애, 2004: 58).

③ 초이성형 의사소통

초이성형 의사소통(super-reasonable communication)을 하는 사람은 자신이나 다른 사람을 과소평가하려 하며, 대부분의 일에 분석적이며 비판적이다. 자신의 주관적인 판단을 객관적이라고 확신하며 자기 판단에 근거해서 다른 사람을 평가하려 한다(김영애, 2004: 58). 자신의 감정이나 다른 사람은 무시하고 오직 상황만 중요시하며, 원리원칙대로 행하고 권위적이다. 강박적인 성향이 강하고, 타인의 실수나 잘못된 것을 허용하지 않고, 긴장되고 딱딱하며, 냉정하고 쌀쌀맞다. 이들은 겉보기에는 정확하고 논리적인 것처럼 보이지만, 실상은 비논리적이고 보편성이 결여되어 있는 경우가 많다.

④ 산만형 의사소통

산만형 의사소통(irrelevant communication)을 하는 사람은 생각과 행동 등 모든 차원에서 부산스럽다. 대화의 주제나 내용과 상관없이 상황 파악을 제대로 하지 못하며 맥락 없이 이야기하고 내용의 요점이 없다. 심리적으로 불안정하며, 주의집중이 어렵다. 산만형은 일반적으로 유머감각이 뛰어나고 늘 즐거워 보이며 모임에서 분위기를 주도하기도 하기 때문에 주위 사람들에게는 자발적이고 재미있는 사람으로 보이기도 한다(김영애, 2004: 59). 하지만 아무도 자기를 인정해 주지 않는다고 생각하기 때문에 내면에서는 외로움과 무가치감과 혼란스러운 감정을 느낀다.

4. 탄력성이론

탄력성(resilience) 구성 개념에 대한 대중적인 관심의 고조와 다수의 과학적 작업에도 불구하고 탄력성에 대한 완숙된 이론은 없다. 탄력성의 개념은 여전히 광범위하게 정의되고 있으며, 종종 긍정적 대처(positive coping), 적응(adaptation), 지속성(persistence)과 교환하여 사용되곤 한다.

1) 탄력성의 개념

탄력성(resilience)이란 원래 물체의 신축적 혹은 유연한 성질을 일컫는다. 하지만 스트레스나 파괴적인 변화에 직면하여 성공적 적응을 한 사람들을 묘사하는 데 쓰이기도 했다(Werner & Smith, 1992). 『Webster 사전』에는 '늘어나 있거나 압축된 상태에서 되튕겨 오거나 복원하기 위한 능력 혹은 강점과 정신을 회복하는 능력'으로 정의되어 있다.

프레이저(Fraser) 등(1999)은 탄력성이란 고위험에 노출됨에도 불구하고 역경을 극복하고 성공적으로 되는 것, 억압하에서 역량을 유지하는 것, 즉 고위험에 성공적으로 적응하는 것, 그리고 부정적 생활사건에 성공적으로 적응함으로써 외상으로부터 회복하는 것을 포함한다고 제시하였다.

탄력적으로 되기 위한 능력은 단지 개인에게 국한된 것이 아니다. 이에 대한 설명으로 그롯버그(Grotberg, 1995)에 따르면, 탄력성은 개인, 집단 또는 지역사회가 역경이 주는 손상적 영향을 예방하고, 최소화하며, 극복하도록 하는 전반적인 능력이다. 탄력성은 탄력적인 사람들의 삶을 강화시키거나 변형시킬 수 있다. 이 탄력적 행동은 역경에도 불구하고 현상을 유지하거나 정상적 발달을 형성하여 역경에 반응하도록 하는 것, 또는 현재의 기능수준 이상의 성장의 촉진제일 수 있다. 탄력성은 어려움을 경험해 온 개인, 가족 그리고 지역사회가 삶을 지속해 나갈 수 있게끔 하는 유동적이고 역동적인 과정이다(Dyer & McGuinness, 1996).

2) 탄력성의 특성

탄력성의 특성을 생물학적, 심리적, 영적, 사회적 부분으로 나누어 살펴보겠다(양옥경, 최소연 외 공역, 2006: 64-70).

(1) 생물학적 요인

어떤 이론가들은 '탄력성' 혹은 '성공적 적응'을 타고나거나 혹은 '인간유기체에 존재하며 특정 환경에서 자연스럽게 전개되는 성장과 발달을 위한 생물학적 필요조건'이라고 믿는다. 연구자들이 선천적이라고 생각하는 특성들, 즉 어떤 행동에 대한 타고난 소인들은 사회적 역량의 발달, 문제해결 기술의 사용, 자율성과 목적의식을 추구하려는 능력, 중요한 인식의 성취를 포함한다(Garmezy, 1993). 기질과 동기부여 체계는 탄력성과 연관이 있으며 선천적이라고 여겨지는 또 하나의 개인 특성이다(Masten & Coatsworth, 1998). 인간의 발달이 유전적 기제와 생물학적 기질에 의해 형성될 수 있을지라도 성장하면서 환경에 의해 중재된다. 요컨대, 탄력성은 천성(nature)과 육성(nurture) 간 상호작용의 결과이다.

(2) 심리적 특성

특정한 심리적 특성들이 종종 탄력성과 연관되는데, 예를 들어 자아존중감, 자기효능감, 희망, 개인적 통제력, 자기이해, 학습된 낙관주의 등이 그것이다. 구랄리닉과 네빌(Guralinick & Neville, 1997)은 애착, 사회적 능력, 자기성찰을 포함한 심리적 현상들이 탄력성과 관련이 있다고 지적하였다. 효과적인 적응 양상인 일상적 역량이 일상생활과 관련된 과업을 수행하기 위한 개인의 능력과 관계되기 때문에 실천가들은 사람이 환경 안에서 어떻게 대처하는지 이해할 필요가 있다. 그리고 자아발견을 하는 사람들은 현실세계의 경험과 내면의 자기 감정 사이의 인과관계를 이루는 내적 심리과정을 통하여 자신을 더 잘 이해하고, 이러한 사람들은 더욱 탄력적이라고 한다.

(3) 영적 특성

환경 속에서 인간의 전체를 설명하고자 하는 열망에서 종교와 영성은 원조과정의 한 요소로서 점차 인식되고 있다. 영성은 신앙이나 종교와는 다르며 어떻게 '사람이 조물주에 대한 의미, 소속감 그리고 연계성을 발견하기 위해 자아의 초월을 추구'하는가를 의미한다. 사람들은 특정 신앙의식에 대한 참여 여부와 무관하게 자신의 일생을 채우고 지도해 줄 영적 의식에 대해 알고 있을 수 있다.

일부 이론가들은 영성/종교와 탄력성을 연결하였다. 이 초월적 · 적응적 · 변형적 · 종교적인 특성들은 탄력성과 큰 관련이 있다. 엥겔, 데니스 및 두메인(Angell, Dennis, & Dumain, 1998)은 "영성은 탄력성의 기본적 형태이며, 개인의 위기 간에 이용할 수 있는 변경 가능한 자원으로 작용한다."고 주장하였다.

(4) 사회적 특성

이론가들은 사회화가 아동이 탄력적으로 성인행동을 발달시키는 열쇠라고 가정하고 있다. 탄력성과 관련된 사회적 특성들은 아동이 어떻게 더 큰 집단이나 사회가 스스로 운영되는가에 대한 규칙을 배우기 시작하면서 발달한다. 이러한 과정은 가정에서 시작되며, 학교에서의 공식적 교육을 통해 지속된다.

탄력적인 성인은 사회적 역량을 획득하기 위한 능력과 융통성 있고 감정이입적이며 효과적으로 의사소통하기 위한 수용성을 갖고 있다. 또한 문제해결 기술을 활용하기 위한 능력과 계획, 원조 모색, 비판적이며 반영적으로 생각하는 능력을 가지고 있다.

3) 탄력성에 기반을 둔 관점의 전환

(1) 정신건강 개입에서 관점의 전환

정신건강과 정신질환의 개념에 대한 변화과정은 오랜 역사를 갖고 있으며, 이 용어들에 대한 정의를 열거하기 힘들 정도로 많다. "정신건강이란?" "정신질환이란?"이라는 질문은 사회복지사로 하여금 질병의 반대 개념을 건강이라고 생각하게 하며, 이러한 개념들 속에는 병리와 질환이 지배적으로 나타나 있고, 의료모델의 관점에서 이해하도록 한다(양옥경, 최소연 외 공역, 2006: 174). 우리는 전통적인 시각에 눌려 정신건강 문제를 가진 대상자들의 약점, 결함 그리고 병리를 명확히 하는 데 여전히 초점을 두게 되고 개개인의 희망, 가능성, 자원 그리고 탄력성보다는 오히려 병리와 재활로의 편향성을 갖추도록 훈련되어 왔다. 하지만 탄력성으로 변화된 관점의 영향은 지역사회 내에서 그리고 인간관계에서 사회적 지지와 강점을 향상시키는 변화를 가져온다.

정신건강 문제의 개입에서도 대상자가 가진 역경 극복능력, 잠재력이라 부를 수 있는 강점에 기반한 탄력성에 대한 관점을 적극적으로 활용하고 문제를 바라보는 관점과 더불어 균형적인 시각을 갖추는 것이 필요하다. 실천가들은 개인, 대인관계 그리고 지역사회의 강점을 이용하기 위한 지지적인 환경과 기회를 이해하고 고양하도록 노력해야 할 것이며, 정신건강은 보호적인 요인, 즉 '어떤 환경적 위험에 대한 사람들의 반응을 수정하고 완화하며 병행하는 작용들'에의 개입을 통해 향상시킬 수 있다.

(2) 클라이언트: 치료의 대상에서 자기치유자로의 변화

일반적으로 인간의 신체적 질환의 치료에서 신체의 자기치유 능력에 대해 이야기하곤 한다. 탄력성에 기반한 관점에서의 클라이언트는 어떠한 역경과 어려움에 대해서도 이를 스스로 극복하고 이겨 낼 수 있는 자기치유자로서의 능력을 갖추었다고 본다. 즉, 자신의 역경을 딛고 극복할 수 있는 잠재적 능력을 가진 사람으로 간주된다.

클라이언트는 단순한 치료나 문제해결의 수동적 대상이 아니라 스스로를 치유할 수 있는 자기치유 능력을 지닌 존재이다. 그러므로 정신건강 문제의 개입에서 기본적으로 대상자의 능력에 대한 믿음이 우선되어야 할 것이다. 치료와 재활은 '대상자의 자기치유를 자극하고, 지지하고 혹은 촉진하는 환경, 경험 그리고 사건들의 한 보조적인 기술을 제공하는 것'이 되어야 한다.

클라이언트의 60% 이상은 정신건강전문가와 전화 예약한 이후로도 그들의 문제에 대해 어느 정도 해결을 본다는 사실을 발견하였다(Lawson, 1994: 양옥경, 최소연 외 공역, 2006에서 재인용). 그리고 개인적 관계들과 같은 그들 고유의 자원을 활용함으로써 회복되기도 한다.

5. 회복모델

최근 정신건강 분야에서 나타나고 있는 다양한 변화의 배경에는 정신과 약물의 발달, 시민권 의식의 제고, 소비자 운동 등이 있으며, 이것은 공공정신보건정책에서 탈시설화 정책과 지역사회 내에서 정신장애인의 다양한 욕구 충족이 이루어져야 한다는 것을 강조하게 하는 시각을 제공하였다(Farone, 2006). 이와 함께 정신장애의 회복(recovery) 개념은 1990년대 이후 소비자 운동가들의 적극적 관심과 지지를 받고 있는 가운데, 미국뿐 아니라 영국, 아일랜드, 뉴질랜드 등 여러 국가의 정신보건정책에도 많은 영향을 미쳤다. 또한 회복모델은 병원 수용이 중심이 되었던 시기 이후 정신보건의 실천에서 가장 중요한 것으로 받아들여지고 있다(배정규, 2005; Craig, 2008: 125).

지금까지 정신장애인의 회복에 대한 경험적인 연구들을 검토해 보면, 회복에 대한 개념이 크게 두 관점에서 이해되고 있음을 알 수 있다(Davidson & Roe, 2007). 하나는 정신질환 결과로서의 회복(recovery from mental illness)이고, 다른 하나는 과정으로서의 회복(recovery in mental illness)이다.[2)] 결과로서의 회복은 전문가적 관점에서 엄격히 표준화된 평가척도를 통해 증상 개선을 사정하고, 질병 발병 이후 건강한 상태로 돌아오는 것과 관련된 것으로 설명한다. 반면, 과정으로서의 회복은 소비자운동의 영향으로 나타나게 된 것으로 정신장애인들이 질병을 가지고 있지만 그들의 운명과 질병을 극복해 나가는 과정으로 질병에 대한 도전과 수용에 대한 주관적인 심리적 과정을 중요하게 설명하고(Anthony, 1993), 정신장애에 대한 차별과 배제를 해결하려는 노력(Repper & Perkins, 2003: Kelly & Gamble, 2005: 247에서 재인

2) 'recovery from mental illness'와 'recovery in mental illness'를 번역하는 과정에서 한국어로 직역을 할 경우 그 의미를 충분히 표현하기가 어렵다고 판단되어, 의미하는 내용을 보다 적절히 전달하기 위해 '결과로서의 회복'과 '과정으로서의 회복'으로 번역하여 설명하고자 한다. 각각의 개념을 데이비드슨과 로(Davidson & Roe, 2007)의 설명에 근거하여 간략히 살펴보면 다음과 같다(최윤정, 2010).

recovery from mental illness	recovery in mental illness
• 결과(outcome)로서의 회복	• 과정(process)으로서의 회복
• 전문가 관점	• 소비자주의 관점
• 객관적	• 주관적 · 심리적 과정에 관심
• 표준화된 평가척도를 통한 증상 개선	• 질병 극복과정
• 질병 이전의 수준으로 돌아감, 기능 개선	• 삶의 과정
• 삶의 일부분의 개선	• 정신장애인의 삶의 전체적인 부분에 관심

용), 다른 사람들과 함께 살아갈 수 있게 되고, 지역사회의 일부로 살아가게 되는 것을 경험하는 것(Turner, 2002) 등 정신장애인 개인이 심리적 · 사회적으로 지향해야 하는 과정으로 설명된다.

부연하면, 결과로서의 회복이 정신장애인의 삶의 일부에만 강조점을 두고, 정신질환을 가지고 있었던 그들의 과거의 삶을 격하시키는 반면, 과정으로서의 회복은 정신질환이 있더라도 장애를 수용하고, 사회적 권리를 누리며, 자기결정을 통하여 지역사회에 통합될 수 있도록 의미 있는 삶을 되찾는 것을 의미한다(Davidson & Roe, 2007).

즉, 회복모델이라고 하였을 때 지칭하는 회복 개념은 소비자주의 관점에 영향을 받은 과정으로서의 회복이며, 정신장애인 당사자의 관점에서 일상생활과 그들의 전체적인 삶을 통합적으로 보는 삶의 맥락적(life-contextual) 관점에서 회복이 이해되어야 한다. 삶의 맥락 접근은 '생심리사회 모델(biopsychosocial model)'을 발판으로 하여 그 개념을 더욱 발전시킨 것으로 병과 대처, 회복을 위한 시도가 이루어지는 맥락과 인간의 주관적인 경험, 의미, 생애사 등의 차원에서 인간의 내면에 대한 이해까지 포괄하여 이해하려는 시도이며, 한 개인의 구체적이고 지속적인 삶을 병을 이해하고 회복하는 맥락으로 보는 것이다(Davidson & Strauss, 1995). 이러한 정신장애인의 삶의 맥락에서 회복을 이해하기 위해서는 이들의 생활공간에 대한 이해가 함께 이루어져야 하며, 이 생활공간의 물리적 · 심리적 · 사회적 측면을 포괄해야 한다. 따라서 정신장애인의 회복에 있어서 지역사회통합(community integration)에 관한 논의는 정신보건 실천의 전제이면서 조건이다. 정신장애인의 회복에서 지역사회통합이 전제되지 않는다면, 그 회복은 공허할 수밖에 없다. 이러한 측면에서 정신장애인이 지향해 나가야 할 과정인 회복에서 지역사회통합은 핵심적인 기능을 수행할 수 있는 중요한 요소이다(최윤정, 2010).

6. 긍정심리학

긍정심리학은 1998년 당시 미국 심리학회 회장이었던 펜실베이니아 대학교 심리학 교수인 마틴 셀리그만(Martin Seligman)에 의해 창시되었다. 이것은 인간의 긍정적인 심리적 측면에 관심을 두고 인간의 강점 개발과 행복 증진을 지원하기 위해 개인의 긍정적이고 주관적인 경험, 긍정적인 개인의 특성 그리고 긍정적 제도적 장치에 대해 연구하는 학문이다(Seligman & Csikszentmihalyi, 2000).

정신건강에 있어서 병리학적 관점을 통해 오랫동안 심리질환을 이해하고, 치료하고, 예방하려는 노력이 있어 왔다. 이러한 노력들은 제2차 세계대전이 끝나고 정신적으로 상처입은 사람들이나 퇴역군인들을 치유했었고, 이후 많은 연구를 통해 정신분열증, 우울증, 알코올 중독과 같은 애매모호한 증상들을 진단하고 판단할 수 있었으며, 무엇보다도 좋은 것은 약물과 치료법이 고통완화에 효과가 있다는 것도 확인했었다(Seligman, 2020:76). 그러나 심리질환의 치료에만 초점을 맞추다 보니, 인간에게 올바르고 긍정적인 것이 무엇인지에 대한 연구를 간과했다는 인식과 함께 긍정심리학은 이러한 불균형을 바로잡기 위해 인간의 긍정적 측면과 미덕과 강점을 연구하기 시작했다. 셀리그만 등(2006)에 따르면, 우울증을 비롯한 다양한 정신장애들은 부정적인 증상들을 없애는 방법보다는 긍정적인 정서와 성격상의 강점, 그리고 삶의 의미를 형성해 가는 기법들을 통해서 더 잘 치료될 수 있다. 그들은 내담자 또는 환자들의 긍정적인 심리적 자원들을 강화해 줄 경우, 결국에 가서는 그들의 부정적인 증상들도 성공적으로 제거할 수 있으며, 미래에 재발될 가능성을 낮춰 주는 효과를 함께 나타낼 수 있다고 주장하였다. 이러한 긍정심리학의 관점은 이후에 빠른 속도로 확산되고 있다.

1) 긍정심리학의 가정과 목표

긍정심리학이 주장하는 가장 기본이 되는 가정은 인간에게는 질병, 질환, 고통이 발생하는 것과 같이 강점, 미덕, 탁월함도 주어진다는 것이다. 그래서 긍정심리학은 인간의 부정감정이나 결점만큼이나 긍정감정이나 강점에도 관심을 갖는다. 그리고 삶의 최상의 상태를 만드는 일, 사람들의 건강한 삶의 성취도에도 관심을 갖는다. 무엇보다 긍정심리학은 적극적으로 행복을 만들 수 있도록 돕는다.

셀리그만의 긍정심리에 관한 연구는 부적응적 증상을 제거하는 것에 목표를 둔 기존의 심리학적인 연구와 달리 증상의 제거뿐만 아니라 긍정적인 특성을 계발하여 행복을 증진하는 것을 목표로 하였다. 긍정적인 경험에 초점을 맞추고 성격강점을 증진함으로써 행복과 자기실현을 촉진하는 데 관심을 두었다(Seligman, Rashid, & Parks, 2006). 긍정심리학은 처음 발표한 '진정한 행복' 이론에서는 행복의 구성요소를 긍정정서(즐거운 삶, pleasant life), 몰입(몰입하는 삶, engaged life), 삶의 의미(의미 있는 삶, meaningful life)에 중점을 두었고, 목표는 행복이었다(Seligman, 2020: 24).

사람들은 자신의 과거, 현재, 미래의 삶에 대하여 기쁨, 자신감, 희망, 낙관성과 같은 긍정정서를 경험하며 즐거운 삶을 느낄 수 있다. 일상생활에서 다양한 삶의 역할과 활동에 적극적으로 참여하고 깊이 몰두해 있다면 몰입하는 삶을 경험할 수 있다. 자신의 존재가치를 느끼며 살아가는 의미 있는 삶은 자기 자신보다 더 큰 어떤 것에 대한 의미를 발견하고 자신의 강점을 활용하는 삶을 의미한다(남궁영숙, 2014).

긍정심리학은 부정적인 '화' '걱정' '우울' '불안' 등의 감정을 0으로 만드는 데 그치지 않고 +(플러스)로 만들어 주는 데 목표를 둔다. 즉, 감정 상태가 −5에 있는 사람을 0으로 끌어올리는 것뿐만 아니라 +2에 있는 사람들을 +6으로 끌어올리고자 한다. 부정적 감정을 완화시키고 불행하지 않은 채로 만드는 데 만족하지 않고 조금밖에 행복하지 않은 사람들을 더 행복하게 만들어 주는 것이 긍정심리학의 행복이다(Seligman, 2020: 26).

긍정심리학은 풍요롭고 행복한 인간의 삶을 위해 세 가지 영역, 즉 긍정적 상태인 긍정정서, 성격강점인 긍정적 특질과 긍정적 기관에 대해 연구한다.

첫째, 긍정적 상태(positive states)는 인간이 주관적으로 경험하는 가치 있는 다양한 긍정적 심리상태를 뜻하며, 행복감, 만족감, 편안함, 친밀감, 사랑 등과 같은 긍정정서(positive emotion)뿐만 아니라 자신과 미래에 대한 낙관적인 생각과 희망, 활력, 열정, 확신 등이 포함된다(Compton, 2007).

둘째, 긍정적 특질(positive traits)은 일시적인 심리상태가 아니라 개인이 다양한 상황에서 지속적으로 일관되게 나타내는 강점(strenghts)과 덕성(virtues), 긍정적인 행동양식, 탁월한 성품과 능력까지 포함한다. 긍정심리학자들이 관심을 가지는 긍정적 특질에는 진실성, 용기, 지혜, 창의성, 끈기, 겸손, 열정, 리더십, 유머, 낙관성, 영성 등이 있다(김나영, 2015).

셋째, 긍정적 기관(positive institutions)은 구성원의 자아실현과 행복을 지원하는 긍정적 조직이나 제도를 의미하는 것으로 가족, 학교, 기업, 조직, 민주주의 사회를 말한다. 인간은 자신이 속해 있는 조직의 영향을 받으므로 조직이 구성원의 행복과 능력 발휘를 효과적으로 지원할 수 있어야 한다. 그래야 개인이 행복할 수 있으며 조직 또한 발전하게 된다(권석만, 2008).

2) 긍정심리학의 진화: 웰빙이론

셀리그만은 초기 '진정한 행복' 이론에서 '행복'이라는 말에 내포된 의미가 유쾌한 기분과 밀접하게 연관될 수밖에 없다는 한계와 행복을 측정하는 기준인 '삶의 만족도'를 측정하는 문제 등을 인정하면서 긍정심리학의 목표를 행복에서 플로리시(번성, 융성, flourish)로 바꾸

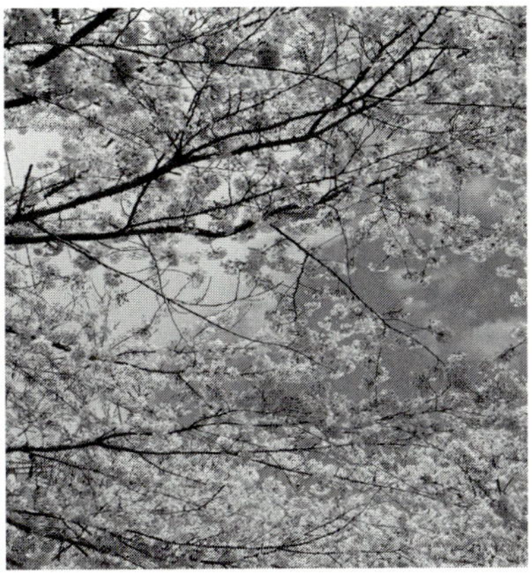

자고 제안하였다. 그리고 진정한 행복의 개념에 '관계'와 '성취'를 추가하며 '웰빙이론(Well-Being Theory)'을 새롭게 정의하였다. 긍정심리학의 새로운 주제는 웰빙이고, 목표는 플로리시라는 것이다.

플로리시를 위한 웰빙이론은 긍정정서(Positive emotions), 몰입(관여, Engagement), 관계(Relationships), 의미(Meaning), 성취(Accomplishment)의 다섯 가지 핵심요소로 구성되며, 5가지 핵심요소의 첫 글자를 따서 'PERMA'라고 한다(Seligman, 2020:27-28).

첫째, 긍정정서는 우리가 느끼는 것, 즉 기쁨, 희열, 따뜻함, 자신감, 낙관성 등을 말한다. 지속적으로 이러한 정서들을 이끌어 내는 삶을 '즐거운 삶'이라 부른다.

둘째, 몰입은 음악과 하나 되기, 시간 가는 줄 모르는 것, 특정 활동에 빠져 있는 동안 자각하지 못하는 것, 자발적으로 업무에 헌신하는 것을 의미하며, 이 요소를 지향하는 삶을 '몰입하는 삶'이라고 한다.

셋째, 관계는 타인과 함께하는 것을 말한다. 마지막으로 큰 소리로 웃었을 때, 말할 수 없이 기뻤던 순간, 자신의 성취에 엄청난 자긍심을 느꼈던 때를 생각해 보면 거의 대부분 타인과 함께했을 것이다. 혼자가 아닌 타인과 함께 하는 삶을 '좋은 삶'이라고 한다.

넷째, 의미는 자아보다 더 중요하다고 믿는 어떤 것에 소속되고 그곳에 기여하는 것에 기초한다. 인생의 의미와 목적을 추구하는 삶을 '의미 있는 삶'이라 한다.

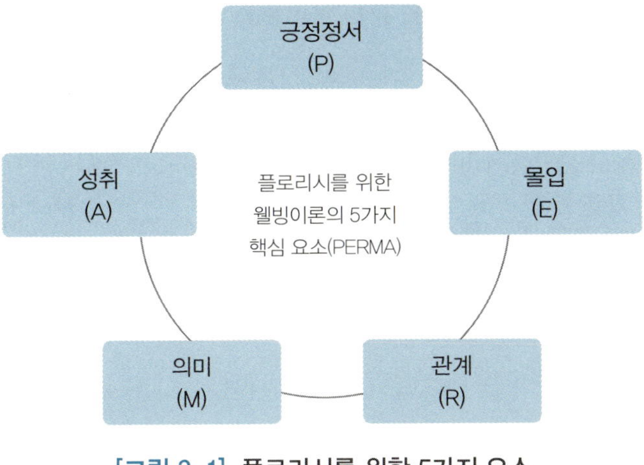

[그림 3-1] 플로리시를 위한 5가지 요소

출처: Seligman(2020)의 내용을 바탕으로 저자가 직접 작성.

다섯째, 성취도 플로리시를 위한 중요한 요소다. 사람들은 오직 이기기 위해서나 물질 추구만이 아닌 성공, 성취, 승리, 정복 그 자체가 좋아서 그것을 추구하기도 한다. 일시적인 상태로는 업적이며, 확장된 형태로는 성취이다. 성취를 위해 업적에 전념하는 '성취하는 삶'이다.

이처럼 긍정심리학은 인간이 본질적으로 행복과 성장을 추구하는 존재라는 가정에 바탕을 두고 있다. 긍정적 정서를 중요하게 여기고, 인간의 긍정정서와 부정정서는 서로 독립적이며 행복감과 같은 긍정정서의 증진을 통해 스트레스와 같은 부정정서가 감소할 수 있다고 본다. 또한 자신의 잠재적인 긍정강점을 찾아서 발전시키고 통합하여 일상생활에 이 강점을 잘 활용한다면 진정으로 행복한 삶을 발견할 수 있을 것이라는 입장을 취한다(고영미, 2010).

생각해 볼 문제

1. 스트레스의 부정적 측면과 긍정적 측면에 대해 이야기해 봅시다.
2. 각자가 스트레스에 대해 대처하는 방법들에 대해 이야기 나누고, 정신적 건강을 위해 유익한 스트레스 대처 방법에 대해 논의해 봅시다.
3. 자신의 삶에서 가장 위기였던 순간과 대처 경험에 대해 이야기해 봅시다.
4. 자신의 의사소통방식이 인간관계에 미치는 영향에 대해 이야기해 봅시다.
5. 정신건강에서 회복(recovery)의 의미에 대해 논의해 봅시다.
6. 각자가 생각하는 행복의 의미에 대해 이야기해 봅시다.

제4장

방어기제의 이해

1. 적응의 개념

2. 적응기제/방어기제

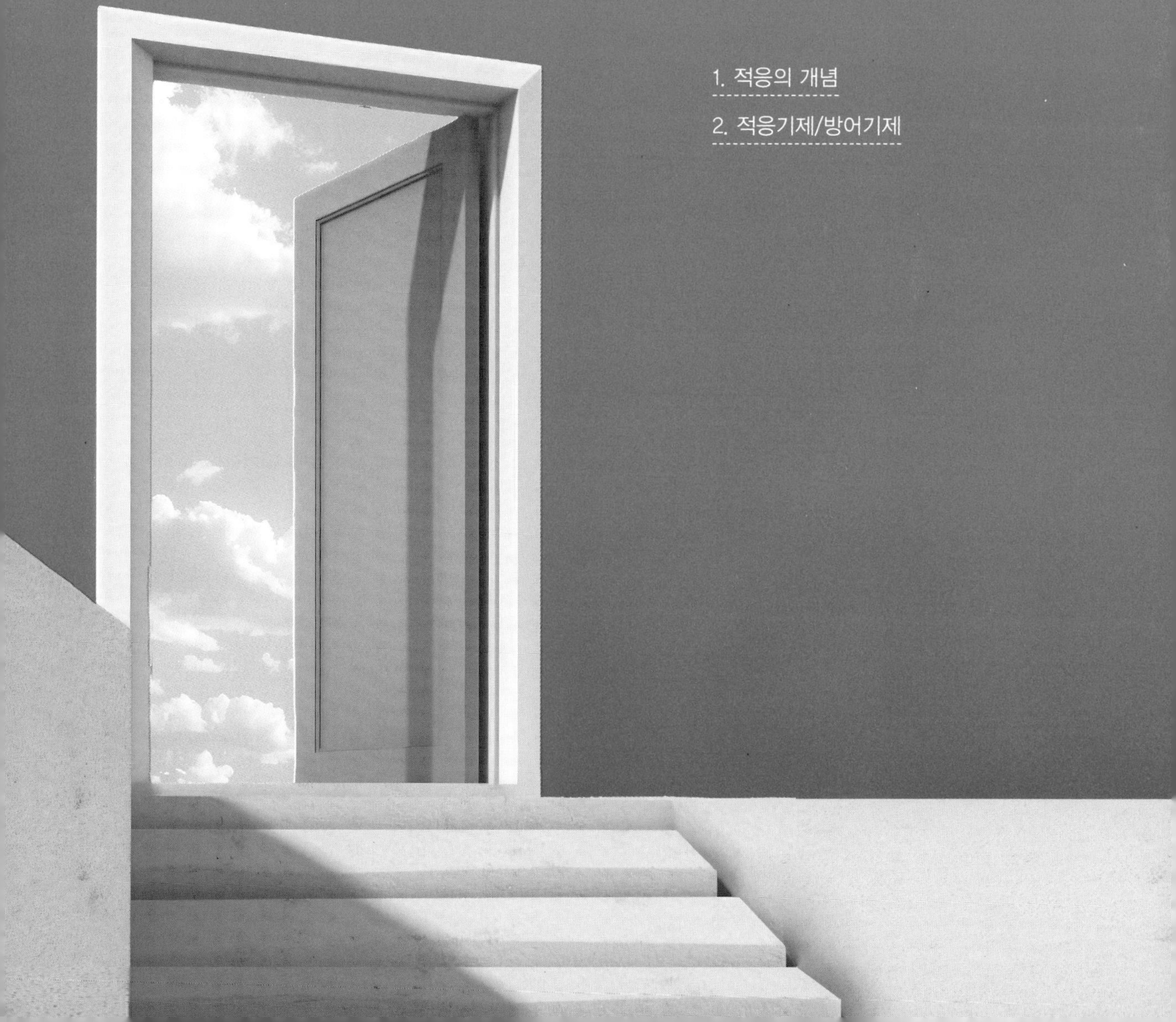

Mental Health

인간에게 건강은 삶의 큰 이슈이자 바람이기도 하다. 정신건강에 영향을 미치는 다양한 요인 중 환경의 변화는 인간으로 하여금 거기에 맞춰 적응해야 할 숙제를 던져 주게 되고, 이는 우리에게 스트레스로 작용한다. 이때 환경에 잘 적응하면 건강한 상태로 지속되지만, 그렇지 못할 경우 부적응적 상태, 흔히 건강하지 못한 상태가 된다. 이처럼 정신건강을 규정함에 있어 적응은 중요한 기준이 되며, 그 과정에서 발생하는 스트레스에 대한 심리적·정서적 대처 행위로 나타나는 것이 바로 방어기제라고 할 수 있다. 여기에서는 정신건강을 이해하기 위한 주요 개념인 적응과 더불어 스트레스에 대한 적응 행위인 방어기제(적응기제)에 대해 살펴보고자 한다.

1. 적응의 개념

적응은 이상행동과 정신장애를 정의할 때 가장 중요한 개념이라고 할 수 있다. 적응이란 일정한 조건이나 환경에 맞추어 잘 어울리는 것을 말하며, 인간과 다른 동물들이 다양한 욕구 사이에서 또는 욕구와 그들 주변 환경의 장애 사이에서 균형을 유지하는 행동과정을 말한다. 적응은 욕구를 느낄 때 시작되어 그것을 충족시켰을 때 끝나게 된다. 일반적으로 적응과정은 상당히 지속적인 자극의 형태를 띤 욕구 혹은 동기, 이 욕구의 좌절 혹은 불충족, 변화된 행동 혹은 탐색적 행동, 최초의 자극을 제거하거나 최소한 완화시켜 적응을 완성하는 몇 가지 반응 등의 네 가지 과정을 포함한다. 모든 사람은 좌절과 갈등을 통해서 어떤 방해작용을 경험하지만 자신의 능력으로 대부분의 문제를 해결할 수 있다. 사람들은 탐색적 행동에 들어가 좌절을 극복할 수 있는 행동을 발견하여 갈등을 해결하거나 최소한 그 강도를 완화시킬 때까지 계속 여러 행위를 시도한다(브리태니커 백과사전).

아이가 만약 다니던 학교에서 전학을 하여 다른 학교로 가게 되면, 아이는 새로운 환경에 놓이게 된다. 이때 아이가 다른 아이들과 별 어려움 없이 잘 어울리며 생활하면 별문제 없이 잘 적응하는 것이 되고, 그렇지 못할 경우 적응에 문제가 있는 상황이 되는 것이다. 일반적으로 사람들은 자신을 둘러싼 환경이 새롭게 바뀌는 경우 그 환경에 적응해야 하는 과업을 수행해야 하고, 이는 개인에게 스트레스가 된다. 이러한 경우 적응은 환경에 맞추기 위해 나 스스로를 변화시키는 것이 되며, 사람들은 이 과정에서 받게 되는 스트레스에 대해 다양한 방법으로 대처해 나가는데, 스트레스에 대해 자기 자신을 지키는 심리적 · 정서적 대처행위로 자동적으로 취하는 적응 행위가 바로 방어기제이다.

2. 적응기제/방어기제

인간은 자신을 보호하고자 하는 본능을 가지고 있다. 그렇기 때문에 대다수의 사람이 위험한 상황에 처하게 되었을 때 의식적 · 무의식적으로 그 상황을 벗어나고 자신을 보호하기 위한 다양한 방어활동을 하게 된다. 인간은 주어진 상황에 대해 적응적이고 방어적인 대응을 하면서 이러한 위기상황을 벗어나게 된다. 이처럼 자아가 위협받는 상황에서 무의식적으로 자신을 속이거나 상황을 다르게 해석하여 감정적 상처로부터 자신을 보호하는 심리 의식이나 행위를 가리켜 방어기제라고 하며, 이 말은 1894년 지그문트 프로이트(Sigmund Freud)의 논문 「방어의 신경정신학」에서 처음으로 사용된 정신분석 용어이다. 방어기제는 자아와 외부 조건 사이에서 겪게 되는 갈등에 적응하도록 하여 인간의 심리발달과 정신건강에 도움을 준다는 면에서 효과적이라 할 수 있지만, 갈등 자체를 변화시키는 것이 아니라 자신을 속이고 관점만을 바꾸는 방법을 주로 사용하면 오히려 사회생활에 적응하지 못하게 되는 부정적 역할을 하기도 한다.

자아는 본능에서 솟아오르는 충동이나 초자아에서 작용하는 죄의식을 감지한다. 뭔가 움직임이 있을 때 신호 불안이 발생하고, 불안의 신호에 따라 자아는 적당한 방어기제를 끌어들여 충동과 죄의식을 인식하지 않게 막는다. 그 덕분에 마음속에서 어떤 일이 벌어지는지 신경 쓰지 않고 일상생활을 할 수 있다.

프로이트의 딸로 그녀 역시 저명한 정신분석학자가 된 안나 프로이트(Anna Freud)는 방어기제를 더욱 깊이 연구했다. 우리가 지금 알고 있는 방어기제는 대부분 안나 프로이트가 정리한 것이다. 미국의 정신과 의사인 베일런트(George Vaillant)는 방어기제에도 급수가 있다고 했다. 그는 20대 초반의 젊은이들을 대상으로 이들이 주로 사용하는 방어기제를 조사했고, 수십 년에 걸쳐 이들이 어떻게 살아가는지 몇 년마다 관찰했다. 그 결과를 토대로 그는 방어기제의 종류와 위계를 정리하여 제시하였는데, 그 분류를 살펴보면 〈표 4-1〉과 같다.

표 4-1 적응기제의 도식표

제1수준	정신병적 기제(정신병, 꿈, 그리고 어린 시절에 공통으로 나타남)
	부정(외부 현실에 대한) 왜곡 망상적 투사
제2수준	미성숙한 기제(심한 우울증, 중독, 성격장애, 그리고 청소년 시절에 공통으로 나타남)
	환상(정신분열증적 철수, 환상을 통한 부정) 투사 건강염려증 소극적-공격 행동(피학증, 자신을 향함) 행동화(강박적 비행, 도착증)
제3수준	신경증적 기제(모든 사람에게 공통으로 나타남)
	이지화(고립, 강박행동, 취소, 합리화) 억압 반동형성 전위(전환증, 공포, 기지) 해리(신경증적 부정)
제4수준	성숙한 기제('건강한' 청소년부터 성인에게서 공통으로 나타남)
	승화 이타주의 억제 예상 유머

출처: 한성열 역(2010).

베일런트는 이러한 분류로 인간의 성숙이 제1수준에서 제4수준으로의 적응적 과정과 발전을 수반함을 강조한다고 설명하고 있다. 연속선상에서 가장 원시적인 제1수준의 방어기제는 종종 5세 이전의 정상적인 아동에게서도 찾아볼 수 있으며, 성인의 꿈이나 공상에서도 흔히 나타난다. 제2수준의 미성숙한 기제는 어린 시절과 청소년 시절에 흔하며, 우울증, 중독, 성격장애를 가지고 있는 성인에게서도 흔히 보인다고 한다. 제3수준은 신경증적 기제를 포함하는데, 비록 이 기제들이 신경증 증상의 기저에 깔려 있다고 하더라도 어린 시절에서 노년기에 이르는 정상적인 개인에게도 보통 나타난다고 하였다. 제4수준 혹은 성숙한 기제는 청소년부터 노인에 이르기까지 '건강한' 사람들에게서 공통적으로 나타나는 것이고, 덜 성숙한 기제들의 잘 조화된 합성물로 생각할 수 있다.

방어기제는 그 자체가 병리적인 것이 아니라 이들을 이끌어 내는 갈등과 혼란스러운 사건이 병리적이다. 주어진 방어기제를 평가하는 데 있어 맥락과 유연성 둘 다 매우 중요한데, 방어가 엄격하고 경직된 방식으로 사용된다거나, 현재와 미래의 필요에 의해서보다는 과거의 필요에 의해 더 동기화된다거나, 현 상황을 너무 지나치게 왜곡한다거나, 만족을 제한하기보다는 아예 없애 버리려 한다거나, 혹은 감정의 표현을 다른 통로로 바꿔 주기보다는 아예 막아 버린다면 방어는 부적응적이라 할 수 있다(한성열 역, 2010).

방어기제를 잘 이해하면 상대방이 주로 어떤 방어기제를 사용하는지 파악하게 된다. 평상시에도 미숙하고 신경증적인 방어기제를 사용하는 사람이 있고 보통 때는 별문제 없이 지내다가도 스트레스가 심하거나 힘든 상황에 처하면 미성숙한 방어기제를 사용하는 사람들도 있다. 그래서 방어기제의 사용법을 잘 파악하면 한 사람의 성격과 스트레스에 대한 대응 방법을 이해할 수 있다. 이것이 한 사람의 성격은 "그가 주로 사용하는 방어기제 레퍼토리의 총합이다."라고 하는 이유이다. 방어기제를 사용하지 않는 사람은 없으며, 누구나 매일 다양한 방어기제를 사용하면서 살아간다. 방어기제 덕분에 불안해하거나 울컥 치밀어 오르거나 걷잡을 수 없이 화내지 않고 지낼 수 있다. 혹은 평소에 사용하는 방어기제가 자신의 현재를 나타내기도 한다. 평소와 다른 방어기제를 사용한다는 것은 그만큼 무의식의 차원에서 평상시의 방식으로는 감당하기 어려운 일이 벌어지고 있다는 표현일 수도 있다. 그러므로 방어기제를 잘 파악하고 평가하는 능력은 한 사람의 총체를 파악하고 행동을 예측하는 데 도움이 된다(하지현, 2012).

방어기제의 종류와 수는 학자에 따라 다양하게 제시되었는데, 여기에서는 앞에 제시된 베일런트의 분류를 중심으로 하여 대표적인 방어기제들을 살펴보도록 하겠다(서영조 역, 2012; 임창제, 2006; 임혁 외, 2010; 한성열 역, 2010).

1) 부정

부정(denial)은 고통스럽거나 위협적인 상황의 존재를 무의식적 수준에서 거부 또는 부인해 버리는 것을 말한다. 전자는 들어오는 정보를 의도적으로 거부하려는 형태이며, 후자는 위협적인 정보를 의식적으로 타당하지 않은 것으로 처리해 버리려는 형태이다. 현실에 대한 부정은 의식적으로 용납할 수 없는 소원, 요구, 생각, 행위 등의 요소가 이들의 존재를 거절하는 무의식에 의해 부인되는 내적 정신방어기제이다. 의식적으로 용납할 수 없는 것은 무의식적으로 보호기제에 의해 거절된다. 이와 같은 부정은 현실을 없는 것으로 거절 혹은 무시해 버림으로써 현실생활의 불쾌함을 피하려는 기제로, 의식상 받아들이기 어려운 사실에 직면하기를 회피하고 정서적 갈등을 해결하며 불안을 가라앉힐 때 사용된다. 장애적 부정의 태도는 오랜 생활양식에서 나오는 것이며, 정신역동적으로 수용, 능력 부족에 의해 나타나는 부정은 역할지각이나 신체상에 의한 것이다. 이와 같은 기제를 통하여 상상적으로 만족을 얻거나 정서적 불안이나 위협을 해소시킬 수 있고 위안을 얻을지 모르지만, 그것은 현실성이 완전히 결여되었다는 점에서 효과적이거나 합리적인 적응이 될 수는 없다. 그러나 비록 부정이 정신병의 현저한 특징이기는 하지만 현실을 잊는 것이 죽어 가고 있는 환자에게는 상당히 적응적일 수도 있다. 퀴블러 로스(Kübler-Ross)가 설명했던 죽음에 대한 적응(반응, 수용) 단계 중 제일 첫 단계로 나타나는 부정(부인)이 대표적인 예라고 할 수 있다.

2) 투사

투사(projection)란 자신의 문제를 남의 탓으로 돌리는 것으로 자기 내면의 걱정과 불안을 다른 사람이나 외부 환경 탓으로 돌리는 것을 말하며, 자신의 두려움을 다른 사람들에게 전염시키고 책임마저도 전가한다. 투사는 원초아(id)에서 나오는 적의를 남에게 돌리고, 양심에서 나오는 괴로움도 남에게 돌리는 것이다. 투사는 가장 미숙하고 병적인 정신기제라고 할 수 있으며, 망상이나 환각을 일으키는 정신기제 중 하나이다. "서투른 목수가 연장 탓한다."라는 속담이 투사의 예가 될 수 있다.

3) 퇴행

퇴행(regression)은 공간적으로 현재의 위치에서 뒤로 물러가거나 시간적으로 현재보다 앞선 시기의 과거로 가는 것을 의미한다. 즉, 퇴행이란 인간이 성숙 · 발달해 가는 과정에서 큰 위험이나 갈등을 겪었을 때 그동안 이룩한 발달의 일부를 상실하고 마음의 상태가 과거의 낮은 발달단계로 후퇴하는 것이다. 동생이 생긴 아이가 부모의 관심을 받기 위해서 아기처럼 행동하는 경우나, 어떤 사람이 어려움에 직면했을 때 자주 낮잠이나 공상에 빠지는 경우가 대표적인 예이다. 퇴행은 생의 초기에 성공적으로 사용했던 생각이나 감정 또는 행동에 의지하여 자기 자신의 불안이나 위협을 해소하려는 과정으로, 이러한 퇴행은 발달과정에 영향을 미칠 수 있으며 나중에 올 신경증적 증상들을 예고하기도 한다.

4) 수동-공격적 행동

수동-공격적 행동(passive-aggressive behavior)은 다른 사람에 대한 공격성이 소극성을 통해 간접적으로 그리고 비효과적으로 표현되거나 자신에게 향하는 것을 말한다. 실패, 태만, 혹은 자신보다는 다른 사람에게 영향을 주는 질병 등을 포함한다. 관심을 끌기 위하여 어리석거나 도발적인 행동을 하거나, 경쟁적 역할을 맡는 것을 피하기 위하여 광대 짓을 하는 것을 포함한다. 미워하는 상사가 승진하는 것이 싫어서 시키는 일을 대충대충 해서 낭패를 당하게 하거나, 아이가 부모가 시키는 일을 하기 싫어 늑장을 부리는 경우 등이 대표적인 예이다.

5) 신체화

무의식의 갈등이나 욕망이 정신적인 내용을 담고 의식으로 올라오지 않고 신체증상으로 표현되는 것이다. 대개 이유 없이 몸이 아프다고 호소하곤 하는데, "사촌이 땅을 사면 배가 아프다."라는 속담이 대표적인 예이다. 심리적 상태를 말로 표현하는 것이 익숙하지 않은 어린아이가 정서적으로 어려움을 겪을 때 흔히 신체화(somatization)로 정서적 불편함을 표현한다. 아직 심리 발달이 성숙하지 않은 초등학생이나 10대 청소년은 스트레스에 대한 표현이 신체증상으로 드러날 수 있다. 이혼을 고려할 정도로 갈등이 심한 부모 밑에서 자라는 10대 초반의 아들이 이유 없이 머리가 아프다며 조퇴를 반복하는데 검사해도 별다른 이유가 없는 것이 전형적인 신체화이다. 이는 가짜로 아프다고 하는 꾀병과는 다르며, 실제 신체증상에 대한 통증과 불편함을 호소한다.

6) 전치

전치(displacement)는 다른 곳으로 옮겨 놓음, 즉 이동을 뜻한다. 원래의 무의식적 대상에게 주었던 감정을, 그 감정을 주어도 덜 위험한 대상에게로 옮기는 과정을 전치라고 한다. 즉, 실제로 있는 어떤 대상에 향했던 감정 그대로를 다른 대상에 표현하는 것을 말한다. 전치에 의존하는 사람들은 나약한 자아를 보호하기 위해 화나 악의, 고통스러운 기분 등의 부정적인 감정을 자신보다 약한 사람이나 동물 등에 옮김으로써 그 상황에서 도피하는 것이다. 전치는 대치(substitution)와 유사한 개념이지만 대치는 대체물이 되는 대상 자체에 중점이 주어지고, 전치는 대상에 대한 감정 자체에 강조점이 주어진다. "종로에서 뺨 맞고 한강에서 화풀이한다."라는 속담이 전치를 나타낸 대표적인 예이다.

7) 주지화(지성화)

주지화 혹은 지성화(intellectualization)란 고통스럽고 불편한 사건이나 생각과 관련 있는 감정들을 해명하여 없애 버리기 위해 단어, 정의, 이론적 개념 등을 사용하는 것으로, 감정과 충동을 경험하는 대신 생각만 많이 하거나 감정적인 문제를 이성적으로 설명하여 그 감정에서 벗어나려는 것이다. 이 방어기제는 스트레스나 욕구불만을 주는 상황을 이성적 또는 지적으로 대함으로써 그 상황과 거리를 두는 것을 말한다. 이런 의미에서 지성화는 '감정의 고립'으로 불리기도 하며, 흔히 이런 종류의 기제는 일상생활 중에서 생사의 문제를 다루는 사람들에게서 많이 나타난다. 예를 들면, 늘 고통에 찬 환자들과 접촉하는 의사는 그들이 지닌 불안이나 공포 등의 감정을 같이할 수 없다. 실제로 의사들은 질병 또는 죽음에 대한 두려움을 떨쳐 버리고 자기 일을 제대로 수행하기 위해서는 어느 정도의 거리를 두고 그 환자와 질병 상태에 대한 감정이나 태도는 억제하면서 그것을 연구의 대상이나 의학적으로만 대하려고 한다.

8) 합리화

합리화(rationalization)란 잘못된 견해나 행동이 그럴듯한 이유로 정당하게 되는 것을 말하며, 죄의식이나 자책감에서 벗어나기 위해 그것을 정당화하는 방어기제를 일컫는다. 이는 참 동기가 될 욕구를 은폐하려고 무의식적으로 작용하는 것으로 "처녀가 애를 낳아도 할 말은 있다." "핑계 없는 무덤이 없다."와 같은 속담이 대표적이다. 이러한 현상은 자기의 실패나 불만의 원인이 자기의 결함이나 무능력 때문이지만 구실을 만들어 자신과 타인을 기만하는 행동으로 발전시키며 합리화를 진실한 것으로 생각하게 한다. 정상적인 사람도 자기의 행위에 대한 설명은 거의 대부분이 합리화의 결과라고 할 수 있는데, 우리가 자주 쓰는 표현 중에 "별일 아니야." "그건 나한테 그렇게 중요하지 않아." "그건 나랑 아무 상관없어." 등이 바로 그 예이다. 합리화를 하는 사람은 하나의 진실한 면을 취해서 그것을 과장하는 경향이 있는데, 합리화는 그것이 정신적인 자기 보존과 안정을 주는 한도 내에서는 유용하다. 합리화의 유형은 신 포도(sour grapes)와 달콤한 레몬(sweet lemon) 등이 대표적이며, 합리화의 기제는 자기의 부족한 능력이나 실책에서 도피하여 자신의 행동에 대한 만족과 정서적 긴장에서부터 벗어나려는 것으로서 근본적인 문제는 해결되지 않는다.

9) 해리

해리(dissociation)란 뭉쳐 있던 것이 풀려 떨어지는 것으로, 분리, 분열 등으로 번역될 수 있다. 방어기제로서 해리는 마음을 불편하게 하는 성격의 일부가 그 사람의 의식적 지배로부터 벗어나 마치 하나의 다른 독립된 성격인 것처럼 행동하는 경우를 말한다. 즉, 성격의 부분들 간에 의사소통이 잘 이루어지지 않을 때 괴롭고 갈등을 느끼는 성격의 일부분을 다른 부분과 분리시키는 기제로서, 그 예로서는 이중인격, 몽유병, 잠꼬대, 건망증 등을 들 수 있으며, 문학 작품으로 『지킬박사와 하이드』가 좋은 예이다.

10) 억압

억압(repression)이란 어떤 감정이나 욕망 따위를 무의식적으로 억눌러 의식에 떠오르지 않게 하는 일로서, 해결할 수 없는 문제들에 대해 타협적인 해결책을 이끌어 내는 정신적 과정이다. 억압의 행동은 주로 부끄러운 일, 수치스러운 일, 또는 무서움을 무의식의 세계로 감추려는 것이 그 특징이다. 억압된 욕구의 대표적인 것으로 성적 욕구를 들 수 있는데, 성적 욕구는 다른 욕구에 비해서 사회적으로 많은 제한을 받고 금기시되고 있기 때문에 그 욕구는 무의식 속에 잠재하고 있어 긴장이 해소되지 않는다. 그런데 욕구를 억압하는 힘이 너무 강할 때에는 자기 마음과는 매우 다른 행동을 함으로써 죄의식에서 오는 긴장을 해소하려고 한다.

히스테리성 기억상실증이 억압의 대표적인 예가 되는데, 불안하게 될 만한 일을 행하거나 목격하고 난 뒤에 그 일 자체와 그때의 주위 상황을 완전히 잊어버리는 것을 말한다. 즉, 이러한 억압은 자아가 어떤 위험한 일이나 위험과 관계된 일과 맞부딪쳤을 때 일어나는 불안으로부터 자아를 보호하기 위해서 그것을 못 보게 하거나 보았더라도 왜곡해서 받아들이며, 또한 상처 입은 기억이나 그와 관련된 기억들이 떠오르지 못하도록 막는 것이다.

11) 반동형성

반동형성(reaction formation)은 실제 자신이 느끼는 감정과는 반대의 행동을 함으로써 본심이 드러났을 때의 위협이나 상처를 줄이는 것이라 할 수 있다. 즉, 사회적으로 용납될 수 없는 또는 수치스러운 욕망이나 경향성이 의식이나 행동으로 나타나는 것을 방지하기 위하여, 또는 남에게 발각되지 않도록 하기 위하여 그러한 욕망이나 경향성과는 반대되는 태도나 행동을 취하는 것을 말한다. 이런 방어기제를 사용하는 사람들의 무의식의 밑바닥에 흐르는 생각, 소원, 충동이 너무나 부도덕하고 받아들이기에 두려운 것일 때 이와 정반대의 것을 선택함으로써 의식으로 떠오르는 것을 막는 과정이다. 흔히 좋아하는 여학생에게 더 짓궂게 장난을 치는 남학생의 행동이라든가, 동생이 태어나면서 자리를 빼앗긴 아이가 동생이 밉고 질투가 나지만 좋아하는 척하며 세게 껴안거나 흔드는 행동을 통해 볼 수 있다. "미운 자식 떡 하나 더 준다." "방귀 뀐 놈이 성낸다." 등의 우리 속담이 이에 해당한다.

12) 유머

자신이나 타인에게 거북하고 불쾌한 감정을 느끼지 않게 하면서 자기 느낌을 즐겁게, 공개적으로 표현하는 것을 유머(humor)라고 한다. 이런 사람들은 대개 상대방의 공격과 비난이 예상되는 심각한 일을 희극으로 만들어 버림으로써 안정감을 느낀다. "농담이야!"라는 말을 자주 사용하거나 모임에서 분위기를 살리는 역할을 하지만 정작 속에 있는 깊은 이야기를 나눌 상대가 없다면 유머를 방어기제로 사용하고 있다고 볼 수 있다.

13) 승화

승화(sublimation)란 본능적 욕구나 참아 내기 어려운 충동 에너지를 사회적으로 용납되는 형태로 돌려쓰는 가장 건강한 방어기제이다. 승화는 자신의 곤란을 극복하고 정신적 갈등을 해결하며 긴장을 해소시키는 방법으로 더욱 고귀하고 가치 있는 생산적인 활동에 헌신하는 것이다. 예를 들면, 주먹대장이 경찰이 되는 것, 자녀를 갖지 못한 여자가 고아원의 보육교사가 되어 아이들을 헌신적으로 돌보는 것 등이 이에 해당된다.

14) 억제

억제(suppression)란 의식적 · 반의식적으로 특정한 사실을 잊으려고 노력하는 것을 말한다. 일정한 수준의 욕구를 지연시키는 측면에서는 억압과 유사한 점도 있지만, 억제는 특정 개인이 받아들이고 싶지 않은 욕구나 기억을 의식적으로 잊으려고 노력하는 것이기 때문에 무의식적인 억압과는 구별된다.

15) 분리

내면의 약하고 좋은 부분을 보호하기 위해, 강하고 위험하며 나쁜 요소가 좋은 부분을 침범해 부수지 않도록 장막을 쳐서 둘을 완전히 분리(splitting)하는 행동이다. 원래 유아기의 발달과정에서 작동하는 것으로 매우 원시적인 방어기제이다. 흑백논리에 따라 전적으로 옳고 좋은 것과 전적으로 그르고 나쁜 것으로 분리해서 본다. 이런 경우, 장점과 결점이 공존할 수 있다는 사실을 받아들이지 못한다. 정치나 스포츠 등에서 편 가르기를 할 때 흔히 관찰할 수 있다.

16) 취소

무의식적으로 자신의 성적 욕구 혹은 적대적인 욕구로 인해서 상대에게 피해를 주었다고 느낄 때 그에게 준 피해를 취소하고 원상복귀하려는 행동을 취소(undoing)라고 한다. 속죄 행위가 취소에 속한다. 부정으로 번 돈의 일부를 자선사업에 쓰는 경우, 인간을 살생하는 무기로 사용된 다이너마이트를 발명하여 천문학적인 돈을 벌어들인 노벨이 전 재산을 기부하여 노벨상을 만드는 행동이 대표적인 취소 방어기제에 속한다. 부인을 때린 남편이 꽃을 사다 주는 행위도 취소이다. 많은 종교의식의 기저에 취소 방어기제가 있다.

17) 보상

보상(compensation)은 자신의 능력이나 신체, 성격 등이 욕구를 실현시키기에 부족하다고 느껴질 때 그 결함을 다른 것으로 대체시켜 욕구를 충족시킴으로써 본래의 결함으로 생긴 열등감에서 벗어나려는 행위이다. 여기서 보상의 건전성은 결과를 통해서만 판단된다. 이기제는 여러 이유로 충분히 젖을 빨지 못한 어린아이가 빠는 욕구의 불충족에서 초래되는 긴장을 해소하고 더 빠는 즐거움을 얻기 위해 젖꼭지 대신 손가락이나 장난감을 빠는 현상으로 나타난다. 성인에게 보상은 어린이보다 더 복잡하며, 흔히 죄악감이나 열등감에 의해 자극받는다. 이 기제의 기저에는 실제 열등감이 존재할 수도 있으나 상상되는 것이기도 하며, 현실과 관계된 반응에 일반적으로 사회적 자극이 잘 통합되었을 때 신체적 열등의식의 존재는 건설적인 행위를 하게 하여 뛰어난 업적을 남기게 된다. 나폴레옹의 식민지 정복 활동을 자신의 신체적 열등감에 대한 보상 행위로 해석하기도 하는 것이 그 예이다. 이러한 보상 행위는 해가 없다고는 하지만 지나치게 자주 사용할 경우 자신만이 아니라 타인에게 계속적인 위협과 문제를 야기하는 것이어서 건전한 방향에서의 조절과 합리적인 때만 유용하다고 하겠다.

18) 동일시

동일시(identification)는 아동이 성역할 행동을 학습하는 발달과정의 한 부분이기도 하지만 방어적 반응일 수도 있다. 동일시는 투사와는 반대로 외부 대상이나 다른 사람의 특징을 자신의 마음속에 내재화하는 것이다. 이는 타인의 승리나 우수성을 심리적으로 공유하고 성공적 주장이나 조직, 사람들과 동일시함으로써 자신이 가치 있다고 지각되기를 바라며 열등감에서 벗어나려 하는 것이다.

일명 스톡홀름 증후군으로 대표되는 공격자와의 동일시는 피해자가 자신을 공격했던 사람에 대한 복수심과 공격을 당했을 때의 불안감을 극복하기 위해 적극적으로 공격자를 닮아가는 방어기제이다. 유괴되었던 피해자가 나중에 가해자와 공범이 된다거나 납치된 피해자가 가해자에 대한 두려움을 극복하기 위해 사랑하게 되는 예로 설명될 수 있다.

생각해 볼 문제

1. 자신이 주로 쓰는 방어기제가 무엇인지 생각해 보고 논의해 봅시다.
2. 드라마나 영화에 나오는 인물들이 사용하는 방어기제에 대해서 토론해 봅시다.

제5장

정신과 증상론

1. 외모 및 전반적 태도
2. 의식의 장애
3. 기분 및 정동의 장애
4. 사고의 장애
5. 지각의 장애
6. 행동의 장애
7. 기억의 장애
8. 지능의 장애
9. 병식의 장애

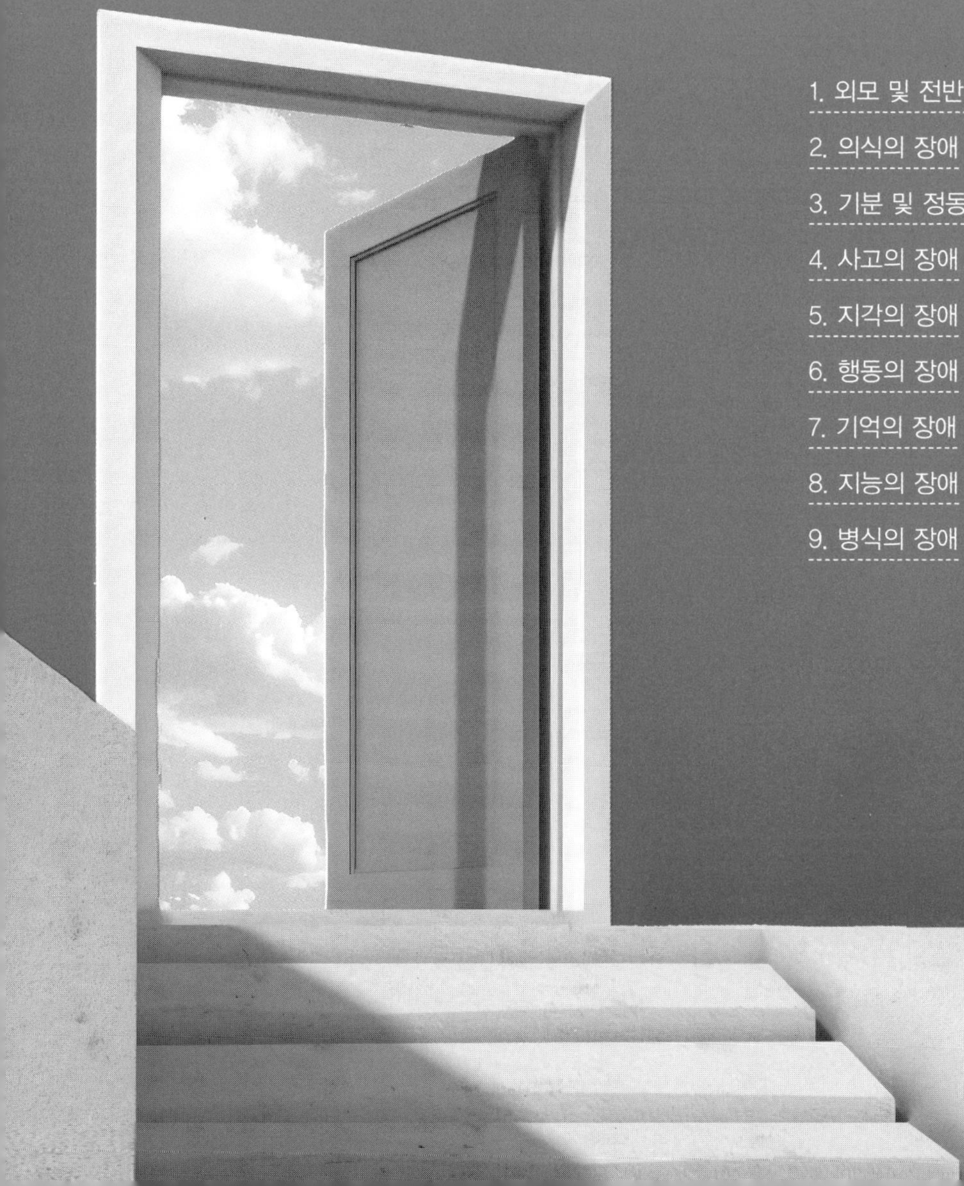

Mental Health

정신과적 증상이란 인격기능이 비정상적일 때 나타나는 행동, 사고, 의식 등에서 발생하는 특이적 반응들이다. 신체질환의 증상은 그 원인이 다소 분명한 데 비하여 정신과 증상의 원인은 단순한 것일 수도 있지만, 대개는 복합적이고 숨겨진 것들일 경우가 많다. 특히 정신질환에서 보이는 증상에는 한 개인의 살아온 과정과 삶의 역동이 고스란히 녹아 있기 때문에, 정신질환을 가진 개인의 이해를 위해서는 증상의 의미를 이해하는 것이 무엇보다도 중요하다.

우리가 감기에 걸리면 고열, 기침, 두통, 근육통증 등을 경험한다. 이러한 증상은 왜 나타나는 것일까? 이는 바이러스 혹은 신체적 균형의 와해에 대한 인간의 생존본능으로 신체적으로 자신을 보호하고 지키기 위한 노력의 결과로 나타나는 것이다. 정신과에서 나타나는 증상도 동일한 기전을 갖고 있다. 즉, 정신과 증상은 정신장애의 표현일 뿐만 아니라 병과 싸우는 환자의 노력으로 이해되어야 하며, 신체질환의 발열 · 염증과 같은 생물학적 현상처럼 정신장애의 증상도 방어 · 자기보호 · 자기치유의 의미가 있다. 결국 정신과적 증상은 환자가 인생의 큰 어려움에 직면했을 때 그로서는 최선의 방법으로 선택한 방어이며, 그 목적은 생존을 유지하기 위한 것으로 이해되어야 한다.

정신과적 증상은 정신과적 어려움에 처해 있는 사람을 이해하는 통로로서의 중요성을 지닐 뿐 아니라 특이한 현상에 대한 전문가 간의 의사소통을 위해서도 중요한 의의를 가진다. 특이한 현상에 대한 전문가 간의 동일한 범주적 정의를 진단적 범주라고 한다면, 진단기준이 되는 것이 바로 증상인 것이다. 동일한 현상에 대한 같은 병리적 용어의 사용을 통해 진단의 신뢰성과 통일성이 보장될 수 있다. 따라서 정신건강 관련 서비스 제공자에게 정신과 증상의 이해는 정신과적 어려움을 겪는 인간에 대한 이해와 전문가 간의 동일한 의사소통을 위해서 중요하다고 할 수 있다.

이 장에서는 정신과 증상의 종류 및 양상을 정신상태검사(Mental Status Examination: MSE)의 기준에 근거하여 살펴보고자 한다.[1)]

1) 대한신경정신의학회(1997)를 참고하여 작성하였다.

1. 외모 및 전반적 태도

내담자를 처음 만나게 되었을 때 대화를 나누기 이전에 첫인상에서 그 사람의 현재 상황을 살펴보는 것이 중요하다. 예를 들어, 시선접촉(eye contact)이 잘 이루어지는지, 위생 상태, 표정, 체격, 행동 사항 등에서 특이 사항을 보이지는 않는지 유심히 살펴보아야 한다. 이를 통해 내담자가 언어적으로 보고하고 있지 않은 불안, 기분변화, 일상생활 기능, 외부세계에 대한 관심의 여부 등을 파악할 수 있다. 또한 대화를 이어 나가는 중에 사용하는 언어, 말의 속도, 기분변화, 상담자에 대한 태도 등도 내담자의 증상을 이해하는 중요한 단서들이 될 수 있다.

2. 의식의 장애

의식(consciousness)이란 자기와 자기를 둘러싸고 있는 환경 간의 관계를 파악하고 이해하며 대응하는 활동을 말한다. 즉, 외부 세계로부터 오는 자극을 감각기관에서 감지하여 중추신경까지 전달하여 과거의 경험에 비추어 이를 해석하고 판단하는 과정이다. 의식이 명료하다는 것은 이러한 과정에 어려움이 없다는 것이고, 만약 이 과정에서 어느 한 부분이라도 장애가 있을 때 여러 증상이 나타나며, 그 종류와 유형은 다음과 같다.

1) 주의력 장애

주의력(attention)은 외계의 자극을 검색하는 기능으로 외부 자극에 대한 각성(vigilance), 자극에 대한 선택과 집중(concentration), 집중된 자극을 과거의 경험과 결부시켜 해석하는 연상(association)의 과정을 통해 이루어진다. 이러한 과정에서 문제가 발생할 때 다음의 증상이 나타날 수 있다.

(1) 주의산만성

주의산만성(distractability)은 주의를 필요로 하는 자극이나 상황에 주의를 집중하지 못하고 주변의 모든 자극에 골고루 주의가 분산됨으로써 집중이 안 되는 상태로, 정신질환의 초기 증상이나 가벼운 기질성 증후군에서 흔히 나타난다.

(2) 선택적 부주의

선택적 부주의(selective inattention)는 불안을 야기하는 어떤 특수한 자극에 대해서 선택적으로 주의를 차단하는 것으로, 히스테리에서 흔히 나타난다.

(3) 과잉각성

과잉각성(hypervigilance)은 내외의 자극에 대해 과잉하게 주의를 주고 초점을 맞추는 상태로, 망상이나 편집 상태와 관련된다.

2) 의식의 착란

의식의 착란(confusion)은 의식의 장애 중 가장 가벼운 상태이다. 주위를 이해하고 자신과의 관계를 이해하는 지남력 장애가 대표적이다. 지남력 장애는 사람, 장소, 시간에 대한 인지하는 능력을 의미한다. 뇌의 산소 부족, 대뇌 감염, 뇌의 손상 등에 의해 많이 나타나며, 심인성으로는 해리장애와 전환장애에서 나타난다.

3) 의식의 혼탁

의식의 혼탁(clouding of consciousness)은 의식의 착란보다 심한 의식의 장애 상태이다. 주위 자극에 정상적인 반응을 하지 못하고, 주의력이 현저히 감퇴하며, 주위 환경 및 상대방의 언어에 대한 이해력이 거의 상실되어 있다. 대뇌기능의 광범위한 장애로 발생하는 경우가 많으며, 발작적인 형태의 의식의 혼탁은 뇌전증이나 히스테리에서 볼 수 있고, 심인성이 원인이 되는 경우 해리장애에서 많이 나타난다.

4) 섬망

섬망(delirium)은 대체로 뇌의 기질적 원인에 의해 급성으로 나타나는 경우가 많아 응급실을 자주 찾게 된다. 지남력 장애, 정서적인 심한 불안정, 안절부절못함, 당황, 자율신경 부조화, 착각 및 환각 등의 증상이 나타난다. 이러한 증상은 밤에 더 심해지고 기복이 아주 심하며, 회복 후 그동안의 일을 잘 기억하지 못하고 꿈 같다는 표현을 하기도 한다. 심한 열병, 수술 후, 정신병, 독성물질에 의한 뇌기능 장애에서 많이 발생하며, 알코올의 금단증상으로도 종종 발생한다. 대부분이 뇌의 기능 변화가 원인이기는 하지만, 드물게는 심인성에 의해서도 나타나는 경우가 있다.

5) 혼미

혼미(stupor)는 섬망보다 더 정도가 심한 의식의 장애로 주변의 상황을 전혀 파악하거나 인식하지 못하는 경우에 해당된다. 상당한 자극에 대해서도 거의 반응을 보이지 않는 상태이나, 강한 자극에는 일시적으로 반응을 보이는 상태이다. 심인성 혹은 기질적 원인에 의해서 나타나며, 심인성의 경우 진정한 의식의 중단이 아니므로 갑작스러운 공격적 행동으로 이행할 가능성이 있다.

6) 혼수

혼수(coma)는 모든 정신 활동과 신경조직의 기능이 마비되고, 단지 생명유지에 필요한 부분, 즉 심장과 폐를 지배하는 신경 기능만 살아 남아 있는 상태이다. 이때 모든 의식 기능은 완전히 정지해 있다.

3. 기분 및 정동의 장애

정동(affect)은 어떤 사람의 마음속에 나타나는 주관적인 느낌으로 가장 직접적인 본능의 산물이다. 기분(mood)은 자신에 의해 주관적으로 경험되고 일정한 기간 지속되는 감정을 의미한다. 의미의 구분 없이 사용하는 경우가 많으며, 그 구체적인 유형 및 양상은 다음과 같다.

1) 정동의 부적합성

그 사람이 처해 있는 상황에 어울리거나 조화롭지 못한 감정 상태를 경험하거나 보고하는 것을 말한다. 대부분 조현병에서 많이 나타난다.

2) 정동의 둔마 및 무감동

정동의 둔마(blunted affect)가 객관적인 상황에 대해 본인이 느끼는 정동을 적절하게 드러내지 못하거나 겉으로 거의 감정이 거의 없는 상태를 말한다면, 무감동(apathy)은 외부 자극에 대해서 주관적인 느낌이 없는 것 같으며 객관적인 반응조차도 없는 상태를 말한다.

3) 우울한 기분

우울한 기분(depressed mood)은 슬픈 감정의 정도가 심하고, 오래 끌어 그런 감정을 초래할 만한 여건을 넘어서는 시기까지 장기간 슬퍼하는 병적인 상태를 말한다. 일반적으로 불면, 두통, 식욕 상실, 체중 감소, 성욕 감퇴, 무기력 등의 신체증상을 동반하기도 한다. 우리나라에서는 우울한 기분이 소화기 · 심장기 계통의 신체적 증상으로 나타나는 경우가 많으며, 외국과는 달리 외로움보다는 화에 의한 증상을 보이는 경우가 많다.

4) 유쾌한 기분

유쾌한 기분(pleasurable mood)은 그 정도에 따라 다행감(euphoria), 의기양양(elation), 고양된 기분(exaltation), 황홀감(ecstasy) 등이 있다. 다행감은 낙관적 태도와 자신감, 들뜬 기분 등을 느끼는 상태, 의기양양은 자신감이 가득하여 행동의 과감함을 보이는 상태, 고양된 기분은 다소 과대적인 생각이 주를 이루어 타인과의 관계에서 어려움이 초래되기도 하는 상태, 황홀감은 유쾌한 기분의 극치로 무아지경의 상태를 일컫는다. 유쾌한 기분 상태에서는 평소의 성격이 좀 명랑해진 것 같은 인상을 주고 매사 낙관적이고 활동도 많아지며 악의 없는 농담도 잘한다. 그래서 주위 사람을 잘 웃기고 항상 유쾌하며 자신감에 차 있는 모습을 보인다. 그러나 점차 강도가 지나치면 타인에게 안하무인격으로 행동하면서 타인이 자기 뜻대로 따르지 않으면 적개심을 보이며 마구 화를 내기도 한다.

5) 불안

불안(anxiety)은 외부의 자극이 없음에도 불구하고 막연하게 위험이 닥칠 수 있다는 느낌이나 초조한 감정 상태를 말한다. 불안은 신체 및 자율신경계의 증상과 정신적 · 심리적 증상으로 나타날 수 있다. 먼저, 신체 및 자율신경계의 증상으로는 가슴 뜀, 호흡곤란, 입마름, 메스꺼움, 소변 자주 마려움, 어지럼증, 근육의 긴장, 식은땀, 배의 꼬르륵거림, 떨림, 창백한 피부 등이 있다. 정신적 · 심리적 증상으로는 무섭고 위협을 느낌, 자극과민성, 공황, 예기불안, 정신적 공포, 사소한 일에 대한 걱정, 집중곤란, 잠들기 어려움, 이완할 수 없음 등이 있다.

불안이 너무 극심하여 곧 죽을 것 같은 느낌이 드는 아주 심한 불안 상태로 자아기능이 붕괴된 상태를 공황장애(panic disorder)라고 한다. 이 공황장애는 반복되는 심한 불안 발작 상태를 의미하며, 예고 없이 찾아오고, 다양한 불안 증상이 동반되며, 자기붕괴의 경향을 보인다.

6) 양가감정

양가감정(ambivalence)은 동일한 대상이나 상황에 대하여 정반대의 감정이나 태도를 갖는 것을 말한다. 정상인도 경험하는 감정이기는 하지만, 병리적인 차원에서는 조현병에서 흔히 보인다.

4. 사고의 장애

사고(thought)는 생물체가 가지고 있는 최고의 정신기능으로 자극이 있을 때 갖고 있는 모든 정신기능을 총동원하여 그 자극을 이해하고 해석 · 판단하는 기능을 의미한다. 자극에 대한 반응은 심리적인 것으로서, 무의식적이고 감정적인 여러 요인에 의해 영향을 받지만 현실적인 상황에서 이성과 논리에 의해 수정이 이루어지게 되는데, 이러한 수정에 문제가 생기면 정신과적 증상을 나타낼 수 있다. 여기서는 사고과정(thinking process)과 사고내용(thought content)에서 나타나는 증상을 중심으로 살펴보고자 한다.

1) 사고과정의 장애

사고(思考)의 과정은 단편적 생각과 생각들 사이의 연결고리에 이루어지며, 이러한 연결된 고리의 흐름을 연상(association)의 과정이라고 한다. 이러한 연결고리에 문제가 생겨 사고의 과정에서 어려움을 경험하는 증상을 사고과정의 장애라고 하며, 그 증상 유형은 다음과 같다.

(1) 사고의 비약

사고의 비약(flight of idea)은 사고의 연상활동 증가에 의해 사고가 비정상적으로 빨리 진행되는 것을 말하며, 생각의 흐름이 주제에서 벗어나 지엽적으로 탈선하여, 마지막에는 하려는 생각의 주제에 달성하지 못하기도 한다. 주로 조증의 상태에서 많이 나타난다.

(2) 사고의 지연

사고의 지연(retardation of thought)은 연상의 속도가 느려 전체적인 사고 진행이 느려지거나 거의 이루어지지 않아서 어떤 결론에 도저히 이르지 못한 경우를 말한다. 우울증과 조현병에서 자주 나타나는 증상 중의 하나이다.

(3) 사고의 우원증과 이탈

사고의 우원증(circumstantiality)은 어떤 관념에서 출발하여 결론에 도달하기는 하지만 여러 가지 지엽적인 이야기에 많은 시간을 보내고 결론에 도달하는 사고과정의 장애이다. 이와 유사하나 사고의 이탈(tangentiality)은 많은 지엽적인 이야기를 하다가 결국 결론에 도달하지 못한 경우를 말한다.

(4) 사고의 차단

사고의 차단(blocking of thought)은 사고의 흐름이 갑자기 멈추는 현상, 즉 사고의 진공 상태가 되는 것을 의미한다. 아무런 외부의 영향 없이 말하던 사람이 갑자기 도중에 마치 생각이 떠오르지 않은 것같이 말을 중단해 버리는 것으로, 생각을 정리하는 것이 아니라 생각이 멈추어 버리는 현상이다. 전형적으로는 조현병에서 많이 나타난다.

(5) 사고의 부적절성

사고의 부적절성(irrelevance of thought)은 어떤 질문에 대해서 질문의 내용과는 전혀 맞지 않는 엉뚱한 대답을 하는 경우를 말한다. 즉, 동문서답을 하는 경우로 조현병에서 많이 나타난다.

(6) 지리멸렬

지리멸렬(incoherence)은 사고진행이 와해되어 논리적 연결이 없고, 의미론적으로도 파괴된 언어를 사용하는 경우가 많으며, 도무지 줄거리를 알 수 없는 이야기를 하는 경우를 말한다. 조현병에서 많이 보이는 증상이다.

(7) 신어조작증

신어조작증(neologism)은 개인이 자신만 아는 의미를 가진 새로운 말을 만들어 내는 현상을 말한다. 예를 들어, '특장 이순신'이라는 말은 '특별한 장군 이순신'이라는 의미로 만들어 낸 말이다. 조현병에서 주로 나타나는 증상이다.

2) 사고내용의 장애

사고내용의 장애(disorder in thought content)는 어떤 자극이 주어졌을 때 개인이 자극을 판단하고 해석하는 내용에서 생기는 증상으로, 그 구체적인 종류는 다음과 같다.

(1) 망상

망상(delusion)이란 사실과 다른 잘못된 신념으로 현실과 동떨어진 생각이며, 이성이나 논리적인 설득으로 교정되지 않는 생각을 말한다. 망상 형성에 영향을 주는 요인은 좌절된 욕망이나 희망, 열등감, 생물학적 부족감, 도덕적으로 받아들일 수 없는 속성, 괴로움을 주는 욕망, 심한 죄책감과 불안에 대한 방어를 요하는 상황 등이다. 조증, 우울증, 기질성 정신장애에서도 나타나기도 하지만, 조현병에서 가장 많이 나타나는 증상이다. 그 주체적인 유형은 다음과 같다.

① 피해망상

피해망상(persecutory delusion)은 각종 정신장애에서 가장 흔하게 볼 수 있는 망상으로, 타인이 자신이나 자신의 가족을 해치려고 한다거나 죽이려고 계속 미행하고 감시한다고 믿는 잘못된 생각이다. 이런 망상은 자신의 무력감, 세상에 대한 원망, 우울감 등이 자신 외부의 대상에게 투사(profection)되어 형성되는 경우가 많다.

② 과대망상

과대망상(grandiose delusion)은 자신의 힘이나 능력 또는 중요성을 현실과는 동떨어지게 실제보다 과장하여 생각하는 망상이다. 자신이 초능력의 인간이 되었다거나, 자신도 모르는 사이에 영적인 힘이 자신에게 작용했다거나, 자신이 예수라거나, 자신은 모든 사람에게 존경받는 사람이고, 모든 문제를 다 해결해 줄 수 있는 능력이 있다고 믿는 것 등이다.

③ 우울망상

우울망상(depressive delusion)은 죽을 죄를 지었다거나, 곧 망할 것이라거나, 치명적인 병에 걸렸다고 믿는 경우, 자신은 존재 가치가 없다거나, 더 이상 가난에서 헤어날 수 없다고 믿는 경우 등이 포함된다. 우울증이나 조현병에서 자주 나타난다.

④ 관계망상

객관적으로 그리고 실제적으로 자신과는 아무런 관계가 없는 일상생활에서의 어떤 사건들이 자신과 아주 특수한 관련성이 있다고 생각하는 잘못된 믿음을 관계망상(delusion of reference)이라고 한다. 신문 보도나 방송 내용이 자신을 비난하기 위해서 빗대 놓고 이야기하는 것이라고 믿는 것, 지나가는 사람들끼리 이야기하며 웃는 것은 자신을 조롱하는 것이라고 믿는 것, TV에서 가수가 노래를 부르면서 웃는 것은 자신에 대한 사랑의 표현이라 생각하는 것 등이 있다.

⑤ 기타 망상

- 색정망상(erotic delusion): 이 세상 모든 사람이 자신을 사랑한다거나 자신은 이 세상의 모든 이성을 사랑해야 하는 의무가 있다는 등의 내용으로 이루어진 망상이다.
- 신체망상(somatic delusion): 자신의 장기 중 한 부분이 남과 특이하게 다르다고 믿고 있거나, 자신의 몸속에 벌레가 기어다니고 있다는 등의 믿음을 갖는 망상이다.
- 피조정망상(delusion of being controlled): 자신이 타인에 의해 조정되고 있다는 믿음의 망상이다.

- **관찰망상**(delusion of being observed): 흔히 피해망상과 연관되어 있는 망상으로, 도청 장치나 CCTV에 의해 관찰당하고 감시당하고 있다는 내용의 망상이다.

(2) 건강염려증

건강염려증(hypochondriasis)은 심리적 불안이 육체로 이동한 사고내용으로 자기가 어떤 질병에 걸렸다고 확신을 가지며 두려움을 수반하는 형태를 말하는데, 대개는 그럴 만한 증거가 없음에도 불구하고 계속 병이 있다는 확신으로 이 병원 저 병원을 찾아다닌다. 자신의 적개심에 대한 죄책감이 신체질병에 대한 믿음으로 나타나는 경우가 많다.

(3) 집착과 강박사고

어떤 특정한 생각이 그 사람의 모든 사고 영역을 지배하고 있는 상태를 집착(preoccupation)이라고 한다. 강박사고(obsession)는 특정한 어떤 생각이 비합리적이고 부적절하다는 사실을 잘 알고 있어서 그런 생각을 하지 않으려고 애를 씀에도 불구하고, 본인의 의사와 무관하게 반복해서 같은 내용의 생각 때문에 심하게 고통받는 사고의 형태이다.

(4) 이인증

이인증(depersonalization)은 평소에 자주 보거나 부딪히던 상황이나 물건, 외부 자극이나 자신의 몸이 갑자기 아주 생소하게 생각되는 상태를 말한다. '내가 내가 아닌 것 같다.' '내 신체가 내 것이 아닌 것 같다.' '이상하고 생소하게 느껴진다.' 등으로 나타나며, 괴로운 현실을 피하는 하나의 도피수단으로 볼 수 있다.

(5) 공포증

공포증(phobia)은 어떤 특정한 대상이나 상황에 대한 병적인 두려움을 말한다. 특정 대상이나 상황에 대한 비합리적 두려움과 회피행동을 나타내는 특정공포증, 특정한 장소에 대한 광장공포증, 사회적 상황을 회피하는 사회공포증 등이 있다.

5. 지각의 장애

지각이란 외부 자극을 말초로부터 인지하고 오감을 통해 대뇌에 전달하여 그 사람의 과거의 경험에 비추어서 주관적이고도 객관적으로 인식하는 것을 말한다. 지각의 장애(disorders of perception)에는 실인증, 착각, 환각이 있다.

1) 실인증

실인증(agnosia)은 기질적인 뇌 기능의 장애로 인하여 사물을 정확하게 인지하지 못하는 경우를 말하며, 병태 실인증, 신체부위 실인증, 입체감각 실인증, 시각 실인증, 얼굴 실인증 등이 있다.

2) 착각

착각(illusion)은 감각자극을 잘못 해석하는 것이다. 다음에서 살펴보는 환각과의 차이는, 착각은 외부의 자극이 실재 존재하는 것을 잘못 해석하는 것이고, 환각은 실재 자극이 없는 것을 지각적으로 체험하는 것이다. 심리적인 욕구나 감정 또는 충동이 대상에 투사되어 나타나기도 하고, 기질적 원인에 의해 나타나기도 한다.

3) 환각

환각(hallucination)은 외부의 자극이 없는데도 외부에서 자극이 들어온 것처럼 지각하는 것이다. 환각의 정신병리는 자아(ego)에게 용납되지 않는 욕망이 독자적으로 의식계를 뚫고 나오려면 변장이 필요한데, 이러한 변장에 의해 형성된다. 즉, 투사의 기제를 이용하여 자신의 욕구, 자존심, 죄의식, 억눌리고 배척당한 충동 등이 환각이라는 현상으로 나타난 것이다. 그 세부적인 유형은 다음과 같다.

(1) 환청

환청(auditory hallucination)은 실재로 존재하지 않는 소리를 지각하는 것으로 환각 중 가장 빈번하게 보고된다. 의식이 명료한 상태에서의 환청은 심리적 요인에 의해 조현병, 정동장애에서 많이 나타난다. 정동장애에서의 환청은 기분 좋은 내용도 있으나, 기분 좋은 내용의 소리보다는 책망하고 비난하는 내용이 더 많다. 의식이 혼탁한 상황에서 지각되는 환청은 뇌의 기질적인 장애가 원인인 경우가 대부분이다.

(2) 환시

환시(visual hallucination)는 존재하지 않는 사물이 보이는 지각 형태로, 단순한 작은 물체나 이상한 빛이 보이는 경우도 있고, 심할 때는 영화의 화면과 같이 복잡한 경우도 있다. 조현병 등의 정신질환에서 나타나기도 하지만, 대개는 뇌의 기능장애를 보이는 기질성 정신장애에서 더 흔하게 보고된다.

(3) 환취

환취(olfactory hallucination)는 실제로 없는 냄새를 지각하는 상태로 환후라고도 한다. 송장 썩는 냄새, 고기 썩는 냄새 등과 같이 기분 나쁜 냄새가 대부분이며, 자신의 몸에서 이상한 냄새가 난다고 호소하는 경우도 있다.

(4) 환미

환미(gustatory hallucination)는 매우 드문 환각의 일종으로 환취와 동반되는 경우가 많다. 이상한 맛을 느낀다거나, 음식에서 독약 맛이 난다고 하는 경우가 있다.

(5) 환촉

환촉(haptic hallucination)은 자극될 것이 전혀 없는데도 피부에 무엇이 닿는 것 같은 감각을 지각하는 상태이다. 진정섬망에서 흔히 보고되며, 종종 몸에 벌레가 기어 다닌다고 호소한다.

6. 행동의 장애

행동이란 여러 가지 정신활동의 총체적 결과로서 표면적으로 나타나는 행태를 의미한다. 행동은 개인의 전체적인 상황, 특히 감정 상태를 반영하므로 행동변화는 정신질환의 가장 신속하고 현저한 지침이 될 수 있다. 행동장애(disorders of activity)의 구체적인 유형은 다음과 같다.

1) 과잉행동

과잉행동(overactivity)은 행동목표가 수시로 바뀌고 한 가지 일이 끝나기 전에 다른 일을 시작하는 등 주의력이 산만한 경우가 많고, 겉으로 보기에는 굉장히 바쁜 것 같으면서도 실제로 이루어 놓은 일은 거의 없는 경우가 많다. 경조증 혹은 조증에서 흔히 볼 수 있으며, 과대망상 및 사고비약이 동반되는 경우가 많다.

2) 저하된 행동

저하된 행동(decreased activity)은 동작의 전반적인 저하나 감퇴와 동작이 느리고 시작하기 힘든 정도에서 거의 운동이 없는 상태까지 그 정도가 다양하다. 또한 일을 시작한다고 하더라도 사고의 흐름이 느리고, 말도 느리며, 일의 수행이 느리다. 우울증이나 조현병에서 특징적으로 나타난다.

3) 반복행동

반복행동(repetitious activity)은 조현병이나 강박장애에서 흔히 나타나며, 구체적인 유형은 다음과 같다.

(1) 상동증

상동증(stereotype)은 다른 사람이 보기에는 이유가 없는 것 같은 행동을 반복적으로 하는 것으로, 이러한 단조로운 동작은 상한 감정의 표시 또는 강한 정서와 결부된 복합체의 결과로 무의식 속의 갈등이나 긴장을 해소하기 위한 방편일 경우가 많다.

(2) 기행증

기행증(mannerism)은 상동증처럼 단조롭게 반복되지는 않으나 개인이 갖고 있는 독특한 버릇이나 표정을 말한다. 누구에게 질책을 받을 때마다 손목시계를 본다거나, 의자에 앉아 있다가 일어날 때 꼭 의자를 한 바퀴 돌고 나서야 다음 일을 시작하는 행동을 말한다. 혹은 조현병 환자가 병실 복도의 이쪽 끝부터 저쪽 끝까지 계속 똑같은 속도와 태도로 왕복하는 경우, 또는 의미 없이 옷의 단추를 계속 끼웠다가 풀었다가 하는 행동들도 포함된다.

(3) 음송증

음송증(verbigeration)은 매너리즘이 행동의 반복인 데 비하여 의미 없는 단어나 짧은 문장을 이유 없이 반복하는 경우를 말한다.

(4) 보속증

보속증(perseveration)은 자신은 다른 행동을 하려고 노력하는데도 불구하고 뇌 기능의 저하로 인하여 새로운 동작으로 넘어가지 못하고 반복된 행동을 하는 것을 말한다.

(5) 강직증

강직증(catalepsy)은 반복적 행동의 가장 심한 증상으로 행동 자체가 멎어서 부동자세를 취하는 것으로, 부동자세를 지속적으로 유지하는 것이다. 어떤 경우에는 외적인 힘에 의해서 강요된 자세에서 조금도 움직이지 않는데, 밀랍 인형처럼 그대로 움직이지 않는다고 하여 납굴증이라고도 한다.

4) 자동증

자동증(automatism)은 타인의 명령에 자동적으로 복종하여 마치 로봇처럼 행동하는 것을 의미한다. 타인의 말을 그대로 따라 하는 것은 반향언어(echolalia), 타인의 행동을 그대로 따라 하는 것은 반향동작(echopraxia)이라고 한다.

5) 거부증

거부증(negativism)은 자동증과는 반대로 타인의 요구에 반대되는 행동을 하거나, 저항적인 표시로 반응을 하지 않는 것을 말한다. 질문에 대하여 아무 대꾸도 하지 않는 함구증(mutism)이 대표적이다.

6) 강박행동

강박행동(compulsive activity)은 강박사고와 함께 나타나는 경우가 많으며, 자신이 하지 않으려고 부단히 노력하여도 저항할 수 없이 반복되는 행동이다. 흔히 끊임없이 손을 씻는 행위, 가스 밸브를 잠갔나 지속적으로 확인하는 행동 등이 있다.

7) 충동적 행동

어떤 정리된 욕구나 계획에 의해서가 아니라 순간적인 감정의 지배에 따라 예기치 않은 행동을 폭발적으로 일으키는 현상이다. 충동적 행동(impulsive activity)은 여러 가지 경우에 나타난다. 감정조절이 잘 안 되는 상태, 자신과 주위 환경의 관계를 그릇 판단하는 경우, 조현병에서 망상이나 환각의 지배를 받아 일으키는 경우에 나타난다.

7. 기억의 장애

기억은 생물체가 살아가면서 경험하는 것을 뇌의 특정한 부위에 저장해 두었다가 필요에 따라 끄집어내어 사용하는 능력을 의미한다. 그 과정은 기록(registration), 보유(retention), 재생(recall)으로 구성된다. 기억장애(disorders of memory)의 구체적인 유형은 다음과 같다.

1) 기억과잉

기억력이 정상 이상으로 항진되어 있어 쓸데없는 자세한 것까지 모두 기억하는 경우이다. 실생활에서는 천재들이 이에 해당되며, 경조증이나 편집증에서 기억과잉(hyperamnesia)이 나타난다.

2) 기억상실

(1) 기질성 기억상실

대체로 신경학적인 소견을 동반하고, 의식이나 지능의 장애를 동반하는 경우가 많다. 기질성 기억상실(organic amnesia)은 서서히 시작되고 진행되며, 회복은 서서히 그리고 불완전하게 되는 경우가 많고 전반적인 기억상실 형태를 취한다. 뇌손상 이후의 기억들을 상실하는 전진성 기억상실, 뇌손상 이전의 기억을 상실하는 후진성 기억상실이 있다.

(2) 심인성 기억상실

심인성 기억상실(psychogenic amnesia)은 대개 심리적인 충격 후에 갑자기 발생하며, 회복도 갑자기 그리고 완전하게 되고, 어떤 사건이나 시간에 국한된 선택적인 기억상실이 흔하다. 방어나 회피의 목적으로 기인하는 경우가 많다.

3) 기억착오

기억착오(paramnesia)는 과거에 없었던 일을 마치 있었던 것같이 기억하거나 사실과 다르게 왜곡하여 기억하는 것이며, 이것은 자신의 기억능력에 문제가 있을 때 자신을 방어하고 보호하려고 하는 무의식적인 기전이 작용한 결과라고 할 수 있다. 자신이 기억하지 못하는 부분을 조작적으로 메우는 작화증(confabulation), 정상적인 기억에 자신에게 유리한 조작된 기억이나 지엽적인 기억을 보태는 회상성 조작(retrospective falsification)이 있다. 회상성 조작은 의도적이지 않다는 것에서 거짓말과는 구별된다.

4) 기시현상과 미시현상

기시현상(de-ja-vu)이란 처음 경험하는 일을 마치 과거에 경험한 것같이 느끼는 현상이며, 미시현상(jamais-vu)은 과거에 경험한 일들을 마치 처음 경험하는 것같이 느끼는 현상을 말한다. 이러한 현상은 정상인이 피곤할 때 혹은 강한 정동 상태 때 나타나는 현상으로, 기타 정신병적 상태에서 가끔 경험한다.

8. 지능의 장애

지능이란 한 개인이 경험을 통하여 배우고 판단을 내리고, 어떤 개념을 활용하여 과거와 현재를 통찰하고 미래를 예측하여 환경에 맞게 자신의 행동을 조절하고, 미래를 계획하여 적절하게 새로운 상황에 적응해 낼 수 있는 능력이다. 지능의 장애(disorders of intelligence)에는 지적능력장애(mental retardation)와 치매(dementia)가 있다. 기질적인 뇌의 장애로 인하여 후천적으로 발생한 지능의 감퇴를 치매라고 하고, 태어날 때부터 지능이 비정상적으로 평균보다 부족한 것을 지적능력장애라고 한다.

9. 병식의 장애

병식(insight)이란 자신이 병들어 있는 것을 아는가, 자신의 병의 종류를 인식하는가, 치료받는 이유를 아는가, 발병에 관한 자신의 심리적 의미를 얼마만큼 스스로 인식하고 있는가를 의미한다. 병식의 수준은 ① 완전히 병을 부인하는 것, ② 병을 어느 정도 인식하고 도움이 필요하다는 것을 알지만 동시에 부인하는 것, ③ 병을 인식하나 외부 요인으로 돌리는 것, ④ 자신 안에 무엇인가 모르는 요인 때문에 병이 생겼다는 정도의 병식, ⑤ 지적인 병식, ⑥ 진실한 감정적 병식 등에 이르는 수준이 있다.

생각해 볼 문제

1. 영화 〈뷰티풀 마인드〉에 나오는 주인공의 증상에 대해 논의해 봅시다.
2. 병식이 증상의 치료에 미치는 영향에 대해 논의해 봅시다.

제6장

정신장애의 이해

1. 정신장애 분류체계
2. 조현병
3. 우울장애
4. 양극성장애
5. 성격장애

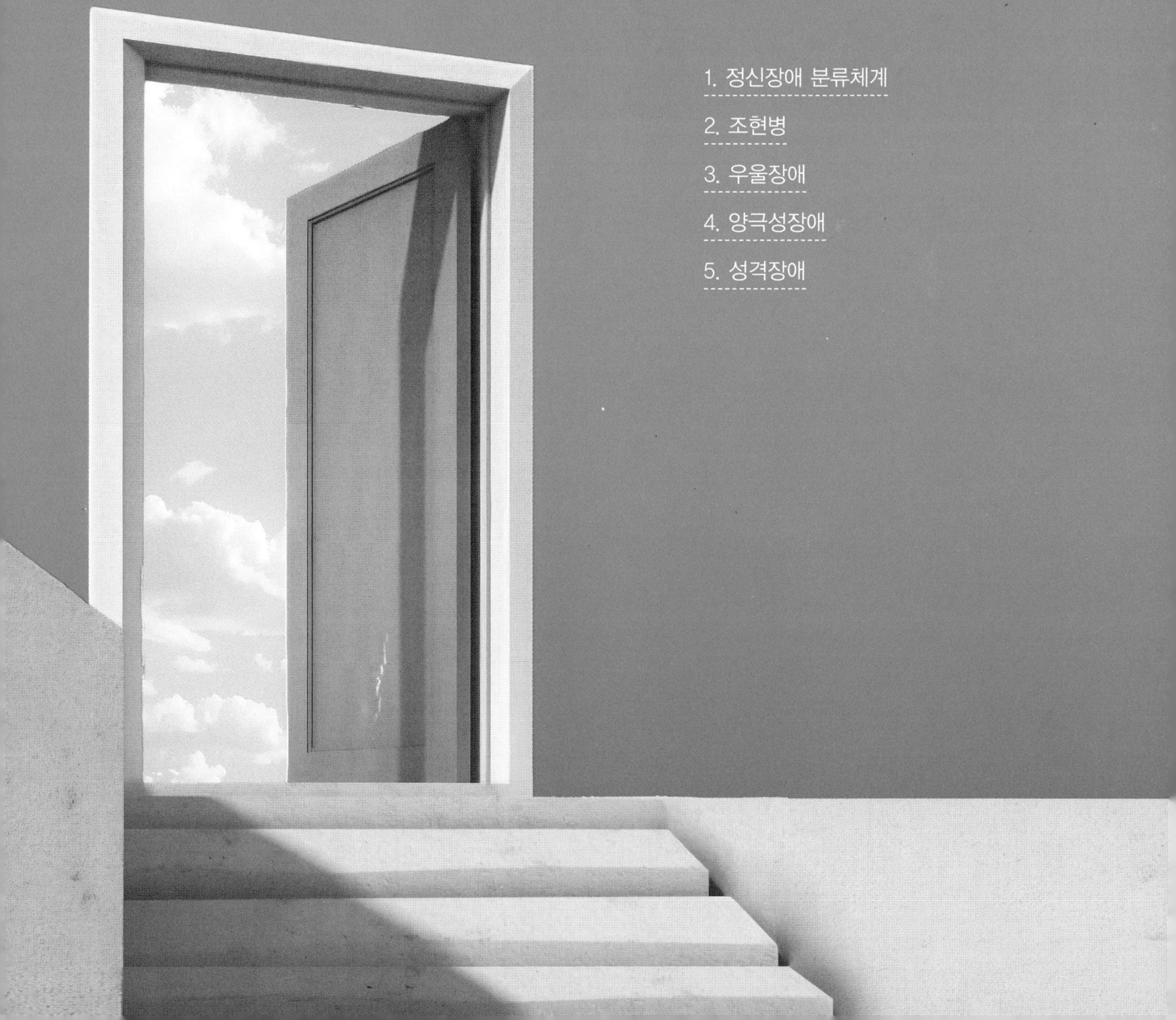

Mental Health

정신건강에 대해 논의하기 위해서 정신장애에 대한 이해는 가장 필수적으로 선행되어야 할 것이다. 이 장에서는 일반적으로 정신장애를 분류할 때 가장 많이 사용되고 있는 분류체계인 DSM-5-TR에 근거한 정신장애에 관해서 개괄적으로 살펴보고자 한다.[1] 더불어 주요 정신질환으로 이해되고 있는 조현병, 양극성장애 및 우울장애, 성격장애에 관해 보다 자세히 다루고자 한다.

1. 정신장애 분류체계

현재 가장 널리 사용되고 있는 정신장애 분류체계는 DSM-5-TR과 ICD(국제질병분류)이다. DSM-5는 미국정신의학회에서 발간하는 『정신장애의 진단 및 통계편람(Diagnostic and Statistical Manual of Mental Disorders)』의 다섯 번째 개정판으로 2013년에 출간되었고, 이후 약 9년 만에 좀 더 정확하고 과학적인 DSM-5-TR이라는 첫 번째 전면 개정판이 나오게 되었다. DSM[2]은 세계적으로 가장 많은 임상가와 연구자가 사용하고 있다. DSM의 분류는 장애의 원인이 아닌 증상의 기술적 특징에 근거하여 이루어져 있다.

ICD-10은 세계보건기구(WHO)에서 발간하는 『국제질병분류(International Classification of Diseases)』의 10번째 개정판으로서 그 안에 정신장애의 분류와 진단기준이 포함되어 있으며, 2019년 5월 제11차 국제질병표준분류기준(ICD-11)이 발표되었다. DSM-5는 ICD-11

1) DSM-5-TR 질환 본문은 DSM-5 최초 출판 이후 일부 개정되었으며, 해당 내용은 유병률, 위험 및 예후인자, 문화와 관련된 진단적 쟁점, 성젠더와 관련된 진단적 쟁점, 자살 사고 혹은 행동과의 연관성, 동반이환이다. 그러나 DSM-5 기준의 개념적 구성이 변경되지 않았기 때문에 DSM-5에서 유래한 DSM-5-TR의 기준세트는 여전히 'DSM-5 기준'이라고 하며, 새로운 진단항목인 지속적 비탄장애는 이 편에 추가되었기 때문에 DSM-5-TR 질환이라고 한다(권준수 외 역, 2023). 따라서 이 책에서 다루고 있는 질환의 경우 모두 DSM-5 기준에 따르는 것으로 제시되었다.

2) DSM은 1952년 DSM-I이 처음 발행된 이후 사회문화적 상황에 대한 변화, 임상적 유용성 및 진전된 연구결과 등을 반영하여 여러 번의 개정이 이루어졌으며, 1994년 네 번째 개정판인 DSM-IV가, 2013년 5월에 다섯 번째 개정판인 DSM-5, 2021년 DSM-5-TR이 발간되었다.

과 조화를 이루도록 개정이 되었으며, 임상가가 정신장애 진단을 좀 더 편리하게 할 수 있도록 구성하면서, 최근의 과학적인 연구결과를 반영하려고 노력했다(권석만, 2013).

특히 DSM-5에서 주목할 만한 변화는 1980년 DSM-III에서 처음 채택된 후 DSM-IV-TR까지 사용했던 다축체계의 삭제이다. DSM-5 개발자들은 축 구분에 과학적인 근거가 없다는 점을 강조하였으며, 정신장애가 신체적 · 생물학적 요인 및 과정과 별개의 것도 아니고, 일반적인 의학적 상태가 행동적 · 심리사회적 요인과 연관이 있다는 점을 고려할 때 축 구분은 무의미하다고 보았다(고진경, 2013).

아울러 범주적 진단체계의 한계를 보완하기 위해서 차원적 평가를 도입한 혼합모델(hybrid model)을 적용하여 모든 환자의 주된 증상과 다양한 공병증상을 심각도 차원에서 평가하도록 되어 있다(권석만, 2013). DSM-5-TR에 포함되어 있는 정신장애의 범주는 〈표 6-1〉과 같다.

표 6-1 정신장애의 범주

정신장애의 범주	주요 특성
1. 신경발달장애 (Neurodevelopmental Disorders)	• 중추신경계, 즉 뇌의 발달 지연 또는 뇌 손상과 관련된 것으로 알려진 정신장애를 포함 • 하위유형: 지적발달장애, 의사소통장애, 자폐스펙트럼장애, 주의력결핍/과잉행동장애, 특정학습장애, 운동장애(틱장애), 기타신경발달장애
2. 조현병 스펙트럼 및 기타 정신병적 장애 (Schizophrenia Spectrum and Other Psychotic Disorders)	• 조현병을 비롯하여 그와 유사한 증상을 나타내는 심각한 정신장애를 포함 • 망상, 환각, 혼란스러운 언어, 부적절한 행동, 둔마된 감정이나 사회적 고립을 특징적으로 나타내는 일련의 정신장애 • 하위유형: 조현형성격장애, 망상장애, 단기정신병적장애, 조현양상장애, 조현병, 조현정동장애
3. 양극성 및 관련 장애 (Bipolar and Related Disorders)	• 기분변화가 매우 심하여 기분이 고양된 상태와 침체된 상태가 주기적으로 나타나는 일련의 장애 • 하위유형: 제I형 양극성장애, 제II형 양극성장애, 순환성장애 등
4. 우울장애 (Depressive Disorders)	• 우울하고 슬픈 기분을 주된 증상으로 하는 다양한 장애 • 하위유형: 파괴적 기분조절부전장애, 주요우울장애, 지속성 우울장애, 월경전불쾌감장애 등

5. 불안장애 (Anxiety Disorders)	• 불안과 공포를 주된 증상으로 하는 장애로서 불안이 나타나는 다양한 양상에 따라 구분 • 하위유형: 분리불안장애, 선택적 함구증, 특정공포증, 사회불안장애, 공황장애, 광장공포증, 범불안장애 등
6. 강박 및 관련 장애 (Obsessive-Compulsive and Related Disorders)	• 강박적인 집착과 반복적인 행동을 특징적으로 나타내는 일련의 장애를 포함 • DSM-5에 처음으로 독립된 장애 범주로 제시 • 하위유형: 강박장애, 신체이형장애, 수집광, 발모광(털뽑기장애), 피부뜯기장애 등
7. 외상-및 스트레스사건-관련 장애 (Trauma-and Stressor-Related Disorders)	• 충격적인 외상사건이나 스트레스 사건을 경험한 이후에 부적응 증상을 나타내는 다양한 경우를 포함 • DSM-5에 처음으로 독립된 장애 범주로 제시 • 하위유형: 반응성 애착장애, 탈억제성 사회적 유대감 장애, 외상후 스트레스장애, 급성스트레스장애, 적응장애, 지속적비탄장애 등
8. 해리장애 (Dissociative Disorders)	• 의식, 기억, 자기정체감 및 환경지각 등이 평소와 달리 급격하게 변화하는 장애 • 하위유형: 해리성 정체성장애, 해리성 기억상실, 이인성/비현실감 장애 등
9. 신체증상 및 관련 장애 (Somatic Symptom and Related Disorders)	• 원인이 불분명한 신체증상을 호소하거나 그에 대한 과도한 염려를 나타내는 부적응문제를 의미 • 하위유형: 신체증상장애, 질병불안장애, 전환장애, 인위성장애 등
10. 급식 및 섭식장애 (Feeding and Eating Disorders)	• 개인의 건강과 심리사회적 기능을 현저하게 방해하는 부적응적인 섭식행동과 섭식-관련 행동 • 하위유형: 이식증, 신경성 식욕부진증, 신경성 폭식증, 폭식장애 등
11. 배설장애 (Elimination Disorders)	• 아동기나 청소년기에 흔히 진단되는 장애 • 대소변을 가릴 충분한 연령이 되었음에도 불구하고 이를 가리지 못하고 옷이나 적절치 않은 장소에서 배설 • 하위유형: 유뇨증, 유분증 등
12. 수면-각성 장애 (Sleep-Wake Disorders)	• 수면의 양이나 질의 문제로 인해서 수면-각성에 대한 불만과 불평을 나타내는 다양한 경우 • 하위유형: 불면장애, 과다수면장애, 기면증, 호흡관련 수면장애 등
13. 성기능부전 (Sexual Dysfunctions)	• 원활한 성행위를 방해하는 다양한 기능장애를 포함 • 하위유형: 사정지연, 발기장애, 여성극치감장애, 여성 성적 관심/흥분장애, 성기-골반통/삽입장애, 남성성욕감퇴장애, 조기사정 등

14. 젠더불쾌감 (Gender Dysphoria)	• 자신에게 주어진 생물학적 성과 자신이 경험하고 표현하는 성 행동 간의 현저한 괴리로 인해 심각한 고통과 사회적 적응곤란을 나타내는 경우
15. 파괴적, 충동조절, 그리고 품행장애 (Disruptive, Impulse Control, and Conduct Disorders)	• 정서와 행동에 대한 자기통제의 문제를 나타내는 다양한 장애를 포함 • 하위유형: 적대적 반항장애, 간헐적 폭발장애, 품행장애, 반사회성 성격장애, 병적방화, 병적도벽 등
16. 물질 관련 및 중독장애 (Substance-Related and Addictive Disorders)	• 술, 담배, 마약 등과 같은 중독성 물질을 사용하거나 중독성 행위에 몰두함으로써 생겨나는 다양한 부적응적 증상 포함 • 물질 관련 장애와 비물질 관련 장애(도박장애)로 구분
17. 신경인지장애 (Neurocognitive Disorders)	• 뇌의 손상으로 인해 의식, 기억, 언어, 판단 등의 인지적 기능에 심각한 결손이 나타나는 경우 • 하위유형: 섬망, 주요 및 경도 신경인지장애
18. 성격장애 (Personality Disorders)	• 성격 자체가 부적응적이어서 사회적 기대에 어긋난 이상행동을 지속적으로 나타내는 경우 • A, B, C 세 군집으로 분류되는 10가지 유형
19. 변태성욕장애 (Paraphilic Disorders)	• 성행위 방식에서 비정상성을 나타내는 장애로서 변태성욕증이라고도 함
20. 기타 정신장애 (Other Mental Disorders)	• 개인에게 현저한 고통과 더불어 사회적, 직업적 기능의 저하를 초래하는 심리적 문제이지만 앞에서 제시한 정신장애 진단기준을 충족시키지 못하는 경우

출처: 권준수 외 역(2023).

2. 조현병

조현병(schizophrenia)은 망상, 환각, 혼란스러운 언어를 비롯하여 현실을 왜곡하는 부적응 증상을 나타내는 심각한 정신장애이다. 임상 장면에서 접하게 되는 정신장애 중에는 이러한 조현병과 유사한 증상을 나타내지만 그 심각도나 지속기간이 다양한 장애가 있다.

최근에는 이러한 장애들이 조현병과 공통적인 유전적 또는 신경생물학적 기반을 지닌다는 연구결과들이 제시되었다. 이러한 연구결과에 근거하여 조현병과 유사한 증상을 나타낼 뿐 아니라 공통적인 원인적 요인을 지닌 것으로 추정되는 다양한 정신장애를 조현병스펙트럼장애(schizophrenia spectrum disorder)라고 지칭하고 있다(Tandon & Carpenter, 2013; Tienari et al., 2003: 권석만, 2014에서 재인용).

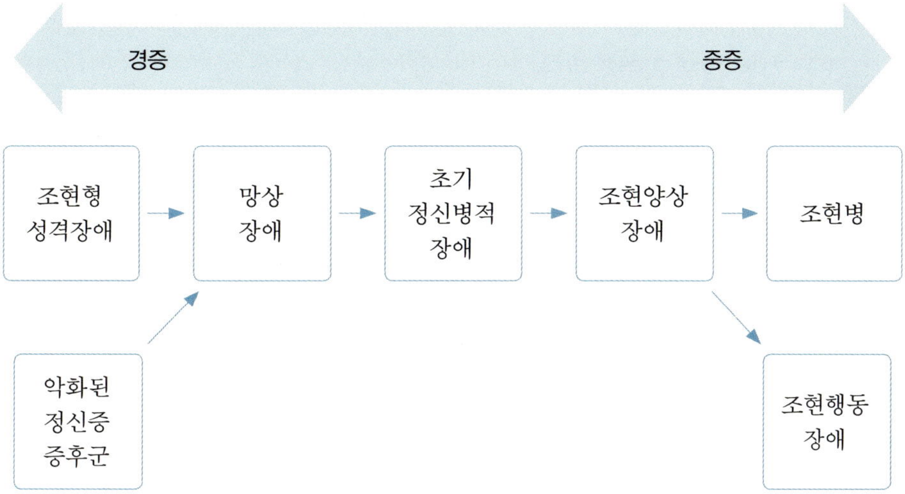

[그림 6-1] 조현병스펙트럼장애

출처: 권석만(2014).

조현병스펙트럼장애는 현실을 왜곡하는 기괴한 사고와 혼란스러운 언어를 특징으로 하는 다양한 장애를 의미하며 증상의 심각도에 따라서 스펙트럼상에 배열할 수 있는데, [그림 6-1]과 같다(권석만, 2014). 여기서는 조현병스펙트럼장애에서 대표적인 조현병(정신분열증)에 관해서 자세히 살펴보고자 한다.

1) 조현병의 유병률

보건복지부에서 2021년에 실시한 정신건강실태조사 결과에 따르면, 정신장애 평생유병률은 27.8%로, 이는 일반 인구 중 1/4 이상이 평생 한 번 이상 정신건강 문제를 경험하고 있다는 것을 보여 준다.[3] 2016년 정신질환 실태조사에 따르면, 조현병스펙트럼장애 평생유병률은 0.5%(남자 0.5%, 여자 0.4%), 일년유병률은 0.2%(남자 0.2%, 여자 0.2%)로, 지역사회에서 1년간 조현병스펙트럼장애를 경험한 적이 있는 사람은 6만 3천 명, 입원·입소해 있는 조현병스펙트럼장애 환자 수는 5만 명으로, 총 11만 3천 명으로 추산된다. 또한 평생 한 번이라

3) 2016년 정신질환실태 조사와 2021년 정신건강 실태조사의 경우 명칭의 변경과 더불어 조사 항목에서 조현병스펙트럼장애와 양극성장애를 제외하였다. 따라서 이 책에서 조현병스펙트럼장애 유병률은 2016년 조사 결과를 제시하였다.

도 조현병 증상(환청, 환시, 조정망상, 피해망상 등)을 경험한 적이 있는 사람은 약 1.8%로 나타났으며, 그 수는 71만 명으로 추정된다.

2) 조현병의 진단 및 증상

(1) 조현병의 진단

조현병은 뇌의 기질적 이상이 없는 상태에서 사고, 감정, 지각, 행동 등 인격의 다양한 측면에서 이상이 생겨 망상이나 환각, 혼란스러운 사고와 행동을 포함하는 여러 가지 부적응적 증상을 보이는 주요 정신질환이다. 조현병은 초기에 적절한 집중적 치료를 통해 회복이 가능하지만, 그렇지 못할 경우 만성화되어 심리사회적 부적응을 보이며, 이로 인해 인간의 삶을 황폐화시킬 수 있다. 이러한 조현병에 대한 DSM-5의 진단기준은 다음과 같다.

A. 다음 중 두 가지 이상의 증상(1, 2, 3 중 하나는 반드시 포함)이 1개월 동안(성공적으로 치료되었을 경우에는 그 이하일 수도 있음) 상당 부분의 시간에 나타나야 한다.

1. 망상
2. 환각
3. 혼란스러운 언어(예, 빈번한 주제 이탈이나 뒤죽박죽된 표현)
4. 심하게 혼란스러운 행동이나 긴장증적 행동
5. 음성증상들(예, 감소된 정서표현이나 무의욕증)

B. 이러한 장해가 시작된 후 상당 부분의 시간 동안, 한 가지 이상의 주요한 영역(직업, 대인관계, 자기돌봄)의 기능수준이 장해의 시작 전보다 현저하게 저하되어야 한다(아동기나 청소년기에 시작될 경우에는 대인관계, 학업적 또는 직업적 기능에서 기대되는 수준에 이르지 못해야 한다).

C. 장해가 계속 진행되고 있다는 징후가 최소한 6개월 이상 지속되어야 한다. 이러한 6개월의 기간에는 기준 A를 충족시키는 증상들(즉, 활성기 증상)을 나타내는 1개월 이상의 기간과 더불어 전구기 또는 관해기의 증상이 나타나는 기간을 포함한다. 이러한 전구기나 관해기 동안, 장해의 징후는 단지 음성증상만으로 나타나거나 기준 A에 열거된 증상 중 두 개 이상의 증상이 약화된 형태(예, 기이한 신념, 비일상적인 지각경험)로 나타날 수 있다.

D. 조현정동장애와 정신증적 특성을 나타내는 우울 또는 양극성장애의 가능성이 배제되어야 한다. 즉, ① 주요 우울삽화나 조증삽화가 활성기 증상과 함께 동시에 나타난 적이 없어야 한다. ② 만약 기분삽화가 활성기 증상과 함께 나타났었다면, 그것은 활성기와 잔류기의 전체 기간 중 짧은 기간 동안에만 나타난 것이어야 한다.

E. 이러한 장해는 물질(예, 남용물질, 치료약물)이나 다른 신체적 질병의 생리적 효과에 의한 것이 아니어야 한다.

F. 아동기에 시작하는 자폐스펙트럼장애나 의사소통장애를 지닌 과거 병력이 있을 경우, 조현병의 진단에 필요한 다른 증상에 더해서 현저한 망상이나 환각이 1개월 이상 나타날 경우에만 조현병을 추가적으로 진단하게 된다.

출처: American Psychiatric Association (2013).

(2) 주요 증상

조현병의 주요 증상은 지각, 사고, 언어, 감정, 행동, 의욕 등 모든 영역에 걸쳐 다양하게 나타난다. 이러한 다양한 증상은 환자마다 다르고, 또 한 환자에게서도 시기에 따라 다른 증상들이 나타난다. 조현병의 증상은 양성증상(positive symptom)과 음성증상(negative symptom)으로 구분되는데, 양성증상에는 사고(망상), 지각(환각), 언어 및 의사소통(와해된 언어), 행동장애(와해된 행동 및 긴장된 행동)가 포함된다. 음성증상은 정상적 일상생활이나 사회적 기능이 줄어드는 것으로 정서적 둔마, 무논리증, 무의욕증 등이 있다. 조현병의 대표적인 증상들에 대해 살펴보면 다음과 같다(김기태 외, 2009; 유수현 외, 2010; 임혁, 채인숙, 2010).

① 사고장애: 망상

망상(delusion)은 사실과는 다른 생각을 실제 사실이라고 믿는 것이다. 이러한 잘못된 믿음은 일반인들이 동의할 수 없는 내용일 뿐 아니라 어떠한 논리적인 대화나 설득, 과학적 근거 제시에도 교정되지 않는다. 환자에 따라 망상은 다양하게 나타나며, 여러 망상을 복합적으로 갖는 경우가 많다.

② 지각장애: 환각

주위에 자극이 없는데도 불구하고 자극이 있는 것처럼 감각적으로 잘못 지각을 하는 경우로 환청, 환시, 환미, 환촉, 환후 등의 지각장애로 나타난다. 조현병에 가장 흔한 종류는 환청으로, 주위에 아무도 없는데 사람이 말하는 소리가 들리는 증상이다.

③ 행동적 증상

- 와해된 행동과 말: 상황에 맞는 목표지향적 행동을 하지 못하고 상황이나 자신의 연령, 위치에 걸맞지 않은 엉뚱한 행동이나 말을 하는 경우를 말한다.
- 긴장성 행동: 긴장형 정신분열병에서 자주 보이는 증상으로 마치 몸이 굳은 것처럼 어떤 특정한 자세를 취하고 그대로 있는 경우를 말한다.

④ 음성증상

- 정서적 둔마: 외부 자극에 대한 정서반응이 매우 느려져서 표정이 없고 무감각해 보이는 상태를 말한다.
- 무언어증: 언어반응이 없거나 매우 적어 간단한 대답만 하는 경우
- 무욕증: 아무런 의욕이 없어 보이는 상태로 평소의 목표지향적 행동을 하지 않고 대인관계나 사회활동에도 무관심해지는 것을 말한다.

3) 조현병의 원인

조현병의 원인은 아직 충분히 알려지지 않은 상황으로 어떤 한 요인에 의해 발병하기보다는 생물학적 원인, 심리사회적 원인, 취약성-스트레스 모델 등 다양한 요인이 복합적으로 작용하여 발생하는 것으로 추측된다. 그러나 최근의 연구결과에 따르면, 조현병은 생물학적 요인과 밀접하게 연관되어 있음이 시사되고 있다(권석만, 2014). 이러한 조현병의 원인은 다음과 같이 제시할 수 있다.

(1) 생물학적 요인

생물학적 입장에서는 조현병을 뇌의 장애로 규정하고 유전적 요인,[4] 뇌의 구조적 또는 기

4) 조현병은 유전적 요인이 강력한 영향을 미치는 것으로 알려지고 있다. 가계연구에 따르면, 조현병 환자의 부모나 형제자매는 일반인의 10배, 조현병 환자의 자녀는 일반인의 15배까지 조현병에 걸리는 비율이 높다. 심지어 3촌 이내의 친족에서는 일반인의 2.5~4배 가까운 발병률을 나타내었다. 부모 모두가 조현병 환자일 경우에 자

능적 결함,[5] 신경전달물질의 이상 등으로 설명하고 있다.

뇌의 신경전달물질 이상은 조현병의 생물학적 원인 중 가장 강력하게 지지되는 내용으로 많은 연구가 진행되었다. 다양한 신경전달물질 중 조현병과 관련된 것으로 가장 주목받고 있는 것은 도파민(dopamine)이다. 도파민은 사고, 운동, 감정 등과 관련된 정보를 처리하는 물질로, 뇌 속에서 도파민 시스템의 불균형이 생기면 조현병의 주요 증상이 나타난다고 보는 것이다. 최근에는 도파민 외에 세로토닌(serotonin)이 주목을 받고 있는데, 이 두 가지 신경 전달물질의 수준이 높으면 조현병 증상이 나타난다는 세로토닌-도파민 가설이 제기되고 있다(권석만, 2014).

(2) 심리적 요인 및 가족관계 요인

정신분석적 입장에서는 조현병의 심리적 원인에 대한 다양한 주장이 제기되고 있다. 프로이트(Freud, 1924)는 조현병을 통합된 자아가 발달하기 이전 단계, 즉 오이디푸스 단계 이전의 심리적 갈등과 결손에 의해서 생겨나는 장애로 보았다(권석만, 2014). 하트만(Hartman)은 조현병의 병적 증상을 심한 갈등, 조절 불가능한 과도한 공격성과 관련시켜, 이것이 자아기능의 자율적인 발전을 저해하여 지각장애, 논리적 사고와해, 대인관계 장애를 일으킨다고 주장하였다. 설리반(Sullivan)은 조현병이 정신 내부의 갈등보다 인간관계의 깊은 장애에서 기인된다고 보았다. 대상관계이론에서는 조현병의 기원을 생애 초기 발달과정에 두고 있다(임혁, 채인숙, 2010).

또한 조현병 유발과 관련한 가족관계 요인에 관한 연구가 많이 이루어져 왔는데, 특히 부모의 양육태도, 가족 간 의사소통, 부모와 자녀의 의사소통 방식, 부모의 부부관계 등이 조현병의 발병과 경과에 중요한 영향을 미친다고 주장되었다(권석만, 2014).

(3) 사회문화적 요인

사회문화적 요인은 조현병의 발병에 사회문화적 환경이 영향을 미친다는 것을 의미한다. 사회경제적으로 낮은 계층에서 조현병 발병빈도가 높다는 연구결과가 있는데, 이것은 병의 원인이라기보다는 결과라는 주장이 함께 존재한다. 또한 일부에서는 산업화와 도시화가 병

녀의 36% 정도가 조현병을 나타내는 것으로 보고되었다.

5) 조현병 환자는 정상인보다 뇌실의 크기가 크고 뇌 피질 양이 적으며 전두엽, 변연계, 기저 신경절, 시상, 뇌간, 소뇌에서 이상을 나타낸다는 다양한 연구결과가 보고되고 있다.

의 원인과 관련이 있다고 밝히고 있다.

(4) 취약성-스트레스 모델

조현병은 반복되는 만성적 경과를 보이거나 자주 재발하는 경우가 흔하다. 조현병은 장애 자체가 만성화되는 것이 아니라 장애에 대한 취약성이 지속되는 장애로, 취약성-스트레스 모델이다. 조현병에 대한 취약성의 정도는 개인마다 다르며, 유전적 요인과 출생 전후의 신체적 · 심리적 요인에 의해 결정된다. 즉, 취약성을 지닌 사람에게 스트레스 사건이 발생하여 그 적응 부담이 일정한 수준을 넘게 되면 조현병이 발병한다는 것이다. 이 모델은 유전적 요인이 조현병의 발병에 주요한 영향을 미친다는 점을 인정하지만, 유전적 취약성을 지닌 사람도 과중한 환경적인 스트레스가 주어지지 않으면 발병 없이 살아갈 수 있다고 본다. 또한 조현병이 발생하더라도 스트레스가 줄어들면 증상이 감소되고 발병 전의 기능 수준으로 회복될 수 있다고 가정한다. 이 모델은 조현병의 원인으로 제시된 다양한 요인을 통합하여 조현병의 유발과 경과를 설명하고 있으며, 동시에 조현병의 치료와 예방을 위한 시사점을 준다. 조현병의 치료를 위해서는 약물치료뿐 아니라 심리사회적 개입을 통해 환경적 스트레스를 감소시키고 스트레스에 대한 대처능력을 향상시키는 것이 중요하다(권석만, 2014; 임현, 채인숙, 2010).

4) 조현병의 치료

앞에서 살펴본 것과 같이 조현병은 다양한 원인이 복합적으로 작용하는 것으로 보기 때문에 치료 및 개입 또한 포괄적이고 통합적이어야 한다. 다음에서 조현병의 치료 및 개입 방법에 대해 간략히 소개하도록 하겠다.

(1) 약물치료

조현병 발병의 생물학적 원인에 따른 치료방법은 약물치료이다. 항정신병 약물(anti-psychotics)은 증상을 경감시키는 데 결정적이며, 특히 망상과 환각과 같은 급성기 정신증상을 포함한 양성증상의 감소에 매우 효과적이다. 따라서 다른 심리사회적 개입에 우선하여 집중적 약물치료를 통해 증상을 완화시키는 것은 매우 중요하다. 그러나 항정신병 약물은 치료적 작용 외에 신체적 · 심리적 부작용[6)]을 동반하게 된다. 따라서 부작용을 잘 알고 대처하는 것이 약물순응도를 높이고 치료 효과를 거두는 데 매우 중요하다.

(2) 정신사회재활치료

조현병의 원인에 대한 취약성-스트레스 모델에 따르면, 약물치료뿐 아니라 다양한 심리사회적 개입이 요구되는데 이러한 심리사회적 개입의 대표적인 것이 정신사회재활치료이다. 정신사회재활치료의 목표는 대처능력을 강화시킴으로써 독립적 사회생활기술을 향상시키고자 하는 것이다. 이러한 정신사회재활치료에는 환경치료를 포함하여 개인정신치료, 집단치료, 가족상담 및 치료, 가족교육, 정신건강교육, 사회기술훈련, 인지행동치료 방법, 직업재활, 자조모임, 가족자조모임 등이 포함되며 다양한 개입이 이루어지고 있다.

(3) 사례관리

사례관리란 지지와 격려가 필요한 대상에게 지역사회 내에서 안정된 생활을 유지해 나갈 수 있도록 지속적이고 통합적인 서비스를 제공하는 것이다(임혁, 채인숙, 2010). 사례관리는 항정신병 약물의 개발, 탈시설화로 인한 지역사회 정신보건의 확대와 함께 지역사회에서 활성화되었다. 이러한 사례관리는 일련의 과정으로 이루어지는데, 사정단계에서 강점과 장애물에 대한 사정이 반드시 포함되며, 자원 연결 후 조정과 점검의 과정이 필수적이다. 사례관리는 다른 대상과 마찬가지로 정신장애인에게도 인테이크, 사정, 계획, 개입, 조정, 종결 및 사후관리 등의 과정으로 진행된다(유수현 외, 2010).

3. 우울장애

사람은 누구나 기분의 변화를 경험하면서 삶을 영위한다. 이러한 기분이 지나치게 들뜨거나 지나치게 가라앉아서 현실에서 생활하는 데 어려움을 겪게 되는 경우 기분에 장애가 있다고 이야기를 하고, 이것이 정신질환으로 진단되기도 한다. 이전의 DSM-IV에서는 기분장애(mood disorder)로 분류되었으나, 현재 DSM-5에서는 우울장애와 양극성장애로 분류되어 진단이 이루어진다. 우울장애는 슬픔, 공허감, 짜증스러운 기분과 수반되는 신체적·인지적 증상으로 인해 개인의 기능을 현저하게 저하시키는 부적응 증상을 의미한다(권석만,

6) 항정신병 약물로 생길 수 있는 부작용으로 가장 흔한 것은 입이 마르고, 변비가 생기는 것이다. 그 외에도 안절부절못하며, 몸이 뻣뻣해지고 눈앞이 흐릿해지는 등의 증상이 나타나기도 한다. 그렇지만 이러한 부작용은 일시적이며, 시간이 경과하면 대부분 없어진다.

2013). 여기서는 우울장애의 증상, 원인, 유형 등에 대해 간략히 살펴보고자 한다.

1) 우울장애의 유병률

역학 연구마다 사용한 방법에 따라 유병률의 차이를 보이고 있지만 우울장애는 정신장애 중에서 가장 유병률이 높다. 경미한 우울장애를 포함하여 우울장애의 유병률을 조사한 연구에 따르면, 한 시점에서 5~10%의 사람들이 우울장애로 고통받고 있으며, 일생 동안 20~25%의 사람들이 한 번 이상 우울장애를 경험한다고 한다(권석만, 2013).

보건복지부의 2021년 정신건강 실태조사 결과에 따르면, 주요우울장애[7]의 경우 평생유병률은 전체 7.7%, 남자 5.7%, 여자 9.8%였다. 일년유병률은 전체 1.7%, 남자 1.1%, 여자 2.4%로 나타나 여자의 일년유병률이 2배 이상 높은 것으로 나타났다. 기분부전장애[8]의 경우 평생유병률 0.5%, 일년유병률 0.2%로 나타났다. 주요우울장애와 마찬가지로 남자보다 여자에서 일년유병률이 높게 나타났다.

2) 우울장애의 진단 및 증상

우울장애는 우울 상태가 주요한 증상으로 나타나는 정신장애로, 우울 상태는 정서, 사고, 지각, 신체, 행동 등의 다양한 영역에서 장애가 나타난다. 이러한 우울장애는 주요우울장애, 지속성 우울장애, 월경전기 불쾌장애, 파괴적 기분조절곤란 장애 등 하위유형으로 구분되는데, 다음에서는 주요우울장애와 지속성 우울장애의 진단 및 증상에 관해 살펴보겠다.

(1) 주요우울장애

주요우울장애(major depressive disorder)는 가장 심한 증상을 나타내는 우울장애의 유형으로 DSM-5 진단기준은 다음과 같다. 다음에서 제시되는 아홉 가지 증상 중 다섯 개 이상의 증상이 거의 매일 연속적으로 2주 이상 나타나야 한다. 이러한 다섯 개 증상 중 적어도 하나

7) 우울증 삽화는 2주 이상 거의 매일 지속되는 우울한 기분 또는 흥미나 즐거움의 상실과 함께, 의미 있는 체중이나 식욕, 수면의 변화, 피로감, 무가치감, 자살생각 등의 증상이 나타나는 경우를 의미한다.

8) 주요우울장애 수준의 우울감을 보이지 않으나 2년 이상, 우울한 기분이 없는 날보다 있는 날이 더 많고, 하루 동안 대부분 우울감이 지속되는 경우이다.

는 ①항의 지속적인 우울한 기분과 ②항에서 제시된 흥미나 즐거움의 현저한 저하가 반드시 포함되어야 한다.

① 하루의 대부분, 그리고 거의 매일 지속되는 우울한 기분이 주관적 보고나 객관적 관찰을 통해 나타난다.
② 거의 모든 일상활동에 대한 흥미나 즐거움이 하루의 대부분 또는 거의 매일같이 뚜렷하게 저하되어 있다.
③ 체중조절을 하고 있지 않은 상태에서 현저한 체중감소나 체중증가가 나타난다. 또는 현저한 식욕감소나 증가가 거의 매일 나타난다.
④ 거의 매일 나타나는 불면이나 과다수면이 나타난다.
⑤ 거의 매일 나타나는 정신운동성 초조나 지체를 나타낸다. 즉, 좌불안석이나 처져 있는 느낌이 주관적 보고나 관찰을 통해 나타난다.
⑥ 거의 매일 피로감이나 활력상실을 나타낸다.
⑦ 거의 매일 무가치감이나 과도하고 부적절한 죄책감을 느낀다.
⑧ 거의 매일 사고력이나 집중력의 감소, 또는 우유부단함이 주관적 호소나 관찰에서 나타난다.
⑨ 죽음에 대한 반복적인 생각이나 특정한 계획 없이 반복적으로 자살에 대한 생각을 하거나 자살 기도를 하거나 자살하기 위한 구체적 계획을 세운다.

(2) 지속성 우울장애

지속성 우울장애(persistent depressive disorder)는 우울증상이 2년 이상 지속적으로 나타나는 경우를 말한다. 지속성 우울장애는 DSM-5에서 새롭게 제시된 진단명으로 DSM-IV의 만성 주요우울장애와 기분부전장애를 합친 것이다.

지속성 우울장애는 2년 이상 지속된 우울한 기분을 비롯하여 식욕부진이나 과식, 불면이나 과다수면, 활력의 저하나 피로감, 자존감의 저하, 집중력의 감소나 결정의 곤란, 절망감 중 두 가지 이상의 증상이 나타날 경우 진단될 수 있다. 주요우울장애가 2년 이상 지속되면 지속성 우울장애로 진단명이 바뀌게 된다(권석만, 2013).

지속성 우울장애의 핵심 증상은 만성적인 우울감이다. 아울러 자신에 대한 부적절함, 흥미나 즐거움의 상실, 사회적 위축, 낮은 자존감, 죄책감, 과거에 대한 반추, 낮은 에너지 수준, 생산적 활동의 감소 등을 나타낸다. 지속성 우울장애는 비만성적 우울장애에 비해서 만성적인 경과를 보이기 때문에 실업, 사회적 위축, 일상생활 부적응 등이 더욱 심각할 수 있다(권석만, 2013; Satyanarayana et al., 2009).

3) 우울장애의 원인

우울장애의 원인 역시 다른 정신장애와 마찬가지로 명확하게 밝혀지지는 않았다. 따라서 생물학적 · 심리학적 · 사회적 원인 등을 전체적으로 고려하여 발병을 이해해야 한다.

첫째, 생물학적 원인으로 유전적 요인, 신경전달물질의 불균형, 뇌구조의 기능이상, 내분비계통의 이상이 우울장애와 관련된 것으로 주장되고 있다(유수현 외, 2010).

둘째, 심리적 원인으로 프로이트는 우울장애를 분노가 무의식적으로 자기에게 향해진 현상으로 이해하였다. 스트리커(Stricker, 1983)는 어린 시절의 상실 경험이 우울장애를 일으킬 수 있는 취약성으로 작용한다고 하였고, 비브링(Bibring, 1953)은 손상된 자기존중감을 우울장애의 가장 주요한 특징으로 보았다(권석만, 2013). 행동주의적 입장에서 부정적 좌절을 많이 경험한 사람은 무력감이 학습되어 우울감을 가지고 상황을 변화시키려고 하지 않는다고 설명하며, 이를 학습된 무력감이라고 한다. 인지이론가들은 인지적 오류와 왜곡이 우울증상을 만들어 낸다고 설명한다.

셋째, 우울장애의 발생에 영향을 주는 사회환경적 요인은 주요한 생활사건,[9] 사소한 생활사건,[10] 사회적 지지의 결여 등으로 나누어 볼 수 있다(권석만, 2013).

4) 우울장애의 치료

우울장애의 치료는 약물치료, 인지행동치료, 정신치료 등이 주로 이루어진다.

첫째, 약물치료는 우울장애에 효과적인 치료방법으로, 대표적인 약물은 삼환계 항우울제, MAO 억제제, 세로토닌 재흡수 억제제 등이 있다. 이 약물들은 모두 신경전달물질의 균형을 조절하는 역할을 한다.

9) 커다란 좌절감을 안겨 주는 충격적인 사건으로, 여기에는 사랑하는 가족의 사망이나 심각한 질병, 가정불화, 실직 등 다양한 사건이 포함된다.

10) 충격적 사건은 없었지만 일상생활 속에서 자주 경험하게 되는 여러 가지 사소한 부정적 생활사건이 오랜 기간 누적되면 우울장애가 유발될 수 있다.

둘째, 인지행동치료가 우울장애에 많이 적용되는데, 인지치료는 우울한 사람의 사고체계를 정밀하게 탐색하여 인지적 왜곡을 찾아내어 교정함으로써 자신과 세상에 대해 보다 현실적이고 긍정적인 사고를 하도록 돕는 것이다. 인지치료는 우울하게 만드는 자동적 사고와 역기능적 신념을 찾아내고 변화시키기 위해 소크라테스식 대화법, 일일 인지기록표 작성, 일기 쓰기 등의 방법을 적용한다. 또한 행동적 접근으로 자기생활관찰표 작성하기, 시간계획표를 만들어 생활하기, 과제수행표를 만들어 실행하기, 대처기술훈련, 사회기술훈련 등도 병행하여 실시한다(유수현 외, 2010).

셋째, 정신치료는 우울장애를 가지고 있는 환자의 무의식적 갈등을 잘 파악하여 적절한 방법으로 직면시키고 해석해 준다. 이러한 정신치료는 환자의 우울증상을 삶의 전반적 맥락에서 이해하고 우울장애에 대해 심층적이고 포괄적인 치료적 접근을 한다는 장점을 지니고 있지만, 효과에 대해서는 논란이 많은 것이 사실이다(권석만, 2013).

4. 양극성장애

과거에 양극성장애는 우울장애와 함께 기분 조절에 어려움이 있어 어려움을 겪는 장애로 분류되었다. 그러나 최근에는 우울장애와 양극성장애가 원인, 경과, 예후 등에서 차이를 지닌 것으로 밝혀지고 있다. 따라서 DSM-5에서는 양극성장애를 독립된 진단범주로 분류하고 있다. 여기서는 양극성장애에 관해 살펴보기로 한다.

1) 양극성장애의 유병률

제I형 양극성장애는 지역사회 연구에서 평생유병률이 0.4~1.6%로 보고되고 있다. 주요우울장애는 여성에게 많이 나타나는 반면, 제I형 양극성장애는 대체로 남성과 여성에게 비슷하게 나타난다. 그러나 남성은 조증삽화가 먼저 나타나는 경우가 많고, 여성은 주요우울삽화가 먼저 나타나는 경우가 많다. 제I형 양극성장애를 지닌 여성은 출산 직후에 기분장애가 발생할 위험성이 높아진다(권석만, 2013).

보건복지부의 2016년 정신질환 역학조사에 따르면, 양극성장애의 평생/일년 유병률은 모두 0.1%로 나타났고, 여자의 경우 30대, 미혼집단, 미취업집단, 도시지역, 고소득층에서 높은 일년유병률을 보였다.

2) 양극성장애의 진단 및 증상

양극성장애(bipolar disorder)는 우울한 기분 상태와 고양된 기분 상태가 교차되어 나타나는 경우로, 기분이 몹시 고양된 조증 상태만 나타나거나 우울장애와 상태가 번갈아 나타나는 경우 진단이 된다. 과거에는 조울증으로 불리기도 하였다. 양극성장애는 제I형 양극성장애와 제II형 양극성장애, 순환감정장애로 분류되는데, 다음에서는 제I형 양극성장애와 제II형 양극성장애에 대해 살펴보겠다.

(1) 제I형 양극성장애

제I형 양극성장애(bipolar I disorder)는 기분이 비정상적으로 고양되는 조증 상태를 특징적으로 나타내는 장애이다. 이 장애의 DSM-5 진단기준은 다음과 같다.

A. 비정상적으로 의기양양하고 자신만만하거나 짜증스러운 기분을 나타내고 목표지향행동이나 에너지 수준이 비정상적으로 증가된 상태가 1주일 이상 분명하게 지속되는 조증삽화(manic episode)를 나타내야 한다.

B. 이러한 조증삽화에서 다음에 제시되는 일곱 가지 증상 중 세 가지 이상(기분이 과민한 상태인 경우에는 네 가지)이 심각한 정도로 나타나야 한다.

1. 팽창된 자존심 또는 심하게 과장된 자신감
2. 수면에 대한 욕구 감소(예, 단 3시간의 수면으로도 충분하다고 느낌)
3. 평소보다 말이 많아지거나 계속 말을 하게 됨
4. 사고의 비약 또는 사고가 연달아 일어나는 주관적인 경험
5. 주의 산만(예, 중요하지 않거나 관계없는 외적 자극에 너무 쉽게 주의가 이끌림)
6. 목표지향적 활동(직장이나 학교에서의 사회적 또는 성적 활동)이나 흥분된 운동성 활동의 증가
7. 고통스러운 결과를 초래할 쾌락적인 활동에 지나치게 몰두함(예, 흥청망청 물건 사기, 무분별한 성행위, 어리석은 사업투자)

C. 이러한 기분장애가 심각하여 직업 적응은 물론 일상생활에 현저한 곤란이 있거나 자신 및 타인을 해칠 가능성이 있어 입원이 필요하거나 정신증적 양상이 동반된다.

D. 이러한 증상이 물질의 직접적인 생리적 효과로 인한 것이 아니어야 한다.

제I형 양극성장애는 가장 심한 형태의 양극성장애로 한 번 이상의 조증삽화가 나타나는 모든 경우를 말한다. 흔히 제I형 양극성장애를 지닌 사람들은 한 번 이상의 주요우울삽화(major depressive episode)[11]를 경험한다(권석만, 2013). 양극성장애의 경우 DSM-5에서는 현재 나타내고 있는 증상의 심각도를 경도(mild), 중등도(moderate), 중증도(severe)로 평가한다.

(2) 제II형 양극성장애

제II형 양극성장애(bipolar II disorder)는 제I형 양극성장애와 매우 유사하지만 조증삽화의 증상이 상대적으로 미약한 경조증삽화(hypomanic episode)를 보인다는 점에서 구분된다. 즉, 제II형 양극성장애는 과거에 주요우울장애를 경험한 적이 있으며 동시에 기분이 고양되는 비정상적인 기분 상태를 나타내지만, 조증삽화보다 그 심각도가 미약한 경조증삽화를 나타내는 경우를 말한다(권석만, 2013).

3) 양극성장애의 원인

양극성장애는 여러 가지 이론적 입장에서 그 원인에 대한 설명이 제시되고 있으나 유전을 비롯한 생물학적 요인에 의해서 많은 영향을 받는 장애로 알려져 있다. 여기서는 생물학적 원인과 심리적 원인에 관해서 살펴보기로 한다(권석만, 2013).

첫째, 양극성장애의 생물학적 원인으로 유전적 요인, 신경전달물질, 신경내분비적 요인, 수면 생리적 요인들에 대한 연구가 진행되고 있다. 양극성장애는 유전되는 경향이 강한 장애로 알려져 있는데, 양극성장애로 진단받은 환자들의 대다수는 가족 중에 동일한 장애 또는 주요우울장애를 지녔던 사람들이 있는 것으로 밝혀졌다. 노르에피네프린(norepinephrine), 세로토닌(serotonin), 도파민(dopamine) 등의 물질이 양극성장애의 신경화학적 기제와 관련이 되어 있으며, 갑상선 기능 이상 및 수면장애도 기분장애와 관련이 있다고 알려져 있다.

둘째, 심리학적 원인의 경우 정신분석적 입장에서 양극성장애의 조증 증세를 무의식적 상실이나 자존감 손상에 대한 방어나 보상반응으로 보고 있다. 인지적 입장에서 조증 증상

11) 주요우울장애의 증상이 2주일 이상 지속되는 경우

을 나타내는 사람은 우울증 증상을 나타내는 사람과 마찬가지로 현실의 해석에 인지적 왜곡이 있다고 본다. 조증 환자는 획득과 성공을 주제로 하는 자동적 사고를 지니는데, 생활경험을 해석하는 과정에서 인지적 오류를 범한다.

4) 양극성장애의 치료

제I형 양극성장애, 특히 조증삽화가 나타날 때는 입원치료와 약물치료를 우선적으로 고려해야 하는데, 가장 대표적인 항조증 약물은 리튬(lithium)이다. 리튬은 기분안정제(mood stabilizer)로서 모든 유형의 양극성장애를 치료하는 데 사용되고 있으며, 특히 조증삽화를 진정시키고 예방하는 효과를 지닌다고 알려져 있다. 그러나 약물치료만으로는 한계가 있기 때문에 약물치료와 심리치료를 병행하는 것이 좋다. 그 외에 가족교육, 인지행동치료, 대인관계 및 사회적 리듬 치료 등이 이루어질 수 있다.

5. 성격장애

정신장애는 비교적 무난한 현실적 적응을 하던 사람에게 어떤 부정적 사건이 계기가 되어 발생하는 경우가 대부분이다. 그러나 이와 달리 개인의 성격 특성 자체가 특이하여 부적응적인 삶이 지속되는 경우가 있다. 이처럼 어린 시절부터 서서히 발전하여 성인기에 개인의 성격으로 굳어진 심리적 특성이 부적응적 양상을 나타내는 경우를 성격장애(personality disorders)라고 한다(권석만, 2013). 다시 말하면, 성격장애는 어떤 개인이 갖는 성격상의 특징들이 평균 범위의 수준을 벗어나 있는 상태이며, 개인이 속해 있는 문화에서 사람들이 일반적으로 지각하고 느끼고 생각하는 방식, 타인과 인간관계를 유지하는 방식에서 벗어난 행동을 보인다. 결과적으로 적응과 사회적 기능에 장애를 가져오게 된다. 따라서 DSM-5에서 성격장애로 진단되기 위해서는 다음과 같은 몇 가지 기준을 충족시켜야 한다.

A. 개인의 지속적인 내적 경험과 행동양식이 그가 속한 사회의 문화적 기대에 심하게 벗어나야 한다. 이러한 양식은 다음의 네 개 영역 중 두 개 이상에서 뚜렷하게 나타난다.

1. 인지(예, 자신, 타인, 사건을 지각하고 해석하는 방식)

2. 정동(예, 정서 반응의 범위, 강도, 불안정성, 적절성)
3. 대인관계기능
4. 충동조절

B. 고정된 행동양식이 융통성이 없고 개인생활과 사회생활 전반에 넓게 퍼져 있어야 한다.
C. 고정된 행동양식이 사회적, 직업적, 그리고 다른 중요한 영역에서 임상적으로 심각한 고통이나 기능의 장애를 초래해야 한다.
D. 행동양식이 변하지 않고 오랜 기간 지속되어 왔으며, 발병 시기는 적어도 청소년기나 성인기 초기로 거슬러 올라갈 수 있어야 한다.
E. 고정된 행동양식이 다른 정신장애의 지속이나 결과로 설명되어서는 안 된다.
F. 고정된 행동양식이 다른 약물이나 물질로 인한 신체적 영향에 기인한 것이어서는 안 된다.

DSM-5에서는 성격장애를 열 가지 하위유형으로 구분하고 있으며, 크게 세 가지 군집으로 분류하고 있다. 성격장애의 하위유형과 핵심 증상은 〈표 6-2〉와 같으며, 여기서는 각 하위유형별 성격장애의 주요 증상과 임상적 특징에 관해 간략히 살펴보도록 하겠다(권석만, 2014).

표 6-2 성격장애의 유형

하위장애		핵심 증상
A군 성격장애	편집성 성격장애	타인에 대한 강한 불신과 의심, 적대적인 태도, 보복행동
	분열성 성격장애	관계 형성에 대한 무관심, 감정표현의 부족, 대인관계의 고립
	분열형 성격장애	대인관계 기피, 인지적·지각적 왜곡, 기이한 행동
B군 성격장애	반사회성 성격장애	법과 윤리의 무시, 타인의 권리 침해, 폭력 및 사기행동
	연극성 성격장애	타인의 관심을 끌려는 행동, 과도한 극적인 감정표현
	경계선 성격장애	불안정한 대인관계, 격렬한 애증의 감정, 충동적 행동
	자기애성 성격장애	웅대한 자기상, 찬사에 대한 욕구, 공감능력의 결여
C군 성격장애	강박성 성격장애	완벽주의, 질서정연함, 절약에 대한 과도한 집착
	의존성 성격장애	과도한 의존 욕구, 자기주장의 결여, 굴종적인 행동
	회피성 성격장애	부정적 평가에 대한 예민성, 부적절감, 대인관계의 회피

출처: 권석만(2014).

1) A군 성격장애

(1) 편집성 성격장애

편집성 성격장애(paranoid personality disorder)는 타인에 대한 강한 불신과 의심을 지니고 적대적인 태도를 나타내어 사회적 부적응을 나타내는 성격 특성을 말한다. 이러한 성격장애를 지닌 사람은 주변 사람들과 지속적인 갈등과 불화를 나타내는 경향이 있다. 편집성 성격장애에 대한 DSM-5의 진단기준은 다음과 같다.

A. 타인의 동기를 악의에 찬 것으로 해석하는 등 광범위한 불신과 의심이 성인기 초기에 시작되어 여러 가지 상황에서 나타나며 다음의 특성 중 4개 이상의 항목을 충족시켜야 한다.

1. 충분한 근거 없이 타인이 자신을 착취하고 해를 주거나 속인다고 의심한다.
2. 친구나 동료의 성실성이나 신용에 대한 부당한 의심을 한다.
3. 정보가 자신에게 악의적으로 사용될 것이라는 부당한 공포 때문에 터놓고 얘기하기를 꺼린다.
4. 타인의 말이나 사건 속에서 자신을 비하하거나 위협하는 숨겨진 의미를 찾으려 한다.
5. 원한을 오랫동안 풀지 않는다. 예컨대, 자신에 대한 모욕, 손상, 경멸을 용서하지 않는다.
6. 타인은 그렇게 생각하지 않지만 자신의 인격이나 명성이 공격당했다고 인식하고 즉시 화를 내거나 반격한다.
7. 이유 없이 배우자나 성적 상대자의 정절에 대해 반복적으로 의심한다.

(2) 분열성 성격장애

분열성 성격장애(schizoid personality disorder)를 지닌 사람은 타인에 대해서 무관심하고 주로 혼자서 지내는 경향이 있다. 가족을 제외한 극소수의 사람을 제외하면 친밀한 관계를 맺는 사람이 없으며, 이성에 대해서도 무관심하여 독신으로 생활하는 경우가 많다. 이러한 성격장애를 지닌 사람은 친밀한 인간관계를 형성하지 못한 채 고립되어 있으며 매우 단조롭고 메마른 삶을 살아가는 경향이 있다. 분열성 성격장애에 대한 DSM-5의 진단기준은 다음과 같다.

A. 사회적 관계에 고립되어 있고 대인관계 상황에서 감정표현이 제한되어 있는 특성이 성인기 초기부터 생활 전반에 나타나며, 다음의 특성 중 4개 이상의 항목을 충족시켜야 한다.

1. 가족의 일원이 되는 것을 포함하여, 친밀한 관계를 원하지도 즐기지도 않는다.
2. 거의 항상 혼자서 하는 활동을 선택한다.
3. 다른 사람과 성 경험을 갖는 일에 흥미가 없다.
4. 만약 있다고 하더라도, 소수의 활동에서만 즐거움을 얻는다.
5. 직계가족 이외에는 가까운 친구나 마음을 털어놓는 친구가 없다.
6. 타인의 칭찬이나 비평에 무관심해 보인다.
7. 정서적 냉담, 무관심, 또는 둔마된 감정반응을 보인다.

(3) 분열형 성격장애

분열형 성격장애(schizotypal personality disorder)는 대인관계의 형성에 심한 어려움을 나타낼 뿐 아니라 경미한 조현병적 증상을 동반하는 성격장애로서 정신분열 스펙트럼 장애의 한 유형으로 분류되고 있다. 다른 성격장애보다 심각한 사회적 부적응을 경험하며, 심한 스트레스를 받으면 일시적으로 정신증적 증상을 나타내기도 한다. 분열성, 편집성, 회피성, 경계성 성격장애의 요소를 함께 지니는 경우가 흔하다. 분열형 성격장애의 진단기준은 다음과 같다.

A. 친밀한 대인관계에 대한 현저한 불안감, 인간관계를 맺는 제한된 능력, 인지적 또는 지각적 왜곡, 그리고 기이한 행동으로 인해 생활 전반에서 대인관계와 사회적 적응에 현저한 손상을 나타내야 한다. 이러한 특성이 성인기 초기에 시작되고 다양한 상황에서 나타나며, 다음의 특성 중 5개 이상의 항목을 충족시켜야 한다.

1. 관계망상과 유사한 사고(분명한 관계망상은 제외)
2. 행동에 영향을 미치는 괴이한 믿음이나 마술적 사고(예, 미신, 천리안에 대한 믿음, 텔레파시나 육감, 아동이나 청소년의 경우 기괴한 환상이나 집착)
3. 신체적 착각을 포함한 유별난 지각 경험
4. 괴이한 사고와 언어(예, 애매하고 우회적이며 은유적이고 지나치게 자세하게 묘사되거나 또는 상동증적인 사고와 언어)

5. 의심이나 편집증적인 사고
6. 부적절하거나 메마른 정동
7. 괴이하고 엉뚱하거나 특이한 행동 또는 외모
8. 직계가족 외에는 가까운 친구나 마음을 털어놓을 수 있는 사람이 없다.
9. 과도한 사회적 불안(이러한 불안은 친밀해져도 줄어들지 않으며 자신에 대한 부정적인 판단보다는 편집증적 공포와 연관되어 있음)

2) B군 성격장애

(1) 반사회성 성격장애

반사회성 성격장애(antisocial personality disorder)는 18세 이상의 성인에게 진단되며, 15세 이전에 품행장애를 나타낸 증거가 있어야 한다. 반사회성 성격장애자는 흔히 아동기나 청소년기부터 폭력, 거짓말, 절도, 결석이나 가출 등의 문제행동을 나타내는 것이 일반적이다. 이들은 사회 구성원의 권리를 존중하는 규범이나 법을 무시하고 자신의 쾌락이나 이익을 위해서 수단과 방법을 가리지 않는다. 그 결과로 폭력, 절도, 사기와 같은 범죄행동을 반복하여 법적인 구속을 당하는 일이 흔하다. 반사회성 성격장애의 진단기준은 다음과 같다.

A. 타인의 권리를 무시하거나 침해하는 행동양식이 생활 전반에 나타나며 이러한 특성이 15세부터 시작되어야 한다. 아울러 다음의 특성 중 3개 이상의 항목을 충족시켜야 한다.

1. 법에서 정한 사회적 규범을 준수하지 않으며 구속당할 행동을 반복한다.
2. 개인의 이익이나 쾌락을 위한 반복적인 거짓말, 가명 사용, 또는 타인을 속이는 사기행동
3. 충동성 또는 미리 계획을 세우지 못한다.
4. 빈번한 육체적 싸움이나 폭력에서 드러나는 호전성과 공격성
5. 자신이나 타인의 안전을 무시하는 무모성
6. 꾸준하게 직업활동을 수행하지 못하거나 채무를 이행하지 못하는 행동으로 나타나는 지속적인 무책임성
7. 타인에게 상처를 입히거나 학대하거나 절도행위를 하고도 무관심하거나 합리화하는 행동으로 나타나는 자책의 결여

(2) 경계선 성격장애

경계선 성격장애(borderline personality disorder)의 가장 큰 특징은 극단적인 심리적 불안정성이다. 사고, 감정, 행동, 대인관계, 자아상을 비롯한 성격 전반에서 현저한 불안정성을 나타낸다. 이러한 성격장애를 지닌 사람이 가장 두려워하는 것은 타인으로부터 '버림받는 것'이며, 이러한 상황이 예상되면 사고, 감정, 행동에 심한 동요가 일어난다. 흔히 이성을 이상화하여 강렬한 애정을 느끼고 급속하게 연인관계로 발전하지만 상대방이 자신을 버리고 떠나가는 것을 두려워하여 늘 함께 있어 주거나 강렬한 애정의 표현을 요구한다. 이러한 요구가 좌절되면 상대방을 극단적으로 평가절하하며 강렬한 증오나 경멸을 나타내거나 자해나 자살과 같은 극단적인 행동을 하게 된다. 이러한 특성으로 인해 강렬하지만 불안정한 대인관계의 양상을 나타내게 된다. 이러한 경계선 성격장애의 진단기준은 다음과 같다.

A. 대인관계, 자아상 및 정서의 불안정성과 더불어 심한 충동성이 생활 전반에서 나타나야 한다. 이러한 특징적 양상은 성인기 초기에 시작하여 다양한 상황에서 일어나며 다음의 특성 중 5개 이상의 항목을 충족시켜야 한다.
1. 실제적인 또는 가상적인 유기(버림받음)를 피하기 위한 필사적인 노력
2. 극단적인 이상화와 평가절하가 특징적으로 반복되는 불안정하고 강렬한 대인관계 양식
3. 정체감 혼란: 자아상이나 자기지각의 불안정성이 심하고 지속적이다.
4. 자신에게 손상을 줄 수 있는 충동성이 적어도 두 가지 영역에서 나타남(예, 낭비, 성관계, 물질남용, 무모한 운전, 폭식)
5. 반복적인 자살행동, 자살 시늉, 자살 위협 또는 자해 행동
6. 현저한 기분변화에 따르는 정서의 불안정성(예, 간헐적인 심한 불쾌감, 과민성, 불안 등이 흔히 몇 시간 지속되지만 며칠 동안 지속되는 경우는 드묾)
7. 만성적인 공허감
8. 부적절하고 심한 분노를 느끼거나 분노를 조절하기 어렵다(예, 자주 울화통을 터뜨림, 지속적인 분노, 잦은 육체적 싸움)
9. 스트레스와 관련된 망상적 사고나 심한 해리 증상을 일시적으로 나타낸다.

(3) 연극성 성격장애

연극성 성격장애(histrionic personality disorder)를 지닌 사람들은 마치 연극을 하듯이 자신의 경험과 감정을 과장되고 극적인 형태로 표현한다. 그러나 이들은 희로애락의 감정기복이 심하며, 표현된 감정이 깊이가 없고 피상적인 것으로 느껴진다. 원색적인 화려한 외모로 치장하며, 이성에게 유혹적인 행동을 나타내는 경향이 있다. 이들의 마음속 깊은 곳에는 다른 사람의 관심을 끌고 그들에게 사랑과 인정을 받고 싶은 강렬한 욕구가 있다. 이러한 연극성 성격장애의 진단기준은 다음과 같다.

A. 지나친 감정표현과 관심 끌기의 행동이 생활 전반에 나타나는데 이러한 특성이 성인기 초기에 시작되며 다음의 특성 중 5개 이상의 항목을 충족시켜야 한다.

1. 자신이 관심의 초점이 되지 못하는 상황에서는 불편감을 느낀다.
2. 다른 사람과의 관계에서 흔히 상황에 어울리지 않게 성적으로 유혹적이거나 도발적인 행동을 특징적으로 나타낸다.
3. 감정의 빠른 변화와 피상적 감정표현을 보인다.
4. 자신에게 관심을 끌기 위해서 지속적으로 육체적 외모를 활용한다.
5. 지나치게 인상적으로 말하지만 구체적 내용이 없는 대화 양식을 가지고 있다.
6. 자기 연극화, 연극조, 과장된 감정표현을 나타낸다.
7. 타인이나 환경에 의해 쉽게 영향을 받는 피암시성이 높다.
8. 대인관계를 실제보다 더 친밀한 것으로 생각한다.

(4) 자기애성 성격장애

자기애(narcissism)라는 용어는 연못에 비친 자기의 아름다운 얼굴을 너무 사랑하여 연못 속에 몸을 던져 죽었다는 그리스 신화 속의 인물 나르키소스(Narcissus)에서 연유한다. 자기애성 성격장애(narcissistic personality disorder)는 과도한 자기사랑과 자기도취로 인해 사회적 부적응을 초래하는 것으로, 자신을 남들이 평가하는 것보다 현저하게 과대평가하여 웅대한 자기상에 집착하며 대단한 탁월함과 성공을 꿈꾼다. 따라서 자신은 주변 사람들과는 다른 특별한 존재이며 특별한 대우를 받아야 한다는 특권의식을 지니게 되어 매우 거만하고 오만한 행동을 나타낸다. 그렇기 때문에 주변 사람들로부터 따돌림을 당하거나 잦은 갈등을 경험하게 된다. 이러한 자기애성 성격장애의 진단기준은 다음과 같다.

A. 공상이나 행동에서의 웅대성, 칭찬에 대한 욕구, 공감의 결여가 생활 전반에 나타나며 다음의 특성 중 5개 이상의 항목을 충족시켜야 한다.

1. 자신의 중요성에 대한 과장된 지각을 갖고 있다(예, 자신의 성취나 재능을 과장함, 뒷받침할 만한 성취가 없으면서도 우월한 존재로 인정되기를 기대함).
2. 무한한 성공, 권력, 탁월함, 아름다움 또는 이상적인 사랑에 대한 공상에 집착한다.
3. 자신이 특별하고 독특한 존재라고 믿으며, 특별하거나 상류층의 사람들만이 자신을 이해할 수 있고 또한 그런 사람들(혹은 기관)하고만 어울려야 한다고 믿는다.
4. 과도한 찬사를 요구한다.
5. 특권의식을 가진다(예, 특별대우를 받을 만한 이유가 없는데도 특별대우나 복종을 바라는 불합리한 기대감을 가짐).
6. 대인관계가 착취적이다(예, 자기 자신의 목적을 달성하기 위해 타인들을 이용함).
7. 감정이입 능력이 결여되어 있다. 타인들의 감정이나 욕구를 인식하거나 확인하려하지 않는다.
8. 흔히 타인을 질투하거나 타인들이 자신을 질투하고 있다고 믿는다.
9. 거만하고 방자한 행동이나 태도를 보인다.

3) C군 성격장애

(1) 강박성 성격장애

강박성 성격장애(obssessive-compulsive personality disorder)를 지닌 사람은 지나친 완벽주의적 성향과 세부적인 사항에 대한 집착으로 인해 오히려 비효율적인 삶을 살게 된다. 구체적인 규칙과 절차가 확실하지 않을 때는 결정을 내리지 못하여 많은 시간을 소비하며 매우 고통스러워한다. 이들은 감정표현을 억제하는 경향이 강하며 감정표현을 자유롭게 하는 사람과 같이 있으면 불편감을 느낀다. 이성과 도덕을 중요시하며 제멋대로 충동적인 행동을 하는 사람을 혐오한다. 자신의 행동이 완벽하다는 확신이 들 때까지는 행동하기를 주저하며 망설이는 경향이 있다. 이러한 강박성 성격장애의 진단기준은 다음과 같다.

A. 정리정돈, 완벽주의, 마음의 통제와 대인관계의 통제에 집착하는 행동특성이 생활 전반에 나타나며 이런 특성으로 인해 융통성, 개방성, 효율성을 상실하는 대가를 치르게 된다. 이러한 특성이 성인기 초기에 시작되고 다음의 특성 중 4개 이상의 항목을 충족시켜야 한다.

1. 사소한 세부사항, 규칙, 목록, 순서, 시간계획이나 형식에 집착하여 일의 큰 흐름을 잃게 된다.
2. 과제의 완수를 저해하는 완벽주의를 보인다(예, 지나치게 엄격한 기준에 맞지 않기 때문에 과제를 끝맺지 못함).
3. 일과 생산성에만 과도하게 몰두하여 여가 활동과 우정을 희생한다(분명한 경제적 필요성에 의한 경우가 아님).
4. 도덕, 윤리 또는 가치 문제에서 지나치게 양심적이고 고지식하며 융통성이 없다(문화적 또는 종교적 배경에 의해서 설명되지 않음).
5. 닳아빠지고 무가치한 물건을 감상적 가치조차 없는 경우에도 버리지 못한다.
6. 자신이 일하는 방식을 그대로 따르지 않으면 타인에게 일을 맡기거나 같이 일하려 하지 않는다.
7. 자신과 타인 모두에게 구두쇠처럼 인색하다. 돈은 미래의 재난에 대비해서 저축해 두어야 하는 것으로 생각한다.
8. 경직성과 완고함을 보인다.

(2) 의존성 성격장애

의존성 성격장애(dependent personality disorder)를 지닌 사람들은 자신이 혼자서 살아가기에는 너무 나약한 존재라는 생각을 지니고 있다. 어떤 일을 혼자 해결하지 못하고 다른 사람에게 의지하며 도움을 구한다. 늘 주변에서 의지할 대상을 찾으며 그러한 대상에게 매우 순종적이고 복종적인 태도를 나타낸다. 자신을 연약한 모습으로 나타내어 지지와 보호를 유도하는 경향이 있으며, 힘든 스트레스 상황에서는 다른 사람에게 매달리거나 무기력해지며 눈물을 잘 흘린다. 따라서 의존대상이 자신을 멀리하는 것에 대해서 매우 예민하고 불안해하며, 이를 방지하기 위하여 순종적이고 헌신적인 태도를 나타낸다. 의존상대와 친밀한 관계가 끝나면 일시적으로 혼란을 경험하지만 곧 다른 의존상대를 찾아 유사한 의존적 관계를 형성한다. 이러한 의존성 성격장애의 진단기준은 다음과 같다.

A. 보호받고 싶은 과도한 욕구로 인하여 복종적이고 매달리는 행동과 이별에 대한 두려움을 나타낸다. 이러한 성격특성은 생활 전반의 다양한 상황에서 나타나고 성인기 초기에 시작되며 다음의 특성 중 5개 이상의 항목을 충족시켜야 한다.

1. 타인으로부터의 많은 충고와 보장이 없이는 일상적인 일도 결정을 내리지 못한다.
2. 자기 인생의 매우 중요한 영역까지도 떠맡길 수 있는 타인을 필요로 한다.
3. 지지와 칭찬을 상실하는 것에 대한 두려움 때문에 타인에게 반대의견을 말하기가 어렵다.
4. 자신의 일을 혼자 시작하거나 수행하기가 어렵다(동기나 활력이 부족해서라기보다는 판단과 능력에 대한 자신감이 부족하기 때문이다).
5. 타인의 보살핌과 지지를 얻기 위해 무슨 일이든 다 할 수 있다. 심지어 불쾌한 일을 자원해서 하기까지 한다.
6. 혼자 있으면 불안하거나 무기력해지는데 그 이유는 혼자서 일을 감당할 수 없다는 과장된 두려움을 느끼기 때문이다.
7. 친밀한 관계가 끝났을 때, 필요한 지지와 보호를 얻기 위해 또 다른 사람을 급하게 찾는다.
8. 스스로를 돌봐야 하는 상황에 버려지는 것에 대한 두려움에 비현실적으로 집착한다.

(3) 회피성 성격장애

회피성 성격장애(avoidant personality disorder)를 지닌 사람들은 자신에 대한 타인의 부정적인 평가를 가장 두려워한다. 이들은 자신이 부적절한 존재라는 부정적 자아상을 지니는 반면, 타인을 비판적이고 위협적인 존재라고 지각하는 경향이 있다. 따라서 자신이 한 행위의 적절성을 의심하고 남들의 반응에 예민하다. 이들은 겉으로는 냉담하고 무관심해 보이지만, 실은 주변 사람들의 표정과 동작을 주의 깊게 살피는 경향이 있다. 또한 이들은 낯선 상황이나 새로운 일을 두려워한다. 당혹스러움이나 불안을 피하기 위해 늘 익숙한 환경 내에 머물려 한다. 가능하면 사회적 책임을 맡지 않으려 하고 개인적인 대면 상황을 피하기 때문에 이러한 직업적 영역에서 어려움을 겪을 수 있다. 회피성 성격장애의 진단기준은 다음과 같다.

A. 사회적 억제, 부적절감, 부정적 평가에 대한 과민성이 성인기 초기에 시작되고 여러 가지 상황에서 나타나며, 다음의 특성 중 4개 이상의 항목을 충족시켜야 한다.
1. 비난, 꾸중 또는 거절이 두려워서 대인관계가 요구되는 직업활동을 회피한다.
2. 호감을 주고 있다는 확신이 서지 않으면 사람과의 만남을 피한다.
3. 창피와 조롱을 당할까 두려워서 대인관계를 친밀한 관계에만 제한한다.
4. 사회적 상황에서 비난당하거나 거부당하는 것에 사로잡혀 있다.
5. 부적절감 때문에 새로운 대인관계 상황에서는 위축된다.
6. 자신을 사회적으로 무능하고, 개인적인 매력이 없으며, 열등하다고 생각한다.
7. 당황하는 모습을 보일까 봐 두려워서 개인적 위험이 따르는 일이나 새로운 활동에는 관여하지 않으려 한다.

4) 치료

성격장애를 치료하기는 매우 어려운 것으로 알려져 있으나 기본 원칙은 다음과 같다(민성길, 2004). 첫째, 환자의 행동에 대한 설명보다는 행동 자체에 초점을 두어야 한다. 둘째, 끈질기게 되풀이되는 불평은 듣지 말아야 한다. 환자가 주위의 사건들에 대처하는 그들 자신의 역할에 초점을 두고 지시해 준다. 셋째, 치료자는 환자에게 또는 환자를 위해서라기보다는 환자와 함께 무엇인가를 수행하고 있다는 자세를 가지고 협력관계를 유지한다. 넷째, 치료자는 자신이 구원자라는 환상에서 벗어나야 한다. 다섯째, 치료자나 환자의 안전 또는 치료의 결과를 위협하는 어떠한 행위도 처음부터 제한하여야 한다. 여섯째, 치료자는 환자에게 꾸짖거나 벌주는 방법을 사용해서는 안 되고, 그들의 행동의 결과에 대해 보호하기보다는 책임을 지도록 한다. 마지막으로, 치료자는 자신을 잘 지탱하여야 한다.

생각해 볼 문제

1. 현재 가장 널리 사용되고 있는 정신장애 분류체계에 대해 논의해 봅시다.
2. 조현병의 원인과 치료방법에 대해 이야기 나누어 봅시다.
3. 양극성장애와 우울장애를 비교해 봅시다.
4. 정신장애의 편견과 선입견에 대해 논의해 봅시다.

제7장

물질 중독

1. 약물 중독

2. 알코올 중독

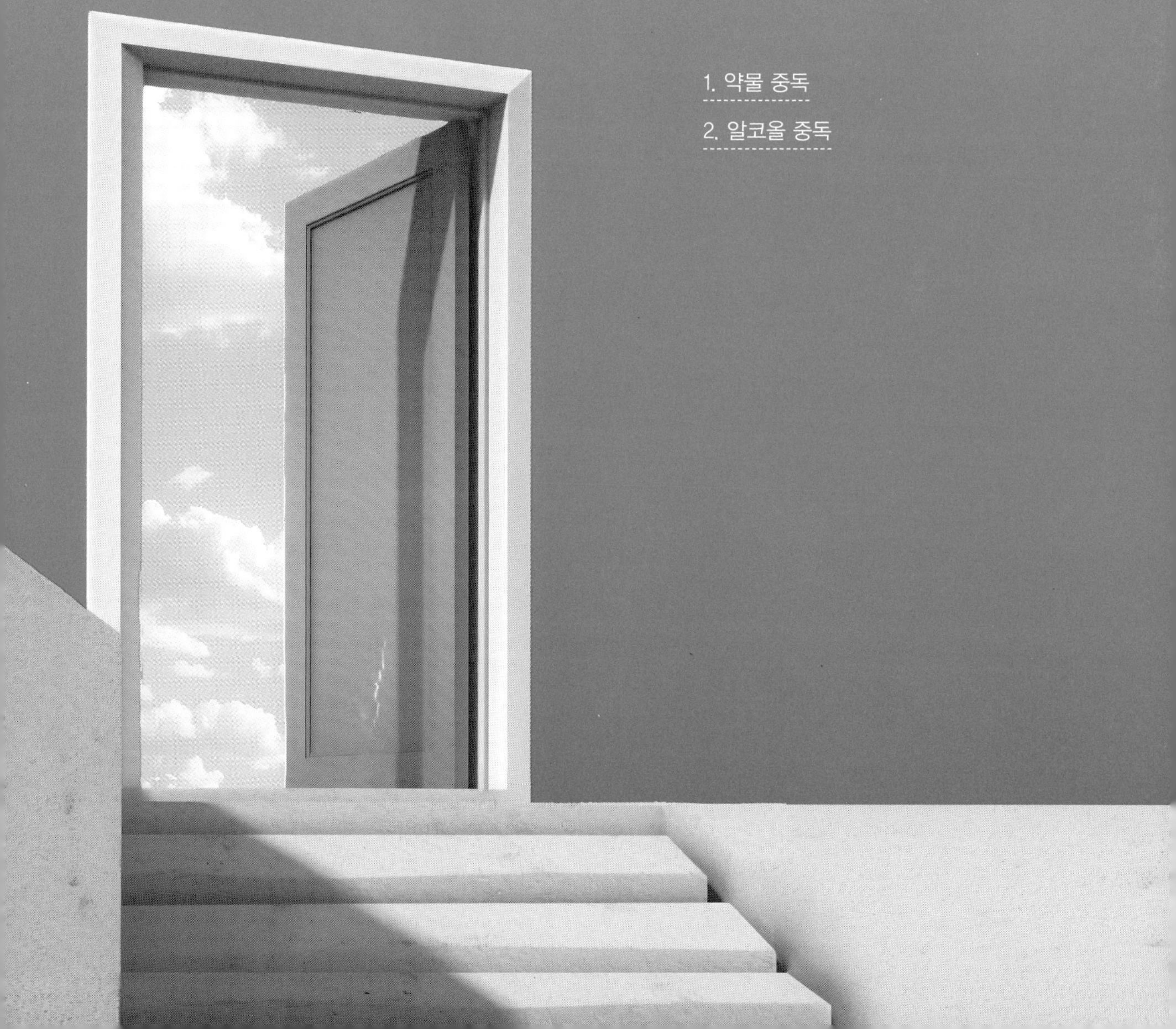

Mental Health

최근 들어 일 중독, 성 중독, 쇼핑 중독 등 다양한 중독 대상이 문제로 인식되면서 알코올을 포함한 약물 중독뿐 아니라 다양한 중독문제가 사람들의 관심을 끌게 되었다. 중독은 크게 물질 중독과 비물질 중독으로 나뉘는데, 물질 중독은 말 그대로 알코올이나 약물처럼 실재하는 어떤 화학물질에 의해서 신체적 · 심리적으로 의존하는 현상을 의미하고, 비물질 중독이란 물질이 아닌 어떤 심리적 현상이나 행동을 반복하는 데 의존하는 현상을 의미한다. 도박 중독, 쇼핑 중독 등이 대표적인 비물질 중독이다. 중독의 대상은 다르지만 물질 중독이든 비물질 중독이든 심리적으로 똑같은 '중독' 증상을 나타내기 때문에 그 과정은 비슷하다고 하겠다. 이 장에서는 약물 중독과 알코올 중독을 중심으로 물질 중독에 관해서 자세히 살펴보기로 하겠다. 물질 중독의 메커니즘은 동일하기 때문에 약물 중독의 경우 약물의 종류와 진단에 관해서만 간략히 살펴보고, 알코올 중독을 중심으로 다루기로 한다.

1. 약물 중독

1) 약물의 개념

술과 담배는 일반적으로 우리 주변에서 가장 흔히 사용되는 약물이다. 이 밖에도 한때 청소년들이 많이 사용했던 본드나 시너, 부탄가스와 같은 흡입제를 비롯하여 신경안정제 및 환각제, 기타 마약류 등은 모두 약물에 포함된다. 이러한 약물은 사용방법에 따라 긍정적인 면과 부정적인 면을 모두 가진다. 긍정적인 면은 의학에서 약물 본래의 목적을 가지고 질병을 예방 · 치료하는 데 사용하는 합법적인 물질(substance)을 말하고, 부정적인 면은 감정의 변화를 목적으로 의사의 처방에 따라 정해진 양을 사용하지 않고 과량을 남용하여 자기 자신의 파괴는 물론 사회적으로도 문제를 일으키는 물질을 의미한다. 또한 환각의 목적으로 사용되는 의약품이 아닌 본드, 부탄가스, 시너, 대마초 등도 광범위한 약물남용에 포함된다. 따라서 중독을 일으킬 수 있는 모든 약물을 약(drug)이라는 명칭 대신에 물질(substance)이라는 용어로 통합하여 사용한다(최은영, 2008).

2) 남용약물의 종류

정신기능에 영향을 미치는 약물, 즉 사용했을 때 정신에 영향을 미치는 약물을 향정신성 약물이라고 하는데, 이 약물들은 중추신경계에 작용한다. 중추신경에 작용하는 약물은 중추신경을 억제시키느냐, 흥분시키느냐, 이 두 가지 작용이 한꺼번에 나타나는가에 따라 크게 세 가지로 나뉜다(최은영, 2008).

표 7-1 남용약물의 종류

분류	내용
중추신경흥분제	뇌신경 세포의 기능을 흥분시키는 약물 -담배, 카페인, 암페타민류, 코카인 등
중추신경억제제	뇌신경 세포의 기능을 억제시키는 약물 -알코올, 흡입제(가스, 본드 등), 마약류, 수면제, 신경안정제, 진해제, 항히스타민제
환각제	뇌신경 세포의 기능을 흥분시키기도 하고 억제시키기도 하는 약물 -대마초, phencyclidine(LSD/PCP)
기타	진통제

3) 약물 중독의 진단

약물 중독과 관련된 DSM-5의 분류체계에 따른 진단명은 물질 관련 및 중독장애(substance-related and addictive disorders)이다. 이것은 술, 담배, 마약 등과 같은 중독성 물질을 사용하거나 중독성 행위에 몰두함으로써 생겨나는 다양한 부적응적 증상을 포함한다. 이러한 물질 관련 장애는 어떤 물질에 의해서 장애가 생겨나느냐에 따라 열 가지 유목으로 구분된다. 물질 관련 장애를 유발할 수 있는 물질로는 알코올, 타바코(tabacco), 카페인(caffeine), 대마계의 칸나비스(cannabis), 환각제(hallucinogen), 흡입제(inhalant), 아편류(opioid), 진정제 · 수면제 또는 항불안제, 흥분제(stimulant), 기타 물질(예, 스테로이드, 코르티솔, 카바 등)이 있다. 따라서 물질별로 구체적인 진단이 가능하다. 이러한 물질장애의 장애범주는 다음과 같이 분류될 수 있다.

(1) 물질사용장애

DSM-5에서는 다음에 제시된 11개의 진단기준 중 2개 이상에 해당하면 해당 물질사용장애(substance use disorders)로 진단된다.

물질사용장애에 대한 DSM-5의 진단기준

임상적으로 심각한 기능손상이나 고통을 유발하는 물질 사용의 부적응적 패턴이 다음 중 2개 이상의 방식으로 지난 12개월 이내에 나타났어야 한다.

1. 물질을 흔히 예상했던 것보다 더 많은 양 또는 더 오랜 기간 사용한다.
2. 물질 사용을 줄이거나 통제하려는 지속적인 노력을 기울이지만 매번 실패한다.
3. 물질을 획득하고 사용하고 그 효과로부터 회복하는 데 많은 시간을 허비한다.
4. 물질을 마시고 싶은 갈망이나 강렬한 욕구를 지닌다.
5. 반복적인 물질 사용으로 인해서 직장, 학교나 가정에서의 주된 역할 의무를 수행하지 못한다.
6. 물질의 효과에 의해서 초래되거나 악화되는 사회적 또는 대인관계적 문제가 반복됨에도 불구하고 지속적으로 물질을 사용한다.
7. 물질 사용으로 인해서 중요한 사회적, 직업적 또는 여가 활동이 포기되거나 감소된다.
8. 신체적 위험이 존재하는 상황에서도 반복적으로 물질을 사용한다.
9. 물질에 의해서 초래되거나 악화될 수 있는 지속적인 신체적 또는 심리적 문제가 있음을 알면서도 물질 사용을 계속한다.
10. 내성(tolerance)이 다음 중 하나의 방식으로 나타난다.
    a. 중독(intoxication)이 되거나 원하는 효과를 얻기 위해서 현저하게 증가된 양의 물질이 필요하다.
    b. 같은 양의 물질을 지속적으로 사용함에도 현저하게 감소된 효과가 나타난다.
11. 금단(withdrawal)이 다음 중 하나의 방식으로 나타난다.
    a. 물질의 특징적인 금단 증후군이 나타난다.
    b. 금단증상을 감소하거나 피하기 위해서 물질을 섭취한다.

(2) 물질유도성장애

① 물질 중독

물질유도성장애(substance-induced disorders)는 특정한 물질의 과도한 복용으로 인해 일시적으로 나타나는 부적응적 증상군을 뜻한다.

② 물질금단

물질복용의 중단으로 인해 일시적으로 나타나는 부적응적 증상군을 뜻한다.

③ 물질/약물유도성정신장애

물질/약물유도성정신장애(substance/medication-induced mental disorder)는 물질남용으로 인해 일시적으로 나타나는 심각한 중추신경장애를 뜻한다.

2. 알코올 중독

모든 중독 가운데서 알코올리즘(alcoholism)은 니코틴 중독 다음으로 가장 많이 연구되었고 가장 흔하게 나타나고 있다.

세계보건기구(WHO, 1955)는 알코올 중독이란 "전통적 음주습관의 영역을 넘거나 혹은 그 사회에서 인정하는 범위보다 지나치게 많이 음주하고 사회와 가정에 지장이 있고 이상을 초래하는 경우를 말한다."라고 하였다. 이 정의에 따르면, 한 사회가 용인하는 음주량이나 행동상의 문제에 대한 수용 정도에 따라 알코올 중독의 규정이 달라질 수 있을 것이다. 여기서는 알코올 중독의 원인, 유형, 진단, 치료 등에 관해 자세히 살펴보기로 하겠다.

1) 알코올 중독의 원인

알코올 중독은 단일한 원인에 의하기보다는 여러 가지 요인이 복합적으로 작용하여 일어나는 것으로 생물학적 · 유전적 요인, 심리학적 요인, 사회학적 요인, 가족 요인으로 나누어 살펴볼 수 있다.

첫째, 생물학적 · 유전적 요인은 알코올 중독의 원인 단서로서 오랫동안 탐색되어 왔으나 아직 알코올 중독이 어떤 특별한 양상으로 유전되는지, 또 소인이 얼마나 작용하는지 명확히 알려져 있지 않은 실정이다. 여기에는 선천성 영양장애설,[1] 알코올 중독을 일으키는 유전자가 있다는 설 등이 있다.

둘째, 심리학적 요인은 정신역동이론에서 살펴보면 조금씩 강조점이 다르기는 하지만 개인의 정신내적 무의식의 욕구들이 작용하여 계속 파괴적인 음주를 하게 된다는 설명이다. 따라서 이 이론에 따르면, 알코올 중독의 해결이나 치료도 이 해결되지 않은 무의식적 욕구나 문제의 극복을 통하여 가능하다고 본다. 학습이론은 알코올이나 약물은 불안, 스트레스, 혹은 긴장 같은 심리적 상태를 낮추어 주어, 결국 알코올 사용을 강화시킨다고 가정한다.

셋째, 사회학적 요인을 살펴보면, 예부터 술은 원만한 사회관계를 유지하기 위하여 또는 현실 속의 자신으로부터 도피하기 위하여, 약용으로서, 그리고 축제나 관혼상제 및 종교의식에서 자연스럽고 중요하게 사용되어 왔다. 그러나 알코올의 대량 생산과 장기 저장 기술의 발달 등으로 인해 음주자층의 확대와 음주남용이 현재 많은 사회문제를 초래하고 있는 것으로 보인다.

넷째, 마지막으로 가족 요인을 살펴보면, 가족의 붕괴, 친부모의 상실, 비행성 부친 등이 그들의 자녀에게 알코올 중독을 발생시키는 선구적인 유발요인이 된다. 알코올 중독 남편과 부인의 관계에서, 남편이 단주하면 부인에게 정신적 문제가 발생하는 경향이 있다는 점, 그리고 알코올 중독 부친이 있는 자녀들은 결혼 시 부친과 같은 남편을 택하며, 알코올 중독 남편과 이혼하고 재혼하는 경우에도 알코올 중독이 된 사람을 남편으로 택하는 경향이 있다는 점이다. 따라서 이러한 점을 감안할 때, 알코올 중독은 단순한 개인의 병리일 뿐 아니라 가족 구성원 자체가 가지는 문제라고 볼 수 있다.

2) 알코올 중독의 유형과 단계

(1) 알코올 중독의 유형

브라운(Brown, 1994)은 알코올 중독을 심리적 의존형, 진행형, 유지형, 사회형의 네 가지로 분류하여 설명하고 있는데, 임상 실천에서 취급할 때 상당한 의의가 있는 분류 방식이다.

1) 알코올 중독자의 신체에는 유전적으로 대사장애의 패턴이 있어서 그 결함을 보충하려는 본능적 욕구가 있어, 칼로리원으로 섭취된 알코올은 다른 영양물질의 섭취를 제한시키므로 결핍 상태를 악화시키며, 그 결과 알코올 요구를 더 증가시킨다는 것이다(Williams, 1959).

① 심리적 의존형

술에 대해서 신체적인 의존성은 없고 심리적인 의존성만 있는 경우를 말한다. 조절력의 상실도 없다. 이 유형의 사람은 대개 좌절에 대한 괴로움을 너무 심하게 느끼고 긴장을 이겨 내지 못한다. 생활상에서의 스트레스나 정신적인 문제 때문에 술을 마시며, 이로 인해서 술을 마시지 말아야 할 상황에서도 술을 마시게 되어 가정, 직장, 대인관계에서 문제가 생긴다. 더 악화되어 진행형으로 나아갈 수도 있고, 심리적 의존형에서 멈출 수도 있다.

② 진행형

만성적으로 점점 악화되는 유형으로 심리적인 의존형 상태에서 진행되어 신체적 의존성(내성의 증가, 금단증상), 조절력의 상실도 일어난다. 가장 흔하게 볼 수 있으며, 심한 유형이다. 이 유형의 사람은 어떤 정신적인 문제나 스트레스 때문에 술을 마시는 것이 아니라 습관화되어 마시는 것이라고 할 수 있다. 이런 유형의 중독자는 의지만으로는 술을 끊기 어렵고, 단주제 복용, 자조 모임의 참석, 퇴원 후 통원 치료 등을 통하여 음주의 습관성을 없애야 한다. 이 상태에서 계속 술을 마시면 중독증의 말기까지 진행된다.

③ 유지형

한 번에 취할 정도로 술을 마시지는 않고 적당히 마시지만, 하루도 술을 마시지 않고는 견딜 수 없는 사람들의 유형이다. 즉, 주량에 대한 조절력은 있지만 술을 마시지 않아야 될 상황에서 마시지 않는 조절력은 없다. 신체적인 의존성도 생겨 술에 대한 내성이 증가하고 불가피하게 술을 마시지 못하는 상황이 되면 심한 금단증상이 나타난다.

④ 사회형

술을 자주 마시는 사회적인 상황, 특히 직장에서 생활함으로써 지나친 음주로 인한 신체적인 합병증(위궤양, 간경화 등)이 발생한다. 심리적 · 신체적 의존성은 없다. 그러나 지나친 음주로 인한 생활상의 문제도 발생하며, 주위 사람들이 대부분 술을 많이 마시기 때문에 자신이 중독증임을 깨닫지 못하여 회복되기 어려운 경우가 많다.

(2) 알코올 중독의 단계

알코올 문제로 인한 황폐화의 진행 수준을 반영하는 알코올 중독의 발달단계는 다음과 같다(Fishbein & Pease, 1996: 118).

① 알코올 중독 전 단계

음주자가 통제된 사회적 그리고 문화적 음주 형태 속에서만 음주할 때 확인될 수 있다. 이 단계에서 대부분의 음주자는 안정되게 이 형태를 유지하며, 아직은 음주 그 자체가 목적이 되지는 않고 있다. 알코올 중독 전 단계(prealcoholic phase)에 있는 음주자는 주로 긴장으로부터 벗어나기 위하여 간헐적으로 음주하고 있다고 보고하지만, 도피성 음주의 빈도는 시간이 흘러감에 따라 더욱 증가할 것이다.

② 알코올 중독 조기 단계

알코올 중독 조기 단계(early alcoholic phase)는 알코올에 점진적으로 몰입하는 것으로 드러난다. 음주자는 음주 행위에 관해 죄의식을 느끼며, 음주 때문에 사과하고 거짓말하는 것이 늘어난다. 비슷한 습관으로 음주하는 동료가 아니면 음주 사실에 관해 대화를 나누는 것을 삼간다. 이때 최초의 일시적 기억상실을 경험한다.

③ 진정한 알코올 중독 단계

진정한 알코올 중독 단계(true alcoholic phase)는 모든 생활이 음주를 중심으로 이루어지면서 시작된다. 개인의 외모, 가정생활, 직장생활 및 소속이 모두 무시된다. 결국 개인적 · 사회적 관계는 악화되고 개인적인 수행능력도 손상을 입는다. 이때 음주자는 일단 한 잔만 마시면 그만 마시기가 어렵다는 것을 알게 된다. 음주를 조절한다는 것은 아주 어려운 일이 되어 버린다. 심지어 이 단계에서조차도 알코올 중독에 대한 진단이 간과될 수 있다. 때때로 알코올 중독의 증상이 눈에 띄지 않거나 음주자의 부정 때문에 적절한 확인과 개입이 일어나지 않을 수 있다.

④ 완전한 알코올 중독 단계

완전한 알코올 중독 단계(complete alcohol dependence phase)는 가장 심각하며, 손상을 입어 질병의 단계에 이른 경우이다. 알코올 중독자는 이제 알코올을 섭취할 수 없으면 금단증상에 시달릴 것이다. 의학적 도움이 없으면 죽을 수도 있다. 간과 뇌 조직은 완전히 복귀할 수 없을 정도로 손상을 입는다.

3) 알코올 중독의 스크리닝 및 진단

(1) 스크리닝의 개념과 도구

스크리닝은 개인이 알코올 남용이나 중독 문제를 가지고 있을 위험성이 있는지를 결정하기 위하여 간단한 척도나 다른 도구를 사용하는 것으로 정의될 수 있다. 여기서는 선별도구 검사 중 AUDIT에 관해 살펴보겠다.

세계보건기구(WHO)가 개발한 사정도구인 AUDIT는 문제성 음주자(알코올 의존의 기준에 적합한 사람들보다는)의 조기 확인을 위해 간편한 다문화적 스크리닝 도구이다. 이들은 6개국의 연구를 통해 고위험 음주자를 판별하는 질문들을 선택하였다. 일차보건담당자들이 주로 사용하고 있다. 도구는 10개의 핵심 문항으로 이루어져 있는데, 알코올 소비(음주량과 빈도)에 대한 3문항, 알코올의존성에 대한 4문항, 그리고 알코올로 야기된 문제들에 관해 3문항이 할애된다. 다양한 원조전문가가 이것을 시행하고 있다(김기태 외, 2005; Saunders et al., 1993).

표 7-2 한국형 알코올사용장애 진단검사(AUDIT-K)

문항					점수
1. 술을 마시는 횟수는 어느 정도입니까?					
전혀 안 마셨음	한 달에 1회	한 달에 2~4회	1주일에 2~3회	1주일에 4회 이상	
0	1	2	3	4	
2. 술을 마시는 날은 보통 몇 잔을 마십니까?					
1~2잔	3~4잔	5~6잔	7~9잔	10잔 이상	
0	1	2	3	4	
3. 한 번의 술좌석에서 5잔 이상을 마시는 횟수는 어느 정도입니까?					
전혀 없었음	한 달에 1회 미만	한 달에 1회	1주일에 1회	매일 (거의 매일)	
0	1	2	3	4	
4. 지난 1년간 일단 술을 마시기 시작하여 자제가 안 된 적이 있습니까?					
전혀 없었음	한 달에 1회 미만	한 달에 1회	1주일에 1회	매일 (거의 매일)	
0	1	2	3	4	
5. 지난 1년간 음주 때문에 일상생활(직장에서, 가정에서, 대인관계에서)에 지장을 받은 적이 있습니까?					
전혀 없었음	한 달에 1회 미만	한 달에 1회	1주일에 1회	매일 (거의 매일)	
0	1	2	3	4	

6. 지난 1년간 과음 후 다음 날 아침 정신을 차리기 위해 해장술을 마신 적이 있습니까?				
전혀 없었음	한 달에 1회 미만	한 달에 1회	1주일에 1회	매일 (거의 매일)
0	1	2	3	4
7. 지난 1년간 음주 후 술을 마신 것에 대해 후회한 적이 있습니까?				
전혀 없었음	한 달에 1회 미만	한 달에 1회	1주일에 1회	매일 (거의 매일)
0	1	2	3	4
8. 지난 1년간 술이 깬 후 취중의 일을 기억할 수 없었던 적이 있습니까?				
전혀 없었음	한 달에 1회 미만	한 달에 1회	1주일에 1회	매일 (거의 매일)
0	1	2	3	4

9. 당신이 술 마신 것 때문에 당신 자신이나 다른 누군가가 다친 적이 있었습니까?		
아니요	과거에 있었지만 지난 1년 동안은 없었습니다	지난 1년 동안에 그런 적이 있었습니다
0	2	4
10. 당신의 가족이나 친구, 의사, 상담가가 당신의 음주에 대해 걱정을 하거나 술을 끊으라고 제안한 적이 있었습니까?		
아니요	예, 하지만 작년에는 없었습니다	예, 작년에 있었습니다
0	2	4

* 채점표: 정상 0~11점/상습적 음주 12~19점/잠재적 중독자 20~23점/알코올 중독자 24점 이상

(2) 알코올 중독 진단

미국정신의학회에서 발간하는『정신장애의 진단 및 통계 편람(DSM-5)』에 따르면 알코올 관련 장애(alcohol-related disorders)는 알코올의 사용으로 발생되는 다양한 심리적 장애를 말하며, 크게 알코올사용장애와 알코올유도성장애로 분류된다. 알코올유도성장애에는 알코올 중독, 알코올 금단, 다양한 알코올유도성정신장애가 포함된다.

① 알코올사용장애[2)]

알코올사용장애(alcohol use disorder)는 과도한 알코올 사용으로 발생하는 부적응적 문제

2) 알코올사용장애는 DSM-IV에서의 알코올 의존과 알코올 남용을 모두 통합한 것이다. 그동안 여러 연구에서 알코올 의존과 알코올 남용의 상관이 매우 높은 것으로 나타나서 하나의 진단범주로 통합할 필요성이 제기되어 왔다(권석만, 2013).

를 말한다. 알코올사용장애에 대한 DSM-5 진단기준은 다음과 같다. DSM-5에서는 11개의 기준 중 2개 이상에 해당하면 알코올사용장애로 진단되는데, 진단기준의 2~3개에 해당하면 경도(mild), 4~5개에 해당하면 중등도(moderate), 6개 이상에 해당하면 고도(severe)로 심각도를 세분화하여 진단하도록 되어 있다.

알코올사용장애에 대한 DSM-5의 진단기준

임상적으로 심각한 기능손상이나 고통을 유발하는 알코올 사용의 부적응적 패턴이 다음 중 2개 이상의 방식으로 지난 12개월 이내에 나타났어야 한다.

1. 알코올을 흔히 예상했던 것보다 더 많은 양 또는 더 오랜 기간 마신다.
2. 알코올 사용을 줄이거나 통제하려는 지속적인 노력을 기울이지만 매번 실패한다.
3. 알코올을 획득하고 사용하고 그 효과로부터 회복하는 데 많은 시간을 허비한다.
4. 알코올을 마시고 싶은 갈망이나 강렬한 욕구를 지닌다.
5. 반복적인 알코올 사용으로 인해서 직장, 학교나 가정에서의 주된 역할 의무를 수행하지 못한다.
6. 알코올의 효과에 의해서 초래되거나 악화되는 사회적 또는 대인관계적 문제가 반복됨에도 불구하고 지속적으로 알코올을 사용한다.
7. 알코올 사용으로 인해서 중요한 사회적, 직업적 또는 여가 활동이 포기되거나 감소된다.
8. 신체적 위험이 존재하는 상황에서도 반복적으로 알코올을 사용한다.
9. 알코올에 의해서 초래되거나 악화될 수 있는 지속적인 신체적 또는 심리적 문제가 있음을 알면서도 알코올 사용을 계속한다.
10. 내성(tolerance)이 다음 중 하나의 방식으로 나타난다.
    a. 중독(intoxication)이 되거나 원하는 효과를 얻기 위해서 현저하게 증가된 양의 알코올이 필요하다.
    b. 같은 양의 알코올을 지속적으로 사용함에도 현저하게 감소된 효과가 나타난다.
11. 금단(withdrawal)이 다음 중 하나의 방식으로 나타난다.
    a. 알코올의 특징적인 금단 증후군이 나타난다.
    b. 금단증상을 감소하거나 피하기 위해서 알코올(또는 관련된 물질)을 마신다.

② 알코올유도성장애

알코올유도성장애는 알코올의 섭취나 사용으로 인해 나타나는 부적응적인 후유증을 말한다.

- 알코올 중독: 과도하게 알코올을 섭취하여 심하게 취한 상태에서 부적응적 행동(예, 부적절한 공격적 행동, 정서적 불안정, 판단력장애, 사회적 또는 직업적 기능손상)이 나타나는 경우를 말한다. 알코올 중독(alcohol intoxication) 상태에서는 다음 중 1개 이상의 증상이 나타난다.
  - 불분명한 말투
  - 운동조정장애
  - 불안정한 걸음
  - 안구 진탕
  - 집중력 및 기억력 손상
  - 혼미 또는 혼수
- 알코올 금단: 지속적으로 사용하던 알코올을 중단했을 때 여러 가지 신체생리적 또는 심리적 증상이 나타나는 상태를 말한다. 알코올 금단(alcohol withdrawal)은 알코올 섭취를 중단한 이후 몇 시간 또는 며칠 이내에 다음 중 2개 이상의 증상이 나타날 때 해당된다. 이러한 증상으로 인해 사회적, 직업적 또는 다른 중요한 기능 영역에서 임상적으로 심각한 고통이나 장해를 나타내는 경우에 진단된다.
  - 자율신경계 기능 항진
  - 손 떨림 증가
  - 불면증
  - 오심 및 구토
  - 일시적 환시, 환청, 환촉 또는 착각
  - 정신운동성 초조증
  - 불안
  - 대발작

4) 알코올 중독 치료

가장 기본적으로는 수준별 치료는 크게 입원치료(inpatient treatment)와 외래치료(outpatient treatment)로 나눌 수 있으며, 부분 입원 혹은 낮치료 프로그램도 있다. 여기서는 먼저 입원치료와 외래치료에서 모두 이루어지는 해독치료(detoxification programs)와 집중치료를 살펴본다.

(1) 해독치료

해독치료란 알코올 중독의 치료를 시작하면서 곧바로 신체에 남아 있는 알코올 성분을 제거하는 과정이다. 해독치료는 본격적인 중독증 치료를 위한 준비 단계의 임시치료로 간주되기도 하지만 다른 어떤 치료적 요소보다 중요한 치료로, 알코올을 중단함으로써 생기는 신체적인 급성적 증상들을 치료하는 것이 주된 목적이다. 의료적인 절차를 통해 생리적 의존을 감소시키며, 구체적인 평가와 함께 중독에 대한 치료를 의뢰할 때 가장 효과적이다. 해독과정은 약물해독과 사회적 해독과정이 있다. 약물해독은 몸 안에 있는 알코올을 몸에 무리를 주지 않으면서 재빨리 해독시키는 것이다. 이 방법은 우리나라나 외국이나 별반 차이가 없다. 그러나 이때 중요한 것은 입원 초기 1주일 이내에 이루어지는 사회적 해독(위기개입)이다. 이것은 치료 초기에 치료진이 매우 적극적으로 환자와 가족에게 개입하는 것이다. 이때 치료에 대한 주도권 다툼이 일어나게 되는데, 치료자가 환자보다 얼마나 주도권을 갖는가가 앞으로의 치료 성공의 열쇠가 된다.

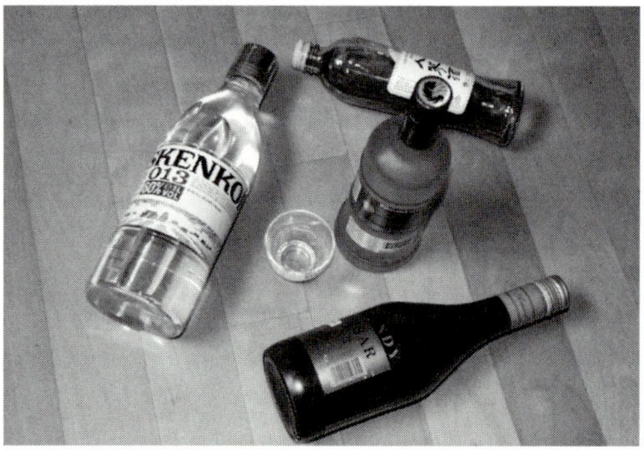

(2) 집중치료 프로그램과 기법

헤이스터와 밀러(Hester & Miller, 1986: 794-805), 콕스(Cox, 1987)는 입원환자 치료 프로그램과 기법을 매우 포괄적으로 제시하고 있다.

① 알코올 교육

강의, 비디오나 슬라이드를 통한 시청각 교육, 단주교본 및 12단계의 학습지도 등의 방법을 사용하여 알코올 중독증의 심각성을 중독자 본인에게 알리고 자신의 문제를 더 이상 부정하지 않고 인식하도록 돕는 방법이다. 알코올 중독에 대한 객관적인 정보를 제공하고 중독자를 비난하지 않는 태도를 유지하면서 중독자가 단주를 위한 동기를 갖게 하는 데 초점을 둔다.

② 개인 상담

가장 기초가 되고 중심이 되는 치료로, 치료자와 환자가 1:1로 면담을 실시하는 것이다. 개인 상담을 통하여 환자에 대한 정확한 평가와 다른 치료를 계획하고 실천하여 나간다. 치료자와 신뢰관계를 맺고 이를 통하여 문제를 파악하고 해결방법을 찾는다(Kaufman, 1994: 1-28).

③ 집단치료

집단치료란 1~2명의 치료자와 같은 문제를 가진 여러 사람(보통은 4~12명 정도)이 함께 참석하여 상담을 하는 과정이다. 알코올 중독자의 집단치료에서 다루어지는 문제의 핵심은 간단하다. 자신과 아주 비슷한 문제로 어려움을 겪고 있는 다른 사람이 그 문제와 싸워 나가는 과정을 듣고, 자신의 문제와 문제해결을 위한 앞으로의 계획을 다른 중독자와 치료자에게 털어놓고 의견을 교환하는 것이다.

④ 인지행동치료

중독자는 음주 그 자체뿐만 아니라 습관화된 부적응적인 행동양식인 중독행동이 더 문제가 되는 경우가 많다. 따라서 개인의 특성을 정확히 이해하고 자신의 일상생활 습관에서부터 문제행동을 자세히 분석해서 그 하나하나에 대해 스스로 평가하고 올바른 태도를 체득하는 치료방법이 필요하다(Monti et al., 1985: 김기태 외, 2005에서 재인용).

⑤ 단주친목모임

단주친목모임, 단주동맹 혹은 AA는 음주를 조절할 수 있는 능력을 상실하고 음주의 결과로 여러 가지 문제에 빠져 있는 자신을 발견한 남녀들의 자조모임이다. 그 목적은 자신들의 공통 문제를 해결하고 다른 사람들이 알코올 중독으로부터 회복되도록 돕기 위해 서로의 경험과 힘과 희망을 함께 나누는 것이다. 이 단주친목의 협심자가 되는 필요한 자격요건으로는 술을 끊겠다는 열망만 있으면 된다. 현재 170개 이상의 국가에 단주친목 지부가 있고 5년마다 한 번씩 세계대회가 열리고 있는데, 우리나라는 1988년에 처음으로 참석하였다. 우리나라에서 단주친목이 오랫동안의 부진한 시기를 거치면서 점차적으로 성장하여 오다가 최근에는 비약적인 발전을 하고 있다.

⑥ 가족모임

알코올 중독자가 있는 가족들의 모임인 가족회(Al-anon)는 알코올 중독자 문제해결을 위해서 국회나 지방행정 그리고 사회에 호소하고 추진하는 역할과 상호 연대하여 지지하고 함께 성장하는 자조조직의 역할을 하는데, 이것이 가족모임의 원형이다. 우리나라의 가족모임은 전자의 역할보다는 후자의 역할에 치중하고 있다고 할 수 있다. 그러나 이처럼 같은 병을 가진 환자들의 가족, 즉 부모나 형제자매, 남편이나 아내가 모여 공통된 고민을 서로 호소하며 같은 목적을 향해 나아가고, 괴로워하는 사람이 자신만이 아니라는 것을 알고 마음 속 깊은 이야기를 할 수 있는 기회를 갖는 것은 가족들의 마음의 안정과 성장을 위해 가장 필요하며 환자의 회복이나 재활을 위해서도 매우 중요하다.

⑦ 부부 및 가족상담

치료자와 중독자, 그리고 부부 혹은 가족들이 함께 참석하여 중독증의 특성에 관하여 배우고, 중독성 음주로 일어난 문제에 대처하기 위하여 배우고 상담하는 시간이다. 이 시간의 초점은 중독자와 부부 혹은 가족의 원만한 관계회복과 중독자의 회복을 촉진하고 중독문제와 연관된 가족의 고통을 감소시키는 데 있다.

⑧ 심리극(사이코드라마)

중독자가 치료자들과 보조자들의 도움을 받아서 지난날의 자기의 삶을 연극으로 재조명해 보고 재경험하는 과정을 통하여 자신의 문제를 객관적으로 이해하고 통찰할 수 있는 기회를 가지며, 이런 과정을 통하여 자신의 새로운 면을 발견하고 변화해 갈 수 있도록 돕는 집단치료의 한 방법이다.

⑨ 자서전 발표와 생존계획 수립

자신이 살아온 과정을 정해진 양식에 따라 기록하고 여러 사람 앞에서 솔직하게 발표한 후 토론하는 과정을 통하여 자신에 대해서 타인에게 알리고 자신에 대한 이해를 더욱 깊게 할 수 있는 시간이다.

⑩ 약물치료

단주제와 항우울제, 항불안제 등이 약물치료에 쓰이고 있다.

이와 같이 우리나라에서 알코올 중독자들에게 시행되고 있는 개입기법은 〈표 7-3〉에 제시되어 있다.

표 7-3 알코올 중독자에게 시행되는 개입기법

구분		내용
의료 기관	개별치료	개인면담, 정신약물요법, 개별상담, 개인정신치료, 동기화면접
	집단치료	집단치료, 집단상담, 집단활동, 외래집단치료, 의미치료, 대그룹회의, 환경치료, 음악치료, 미술치료, 사이코드라마, 표현요법, 현실치료, 경험담 나누기, 공동체 모임
	교육	알코올교육, 알코올회복교육, 물질교육, 중독 강의, 건강교육, 치매 · 건망증 예방교실
	인지행동 치료	인지행동치료, 자아존중감 향상 프로그램, 여성알코올중독자 자아성장 프로그램, 문제해결, 잠재력개발훈련, 나를 찾아서, 자아발견 교육
	사회기술 훈련	대인관계훈련, 사회기술훈련, 사회적응훈련, 생활기술훈련, 알코올극복기술훈련
	재발예방	재발예방교육, 스트레스 대처훈련, 자기주장훈련, 음주거절훈련
	재활훈련	작업요법, 재활원 자원봉사, 봉사활동, 재활교육, 직업재활, 정신과적 재활요법
	자조모임	AA, Al-anon, 단주 메시지, 인지행동치료 추후모임
	단주교본	강독, 자서전, 12단계, 알코올교본 교육, 심층분석자료
	명상 · 요가	명상, 요가, 이완요법, 자아성찰, 마음수련
	취미 · 여가	차 모임, 노래방, 운동요법, 산책, 음악감상, 영화감상, 예배, 오락, 종이접기, 꽃꽂이, 활동요법, 취미클럽
	가족교육	가족교육, 가정의 역할
	가족치료	가족치료, 가족상담, 가족관계 강화 프로그램, 가족사례관리, 보호자 상담
	가족모임	가족모임, 가족친목모임, 가족야유회, 집단가족모임
	지역예방 교육	물질남용 예방교육, 약물의 폐해, 음주예방교육, 지역사회 예방교육, 청소년 알코올예방교육, 시민 강연

지역 사회 기관	예방	기본교육, 순회(출장)교육, 학교 약물남용 예방교육, 지역사회 초·중·고등학생·지역주민·대상자 예방교육, 전문가·실무자를 위한 워크숍, 목회자·일반인을 위한 약물교육, 음주문제 예방교육, 준법운전교육, 직장인 음주교육, 또래상담자 훈련
	캠페인	지역사회 주민·대상자 홍보, 음주예방을 위한 청소년 참여 이벤트, 성·약물 책자 배포, 자원봉사 홍보단, 가두 캠페인, 포스터 공모전, 알코올 인식주간 프로그램, 유해환경 감시단, 지역사회 알코올 문제 대처 도움위원 구성 및 포럼
	상담	집단상담, 전화상담, 인터넷상담, 면접상담, 전문의 상담, 음주운전 및 수강명령 프로그램
	치료	12단계 프로그램, 명상, 생활선, 최면 심리치료, 의존자 치유교육, 영화 치료 프로그램, 영적 생활 프로그램, 단주교실, 음악치료
	재활	농장, 컴퓨터, 이미용, 노숙·부랑인 대상 자기사랑 프로그램, 회복의 집, 부적응 학생 프로그램, 노숙자 재활 프로그램, 재활작업장
	사례관리	사례관리

주: 지역사회기관의 가족교육·모임·상담치료 및 자조집단은 병원과 동일
출처: 김기태 외(2005).

5) 알코올 중독과 가족

앞에서 알코올 중독의 가족요인에 관해서 살펴본 것과 같이, 알코올 중독은 단순한 개인의 병리일 뿐 아니라 가족 구성원 자체가 가지는 문제라고 볼 수 있다. 따라서 여기서는 알코올 중독과 가족에 관해 살펴보기로 한다.

(1) 알코올 중독자의 가족 역동과 공동의존증

중독자의 가족은 중독증에 의해 야기된 혼란스럽고 붕괴된 환경에서 생활한다. 술을 남몰래 숨기며 마시려는 충동은 중독자의 성격 변화를 일으켜 온 가족을 괴롭히는 혼동을 조장하게 한다. 중독자가 보이는 방어 체계에서 가장 핵심적이며 가족 구성원들이 가장 받아들이기 힘든 부분은 음주양상을 모호하게 만들기 위해 만들어진 부정의 사용이다. 부정과 더불어 공동의존자를 괴롭히는 문제는 중독자가 자신의 정신적인 문제를 외부의 탓으로 돌리는 방어기제인 투사를 자주 사용한다는 사실이다. 중독자는 음주에 대한 책임을 종종 다른 사람에게 전가하며 자기의 음주를 정당화한다. 공동의존자는 중독증의 진행과정의 본질을 모

르기 때문에 비난과 합리화를 받아들이며 '가정에 문제가 있기 때문에 남자가 술을 마신다.'는 전통적인 사회적 관념을 받아들인다. 종종 중독자는 이러한 잘못된 믿음을 더욱 악용하여 투사와 합리화를 더 자주 사용한다. 이 결과로 가족들은 중독증에 대해서 책임감을 더 느끼게 되고, 죄책감 때문에 나타나는 조장 행동은 회복을 더욱 어렵게 만든다. 알코올 중독자와 지속적인 관계를 가지며 생활하는 가족들(특히 부인과 자녀)이 삶을 조절할 수 없고 문제처리를 건강하게 하지 못하게 되는 상태를 공동의존증이라 한다(Beattie, 1987: 10-12).

다시 말하면, 공동의존증이란 중독자와 긴밀한 관계를 맺고 있는 사람들이 함께 오랫동안 생활하는 가운데 중독자와의 일상적인 상호작용의 결과로 나타내는 정신의학적 장애이다. 그 특징은 비적응적이며 강박적인 행동, 더 나아가 자기파괴적 행동을 동반하는 것이다. 또한 대인관계상의 장애(감정을 인식하고 표현하는 것의 어려움, 자신의 욕구보다 중독자의 욕구에 치중하는 과도한 책임감, 타인에 대한 불신)와 자율성의 저하에 따른 비합리적인 문제처리 방식 등을 나타내는 진행성이며 만성적인 경과를 밟는다.

(2) 공동의존증의 정신의학적 특징

공동의존증의 정신의학적 특징은 이것이 하나의 질환으로 인정된다는 점이며, 그 특징은 다음과 같이 다양하게 제시될 수 있다(Nyman & Cocores, 1991: 882-897).

- 조장이다. 중독자 가족의 초기의 바람은 진실된 염려에서 나오며 문제 상황(예, 술을 마시기 위해 돈을 빌렸는데 갚지 못한다, 숙취 때문에 출근하지 못한다)에서 중독자를 단순히 구해 주려는 것이다. 조장 행위는 곤궁에 빠져서 도움, 보호, 격려 등을 필요로 하는 중독자에게 처음에는 도움이 될 수 있지만, 결국에는 중독자가 음주로 인하여 발생하는 여러 문제를 경험하지 못하게 방해하여 중독증이 악화되게 하는 결과를 초래한다.
- 무지이다. 중독자의 가족은 자신들이 아무리 노력하여도 중독자가 술을 억제하지 못하는 현상을 이해하지 못한다. 가족들은 자연적으로 자신들이 사랑하는 중독자가 자신들보다도 술을 더 좋아한다고 생각한다. 분노감과 버림받았다는 기분이 들고 좌절감과 스트레스가 심해진다. 이렇듯 중독증에 대한 무지 때문에 공동의존증이 발생한다고 할 수 있다. 대부분의 사람처럼 중독자의 가족들도 중독증에 관하여 잘 알지 못한다.
- 부정이다. 중독증에서와 마찬가지로 부정은 공동의존증의 가장 큰 특징이다. 공동의존증이 있는 어떤 가족은 가족 내에 중독증이 있다는 사실을 인정하는 것에 심한 저항을 갖는데, 왜냐하면 가족 중의 한 사람이 문제가 있다는 사실을 인정해야 하기 때문이다.

또 다른 가족은 중독증을 부정하지는 않지만 공동의존증을 부정한다.

- 조절력에 대한 불합리한 기대이다. 알코올 중독자들은 알코올을 조절하여 마실 수 없다는 증거들이 많음에도 불구하고 음주를 자신의 의지를 통해서 조절할 수 있다는 믿음에 집착한다. 공동의존증이 있는 가족도 비슷한 방법으로 유사한 결과를 초래한다.
- 손상된 자존심이다. 통상적으로 중독자는 자신의 왜곡된 성격에서 기인하는 부정, 비난, 짜증으로 가족을 공격한다. 대개의 공동의존자는 중독자의 공격을 자신의 잘못 때문으로 생각하고 감수하는데, 이 때문에 죄책감을 느끼고 자신이 쓸모없는 인간이라고 생각한다.
- 스트레스와 관련된 질환을 가지고 있다. 중독자의 가족 중 상당수가 정신적인 고통으로 인해 궤양, 장염, 편두통 등의 스트레스와 관련된 질환을 앓고 있다. 이는 가족의 어려움을 자신의 탓으로 돌리는 경향과 이에 따른 스트레스 때문에 그 고통을 신체화하게 됨으로써 생기는 것이다.

(3) 공동의존증의 유형

공동의존증의 유형을 다음의 몇 가지로 나누어 볼 수 있다. 임상실제에서는 다음에서 묘사한 것보다 훨씬 많은 유형이 나타날 수 있으며, 한 유형을 가진 가족이 동시에 다른 유형의 특성을 갖거나 변형된 의존 형태를 보일 수도 있다(Cermak, 1986: 36-40).

① 순교자적 유형

이런 유형의 부인은 남편의 병이 진행하여 사망할 것이라고는 절대로 생각하지 않고, 언젠가는 나의 희생과 노력에 따라 남편이 회복되어 나를 위해 살아 줄 것이라고 철석같이 믿고 있다. 대개 이런 부인들은 병원에서 치료가 시작되면 불안을 가지게 되어 신경증적 반응을 나타낸다.

② 박해자적 유형

알코올 중독자들은 성기능상의 문제와 경제적 문제를 가지게 된다. 남성 알코올 중독자의 가정은 부인이 실권을 쥐고 있다. 이런 부인은 남편에 대해 언어적 · 신체적 학대를 자행한다. 이런 유형의 부인은 치료가 시작하면 오히려 본인이 괴로워 치료에 저항한다. 왜냐하면 모든 관계에서나 밖에서는 '중독자가 그녀의 인생을 망쳤다.'고 생각하고 부인은 천하에 그런 열녀가 없는 것으로 비춰지고 있는데, 환자가 술을 끊으면 남편에 대한 부인의 그런 행동이 제약을 받으므로 치료에 저항하는 것이다. 이런 유형의 부인들에게는 처음부터 아예 '가족치료 혹은 개별가족 및 집단가족교육 프로그램에 성실히 참여할 것이며, 이를 지키지 않으면 입원시키지 않는다.'는 각서를 받아 두는 것이 유용하다.

③ 술친구적 유형

알코올 중독자의 배우자는 중독자가 되는 비율이 다른 부류보다도 2배 이상 높다. 실제로 중독자의 부인들 가운데는 중독자가 많거나 중독자의 가정에서 자란 경우가 많다. 이런 유형의 부인이나 가족은 환자를 면회하기 위하여 병원에 올 때 몰래 술을 숨겨서 가지고 들어온다. 이런 부인들 중에는 알코올 중독자들이 많으므로, 우리나라에서는 이런 부인을 대상으로 원조서비스를 제공해 주어야 한다.

④ 아주 냉담한 유형

이 유형은 중독자가 죽든 말든 상관하지 않으려는 부인들이다. 이런 경우는 배우자가 환자를 병원에 입원시키는 것이 아니라 주위에 있는 사람들이 하도 답답하여 병원에 데리고 오는 경우가 많다. 따라서 배우자가 입원시키지 않을 경우에는 배우자가 아주 냉담한 유형일 가능성이 많다는 것을 알아야 하며, 치료자는 특히 이런 경우를 주의해야 한다. 대개 이런 유형의 배우자는 정신질환을 가지고 있는 경우가 많으므로 정확한 정신평가(mental evaluation)를 하는 것이 필요하다. 특히 이런 사람들에게서 자살률이 굉장히 높으므로 주의해야 한다.

⑤ 공모자적 유형

어떤 공동의존자들은 알코올 중독자가 단주를 유지하려는 노력을 할 때 계속적으로 방해를 한다. 공동의존자들은 활동적인 약물의존 가족 내에서 발달된 자아정체성에 강하게 결합되어 있기 때문에 회복된 가정에서 새로운 자아정체성을 발달시켜야 하는 것에 대해 대단한 불안을 느낀다. 그래서 변화보다는 중독자에게 공모자나 협조자가 되기 시작한다. 이런 행동들은 자신의 질병을 부인하거나 감추려는 알코올 중독자의 노력을 돕게 된다. 가장 깊이 돕는 행동은 공모자가 알코올 중독의 존재조차도 부정할 때 일어난다. 이런 부정은 너무 심하여 알코올 중독자가 치료에 들어간 이후에까지 오랫동안 지속되는 경우가 많다.

(4) 공동의존증 해결을 위한 가족개입 프로그램

알코올 중독이 진행되면서 점점 더 가족체계와 결합하게 되면 가족들은 계속적으로 가족 항상성을 유지하고 달성하기 위하여 노력하며, 이러한 과정을 통하여 가족은 알코올 중독에 적응하게 된다. 중독자의 병적인 한 증상으로서의 왜곡된 행동은 가족의 모든 구성원에게 역기능적이고 병적인 관계를 발생시킨다. 따라서 알코올 중독자가 치료과정에 혼자만 참석하면 중독자가 치료된 후 가정으로 돌아가더라도 가족 구성원들은 중독자가 음주하던 동안에 발달시켰던 강박적이고 파괴적인 행동유형을 가지고 역기능적으로 반응하게 된다. 이러한 공동의존증을 극복하기 위해서는 다양한 개입 프로그램이 필요한데, 그 내용은 다음과 같다.

① 가족사정

가족 혹은 다른 의미 있는 사람들은 입원 시 혹은 가능한 한 빨리 포괄적인 가족면접지를 작성하도록 요청받는다. 개별면담으로부터의 정보와 더불어 여기서 나온 정보는 각 가족 구성원에 대한 적절한 개입계획을 결정하기 위하여 치료자에 의해 사정된다. 사정과 개입계획은 계속적인 가족개입, 치료, 그리고 가족을 위한 구조화되고 지속적인 프로그램으로의 통합을 위한 길잡이가 된다.

② 가족프로그램

프로그램의 초점은 개인치료보다 집단 상호작용에 맞춰지며, 교육적이고 정신치료적이다. 이런 방식은 가족 구성원들의 정서적 고립과 부정을 다루는 데 중요하다. 프로그램은 가족의 사정에 맞추어 낮이나 밤 동안에 실시된다.

③ 다중적 가족집단치료

근원가족, 출산, 부부를 포함하는 다중적 가족으로 이루어지는 집단치료가 알코올 중독자와 약물 중독자의 가족을 치료하는 데 지극히 도움이 된다. 또한 분리된 배우자, 청소년들, 혹은 자녀들의 집단도 유용하다. 가족치료와 병행한 이 집단들은 중독되지 않은 새로운 가족 형태로의 이행을 촉진할 수 있다.

④ 가족 강의 및 교육

강조점은 위협적이지 않은 방식으로 알코올 중독과 공동의존증, 그리고 그것의 영향에 대한 실제적인 정보를 제공하는 것이다. 다양한 주제가 망라되고, 그런 정보는 개인에게 다른 관점에서 문제를 비추어 볼 수 있는 기회를 제공한다. 이런 비심판적인 방식으로 정보를 얻는 것은 죄책감을 완화하고 방어를 더욱 낮추며 그들이 자신들의 회복을 위해 행동패턴을 개발하는 데 도움을 준다. 가족들은 알코올 중독에 책임이 없으며 알코올 중독을 야기하지 않았음을 배우게 된다. 가족의 역할이 설명됨에 따라 부정의 방어를 깨뜨리고 가족생존의 과정에서 자신들의 참여를 인식하도록 허용하는 자각을 얻게 된다. 강의, 비디오 관람, 책자, 선배의 경험담, 레크리에이션이나 레저 시간 계획활동 등 모든 것이 치료과정의 구성요소가 될 수 있다.

⑤ 가족친목모임/자녀친목모임

가족 또한 가족자조집단에 참여하도록 요청받으며, 이것은 초기의 치료계약의 일부로 협상된다. 가족친목은 단주친목(AA)과 균형을 맞춘 운동의 일환으로 단주친목의 12단계와 12전통에 기반을 두고서 미국에서 1940년대 후반에 제기된 알코올 중독자 가족들의 성원들을 위한 집단이다. 우리나라에서는 1980년 후반 이후부터 가족친목모임과 자녀친목모임을 포함한 다른 지지집단이 중요한 요소가 되고 있다.

⑥ 가족중심 치료

카우프만(Kaufman, 1985; 1989: 1397-1416)은 가족치료 접근법에 대해서 포괄적인 치료 접근법을 서술하고 있다. 치료의 단계는, 첫째, 약물에 자유로운 상태를 형성하고 유지하는 방법 개발, 둘째, 실행 가능한 가족치료 체계, 셋째, 약물 및 알코올 중독의 중단 이후 가족재적응의 3단계로 제시하였다.

생각해 볼 문제

1. 물질 중독과 비물질 중독의 차이에 대해 논의해 봅시다.
2. 우리나라의 음주문화와 대학생들의 음주 패턴에 대해 이야기해 봅시다.
3. 사회적 음주와 중독의 차이에 대해 이야기해 봅시다.
4. 술이 배우자와 자녀에게 미치는 영향에 대해 논의해 봅시다.

제8장

도박 중독

1. 도박과 도박 중독의 이해
2. 도박 중독의 원인
3. 도박 중독자의 특징
4. 도박 중독의 영향
5. 도박 중독의 과정
6. 도박 중독의 치료와 예방

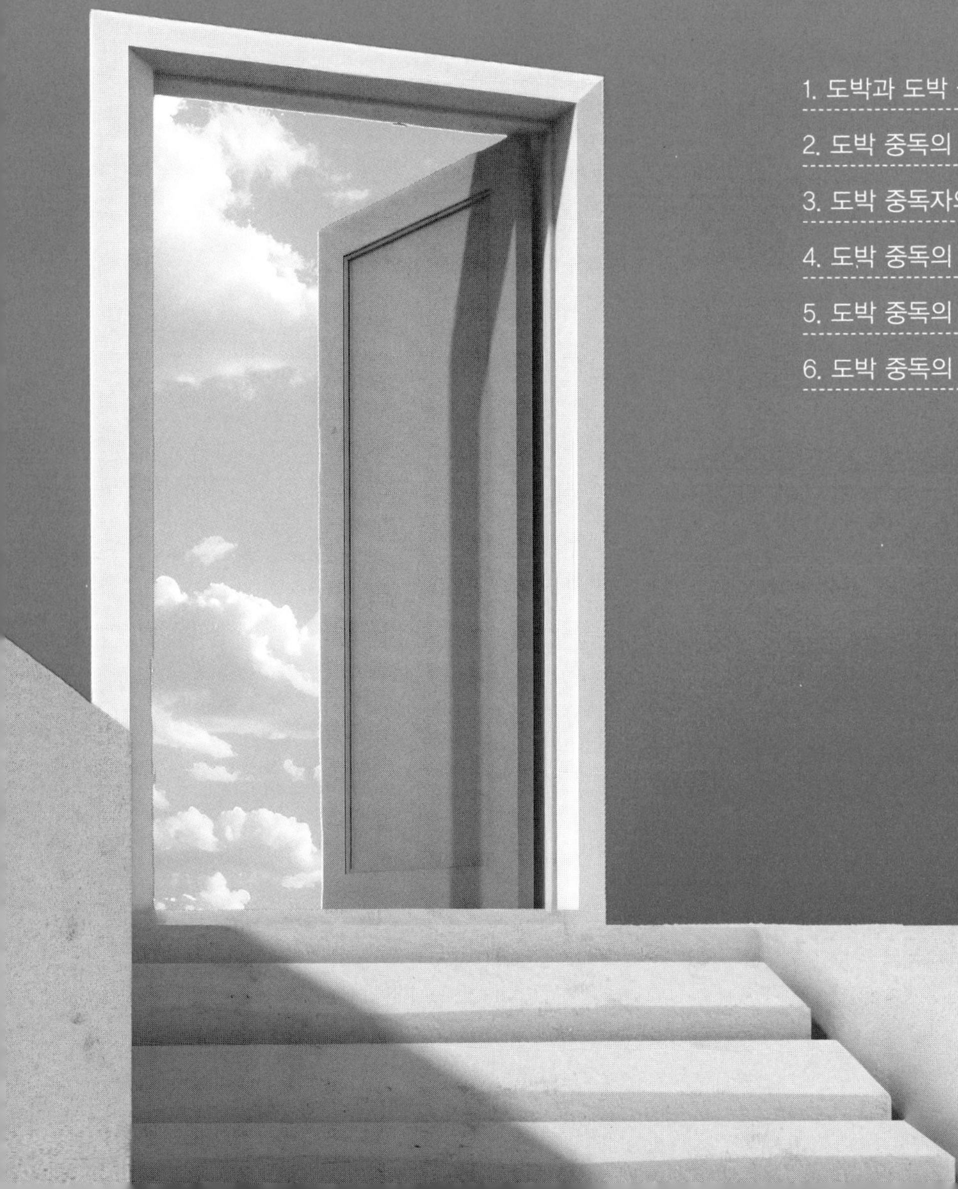

Mental Health

앞 장에서 살펴본 것과 같이 중독은 크게 물질 중독과 비물질 중독으로 나뉜다. 비물질 중독은 물질이 아닌 어떤 심리적 현상이나 행동을 반복하는 데 의존하는 현상을 의미한다. 인간에게 즐거움과 만족을 주지만 과도하게 몰입하였을 때 삶의 질에 심각한 타격을 미치는 것이 비물질 중독의 특성이라고 하겠다. 도박 중독과 쇼핑 중독 등이 대표적이라고 할 수 있는데, 현대 사회의 다양한 비물질 중독 중에서 최근 그 심각성이 집중적으로 지적되고 있는 것 중의 하나가 도박 중독이다. 이 장에서는 비물질 중독 문제로서의 도박에 관해 자세히 살펴보고자 한다.

1. 도박과 도박 중독의 이해

1) 도박의 개념

도박이란 돈이나 가치 있는 것을 걸고 더 많은 돈이나 재물을 따기 위해서 결과가 불확실한 사건에 내기를 거는 행위를 의미한다. 이러한 도박은 「형법」 제246조(도박, 상습도박)에 "재물로서 도박한 자는 500만 원 이하의 벌금 또는 과료에 처한다. 단, 일시 오락 정도에 불과한 때에는 예외로 한다."라고 규정하고 있다. 하지만 일반적으로 놀이와 도박의 경계는 매우 모호하여, 어떤 행위가 놀이이고 도박인가에 대한 구분은 종종 주관적인 판단에 의존된다(김미선, 2011). 도박의 종류는 이용하는 방식에 따라 〈표 8-1〉과 같이 구분될 수 있으며, 그 대상에 상관없이 불확실한 결과에 돈이나 재물을 거는 모든 행위를 말한다(안상일 외, 2010).

이러한 도박의 공통된 개념 구성요소는 불확실성, 자발적인 참여, 재정에 대한 경쟁 정도로 요약해서 설명할 수 있고, 이러한 속성들로 살펴볼 때 도박은 금전을 획득하면서도 놀이를 즐기는 두 가지 속성을 갖는다고 할 수 있다(송진아, 2009: 11-12; 이홍표, 2002).

따라서 도박은 인간이 즐기는 놀이의 하나로서 도전과 경쟁의 일련의 과정을 통해 즐거움을 얻는 동시에 금전 획득이라는 이중의 즐거움을 제공하기 때문에 강력한 중독효과를 야

표 8-1 이용 방식에 따른 도박의 종류

구분	종류
놀이도구	화투, 장기, 바둑, 주사위, 트럼프(카드), 체스, 마작 등
기계	카지노(슬롯머신 등), 성인오락(바다이야기, 스크린 경마, 파친코 등)
추첨방식	복권, 로또
스포츠 경기	경마, 경륜, 경정, 체육진흥투표권(토토, 프로토)
동물 경기	소싸움, 투견, 투계 등
인터넷	각종 인터넷 도박
기타	주식, 선물, 옵션 등
합법 사행산업: 카지노, 경마, 경륜, 경정, 복권, 체육진흥투표권, 소싸움	

기하며, 과도하게 몰입되기 쉽다(Lorenz, Politzer, & Yaffee, 1990: 송진아, 2009에서 재인용).

2) 도박자의 유형

도박자들은 몇 가지 유형으로 구분할 수 있으며, 이 유형은 [그림 8-1]과 같이 연속선상에서 이해될 수 있는데, 한쪽 끝은 도박을 안 하는 경우이고 다른 한쪽은 병적/강박적으로 도박을 하는 경우이다. 이러한 도박자의 유형은 다음과 같이 분류할 수 있다(유채영 외, 2008).

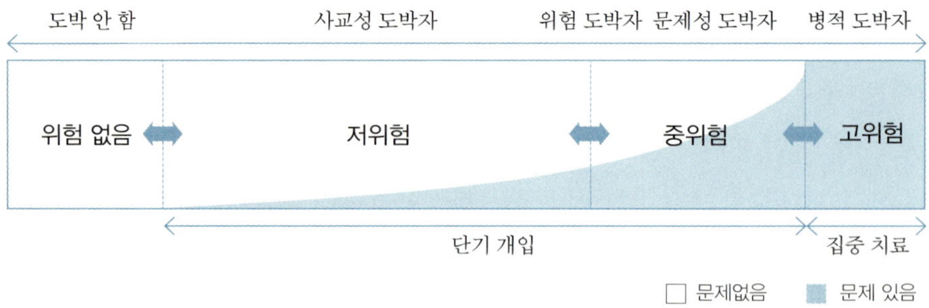

[그림 8-1] 도박자의 유형

출처: 한국도박문제관리센터 홈페이지(http://www.kcgp.or.kr).

(1) 사교성/여가성 도박자

사교성 도박자(social gambler)는 여가성 도박자(recreational gambler)로도 불리며, 대부분의 도박자가 이 범주에 속한다. 이들은 도박을 하는 시간과 돈을 통제할 수 있다. 도박의 목적이 돈을 따는 것이나 승리가 아니라 여가 혹은 친목이며, 도박에 대한 기대가 적기 때문에 통제력을 유지할 수 있다.

(2) 위험 도박자

위험 도박자(at-risk gambler)는 사교성 도박에서 문제성 도박으로 넘어가고 있는 사람들이다. 이들은 문제성 도박이나 병적 도박으로 진전해 나갈 수 있다.

(3) 문제성 도박자

문제성 도박자(problem gambler)는 삶에서 도박이 문제를 일으키고 있는 사람이다. 도박에 소비할 금전이나 시간을 한정하는 데 어려움이 있어서 도박자 자신이나 가족, 친구, 동료 등 타인이나 지역사회에 사회적으로나 경제적으로 해로운 결과를 야기한다. 문제성 도박은 손실에 대해 집착하여 도박에 대한 통제력을 상실한다.

(4) 병적 도박자

병적 도박자(pathological gambler)는 도박에 대한 통제력을 완전히 잃은 상태를 의미한다. 미국정신의학회(APA, 2013)의 DSM-5 진단기준을 충족시키는 도박자이다. 강박적 도박이란 단도박모임에서 사용하는 용어로 강박장애의 강박행동과 같이 본인의 자발적인 의사에 반해서 도박행동을 할 수밖에 없는 상황을 표현하기 위한 것이다. 이 때문에 자신의 경제적 능력을 벗어나도록 도박에 참여하는 경우가 많으며, 가족과 사회에 부정적인 영향을 끼친다. 이렇게 도박의 부정적인 측면이 있다는 점을 알고도 도박에 지속적으로 참여하게 되기 때문에, 병적 도박은 참여자 개인과 가족 기능, 직업 역량을 위협하는 도박행동으로 정의되고 있다(송진아, 2009).

3) 도박 중독의 개념

도박 중독은 앞에서 살펴본 문제성 도박과 병적 도박[1]을 포함하는 것으로, 도박으로 인하여 본인, 가족 및 대인관계의 갈등과 재정적·사회적·법적 문제가 발생하고 있음에도 불구하고 자신의 의지로 도박행위를 조절하지 못하고 지속적으로 도박을 하게 되는 것을 의미한다(김미선, 2011).

이러한 도박 중독은 중독의 한 유형으로 분류되고 이해된다. 중독은 물질 중독과 행위 중독으로 나눌 수 있는데, 물질 중독이란 기분을 변화시키는 화학물질의 사용으로 인한 중독을 말하고, 행위 중독이란 행동에서 중독의 특징(3C)[2]을 보이는 행위를 말한다. 과거에는 중독을 알코올 및 약물들로 인해 생기는 경우로 제한하였으나, '신경적응(neuroadaptation)'[3]은 도박 중독, 포르노, 섭식, 과다한 일, 쇼핑, 그 밖의 지나친 강박적 행위중독에서도 동일하게 나타난다는 것이 증명되었다. 또한 커스터(Custer)의 연구결과에서 문제성 도박과 약물 중독의 특징이 80% 유사하다고 밝혀졌다(유채영 외, 2008). 따라서 도박 중독은 행위 중독의 대표적인 유형이라고 하겠다.

4) 도박 중독의 실태

주요국의 도박 중독 유병률 현황은 〈표 8-2〉와 같다. 우리나라의 경우 문제성 도박 유병

1) 이것은 미국정신의학회(2013)의 공식적인 임상진단기준을 충족하는 것을 의미한다. DSM-5에서는 비물질 관련 장애(nonsubstancerelated disorder)에 도박장애를 포함시키고 있다.

A. 도박장애(gambling disorder)는 12개월 동안에 다음 중 4개 이상의 항목에 해당하는 도박행동이 지속적이고 반복적으로 일어나서 사회적, 직업적 부적응을 초래할 때 진단된다.
  1. 원하는 흥분을 얻기 위해서 점점 더 많은 액수의 돈을 가지고 도박을 하려는 욕구를 지닌다.
  2. 도박을 줄이거나 중단하려고 시도할 때는 안절부절못하거나 신경이 과민해진다.
  3. 도박을 통제하거나 줄이거나 중단하려는 노력이 거듭 실패로 돌아간다.
  4. 도박에 집착한다(예, 과거의 도박경험을 계속 떠올리고, 다음번에 돈을 걸었을 때 승산을 예상하거나 계획하고, 도박을 해서 돈을 벌 수 있는 방법을 생각한다).
  5. 정신적인 고통(예, 무력감, 죄책감, 불안감, 우울감)을 느낄 때마다 도박을 하게 된다.
  6. 도박으로 돈을 잃고 나서 이를 만회하기 위해 다음 날 다시 도박판으로 되돌아간다.
  7. 도박에 빠져 있는 정도를 숨기기 위해서 거짓말을 한다.
  8. 도박으로 인해서 중요한 대인관계, 직업, 교육이나 진로의 기회를 위태롭게 하거나 상실한다.
  9. 도박으로 인한 절망적인 경제 상태에서 벗어나기 위해 다른 사람에게 돈을 빌린다.

B. 도박행동이 조증삽화로 인한 것이 아니라야 함

2) 중독의 다음과 같은 세 가지 특징이 있다. 첫째, 강박적 사용(compulsive preoccupation), 둘째, 조절능력의 상실(control failure), 셋째, 나쁜 결과에도 불구하고 계속되는 사용/행동(negative consequence)이다.

3) 내성과 금단증상의 생물학적 과정에 관한 전문 용어이다.

률은 2008년 이후 지속적으로 낮아지고 있는 추세를 보이고 있으나, 중위험 도박의 경우 외국과 비교해 볼 때 유병률이 상당히 높게 나타나고 있다. 앞서 도박 산업의 현황에서도 살펴본 것처럼, 우리나라는 도박에 대한 가용성과 접근성이 높기 때문에 일반인구의 도박 경험률도 상당히 높은 것으로 알려져 있다.

우리나라 도박자 현황(2023년 현재)은 다음 [그림 8-2]와 같다. 남성의 비율이 높으며, 연령대로는 20대와 30대의 비중이 높게 나타났다. 도박의 유형별로는 불법 온라인 도박과 사설 도박의 비율이 높은 것으로 확인되었다.

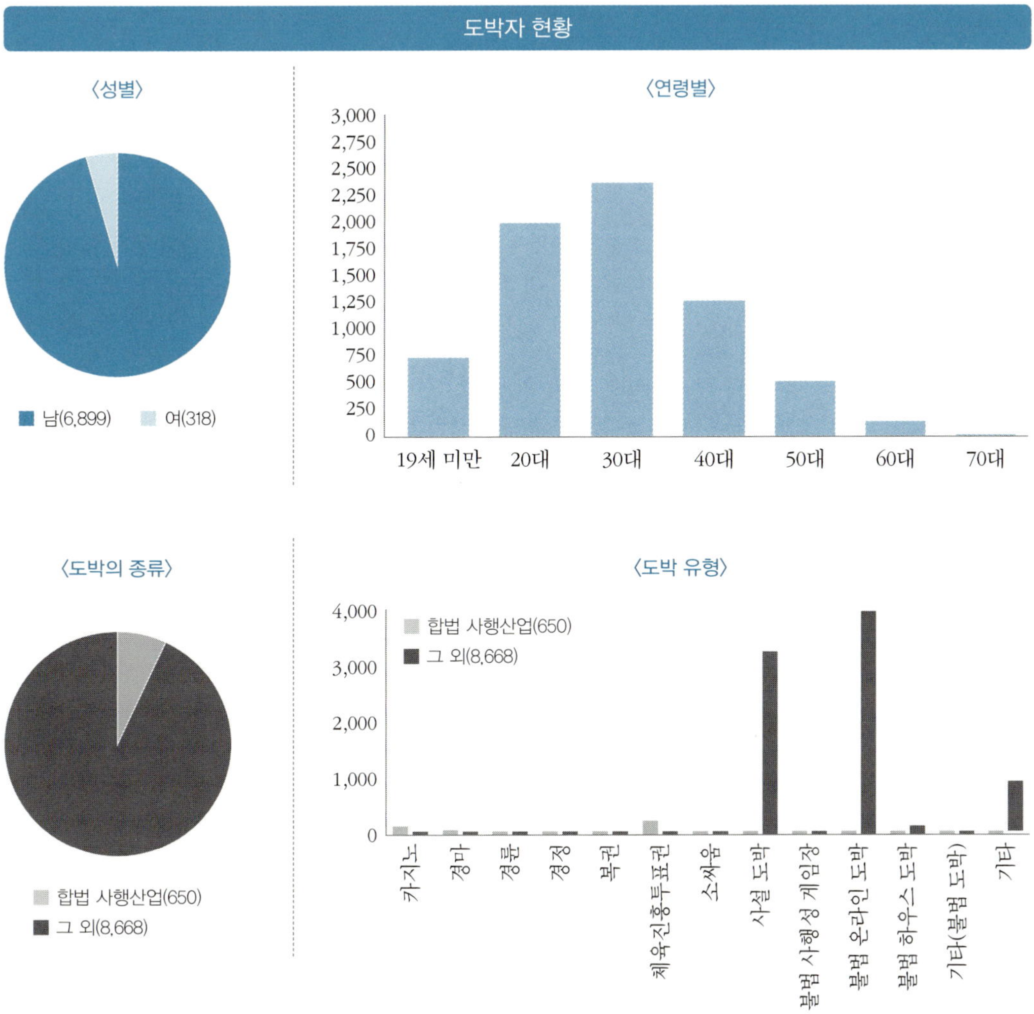

[그림 8-2] 도박자 현황

출처: 한국도박문제예방치유원 홈페이지(www.kcgp.or.kr).

표 8-2 주요국 도박 중독 유병률 현황

국가	발표기관/저자	연도	측정 도구	도박 중독 유병률(%)			비고
				중위험 도박	문제성 도박	합계	
한국	사행산업통합감독위원회	2018	CPGI	4.2	1.1	**5.3**	
	사행산업통합감독위원회	2016		3.8	1.3	**5.1**	
	사행산업통합감독위원회	2014		3.9	1.5	**5.4**	
	사행산업통합감독위원회	2012		5.9	1.3	**7.2**	
	사행산업통합감독위원회	2010		4.4	1.7	**6.1**	
	한국마사회	2009		5.3	1.6	**6.9**	
	사행산업통합감독위원회	2008		7.2	2.3	**9.5**	
	문화체육관광부	2006		4.9	1.6	**6.5**	
영국	The Gambling Commission	2017		1.8	0.7	**2.5**	
		2011		1.8	0.7	**2.5**	
		2007		1.4	0.5	**1.9**	
프랑스	Baromètre santé	2011		0.9	0.4	**1.3**	
호주	Justice Liquor & Gambling NSW	2017		2.9	0.8	**3.5**	NSW
	National/ N. A. Dowling et al.	2015		1.9	0.4	**2.3**	
뉴질랜드	National	2012		1.0	0.3	**1.3**	
미국	National/Richard R. Massatti	2012		1.1	0.4	**1.5**	Ohio
	Gonnerman, M. E., & Lutz, G. M.	2011		2.6	0.6	**3.2**	Iowa
캐나다	Kairouz & Nadeau	2014		1.4	0.4	**1.8**	Quebec
	Gaming Policy and Enforcement Branch	2014		2.6	0.7	**3.3**	British Colombia
노르웨이	Pran, K. R., & Ukkelberg	2010		2.3	2.1	**4.4**	
체코	National/Zdenek Szczyrba	2012		2.3	0.6	**2.9**	

출처: 사행산업통합감독위원회(2019).

2. 도박 중독의 원인

1) 개인적 요인

도박 중독의 개인적 요인을 살펴보면 유전적인 요인, 성장기의 외상경험, 개인의 스트레스 대처방식 등의 개인적인 특성으로 도박에 빠지게 된다. 도박 중독과 유전적인 상관관계를 다룬 연구에서는 도박 중독자 부모의 경우 도박 중독 경험이 20%라고 보고하고 있다. 그러나 도박 중독자 모두가 이 연구결과와 같은 것은 아니다. 알코올 중독, 가정폭력 등의 연구에서 부모의 중독성과 폭력성이 있는 자녀가 그렇지 않은 자녀와 비교하였을 때 그 자녀 역시 중독성과 폭력성을 가지고 있다기보다 가족의 영향을 받고 있다고 볼 수 있다. 또한 개인이 사회에서 받는 스트레스를 도박과 같은 유희를 즐김으로써 도박 중독에 빠지게 된다. 도박은 위험을 가지면서 동시에 감각과 자극을 추구하는 놀이이기 때문에 도박에 몰입하는 경우 스트레스가 해소되는 결과를 가져올 수 있다(오세연, 2011). 따라서 문제로부터 탈출하기 위해 또는 무능감, 죄책감, 불안감, 우울감과 같은 불쾌한 기분을 덜기 위해 도박을 하기도 한다.

병적 도박 중독자들 중에는 부정적 사고, 미신적 사고, 지나친 믿음, 혹은 왜곡된 권력의 힘 등과 같이 사고가 왜곡되어 있는 경우가 있다. 도박 중독은 돈 자체보다는 도박행위가 문제이지만 일부 병적 중독자들은 돈이 모든 문제의 원인이며, 해결책이라고 믿는 경우가 있다(권정아, 2011: 김우준, 2012에서 재인용). 이런 경우 도박 중독의 원인은 개인의 심리와 성격에 원인이 있다고 하겠다.

2) 생물학적 요인

최근 도박 중독의 원인으로 임상학계에서 주목하고 있는 것이 '도파민' 분비와 관련된 것이다. 도파민은 흥분과 쾌감이 주어졌을 때 상승하게 되는데, 도박 중독을 경험하는 사람들의 경우 도박을 하였을 때 도파민이 크게 상승하여 그 쾌감과 즐거움에 중독된다는 것이다. 이러한 점에서 도박 중독을 가리켜 쾌감에 중독되었다고도 하고, 도파민 억제를 통한 도박충동 조절에 대하여도 논의가 되고 있다. 그러나 도파민 분비는 도박을 처음 접하게 한 근본적인 원인이기보다는 도박 중독에 빠지게 하는 주요 촉발요인으로 이해할 수 있다(송진아, 2009).

3) 사회적 요인

사회적 요인으로는 도박에 대한 사회적인 인식과 태도, 도박의 합법화, 도박에 대한 가용성 및 접근성을 들 수 있다. 도박에 대한 사회적인 태도가 긍정적인가 아니면 부정적인가에 따라서 쉽게 도박에 접근할 수 있는지의 여부 문제가 발생한다. 도박에 대한 사회적인 태도가 긍정적이고 접근 가능성이 높을수록 도박은 증가할 수 있다. 특히 정부주도형 사행산업에 대한 통제가 완화되고 합법적인 지위를 갖는다면 도박 중독은 증가할 수밖에 없을 것이다. 이와 관련하여 한국 사행산업[4]의 규모를 살펴보는 것은 우리 사회 도박의 가용성(availability)과 접근성(accessibility)을 이해하는 데 도움이 될 것이다.

(1) 매출액 현황

자료가 파악되어 있는 2013년도부터 2022년도까지 카지노, 경마, 경륜, 경정, 복권, 체육진흥투표권, 소싸움 등의 사행산업 전체 매출액 현황은 〈표 8-3〉과 같다.

표 8-3 한국 사행산업 매출액 현황(2013~2022) (단위: 억 원)

업종		2013	2014	2015	2016	2017	2018	2019	2020	2021	2022
사행산업 총계	총매출액	196,726	198,933	205,042	219,777	217,263	223,904	226,507	128,598	143,758	229,101
	(증감률)	0.7	1.1	3.1	7.2	−1.1	3.1	1.2	−43.2	−11.8	59.4
	순매출액	84,091	86,474	88,121	93,357	92,360	96,726	98,498	59,137	66,076	96,113
	(증감률)	2.2	2.8	1.9	5.9	−1.1	4.7	1.8	−40.0	11.3	45.5

출처: 사행산업통합감독위원회 홈페이지(www.ngcc.go.kr).

(2) 입장객 현황

입장객 현황은 〈표 8-4〉와 같다. 입장객은 2013년도 이후 지속적으로 줄어들고 있는데, 이는 인구의 감소 및 도박 중독에 대한 사회적 관심이 높아지면서 사행산업총량제 실시를 비롯한 각종 정책 및 제도를 도입한 결과로 이해된다. 또한 온라인 도박 이용 증가도 원인이

4) 사행산업이란 인간의 사행심을 이용하여 이익을 추구하거나 관련된 재화나 서비스를 생산하는 산업을 의미한다. 즉, 사행산업은 우연에 의하여 이용자에게 재산상의 이익과 손실을 주는 행위를 하는 산업으로 정의된다. 「사행산업통합감독위원회법」 제2조 제1항에 따라 사행산업은 카지노업, 경마, 경륜, 경정, 복권, 체육진흥투표권, 소싸움 등으로 규정되고 있다(http://www.ngcc.go.kr).

될 것으로 판단된다. 2020년과 2021년의 이용자 수는 매우 적은 것으로 나타나고 있는데 이는 코로나바이러스감염증-19(COVID-19)로 인한 사회적 거리두기의 영향으로 이해된다.

〈표 8-4〉에는 불법 사행산업과 관련한 자료는 포함되지 않았다. 국내 불법 도박에는 불법 인터넷도박, 사설 스포츠 토토, 불법하우스도박, 불법사행성게임장, 사설경마, 사설경륜, 사설경정, 사설카지노 등이 해당한다. 사행산업통합감독위원회에서 2012년 발간한「불법도박 실태조사」 보고서에서는 이러한 국내 불법도박 매출액에 대해 최소 58조 원, 최대 95조 원으로, 평균 75조 원 규모로 추정하였다.

따라서 우리나라의 경우 도박성 게임을 제공할 수 있는 시설이나 기회는 상당히 높은 편이고, 시설에 대한 접근도 용이하다고 판단된다. 따라서 도박에 대한 가용성과 접근성은 상당히 높다고 이해할 수 있으며, 이는 도박 중독과도 밀접한 관련이 있다고 여겨진다.

표 8-4 한국 사행산업 입장객 현황(2013~2022) (단위: 천 명)

업종		2013	2014	2015	2016	2017	2018	2019	2020	2021	2022
카지노업	강원랜드	3,068	3,077	3,133	3,169	3,115	2,852	2,895	599	844	2,084
	외국인전용	2,707	2,962	2,614	2,363	2,216	2,839	3,234	1,161	709	1,105
	카지노 계	5,775	5,969	5,747	5,532	5,331	5,691	6,129	1,760	1,553	3,189
경마	본장	4,888	4,773	5,343	5,219	4,962	4,642	4,645	578	385	3,399
	장외	11,029	10,523	8,074	7,949	7,968	8,038	8,068	1,150	914	5,920
	경마 계	15,917	15,296	13,617	13,168	12,930	12,680	12,713	1,728	1,299	9,319
경륜	본장	1,526	1,402	1,397	1,472	1,372	1,395	1,248	239	248	744
	장외	5,455	3,966	4,287	4,048	3,697	3,600	3,369	620	220	1,613
	온라인	-	-	-	-	-	-	-	-	38	62
	경륜 계	6,981	5,368	5,684	5,520	5,069	4,995	4,617	859	468	2,357
경정	본장	262	298	292	300	264	249	251	26	16	151
	장외	2,516	2,089	1,922	1,826	1,660	1,698	1,683	189	176	921
	온라인	-	-	-	-	-	-	-	-	30	53
	경정 계	2,778	2,387	2,214	2,126	1,924	1,947	1,934	215	192	1,072
소싸움경기	본장	1,017	34	637	717	674	427	562	38.9	100	165
계		32,468	29,054	27,899	27,063	25,928	25,740	25,955	4,601	3,612	16,102

출처: 사행산업통합감독위원회 홈페이지(www.ngcc.go.kr).

3. 도박 중독자의 특징

도박에 중독된 사람들이 보이는 특징과 모습을 이해하는 것은 도박 중독을 이해하는 데 중요한 부분이다. 도박 중독자들의 사고, 정서, 행동에 관해 살펴보고자 한다(안상일 외, 2010).

1) 도박 중독자의 사고

많은 도박자가 자신이 잃어버린 돈을 되찾기 어렵다는 것을 어느 정도 알고 있지만 자신이 잃어버린 돈을 회복하기 위하여 다시 많은 돈을 도박판에 쏟는 추격매수를 한다. 도박으로 초래된 절망적인 상황(돈 문제, 가족갈등, 수치심 등)을 해결하려고 다시 도박을 선택하는 것이다. 도박을 그만해야 한다고 생각하지만 도박 욕구가 올라오면 다른 비합리적 사고의 지배를 받게 되는데, 대표적인 비합리적 사고는 다음과 같다.

- 확률에 대한 잘못된 이해
  - 도박을 해서 쉽게 돈을 벌 수 있다.
  - 많이 잃었으니 이제는 딸 때가 되었다.
- 운과 미신
  - 결국에는 따게 될 것이다.
  - 이번에 거의 딸 뻔했으니, 다시 하면 반드시 딸 것이다.
- 도박 기술에 대한 과신
  - 나는 이기는 방법을 알고 있다.

2) 도박 중독자의 정서

도박 중독자는 불안, 안절부절못함, 도박하지 않을 때의 상실감, 공허감을 느낀다. 또한 극단적인 감정변화를 경험하며, 도박행동이나 도박에 따른 결과 때문에 죄책감과 수치심을 느낀다. 도박 중독자는 도박을 하고 난 결과로서 이러한 감정을 느낄 수도 있고, 이러한 감정이 도박을 더 하게 만드는 원인이 되기도 한다.

3) 도박 중독자의 행동

도박 중독자가 흔히 나타내는 행동은 다음과 같다.

- 거짓말과 변명이 늘어난다.
- 도박을 조절하거나, 줄이거나, 중지하려는 노력이 반복적으로 실패한다.
- 도박으로 돈을 잃은 후 그 돈을 만회하기 위하여 다시 도박을 한다(추격매수).
- 도박으로 야기된 경제적 문제를 해결하기 위하여 다른 사람에게 의존한다.
- 도박자금 조달을 위하여 지폐위조, 사기, 도둑질, 착복과 같은 불법행위를 저지른다.
- 도박으로 인하여 의식주 등 기초생활과 관련된 부분에 문제가 생긴다.
- 도박 때문에 학교나 직장에 소홀해진다.
- 도박이나 돈 문제로 가족이나 친구와 다툰다.
- 도박 때문에 다른 사람으로부터 비난을 듣는다.

4. 도박 중독의 영향

도박 중독은 도박자 자신의 삶뿐 아니라 가족, 직장, 지역사회에까지 부정적인 영향을 끼칠 수 있다. 이와 관련하여 각각 살펴보도록 한다.

1) 개인에게 미치는 영향

많은 연구에서 도박 중독이 개인에게 미치는 영향에 관해 밝히고 있다. 첫째, 개인의 심리적 측면과 관련하여 자존감과 인생태도에 대한 주도성이 낮고, 우울감이 높아진다고 보고하고 있다. 또한 절망감과 무력감에서도 벗어나기 어렵다(김경훈, 배정규, 2007; 김교헌, 2007; 이홍표, 2002).

둘째, 음주량과 흡연량이 정상집단에 비해 유의하게 많다(김교헌, 2007). 이것은 도박 중독이 물질남용과 관련이 있음을 추정할 수 있는 결과라고 하겠다.

셋째, 사회적 관계망과 관련한 것이다. 도박 중독자들의 경우 사회적 지지 수준이 낮고, 사회적 갈등 수준이 높아진다는 것이다. 병적 도박자로 진행할수록 주관적 삶의 질 수준도 함께 낮아진다. 또한 가족, 친지, 수입원을 잃게 된다(김경훈, 배정규, 2007; 손덕순, 정선영, 2007).

넷째, 병적 도박자는 감당할 수 없는 빚을 지게 됨은 물론 직장을 잃게 되거나 수입원이 없어지게 되어 타인에게 경제적으로 의존하게 된다(손덕순, 정선영, 2007).

다섯째, 병적 도박자는 자살생각과 자살시도 경험이 상대적으로 높다(이영분, 김유순, 2002). 이는 우울과 관련이 있을 것으로 판단된다.

2) 가족에게 미치는 영향

병적 도박자는 도박으로 인한 부부싸움, 부부간의 신체적 폭력 경험, 도박으로 인한 가족의 자살시도 경험 등이 유의하게 더 많다. 한편, 가족응집력과 적응력 등 가족 기능 정도가 현저히 낮아서 가족 기능에 어려움을 겪으며, 결혼 생활 만족도가 낮은 사람이 많고, 원가족 만족도 역시 낮은 경우가 많다. 또한 병적 도박자는 도박으로 인해 가정 내 기능에서 더 많은 부정적 변화를 경험하는 것으로 알려지고 있다. 따라서 문제성 및 병적 도박자는 정상집단에 비해 이혼/별거율이 높다고 알려져 있다(이영분, 김유순, 2002).

3) 직장에 미치는 영향

병적 도박자는 직업기능에서 보다 많은 부정적 변화를 경험하는데, 지각을 하거나 결석을 하고, 도박을 하기 위해 조퇴를 하기도 한다. 도박을 하고 싶은 생각과 도박 빚에 대한 걱정 때문에 일에 대한 집중력과 능률 및 의욕이 저하되고, 도박자금 마련을 위해 공금을 횡령하기도 한다(이영분, 김유순, 2002; 이홍표, 2002).

4) 지역사회에 미치는 영향

도박 중독은 도박자금과 관련된 공금횡령, 절도, 문서위조 등의 재물범죄, 도덕적 해이를 비롯한 지역사회 정신건강 문제 등에 영향을 미칠 수 있다(유채영 외, 2008).

5) 사회 · 국가에 미치는 영향

결국 도박 중독은 개인, 가족, 지역사회에 물리적 · 심리적으로 많은 사회적 비용을 발생시키고 증가시킨다. 개인 파산, 기업 부도 등은 국민생산성을 저하시키고 국가 부담을 증가시키게 된다. 도박 중독 치유에 많은 시간과 비용을 투자하게 됨으로써 정신건강 및 물질남용 치료비용이 증가될 수밖에 없다. 또한 이혼, 자살, 범죄 등의 사회적 불안요인이 증가되는 등 많은 부담이 발생한다.

5. 도박 중독의 과정

앞에서도 살펴본 것과 같이 건전한 여가활동으로서의 도박에서 도박 중독으로 가는 과정은 진행적이다. 이러한 도박 중독의 과정에 관해서 살펴보면 다음과 같다(유채영 외, 2008).

1) 승리 단계

대부분은 사교적 혹은 여가의 목적에서 시작하지만, 큰돈을 따게 되면 '큰돈을 벌 수 있겠구나.' '내가 도박에 소질이 있구나.' 하는 잘못된 기대와 함께 희망을 품는다. 또 몇 번의 승리를 맛보면서 자신을 기술 있는 도박자라고 생각하기 시작한다. 승리는 점점 더 강한 흥분을 유발하고 더 자주, 더 위험한 내기를 하게 하며, 이익보다 손해가 큰 경우에도 도박 중독의 소인이 있는 사람들은 손해를 무시하고 승리할 기대에만 사로잡힌다.

2) 손실 단계

손해나 연이은 패배가 견디기 어려워지고, 다시 도박을 해서 잃은 돈을 되찾을 생각에 더욱 도박에 몰두하게 된다. 절박감에서 도박을 하는 횟수가 더 늘어나고, 도박 액수도 높아지며, 배팅에 대한 판단력을 상실하고 무분별해진다. 지나치게 큰돈을 배팅하기 때문에 판돈은 쉽게 고갈되고 다시 그 손해를 복구하기 위해 저축해 놓았거나 투자했던 돈들을 끌어모아 배팅하게 된다.

가족과 직장에 문제가 발생하고 혼자서 감당할 수 없게 되면 배우자나 부모, 친척에게 급하게 돈을 빌려 달라고 간청한다. 큰돈을 따는 것이 근거 없는 낙관주의를 부추기는 것처럼, 이 역시 어떤 나쁜 일도 일어나지 않았다는 착각을 유발하고 의존성을 부추긴다. 도움을 받은 후에도 도박을 끊는 것은 잠시뿐이다.

3) 절망 단계

타인의 돈에 손을 대는 등 이전에는 생각도 못했던 일을 하고 행동이 무분별해진다. 사회규범에 맞지 않는 심각하고 무모한 범죄를 저지르기도 한다. 또한 혼자서는 감당할 수 없는 빚, 즉시 돈을 갚고 싶다는 열망, 가족과 친구들로부터의 소외, 부정적 평판, 승리했던 초기 시절을 빨리 되찾고 싶다는 향수 등을 경험한다.

4) 포기 단계

일이나 자기관리를 포기하고, 가족들이 돌보아 주는 것도 거부한다. 승리에 대한 환상은 없어지지만 도박에 저항할 수 있는 능력을 상실하고 습관화가 되어서 현실과 유리된 상태에서 맹목적으로 도박을 계속한다. 자살, 교도소 수감, 도피, 도움 요청의 네 가지 선택만이 가능하게 된다. 이러한 자포자기의 상태에서도 여전히 도박 충동은 강렬하다.

5) 결심 단계

이 단계에서 도박자는 자신의 도박행동이 통제력을 잃었으며 도박행동을 그만두거나 줄이기 위해서는 외부의 지원이 필요하다는 것을 깨닫는다. 도박자는 그들의 도박문제에 대한 도움을 받고자 하는 진실되고 정직한 열망을 가지게 된다. 이 단계에서 도박자는 지지 네트워크에 보다 많이 접촉하게 되고, 문제가 경감될 것이라는 보다 희망적인 느낌을 가지기 시작한다.

6) 재건 단계

치유가 이루어지기 시작한다. 도박자는 개인적 삶과 전문적 삶에서 손상된 관계를 개선시키기 시작한다. 도박자는 자신의 행동이 주위 사람들에게 어떤 영향을 미치는지 더욱 이해하기 시작하고 의사소통이 개선된다.

7) 성장 단계

친밀감이 증가한다. 도박자는 다시 다른 사람들과 가까워지고, 기꺼이 다른 사람들의 욕구를 충족시켜 준다. 또한 이 단계에서 도박자는 자신감이 점차 형성되면서 성취감을 느끼기 시작한다.

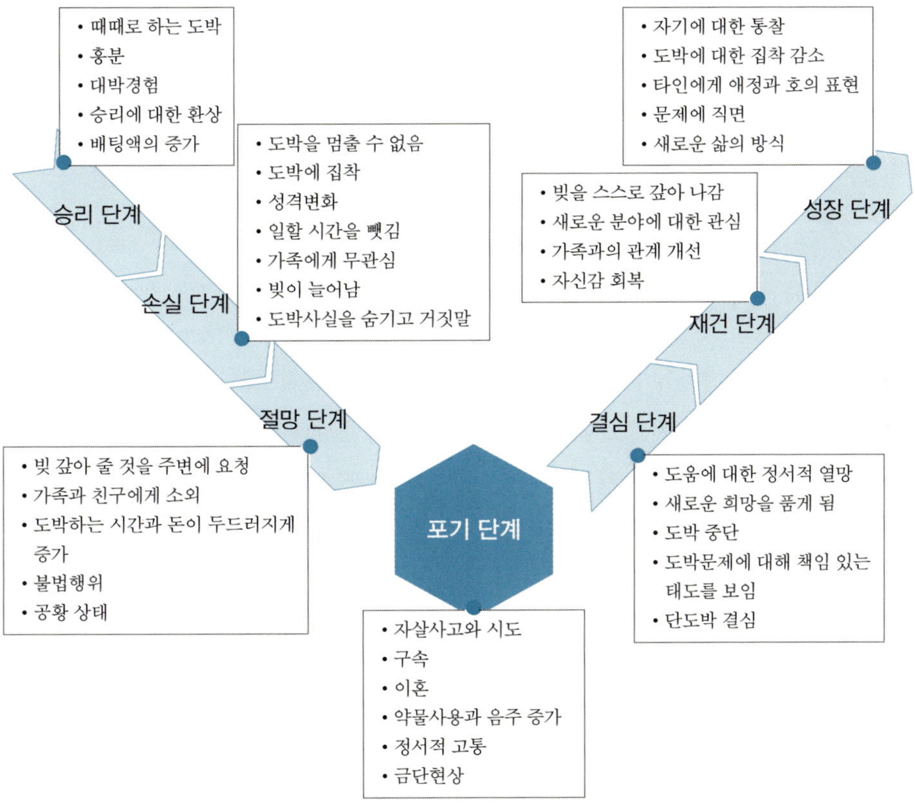

[그림 8-3] 도박 중독의 단계

출처: 한국도박문제관리센터 홈페이지(http://www.kcgp.or.kr).

6. 도박 중독의 치료와 예방

1) 치료방안

(1) 약물치료

중독의 생물학적 원인이 밝혀짐에 따라 이를 치료하기 위한 약물요법에 큰 관심을 가지게 되었다. 선택적 세로토닌 재흡수 억제제(Selective Serotonin Reuptake Inhibitor: SSRI)가 강박증에 효과적이라는 사실 때문에 이 약물이 병적 도박 환자들의 충동적 행동을 감소시킬 수 있을 것으로 기대되고 있다. 또한 날트렉손(naltrexone)은 갈망이 주가 되는 여러 정신과 질환에 시도되어 효과가 있는 것으로 알려지고 있는데, 특히 알코올 중독 환자들의 갈망을 줄여주는 것으로 알려져 있어 같은 기전으로 병적 도박에도 효과가 있을 것으로 생각되어 왔다. 그 외에도 기분조절제를 비롯한 기타 약물들이 사용되고 있다(김우준, 2012; 신영철, 2002).

(2) 인지행동치료

도박 중독자들의 도박욕구를 감소시키기 위해 과거에는 혐오요법이나 체계적 탈감작 기법 등을 시도했다. 이러한 치료요법으로 인한 몇몇 성공사례가 보고되고는 있으나 큰 성과는 없었다. 1980년대 이후에는 중독자들의 인지구조에 왜곡이 존재하고 이로 인해 지속적인 도박행동을 보인다는 이론을 바탕으로 다양한 형태의 인지행동치료가 시도되고 있다. 라두커(Ladouceur)는 도박 중독자들이 도박습관을 갖게 되고, 되풀이되는 패배에도 불구하고 이 습관을 버리지 못하게 되는 심리적 메커니즘에 대해 연구하였다. 그는 승리의 유혹은 도박을 하는 유일한 동기로 볼 수 없으며, 치료적 접근의 방향을 설정하기 위해서는 통제에 대한 헛된 인식, 충동효과, 비합리적 인지행동이라는 세 가지 요소를 함께 고려해야 한다고 하였다(최의선 역, 2010). 일반적으로 사용되는 인지행동치료는 인지적 교정, 문제해결기술 훈련, 사회기술훈련, 재발방지의 4단계로 구성되어 있다.

(3) 자조집단

① 익명의 도박자 모임

익명의 도박자모임(Gamblers Anonymous: GA)은 1957년 익명의 알코올 중독자 모임

(Alcoholics Anonymous: AA)을 모델로 하여 창설되었으며, 전 세계적으로 18만 명이 모임에 회원으로 참가하고 있다. 독창적이지는 않지만 모든 형태의 새로운 중독들에 대해 전 세계적으로 통용되는 해법이 될 것으로 보이는 12단계 '회복 치료법'을 도박 중독 문제에 적용했다는 점이 중요하다(최의선 역, 2010). 우리나라에서는 1984년 한국단도박모임으로 결성되어 현재 서울 및 전국 각지에 50개 이상의 지부가 운영 중이다. 이 모임은 급성기는 물론이고 재활 및 재발방지에 중요한 역할을 한다(한국 G.A. & Gam-Anon 홈페이지).

② 도박 중독자 가족모임

도박 중독자 가족모임(Gam-Anon) 역시 '알코올 중독자 가족모임(Al-anon)' 또는 '약물 중독자 가족모임(Naranon)' 모델에 기초해 설립되었다. 이 모임은 도박 중독자 가족들이 서로의 경험을 듣고 공유하며 정신적 버팀목을 찾는 곳이다. 일반적으로 도박 중독자 가족은 고통스러운 상황에 처해 있으며, 도박 중독자의 친구나 혈족은 상호 의존되어 있다. 도박이나 약물에 의존을 나타낸 사람에게 의존하는 사람들로 설명된다. 따라서 단도박 모임에 기초해 만들어진 12단계 프로그램이 이 모임의 활동을 구조화한다. 이 프로그램의 목적은 무엇보다 도박 중독자의 문제를 좀 더 파악하는 데 있으며, 그가 중독을 가지고 있음을 인정하고 경제적 지원은 아무런 쓸모가 없음을 확인하는 것이다(최의선 역, 2010). 우리나라에서는 한국 도박 중독자 가족모임으로 운영되고 있다(한국 G.A. & Gam-Anon 홈페이지).

(4) 가족치료

도박 중독자가 도박을 하는 것이 가족의 잘못은 아니지만, 가족들의 비난이나 집착, 과거 빚에 대한 질책 등이 환자의 도박행동을 더 강화시킬 수 있다. 가족들이 도박에 대해 충분히 이해하고 중독이 질병이라는 사실을 이해해야 한다. 더 이상 중독자의 도박행동에 대해 집착하지 않도록 하되, 그 결과에 대해 반드시 스스로 책임지도록 해야 한다. 가족들의 지나친 간섭과 집착과 같은 잘못된 태도나 가족 간의 갈등, 건강한 의사소통의 부족 등이 치료를 방해하고 재발을 일으키는 요인이 될 수 있으므로 가족 및 자녀들에 대한 교육이 필요하다. 가족관계의 다양한 영역에서 병적 도박 집단이 일반 집단에 비해 문제가 유의미하게 더 많다는 것이 밝혀진 만큼, 이들의 가족 문제에 대한 사회복지적 차원의 개입 프로그램인 가족교육, 가족여가활용 프로그램, 가족상담 치료 프로그램의 개발과 시행이 꼭 필요하다(이영분, 이은주, 2003).

(5) 집단치료

보이드와 보렌(Boyd & Bolen, 1970)은 도박 중독자와 그 배우자를 대상으로 실시한 집단 정신치료의 긍정적인 결과를 상세히 기술했다. 집단치료는 다른 치료 프로그램들과의 결합을 통해 상당히 폭넓게 적용되었지만 엄밀한 형식을 갖추어 진행되지는 못했다. 스페인의 도박 중독자 케어 전문병원에서 집단치료가 폭넓게 사용되었는데, 스페인에서는 도박이 사회적 현상이었다(최의선 역, 2010).

2) 예방 방안

도박 중독의 예방과 관련한 내용은 정책 및 제도와 관련하여 진행될 수밖에 없다. 따라서 여기서는 도박 중독과 관련하여 우리나라에서 시행 중인 정책 및 제도를 중심으로 살펴보고자 한다.[5)]

(1) 사행산업총량제

사행산업 총량은 '사행산업의 사회적 부작용 최소화 및 건전 발전을 견인하기 위해 일정기간 동안 유효하도록 설정한 사행산업의 상한 또는 최고한도'를 의미한다. 사행산업의 공급 및 시장 규모가 확대되면서 사행산업에 대한 과도한 참여 및 지출은 개인차원의 문제를 넘어 가족 · 지역 · 사회 · 국가의 문제로 확대되어 많은 사회적 부작용을 초래하기 때문에, 이에 대한 안전장치 마련 필요 측면에서 사행산업총량제를 도입하였다.

(2) 이용자 보호 전자카드 제도

국내 사행산업은 각 업종별로 배팅 한도액 또는 구매상한액을 규정하고 있으나 이를 강력히 이행하고 실효성을 제고할 수 있는 관리통제 수단은 마련되어 있지 않아 과도한 사행심 유발 및 도박 중독자 확산과 같은 사행산업의 부작용을 해소하기 위한 대응책 마련이 필요하였다. 이에 따라 사행산업 이용객의 과도한 배팅을 방지하고 도박 중독을 예방하기 위한 장치로서 '사행산업 건전발전 종합계획(2008. 11.)'을 확정하면서 2011년부터 고객전용 전자카드 도입 · 시행을 결정하였다. 또한 2014년 2차 종합계획 수립을 통해 '전자카드제 확

5) 이 내용은 사행산업통합감독위원회 홈페이지(www.ngcc.go.kr)를 참고하여 작성하였다.

대시행 방안'을 마련하였다. 전자카드제의 단계적 확대 추진과 지속적인 개선을 통하여 도박 중독으로 인한 사회적 부작용을 저감하고 소액배팅 기반의 건전 레저산업으로 발전시키고자 한 것이다. 전자카드 내 탑재 기능은 도입 목적 및 정책 활용 측면을 고려하여 구매 상한액 준수, 중복발급 방지, 개인정보 보호 및 도박 중독 예방 기능 등이다.

(3) 불법사행산업 감시신고제도

사행산업통합감독위원회에서는 사설경마 등 불법 사행행위와 사업자의 사행심 유발행위, 관계법령의 미준수 행위 등에 대한 감시체제를 구축하는 한편, 사행산업자로 하여금 자율정화 · 윤리경영을 도모하기 위해 2008년부터 '불법사행산업감시 · 신고센터(2012년 이전, 불법사행행위신고센터)'를 운영해 오고 있다. 불법 사행행위 신고의 대상은 온라인 도박을 비롯하여 불법 카지노, 불법 체육진흥투표권, 불법 경마, 불법 경륜 · 경정, 불법 사행성 게임물, 불법 복권, 불법 소싸움 등에 대한 사이트나 운영자에 관한 정보 등이 해당한다.

(4) 도박 중독 예방 및 치유

도박 중독자의 치유와 재활을 위해서는 평생에 걸쳐 지속적인 관리가 필요하기 때문에 체계적인 상담과 관리 서비스가 필요하다. 이를 위해 사행산업통합감독위원회에서는 전국의 주요 지역에 한국도박문제예방치유원을 설치 · 운영하고 있다. 센터에서는 도박 중독 예방 홍보, 교육 및 인식개선 사업 등을 추진하며, 도박 중독자와 그 가족을 위한 상담, 교육 및 기타 다양한 프로그램 등을 운영하고 있다. 더불어 이 센터들은 각 지역의 유관기관과 유기적 네트워크를 구축하여 도박 중독자를 조기에 발견하고 지역사회 내에서 도박 중독자에게 가용한 서비스를 연계하는 등 도박 중독자와 그 가족들에게 효율적인 서비스를 제공한다.

생각해 볼 문제

1. 비물질 중독의 종류와 형태에 대해 알아봅시다.
2. 도박 중독이 가족에게 미치는 영향에 대해 논의해 봅시다.

제 9 장

스마트폰 · 인터넷 중독

1. 스마트폰 · 인터넷 중독의 개념
2. 스마트폰 · 인터넷 중독의 유형
3. 스마트폰 · 인터넷 중독의 원인
4. 스마트폰 · 인터넷 중독의 정신병리적 특성
5. 스마트폰 · 인터넷 중독에 대한 개입과 예방

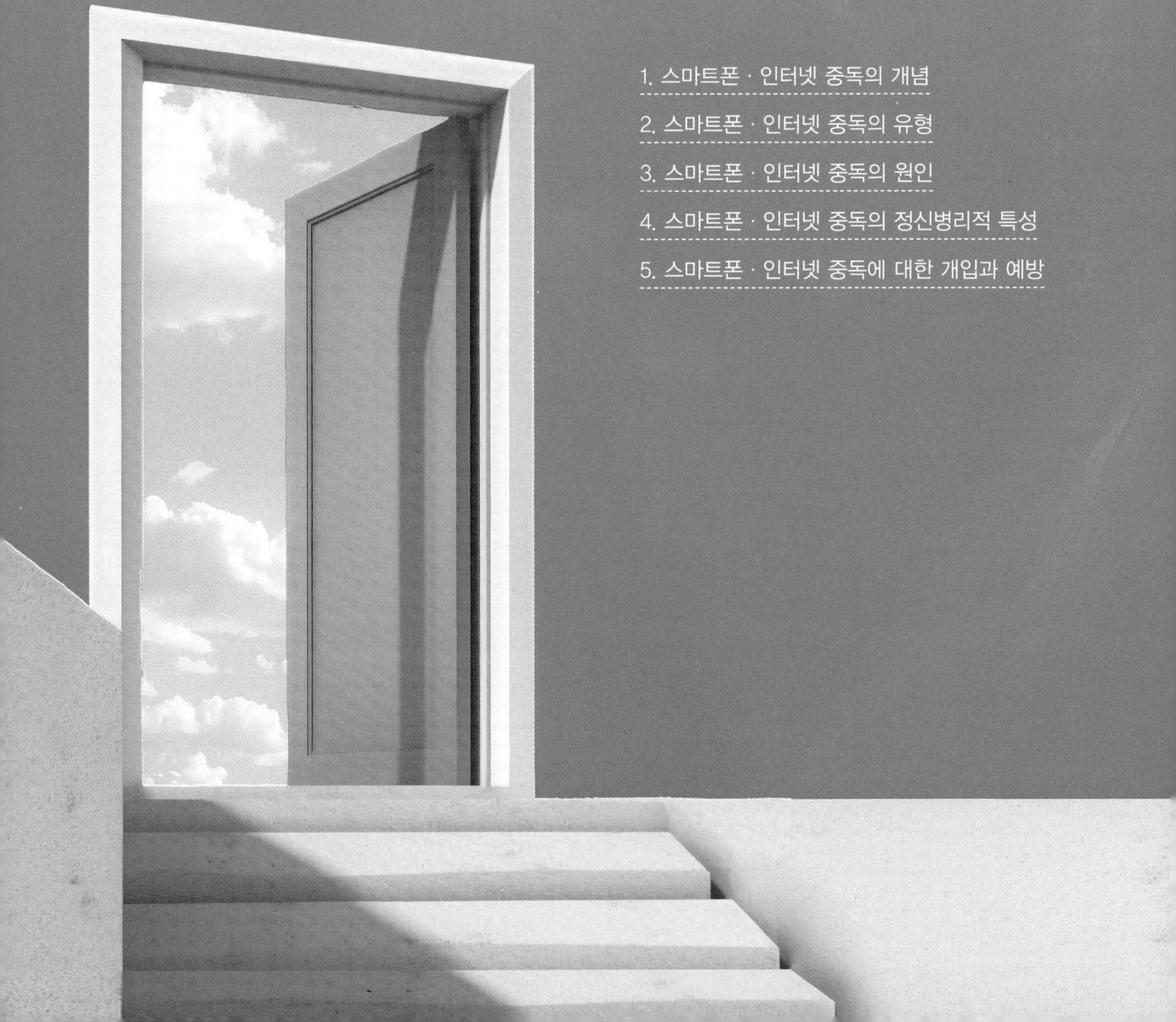

Mental Health

우리가 자주 접하는 스마트폰 · 인터넷은 다양한 장점이 있다. 컴퓨터를 사용할 수 있는 사람은 누구나 스마트폰 · 인터넷 접속을 통하여 다양하고 풍부한 정보를 얻을 수 있으며, 학습이나 업무에서 유용한 수단이 되기도 하고, 의사소통 수단으로서 다양한 사람과 관계를 맺을 수도 있다. 그러나 스마트폰 · 인터넷이 우리 생활 속에서 긍정적인 역할만을 하는 것은 아니다. 편리하지만 과도하게 이용하거나 잘못된 이용으로 인하여 정상적인 생활이 어려워지고 지나치게 의존하게 됨으로써 중독에까지 이르게 된다.

최근에는 대부분의 국민이 스마트폰으로 인터넷에 연결되는 최첨단 인터넷 연결국가로

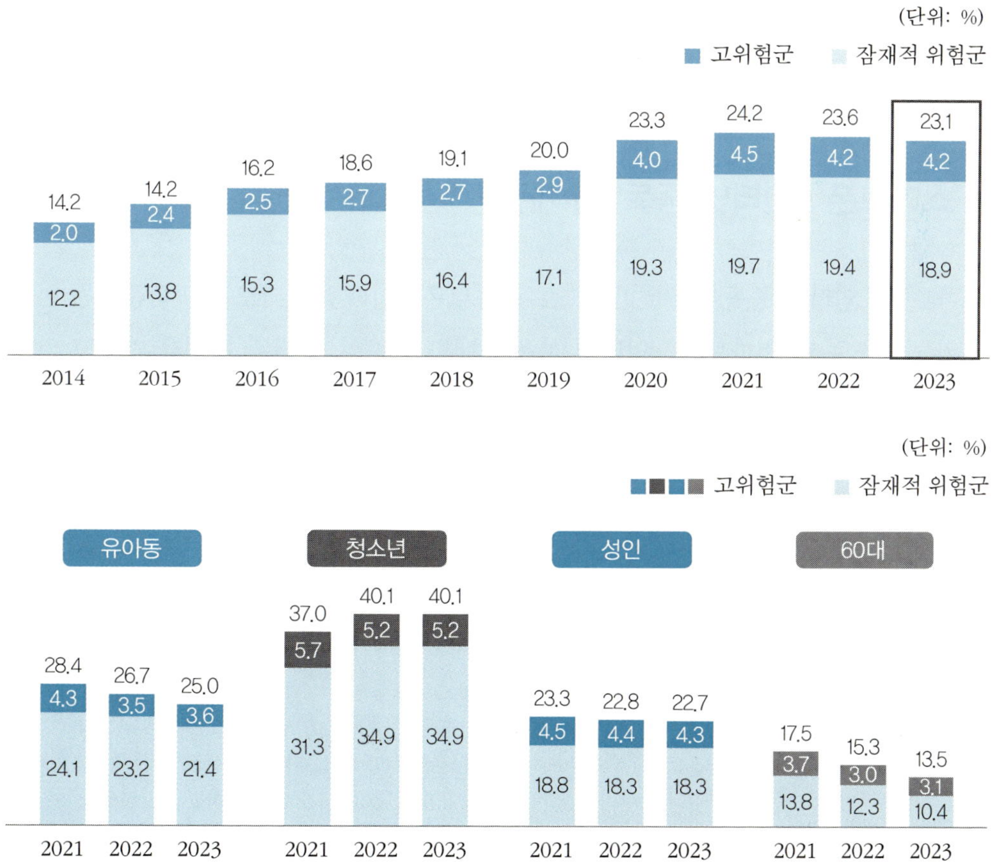

[그림 9-1] 연도별 스마트폰 과의존 현황

출처: 과학기술정보통신부 · 한국지능정보사회진흥원(2023).

도약하면서 언제 어디서든 인터넷 접속이 가능해짐에 따라 스마트폰 과의존이 심화되는 양상을 보이고 있다.

한국지능정보사회진흥원(2023)에서 조사한 결과에 따르면[1], 2022 스마트폰 과의존 위험군은 23.6%로 조사되어 지속적인 상승세를 보이고 있다. 특히 전 연령 중 유아동 과의존 위험군이 2015년 최초 조사에서 12.4%였던 것에 비해, 2023년에는 25%까지 증가하여 저연령층의 스마트폰 사용문제에 대한 관심이 더욱 절실하다. 학령별로는 중학생이 42.1%로 과의존 위험군 비율이 가장 높았다. 그리고 대부분의 학령층에서 여성이 남성보다 스마트폰 과의존에 취약했으나, 유치원생은 남성이 여성에 비해 1.0% 더 취약한 것으로 나타났다. 부모가 위험군인 경우 유아동 및 청소년 자녀도 위험군에 속하는 비율이 높게 나타났다.

현대사회에서 인터넷은 학업이나 직장생활 등 삶의 다양한 부분에서 떼어 놓고 생각할 수 없는 부분이고, 스마트폰 사용의 증가와 더불어 우리 삶에 더 많은 영향력을 행사하고 있으며, 이러한 변화는 더 가속화될 전망을 보이고 있다. 이에 우리의 정신건강과 관련하여 관심 있게 살펴보아야 할 것이다.

1. 스마트폰 · 인터넷 중독[2]의 개념

스마트폰 · 인터넷 중독이란 일반적으로 스마트폰 · 인터넷에 과도하게 의존하는 현상을 가리키는 것으로서, 스마트폰 · 인터넷 사용에 대한 의존성, 금단과 내성을 지니고 있으며 이로 인해 일상생활의 장애가 유발되는 상태를 말한다. 이 용어는 영국의 정신과 의사인 골드버그(Goldberg, 1995)가 DSM-IV의 물질 중독을 기반으로 하여 인터넷에 과도하게 의존하

1) 스마트폰 · 인터넷에 대한 문제적 사용으로 인한 정보화 역기능에 대한 객관적인 현황 파악을 위하여 2004년부터 매년 조사가 이루어졌으며, 2004년에는 인터넷중독 실태조사였으나 2016년 인터넷 과의존 실태조사로 통계 명칭이 변경되었고, 이후 2017년 '스마트폰 과의존 실태조사'로 통계 명칭이 변경되었다.

2) 현재 스마트폰 · 인터넷과 관련하여 과의존 및 중독이라는 용어가 혼재되어 사용되고 있다. 4차 산업혁명이라는 새로운 시대를 맞이하면서 2020년 「국가정보화 기본법」을 「지능정보화 기본법」으로 개정하였는데, 이때 '중독'이라는 단어에서 풍기는 부정적인 이미지를 없애기 위해 '중독'을 '과의존'으로 용어를 변경하였다. 이 때문에 현재는 스마트폰 · 인터넷 과의존이라는 용어를 공식적으로 사용하고 있다. 그러나 이 책에서는 DSM, ICD에서 제시되고 있는 정신질환의 진단과 관련한 일관성을 유지하고, 이에 관한 이해를 돕고자 중독이라는 용어를 그대로 사용하였다.

는 현상을 '인터넷 중독 장애(Internet Addiction Disorder: IAD)'라고 규정한 데서 비롯되었다. 스마트폰 · 인터넷 중독은 스마트폰 · 인터넷 이용자가 약물, 알코올 또는 도박에 중독되는 것과 유사한 방식으로 스마트폰 · 인터넷에 중독되는 심리적 장애로서, 신체적 · 심리적 영역, 학업 및 직업적 영역에 심각한 손상을 가져온다.

스마트폰 · 인터넷 중독의 개념에서 볼 수 있듯이 스마트폰 · 인터넷 중독이 보이는 특징은 스마트폰 · 인터넷에 대한 강박적 사용과 집착, 내성과 금단증상, 일상생활의 기능장애, 일탈행동 및 현실구분장애로 볼 수 있다.

첫째, 강박적 사용과 집착은 다른 약물 중독과 마찬가지로 스마트폰 · 인터넷을 사용하지 않을 때 우울하고 초조하며 심리적으로 답답함을 느끼게 된다. 스마트폰 · 인터넷에서 뭔가 새롭고 재미있는 일이 일어나고 있을 것 같은 생각이 들게 되어 스마트폰 · 인터넷 없이는 하루도 살 수 없게 된다. 그 결과 스마트폰 · 인터넷에 매일 접촉하고 학업이나 직장생활에 어려움을 초래하게 되며, 스트레스나 정서적 문제의 해결수단으로서 스마트폰 · 인터넷에 몰입하게 된다.

둘째, 내성과 금단증상의 특징을 보인다. 내성은 특정한 물질을 사용할 때 그 사용하는 양과 빈도에 따라 만족감의 크기가 달라지는 것으로서, 똑같은 만족감을 얻기 위해서는 과거보다 더 많은 양의 물질을 사용하게 되는 현상을 말한다. 스마트폰 · 인터넷 중독에서도 이와 마찬가지로 점점 인터넷 사용빈도나 시간이 증가하게 되는 것이다. 스마트폰 · 인터넷 중독의 금단증상은 이를 사용하지 않을 경우 불안하고 우울한 심리적 증상들이다. 스마트폰 · 인터넷을 사용하면 이러한 증상이 사라지게 되어 스마트폰 · 인터넷을 끊기가 어려워진다.

셋째, 일상생활의 기능장애로서 낮 시간에 졸거나 집중력이 떨어진다. 청소년의 경우 성적이 떨어지고, 성인의 경우 업무능력이 저하되는 등 공부나 직장일을 소홀히 한다. 또한 가상현실에 익숙해져 있어 현실세계에서 적절한 대인관계를 형성하지 못하고, 스마트폰 · 인터넷 사용을 제한할 경우 짜증을 내거나 스마트폰 · 인터넷 사용을 위해 거짓말을 하거나 약속을 어기고 성격적 변화가 나타나기도 한다. 과도한 스마트폰 · 인터넷의 사용으로 수면부족, 만성피로감, 운동부족, 영양실조 등의 문제가 발생할 수 있다.

넷째, 스마트폰 · 인터넷이 부여하는 익명성을 이용해 불법행위를 하거나, 비도덕적인 행위를 저지른다. 또는 가상세계와 현실세계를 구분하지 못하거나 인지적 왜곡을 강화시킬 수도 있다.

인터넷(게임) 중독으로 인한 사건 사고

- 모 PC방 화장실에서 김 모(23, 무직) 씨가 운동화 끈으로 목매 숨져 있는 것을 종업원이 발견. 김 씨는 10여 일 전부터 PC방에서 숙식하며 게임에만 열중해 왔다는 종업원들의 말에 따라 게임 중독과 자신의 처지를 비관, 자살한 것으로 추정됨.
- 주부 최 모(40) 씨는 '나도 음악방송 DJ가 될 수 있다.'는 생각에 인터넷 사이트에서 직접 음악방송을 시작하였는데, 음악방송을 하면서 오랫동안 이야기를 나누며 가까워진 사람들과 오프라인 모임을 가지기도 하였음. 그런데 말 잘 통하는 한 남자와 사이버 결혼을 한 이후, '사이버 남편이 조금이라도 컴퓨터에서 보이지 않으면 불안감에 휩싸여 다른 일을 제치고 컴퓨터에만 몰두하게 된다.'고 고백함.

표 9-1 스마트폰 과의존 척도[3)]

번호	항목	전혀 그렇지 않다	그렇지 않다	그렇다	매우 그렇다
1	스마트폰 이용시간을 줄이려 할 때마다 실패한다.				
2	스마트폰 이용시간을 조절하는 것이 어렵다.				
3	적절한 스마트폰 이용시간을 지키는 것이 어렵다.				
4	스마트폰이 옆에 있으면 다른 일에 집중하기 어렵다.				
5	스마트폰 생각이 머리에서 떠나지 않는다.				
6	스마트폰을 이용하고 싶은 충동을 강하게 느낀다.				
7	스마트폰 이용 때문에 건강에 문제가 생긴 적이 있다.				
8	스마트폰 이용 때문에 가족과 심하게 다툰 적이 있다.				
9	스마트폰 이용 때문에 친구 혹은 동료, 사회적 관계에서 심한 갈등을 경험한 적이 있다.				
10	스마트폰 이용 때문에 업무(학업 혹은 직업 등) 수행에 어려움이 있다.				

출처: 스마트쉼센터 홈페이지(https://iapc.or.kr).

3) 제시된 스마트폰 과의존 척도는 2016년 개발된 것이며, 한국지능정보사회진흥원에서 2023년도에 새로 개발이 이루어졌으나, 현재 적용단계가 아닌 관계로 이전 사용 척도를 그대로 제시하였다.

표 9-2 스마트폰 과의존 척도 결과 해석 방안(청소년)

<table>
<tr><td rowspan="3">채점 방법</td><td colspan="2">[1단계] 문항별</td><td>전혀 그렇지 않다-1점; 그렇지 않다-2점; 그렇다-3점; 매우 그렇다-4점</td></tr>
<tr><td colspan="2">[2단계] 총점</td><td>문항 1~10번 합계</td></tr>
<tr><td colspan="2">[3단계] 요인별</td><td>1요인 조절실패: 문항 1~3번 합계
2요인 현저성: 문항 4~8번 합계
3요인 문제적 결과: 문항 7~10번 합계</td></tr>
<tr><td rowspan="6">결과 및 해석</td><td rowspan="4">과의존 위험군</td><td rowspan="2">고위험 사용자군</td><td>총점: 31점 이상</td></tr>
<tr><td>스마트폰 사용에 대한 통제력을 상실한 상태로 일상생활의 상당 시간을 스마트폰 사용에 소비하고 있으며, 그로 인해 대인관계 갈등이나 일상의 역할문제, 건강문제 등이 심각하게 발생한 상태로 ICT 역량 발달을 지체시킬 위험성이 높은 상태
▶ 스마트폰 과의존 경향성이 매우 높으므로 관련 기관의 전문적인 지원과 도움이 요청된다.</td></tr>
<tr><td rowspan="2">잠재적 위험 사용자군</td><td>총점: 30점 이하~23점 이상</td></tr>
<tr><td>스마트폰 사용에 대한 조절력이 약화된 상태이며 그로 인해 이용시간이 증가하여 대인관계 갈등이나 일상의 역할에 문제가 발생하기 시작한 단계로 ICT 역량 발달에 부정적 영향을 미칠 위험성이 존재하는 상태
▶ 스마트폰 과의존 위험을 깨닫고 스스로 조절하고 계획적으로 사용하도록 노력한다. 스마트폰 과의존에 대한 주의가 요망된다.</td></tr>
<tr><td colspan="2" rowspan="2">일반 사용자군</td><td>총점: 22점 이하</td></tr>
<tr><td>스마트폰을 조절된 형태로 사용하고 있어서 일상생활의 주요 활동이 스마트폰으로 인해 훼손되는 문제가 발생하지 않는 상태로 ICT 역량 발달 및 발휘를 위한 기본 조건을 충족시키고 있는 상태
▶ 스마트폰을 건전하게 활용하기 위해 지속적으로 자기 점검을 한다.</td></tr>
</table>

출처: 스마트쉼센터 홈페이지(https://iapc.or.kr).

2. 스마트폰 · 인터넷 중독의 유형

스마트폰 · 인터넷 중독의 유형은 일반적으로 인터넷상의 프로그램과 관련지어 SNS, 게임, 음란물 관련 프로그램 중독 등으로 나누어 볼 수 있다.

1) SNS 중독

SNS(Social Network Service) 중독이란 정보 이용자가 지나치게 스마트폰 · 인터넷의 SNS에 접속하여 일상생활에 심각한 사회적 · 정신적 · 육체적 · 금전적 지장을 받는 상태를 의미한다.

SNS 중독 증상을 보이는 사람들은 네트워크에 접속하면서 하루를 시작하고 SNS를 통해 다른 사람과 소통하지만, 사회활동의 감소와 현실에서의 고립감과 외로움을 경험하고 다시 사이버 소통으로 빠져드는 악순환을 이룬다. 마음이 복잡하거나 허전할 때 자기도 모르는 채팅방에 접속하여 시간을 보내며 마음의 위안을 얻는 의존성, SNS에 매달려 인터넷 · 스마트폰을 끄고 빠져나오기가 점점 어려워지는 내성 현상, SNS를 떠나 있으면 왠지 불안하고 무슨 중요한 일이 일어났을 것 같은 생각이 들며, 몹시 궁금해하는 금단의 특성을 지닌다.

2) 게임 중독[4)]

게임 중독은 게임에 대해 과도하게 집착하고, 일상적인 활동이 현저히 줄어들고, 게임을 하지 못하면 초조하고 불안해지는 상태를 말하며, 일상생활에 지장을 주는지 알고 있으면서도 게임을 조절하지 못하는 상태이다. 대부분 스마트폰 · 인터넷 중독에 해당되는 청소년들에게 많이 나타난다. 게임 중독일 경우 게임을 중단할 때 그 부작용과 금단증상이 만만치 않다. 온라인 게임에 끝까지 도전하게 되며, 게임을 통해 인간의 잠재되어 있는 파괴본능을 만족시키고, 파워맨으로서 성취 욕구를 느낄 수 있으며, 매번 다른 상대에 대한 새로운 게임 환경으로 인한 몰입이 가능하고, 가상공간에서 표현 하나하나가 강력하게 표현되면서 대리 만족을 얻을 수 있다.

3) 음란물 중독

음란물 중독이란 사이버 공간에서 음란물을 보고 성인 채팅방을 통해 사이버 섹스에 몰

4) 2019년 세계보건기구(WHO)가 국제질병분류(ICD) 개정안에 게임이용장애 질병코드를 포함시켜 질병으로 분류하였다. 2024년 현재 게임중독은 한국표준질병-사인분류(KCD)에는 포함되지 않은 상태로 논의가 진행 중이다.

입하는 것을 말한다. 현재 채팅방에서 글로 음란한 대화를 나누는 음란채팅이 있으며, 실제 성관계를 맺기 위한 번개섹스가 이루어지고 있다.

단순히 글로만 음란한 대화를 나누는 데 그치지 않고 컴퓨터에 부착된 디지털 카메라를 통해 성행위 장면을 서로 보여 주면서 사이버 섹스를 하는 화상채팅도 성행하고 있으며, 오프라인상에서는 상상할 수 없는 음란한 성행위들이 스마트폰 · 인터넷상에서 공공연히 이루어지고 있는 상황이다. 주원인으로 안전하고 편리함, 새로운 자극의 충족, 심리적 긴장과 스트레스에서 벗어날 수 있음, 성적 욕구의 자유로운 표현 가능, 대리만족 등을 들 수 있다.

4) 기타 중독

정보검색 중독, 온라인 커뮤니티에 대한 과도한 몰입, 과도한 온라인 쇼핑 및 온라인 트레이드, 온라인 도박 등 수많은 유형의 스마트폰 · 인터넷 중독이 있으며, 스마트폰 · 인터넷에 대한 일상생활의 의존도가 급속히 증가하고 또 새로운 서비스가 지속적으로 등장함에 따라 앞으로도 새로운 유형의 스마트폰 · 인터넷 중독이 지속적으로 등장할 것으로 예상된다.

3. 스마트폰 · 인터넷 중독의 원인

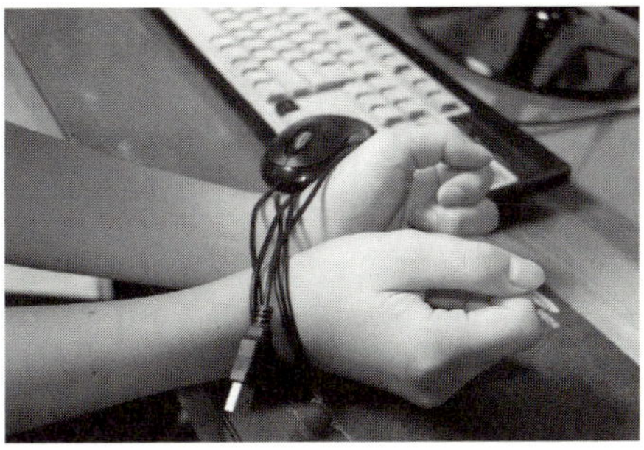

스마트폰 · 인터넷 중독이 발생하는 이유에 대한 연구들은 중독의 원인에 대해 크게 두 가지 관점을 가지고 있다. 첫째는 스마트폰 · 인터넷 자체의 속성이 스마트폰 · 인터넷 중독을 이끈다는 것, 둘째는 스마트폰 · 인터넷에 중독되어 있는 사람들은 어떤 특성을 가지고 있다고 보는 관점이다. 여기서는 스마트폰 · 인터넷 중독의 원인으로서 인터넷 미디어의 특성, 스마트폰 · 인터넷 중독이 가지는 심리사회적 특성을 통해 중독의 원인을 살펴보겠다.

1) 인터넷 미디어의 특성

인터넷이라는 미디어의 속성이 중독의 원인이라는 입장은 인터넷 매체에서 그 원인을 찾고 있다(Greenfield, 1999; Griffiths, 1997). 영(Young, 1998)은 인터넷이 가진 매력을 접근용이성, 통제감, 흥미감으로 요약하고 있다. 컴퓨터와 초고속 통신망의 급속한 발달로 집에 편안히 앉아서 시간이나 공간적인 제약을 받지 않고 원하기만 하면 24시간 언제든지 자신이 원하는 콘텐츠에 접속할 수 있으며(accessibility), 더욱이 최근에는 무선 인터넷 서비스의 발달로 언제 어디서나 즉각적인 만족을 추구할 수 있게 되었다. 또한 인터넷 세계는 마우스 클릭만으로 가상세계를 통제할 수 있다. 자기 마음대로 할 수 없는 현실 세계와는 다르기 때문에 개인이 갖게 되는 통제감은 실제로 크게 느껴진다. 인터넷은 항상 새롭고 빠르게 변화하는 공간이며 인터넷이 가지고 있는 다양한 특성 때문에 사용자에게 끊임없이 흥미감(excitement)을 제공해 주기도 한다. 인터넷 매체가 형성하는 강한 친밀감(intense intimacy), 탈억제(disinhibition), 현실과의 경계상실(loss boundaries), 시간개념의 상실(timelessness), 통제력 상실(feeling out of control)이 인터넷 중독의 원인으로 작용한다고 본 것이다. 즉, 온라인상의 의사소통이 사람들 간에 강한 유대감을 갖게 하고, 온라인상에서의 성적인 대화와 같은 내용도 안전한 것으로 인식되는 경향, 그리고 각 개인이 온라인을 통해 새로운 사람으로 재탄생될 수 있다는 점, 즉 온라인상에서는 정체성이 드러나지 않는 익명성이 주요 원인이라고 본다(Young, 1997).

2) 스마트폰 · 인터넷 중독의 심리사회적 특성

(1) 개인적 특성

스마트폰 · 인터넷 중독의 원인으로 지적되는 개인의 특성으로는 충동성, 낮은 자기효능감, 낮은 자기통제력, 공격성, 우울감, 고립감, 불안감 등이 있다.

충동성은 반응시간이 빠르고 행동에 대한 억제를 잘하지 못하며, 미래에 대한 계획능력이 결여되는 것으로 정의된다. 충동적 성향이 강한 사람은 스마트폰 · 인터넷 사용에 매료되기 쉬우며, 일단 스마트폰 · 인터넷에 몰입하게 되면 사용조절에 실패하여 쉽게 중독될 수 있다. 충동성이 높은 경우 현실에서 장래의 더 큰 만족을 추구하기보다는 가상세계에서 즉각적인 만족만을 추구하기에 중독에 빠지기 쉽다. 이와 관련하여 자기통제력이 낮은 경우에도 스마트폰 · 인터넷에 쉽게 빠져드는 경향이 있다. 자기통제란 자신의 인지나 정서, 행동을 원하는 대로 조절할 수 있음을 의미한다. 자기통제의 실패는 특히 충동조절의 문제, 또는 즉각적인 만족에 계속 집착하게 되면서 중독의 문제로 나타난다.

자기효능감이란 주어진 상황에서 얼마나 유능할 것인가에 대한 개인의 판단인 동시에 특정 행동을 수행할 수 있는가에 대한 개인의 신념이다(Owen, 1988). 인터넷 · 스마트폰을 사용하는 상황에서 자신이 유능할 것이라는 판단과 자신에게 충분한 강화물을 제공할 것이라는 신념이 높고 현실세계에서의 자기효능감이 높지 않다면 스마트폰 · 인터넷에 더욱 몰두하게 될 가능성이 높다.

스마트폰 · 인터넷게임을 하는 집단의 경우, 게임을 통해 적대적 감정을 표출하였고 공격적 사고도 더 증가하는 것으로 나타났다. 이처럼 공격성은 게임 중독이나 인터넷 음란물 중독과 관련 있는 중요한 개인적 요인이다.

현실에서 이해받지 못하고 외로운 사람들이 미충족된 욕구를 가상공간을 통해 충족시키고자 하기도 한다. 더구나 스마트폰 · 인터넷은 개인적인 활동이기 때문에 대인관계에 어려움이 있거나 혼자 있기를 선호하고, 친구나 동료로부터 소외감을 느끼는 사람들이 이용할 확률이 높다(박구연, 2001). 역으로 스마트폰 · 인터넷의 병리적 사용결과로서 실생활에서 대인관계가 위축되고, 인터넷 사용시간이 늘어날수록 사회적 고립수준이 증가하며, 이것이 우울을 더욱 증가시키기도 한다. 즉, 스마트폰 · 인터넷 중독자들 중에는 정서적으로 우울하거나 불안한 특성을 보이는 경우가 많다. 다른 중독증과 마찬가지로 스마트폰 · 인터넷 중독자들은 문제해결 능력이 비중독자들보다 더 낮다(고유진, 2001).

(2) 가족적 특성

현실세계에서 사회적인 지지를 덜 받는 사람들에게 스마트폰 · 인터넷 내에서의 사회적 지지는 자신을 드러내는 데 적극적이도록 유도하고 강화물로 작용하여 스마트폰 · 인터넷에 빠져들게 하는 요인이 되고 있다. 이러한 경향성은 가상적 대인관계 지향성으로 연결될 수 있다. 가족은 하나의 체계로서 가족 내부에서 발생하는 발달과업이나 생활주기를 통해 가족 구성원의 화를 유발하고 주요한 정서적 지지체계가 되어 준다. 그러므로 가족 내의 갈등이 증가하거나 부부관계의 불화 등은 가족 구성원들의 심리적 안정감에 영향을 줌으로써 스마트폰 · 인터넷 중독의 가능성을 증가시킬 수 있다. 특히 청소년의 경우, 부모에게서 충분한 정서적 지지를 경험한 청소년이 높은 학업성취와 긍정적 자아개념 및 자기통제력을 갖는다(Bell & Longfellow, 1984)는 사실은 가족의 지지가 약하거나 가족의 응집성이 낮을수록 청소년의 스마트폰 · 인터넷 중독적 사용 경향이 강하게 나타남을 보여 준다.

또한 부모와의 역기능적 의사소통, 부모로부터의 심리적 거부, 무관심에 의한 좌절, 혹은 부당한 압력으로부터 상처를 받거나 부모의 양육태도가 권위적인 청소년들이 스마트폰 · 인터넷에 몰입하는 경향이 강한 것으로 나타났다(조춘범, 2001).

(3) 사회문화적 특성

입시 위주의 교육풍토에서 오는 과중한 스트레스는 학생들로 하여금 쉽게 스마트폰 · 인터넷 중독으로 빠져들게 하는 요인이 되고 있으며, 이 외에 건전한 놀이문화 및 가족 간의 여가활동 부족 또한 청소년들이 스마트폰 · 인터넷 중독에 빠져드는 주요한 원인이다. 성인들의 경우, 직장에서의 지나친 경쟁으로 발생되는 스트레스, 장기간의 실업생활, 행복하지 않은 부부관계 등은 스마트폰 · 인터넷 중독의 요인으로 작용할 수 있다.

우리나라는 인터넷 인프라 구축을 기반으로 IT 강국으로 자리매김하면서 생활 전반에서 인터넷을 활용하는 부분들이 점점 증가하고 있는데, 이러한 사회적 상황은 스마트폰 · 인터넷의 과도한 사용과 중독으로 이어지게 하는 원인이 될 수 있다.

사례

길동이는 초등학교 4학년 때 부모님이 이혼했다. 어머니는 공장에 나가기 시작했고, 아침 9시에 나가 밤 10시에 들어왔다. 집에는 정부에서 지원해 준 컴퓨터와 인터넷이 있었다. 길동이에게 컴퓨터는 학습과 정보생활의 도우미가 아닌 모든 걸 잊고 몰입하게 만드는 사이버 세상이었다. 방학이면 온종일 인터넷게임을 했다. 친구도 제대로 사귀지 못했고 자폐 증상도 나타났다. 그렇게 6년이 흘러 고등학교에 올라갈 나이가 됐다. 이대로는 안 되겠다 싶었던 어머니는 길동이를 지역아동센터에 보냈다. 센터 교사가 어머니의 동의를 얻어 집의 컴퓨터를 압수했다.

소득 수준이 낮은 가정은 부모가 맞벌이를 하거나 한부모가정인 경우가 많아 자녀들의 인터넷 사용에 대한 적절한 개입이 어려운 경우가 많다.

4. 스마트폰 · 인터넷 중독의 정신병리적 특성

스마트폰 · 인터넷 중독의 정신병리적 특성은 다양하게 나타날 수 있다. 대표적인 것들은 다음과 같다(한국정보화진흥원, 2010).

1) 전형적인 중독증상

스마트폰 · 인터넷을 과다사용할 때도 알코올이나 환각제 등의 화학물질(substance)을 과다섭취할 경우 나타나는 부작용과 유사한 금단증상, 내성, 일상생활장애 등의 증상을 보인다.

2) 충동조절장애

행동을 절제함으로써 스스로 이익이 될 수 있음을 알고 있으나 특정 행위를 하려는 충동 및 유혹 조절에 실패하게 되는 것을 의미한다. 대부분 충동조절장애를 보이고 있는 개인들은 행위를 수행하기 전에 긴장감이나 각성 상태가 고조된 것을 느끼고 해가 되는 행위를 할 때 일시적인 충족감이나 안도감을 경험하거나 행위 후에 후회, 자기비난, 죄책감 등을 동반하기도 한다.

3) 우울증

정신적으로 늘 우울한 기분을 느끼고, 거의 모든 활동에서 흥미나 즐거움을 상실한다. 식욕, 체중, 수면, 정신운동 활동에 변화가 있거나 에너지가 감소하고, 무가치감과 죄책감을 많이 느끼며, 생각하고 집중하고 결정 내리기에 어려움을 느끼고, 죽음과 자살에 대한 생각이 반복되며 자살계획을 세우거나 시도하게 되는 경우도 있다.

4) 주의력결핍 과잉행동장애(ADHD)

집중력을 담당하는 뇌의 기능상 문제로 인해 주의력결핍, 과잉행동 및 충동적 행동을 보인다.

5) 사회공포증

어떤 특정한 사회적 상황이나 활동 상황에 노출되었을 때 임상적으로 심각한 불안이 유발되는 것을 특징으로 하며, 이러한 증상은 회피적인 행동을 유발하게 한다. 스마트폰 · 인터넷 중독으로 상담센터를 내담한 사람을 대상으로 연구한 결과에 따르면, 이들은 일반인보다도 막연한 공포증을 더 많이 느끼는 것으로 보고된다.

6) 특정 인격장애

회피성 인격장애, 정신분열병, 정신분열형 인격장애 등에서 보이는 특징이 스마트폰 · 인터넷 과다사용에 따른 은둔형 외톨이(히키코모리)의 특징과 유사하다. 스마트폰 · 인터넷 중독자들은 사회성이 매우 취약하며, 대인관계에 대한 공포증을 가지고 있어서 특별한 관리를 하지 않으면 인격장애 때문에 은둔하여 지내는 경우가 있다.

7) 반항 및 품행장애

권위에 대해 순종하지 않거나 반항하며 반대를 일삼는 것으로 대개 가족, 특히 부모나 교사를 대상으로 나타난다. 타인의 권익을 침해하거나 사회적 규범까지 어기는 범법행위 등을 보이는 문제로 18세 이후에 주로 나타난다. 스마트폰 · 인터넷 중독자들은 자신의 잘못에 대해 인정하는 경향이 약하며 도덕적 가책을 덜 느끼는 것으로 나타난다.

5. 스마트폰 · 인터넷 중독에 대한 개입과 예방

1) 개입

스마트폰 · 인터넷 중독은 우울증, 대인공포증, 대인기피증, 충동조절의 어려움 등과 관련된 경우가 많으므로 이와 같은 질환에 대한 치료와 더불어 스마트폰 · 인터넷 사용으로 인해 자신이 잃어 가고 있는 것이 무엇인지 확인하고, 온라인 접속시간을 확인하고 스마트폰 · 인터넷을 과다하게 사용하는 원인을 파악하는 등의 예방적 대책이 중요하다.

스마트폰 · 인터넷 중독에 대한 개입으로는 현재 전국적으로 스마트쉼센터(대표전화 1599-0075)를 운영하고 상담협력기관과의 네트워크를 강화하며, 중독에 대한 진단, 상담, 예방교육 및 중독 전문 인력을 양성하고 있다. 상담에서도 생애주기별상담, 개인상담 등 전략을 다양히 하며, 학교현장에서 학생들의 인터넷 사용지도와 예방을 위한 프로그램들을 운영하고 있다. 일반적으로 스마트폰 · 인터넷 중독의 개입에서는 일반 사용자군과 잠재적 위험 사용자군, 고위험 사용자군에 따라 나누어 개입을 실시하게 되고, 개입 및 상담의 과정은 [그림 9-2]와 같다.

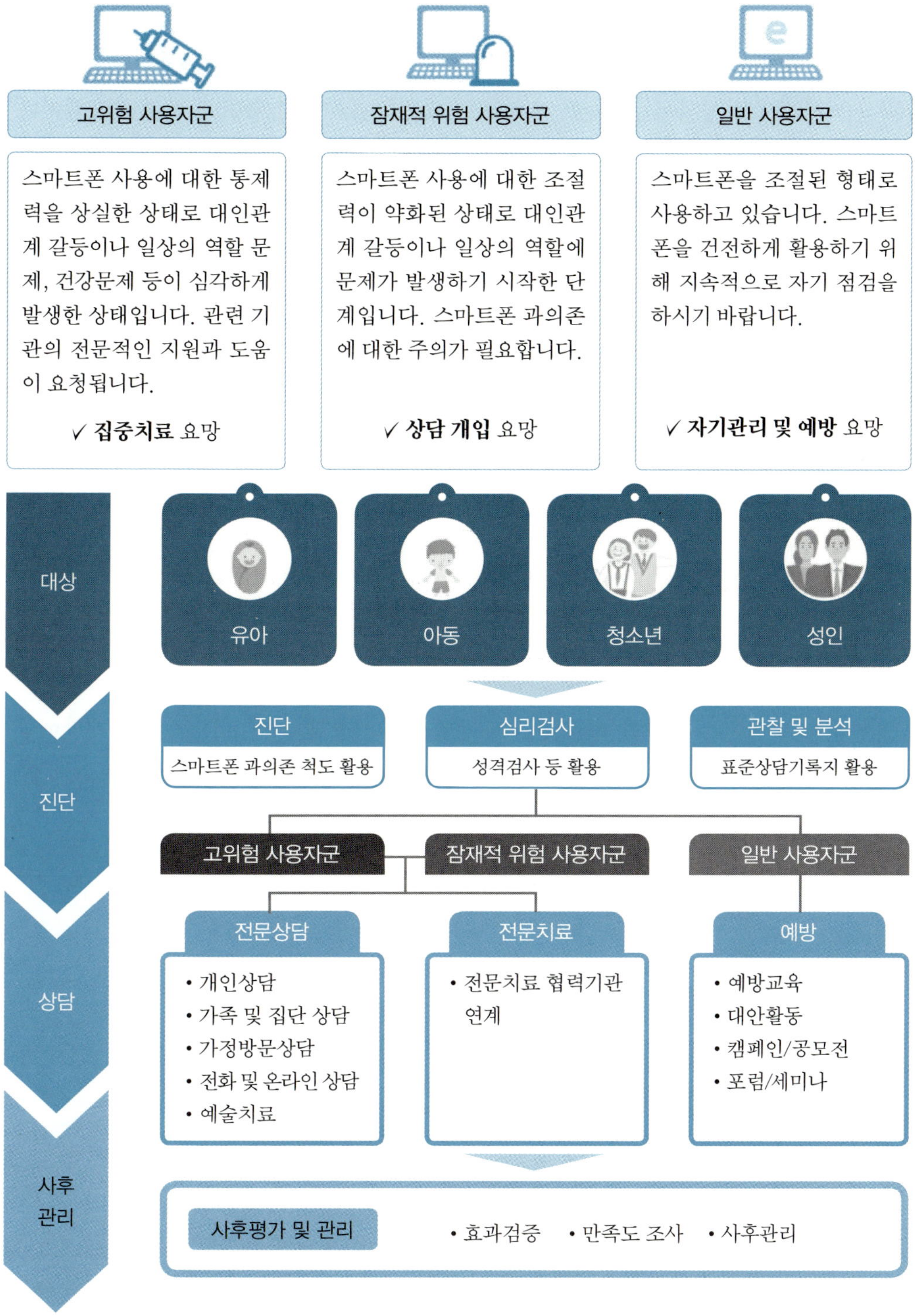

[그림 9-2] 스마트폰 과의존 상담 흐름도

출처: 스마트쉼센터 홈페이지(1599-0075; http://www.iapc.or.kr).

중독은 단번에 치료될 수 있는 것이 아니라 재발을 늘 염두에 두고 회복 상태를 유지하는 것을 회복으로 정의한다. 따라서 인터넷 중독자 역시 이러한 정의에 부합하여 회복 상태를 유지하는 관점으로 정의될 수 있다. 그러므로 회복을 유지하기 위한 지원 프로그램이나 서비스 또한 중요하다. 관련된 서비스는 자조모임이나 사례관리 등을 통하여 지원될 수 있다.

상담이 종결되면 사후관리 프로그램에 들어오게 되며 구조화된 프로그램('Showing me' 혹은 'Changing me')을 하지 않을 경우 사례관리 대상자로 들어가게 된다. 자조모임은 구조화된 사후관리 프로그램을 거친 인원을 대상으로 내담자 동의하에 실시하게 된다.

인터넷 중독 자조모임(Internet Addict Anonymous: IA)은 AA와 유사하지만, 청소년을 대상으로 스마트폰 · 인터넷 중독자들의 특성을 고려하여 구성하였다. AA의 12단계는 영적이고 깊이 있는 차원을 다루는 자발적인 모임인 반면, IA의 대상인 청소년은 영적인 내용보다는 자아존중감, 학교생활, 부모와의 관계, 친구들과의 관계, 대인관계에서 느끼는 친밀감, 애착에서 문제를 보이는 경우(김정호, 권기헌, 문상호, 2012; 박지선, 2010)가 많기 때문에 그 부분을 고려하여 구성하였다.

사례관리는 변화 단계에 따라 단계적으로 이루어지며 상담 종결이나 사후관리 프로그램 종결 시부터 실시된다. 초기면접과 종결면접을 통해 단계를 파악하고 서비스나 종결 여부를 평가하며 단계별로 맞춤형 목표 설정과 개입을 실시한다. 세부 서비스에는 재발예방 교육, 문자나 이메일 발송 등 공통되는 요소도 있고, 가정방문상담, SNS, 인터넷 카페 방문, 자조모임 참석 등이 포함되어 있다.

상담 사례

Q. 철수가 얼마 전 친구의 목을 조르는 일이 있었습니다. 친구가 단지 자기를 쳐다보았다는 이유였습니다. 철수는 직장생활로 바쁜 어머니와 단둘이 사는 터라 초등학교 때부터 혼자 보내는 시간이 많았습니다. 어머니와 마주할 시간이 적은 철수는 주로 인터넷 게임으로 시간을 보내고 있습니다. 어머니가 철수에게 잔소리를 하거나 인터넷을 끊겠다고 하면 칼과 가위를 들고 어머니에게 폭력을 가하는 일도 종종 있다고 합니다. 철수와 이야기해 보니 슈팅게임(총이나 무기를 발사하여 적이나 장애물을 제거하는 게임)을 하고 있다고 하더군요. 친구들이 철수에게 게임에 대해 물어보면 대답을 잘해 주는데, 그 외의 말을 걸면 노려보며 욕을 한다고 합니다. 게임에 중독되면 이렇게 폭력적인 모습으로 변하기도 하는 것인가요?

또한 가상과 현실 공간에 대한 구분이 어려운 것 같습니다. 철수는 게임에서처럼 자기 마음에 들지 않으면 누구든지 총으로 쏴 죽이거나 다른 무기로 공격하면 된다는 생각이 큰 것 같습니다. 생활의 어려움으로 집에 있을 형편이 안 되는 어머님은 교사인 저에게 철수를 잘 부탁한다는 이야기만 하고 계십니다. 교사로서 도울 수 있는 방법과 인터넷 중독을 치료할 수 있는 방법을 알려 주세요.

A. 말씀하신 철수의 몇 가지 행동특성은 인터넷 중독 문제 중에서도 심각한 가상과 현실 공간의 괴리에서 야기되는 것 같습니다. 학교에 지각이나 결석을 하는 일, 인터넷 사용 시간을 줄이는 일 등은 반복적인 행동 수정을 통해 3~4개월이면 좋은 효과를 볼 수 있지만, 철수와 같은 상황은 정신의학과 치료도 병행해야 할 듯합니다. 철수는 자신에 대한 방어 수준이 매우 높고 타인에 대한 공격 성향이 두드러지는데요, 여기에 폭력적인 게임에 과도하게 노출됨으로써 분노와 공격성이 행동으로 표출되는 과감한 행동을 하고 있는 것 같습니다.

게임 시간을 줄이고, 게임을 하지 못하게 하는 것이 궁극적인 목표겠지만, 지금 당장 철수에게 게임을 못하게 하는 것은 철수의 분노를 더욱 상승시킬 수 있습니다. 철수와 같은 경우 담임 선생님보다는 학교 상담 선생님과의 면담을 통해 좋은 관계형성을 하는 데 1차적인 초점을 맞춰야 합니다. 신뢰 관계가 형성되면, 무엇이 그렇게 화나게 하는지에 대한 원인을 탐색해 보아야 합니다. 철수가 갖고 있는 분노를 잘 다뤄 주시고, 그후 게임에 대한 문제로 접근해 점차 시간을 줄이는 작업에 함께해 주셔야 합니다. 바쁘시겠지만 선생님이 어머님을 격주에 한 번이라도 만나거나 전화 통화를 통해 철수가 집에서 화가 나는 일이 있는지도 살펴 주시면 좋겠습니다. 상황이 여의치 않을 경우 전문상담센터에 철수와 함께 방문하셔서 상담받는 것을 권하고 싶습니다.

2) 예방을 위한 지침

인터넷 중독의 예방을 위해서 생활 속에서 실천할 수 있는 지침을 소개하면 다음과 같다.

- 특별한 목적 없이 컴퓨터를 켜지 않는다.
- 컴퓨터 사용 시간을 가족과 협의하여 결정한다.
- 컴퓨터 사용 시간과 내용을 사용일지에 기록하는 습관을 들인다.

- 컴퓨터 옆에 알람시계를 두어 사용 시간을 수시로 확인한다.
- 인터넷 사용 이외에 운동이나 취미활동 시간을 늘린다.
- 인터넷 때문에 식사나 취침 시간을 어기지 않는다.
- 스스로 인터넷 사용 조절이 힘들 경우, 시간관리 소프트웨어를 설치한다.

그리고 스마트폰 사용에 대해서도 가정에서 관심을 가져야 한다. 아동 · 청소년이 스마트폰을 바르게 사용할 수 있도록 하기 위해서는 다음과 같은 내용을 실천할 수 있다(스마트쉼센터 홈페이지).

- 스마트폰 과다사용 시 나타날 수 있는 부정적 결과에 대해서 대화 나누기
- 자녀가 스마트폰에 대한 과의존 증상이 있는지 살펴보기
- 청소년의 스마트폰 문화를 이해하고, 자녀의 활동에 관심 갖기
- 스마트폰 과의존으로 잠들지 못하는 청소년에게 수면지도하기
- 자녀가 스마트폰 사용 규칙을 스스로 정할 수 있도록 격려해 주기
- 가족과 함께하는 식사시간을 마련하고 공감할 수 있는 주제로 대화하기
- 산책, 공연 관람 등 자녀와 가까워질 수 있는 활동을 함께하기
- 보행 · 이동 시에는 안전하게 가방에 넣도록 지도하기
- 공공장소에서의 기본 매너 지도하기

생각해 볼 문제

1. 스마트폰 · 인터넷 중독의 원인에 대해서 알아봅시다.
2. 컴퓨터를 사용하는 올바른 방법과 스마트폰 · 인터넷 중독을 예방할 수 있는 방안에 대해 토론해 봅시다.
3. 사이버상의 따돌림에 대해 논의해 봅시다.

제 10 장

영유아기 정신건강

1. 영유아기 발달특성

2. 영유아기 정신건강의 문제

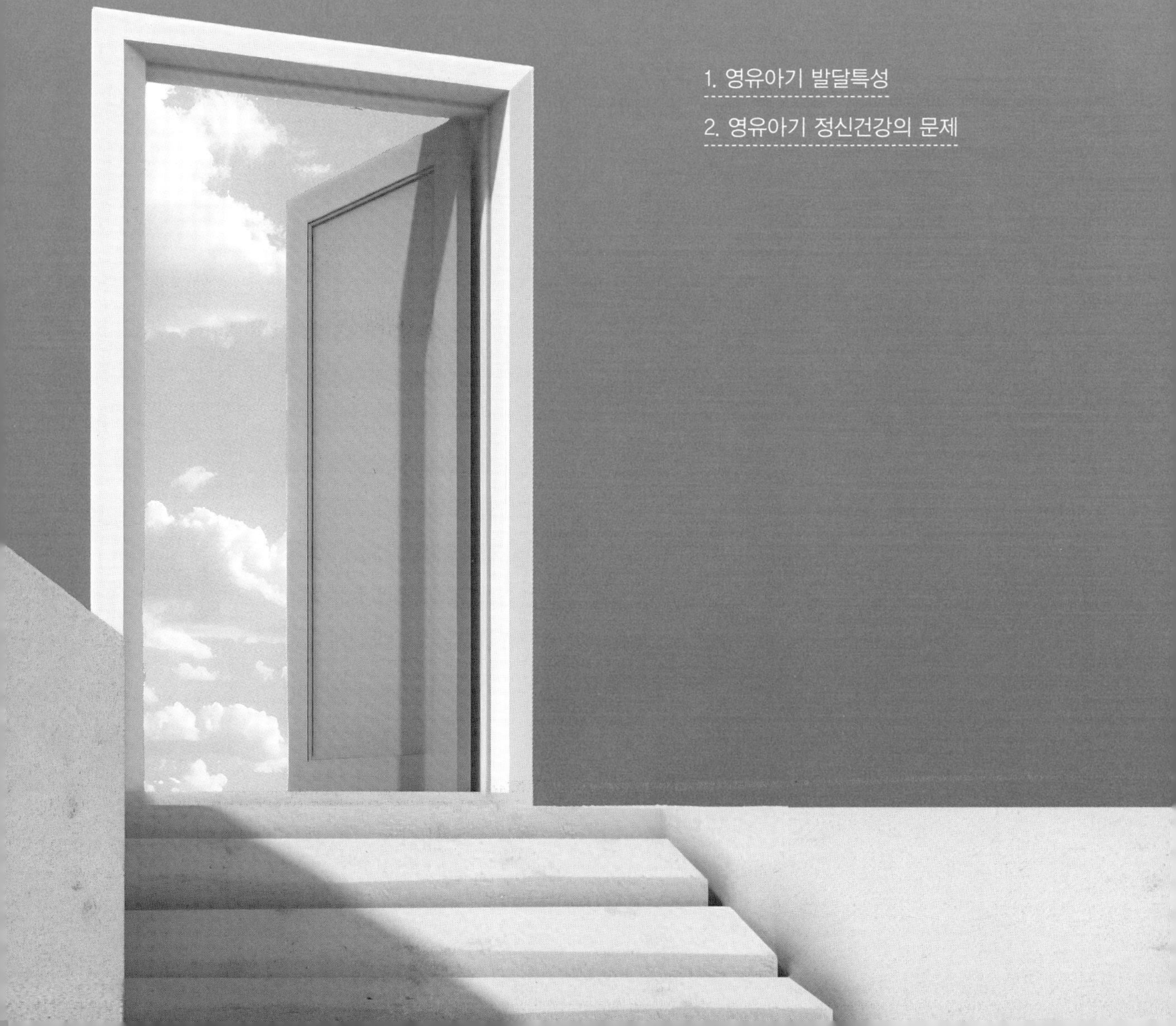

Mental Health

영유아기는 출생 후부터 초등학교 진학 전인 6세에 이르는 시기를 말한다. 학자에 따라서는 영유아기를 영아기와 유아기로 나누어 설명하기도 한다. 영아기(infancy)는 출생 이후부터 만 2세까지를 말하는데, 제1의 성장 급등기로 신체와 뇌성장이 급속도로 이루어진다.

유아기는 일반적으로는 영아기 이후부터 초등학교 진학 전인 학령전기(preschool childhood)까지 6세에 이르는 시기를 말한다. 이때는 충분한 영양, 수면, 대소변 가리기 등 여러 가지 생리적 습관의 기초가 이루어지는 시기로서, 양육자는 이와 관련된 지식과 애정을 가지고 아이를 돌보아야 한다(최순남, 1999: 66). 특히 이후의 발달과 성장의 기초가 된다는 측면에서 매우 의미 있는 발달의 시기이다. 이 장에서는 영아기와 유아기를 묶어서 발달의 특성을 간략히 살펴보고, 이 시기와 관련된 정신건강 문제에 대해서 알아보겠다.

1. 영유아기 발달특성

영유아기는 건강한 인격체로서 성장하는 기초를 이루는 중요한 발달 단계이다. 여기서는 신체적, 언어 · 인지적, 사회 · 정서적 발달특성으로 나누어 살펴보겠다.

1) 신체적 발달특성

이 시기 영유아의 신체적 발달 속도는 그 어느 때보다도 빠르다. 특히 만 2세까지의 성장 속도는 매우 빠르며, 이후부터는 성장 속도가 다소 감소되지만 아동기보다 빠르게 진행된다.

이 시기 아이는 외부 자극에 대해 주로 반사반응을 하는데, 빨기반사, 모로반사, 쥐기반사, 바빈스키반사 등이 나타난다. 그리고 앉기, 기어 다니기, 일어서기와 걷기 같은 운동 발달이 이루어진다. 또한 손으로 사물을 조작하는 능력이 발달하면서 아이의 지적능력과 신체감각기관의 능력이 발달하게 된다. 아이는 1세부터 걸을 수 있고, 2세가 지나면서 음식을 먹기 위해 손동작을 쓰는 등의 발달을 보이며, 6~7세가 되어야 혼자 옷을 입거나 벗을 수 있는 기능을 습득한다.

2) 언어 · 인지적 발달특성

인간은 언어를 통해서 자신의 욕구를 충족하고 다른 사람과 교제하며 주위 환경에 적응한다. 영유아기의 언어발달은 매우 중요하며, 언어 이전의 기간(출생 후~8개월)과 언어획득의 기간(3~4세)으로 나눌 수 있다. 언어 이전의 기간에는 반사적인 울음을 울게 되는데 배가 고파서 우는 것인지 다른 이유로 우는 것인지 식별하기가 어렵다. 옹알이는 출생 후 2개월부터 시작되는데, 영유아에게 이것은 음성적 놀이인 동시에 언어연습으로 언어발달의 기반을 형성하는 시기이다. 옹알이 이후에는 자기 소리를 모방하고 반복적인 소리를 내어 의사전달을 위한 음을 내기 시작하고 8개월이 되면 자기 소리와 타인의 소리를 구분하고 타인의 소리를 그대로 따라 하는 반향을 시작한다. 본격적인 언어획득 시기에는 짧은 단어로 의사소통을 하기 시작하면서 3~4세가 되면 언어발달이 급속히 일어난다(최옥채 외, 2015).

피아제(Piaget)에 따르면, 영유아의 인지 수준은 감각운동기(출생~2세)와 전조작기(2~6세)로 나누어진다. 대상영속성(object permanence)은 어떤 대상이 시야에서 사라지더라도 계속 존재한다는 것을 믿는 것으로 2세가 될 때까지 영유아에게 있어서 중요한 발달과제이다. 전조작기가 되면 인지수준이 추상적이고 논리적으로 성장하게 되면서 구체적인 지각을 넘어서서 상징을 사용하기 시작한다. 그 외에 분류(classification), 보존(conservation) 등의 개념을 획득하게 되면서 관련된 과제도 잘 수행하게 된다.

3) 사회 · 정서적 발달특성

영유아기의 사회적 발달에는 다양한 요인이 영향을 미친다. 그중에서도 가장 중요한 발달 중에 하나가 애착관계의 형성이다. 애착이란 영유아와 양육자 간에 형성되는 친밀한 정서적 유대감을 의미하는 것으로서 아이가 최초로 애착을 형성하는 대상은 아이의 성격 발달과 이후의 인간관계 형성에 결정적인 영향 요인이 된다. 일반적으로 안정된 애착관계를 형성함으로써 자신감, 호기심, 타인과의 관계에서 긍정적이며 향후 주변세계에 대한 신뢰감으로 확대되기도 한다. 이러한 애착은 부모가 유아에게 필요한 자극을 주고, 유아가 울거나 신호를 보낼 때 신속하게 반응함으로써 길러지는데 부모가 부적절하게 반응하거나 따뜻하게 대해 주지 않으면 애착이 형성되는 데 기간이 오래 걸리거나 강도가 약하며 때로는 애착 형성에 장애가 나타나기도 한다(최옥채 외, 2015). 아이가 애착을 형성했다는 증거로 나타나는 현상이 낯가림과 분리불안이다. 안정된 애착을 형성한 아이는 불안정한 애착을 형성한 아이에 비해 분리불안을 덜 보이며 주변 환경을 능동적으로 탐색한다(이은희, 2016: 163). 유아기의 아이들은 부모에 대한 동일시를 통해 부모의 가치와 태도를 내면화하고, 부모를 통해 그가 속한 사회나 문화집단의 규칙과 기준을 학습하며, 또래들과 놀이를 통한 사회적 관계 형성과 상호작용 기술 등을 배우면서 사회적 유능감을 발달시키고 사회화 과정을 경험하게 된다. 또한 이 시기에는 점차 자아개념이 형성되기 시작한다. 유아가 적절한 자아개념을 발달시키기 위해서는 다른 사람과의 공감, 다른 사람들이 자신에게 가진 기대 인지, 주변 환경의 복잡함, 자신의 행동에 대한 책임감과 통제력 등을 가져야 한다(최옥채 외, 2015: 278).

정서 발달은 출생 시에는 덜 분화되어 있다가 연령이 증가하면서 차츰 분노, 혐오, 공포, 슬픔, 행복, 기쁨, 만족 등의 정서가 나타난다. 5~6세가 되면 자신의 감정을 적절하게 표현하는 방법을 배우게 되며 부정적 감정을 감추기 위해 거짓말을 하기도 하는 등 부정적 정서에 대한 대처능력이 발달한다.

2. 영유아기 정신건강의 문제

어린아이의 정신건강은 기본적으로 그가 맺고 있는 일차적 관계, 즉 부모와 양육자와의 관계 속에서 민감하게 영향을 받게 된다. 그런 측면에서 이 시기의 사회·정서적 발달의 기본이 되는 애착 형성은 중요하며, 부적절한 애착 형성이 가져오는 문제는 아동의 성격 형성에 크게 영향을 미치는 요인이 될 수 있다. 또한 영유아기에 발견되는 주요 장애 중 지적장애와 자폐성 특징은 이후 아동기와 청소년기의 발달에까지 심각하게 영향을 미칠 수 있는 질환으로 발견 초기부터 관심 있게 살펴보아야 하는 문제이기도 하다. 그러므로 여기서는 영유아기부터 나타날 수 있는 '자폐스펙트럼장애'와 '지적장애', 양육자와의 긴밀한 상호작용의 결과로서 발생할 수 있는 '반응성 애착장애'와 '탈억제성 사회적 유대감 장애'에 대해서 살펴보겠다.[1]

1) 이 내용은 『DSM-5 정신장애 쉽게 이해하기』(박용천, 오대영 역, 2017)를 참고하여 작성하였다.

1) 자폐스펙트럼장애

자폐스펙트럼장애(autism spectrum disorder)는 기존에 분리되어 있었던 자폐성장애(자폐증), 아스퍼거장애, 아동기 붕괴성장애, 레트장애, 달리 분류되지 않는 전반적 발달장애와 같은 장애들을 통합하여 만들어진 단일 진단으로 DSM-5에서 더욱 명확하게 정의되었다.

자폐스펙트럼장애의 두 가지 큰 특징은 아동이 다른 사람과 관계를 맺는 능력의 문제와 일련의 고정된 관심이나 반복적인 행동을 보이는 것이다.

미국과 다른 국가의 연구를 보면 일반 인구 가운데 전체 아동과 성인의 1%가 자폐스펙트럼장애를 가지고 있다는 보고가 있다. 증상은 흔히 2세 이전에 나타나기 시작하는데, 12개월 이전에 나타날 수도 있으며, 증상이 경미하면 24개월 이후에 드러나는 경우도 있다.

좀처럼 잘 웃지도 않고 부모와 소통하는 옹알이를 잘하지 않는 아기들은 자폐스펙트럼장애를 보이는 것일 수도 있다. 또 걸음마 시기의 아이가 말이 늦고 사회적 접촉에 관심이 적은 것이 첫 증상이기도 하다. 어떤 아동들은 2세가 될 때까지 말이나 사회적 기술이 느리게 발달하거나 소실되는 경우도 있다. 그렇게 기술이 소실되는 경우는 다른 장애에서 드문 일로 자폐스펙트럼의 징후일 수 있다.

또한 자폐스펙트럼을 가진 사람들은 지적장애, 언어장애, 주의력결핍 과잉행동장애, 발달성 협응장애, 불안장애, 우울장애를 동반할 수 있다. 뇌전증이나 수면 문제, 변비와 같은 또 다른 의학적 상태가 동반될 수도 있다. 회피적/제한적 음식섭취장애는 꽤 흔하게 나타나는데 극도의 편식이 지속될 수도 있다.

자폐스펙트럼장애를 조기에 진단하고 치료하는 것은 장애를 가진 아동의 증상을 경감시키고 아동과 가족 모두의 삶의 질을 증진시키는 데 있어서 중요하다.

자폐스펙트럼의 원인으로 알려진 것은 없지만, 고령의 부모, 저체중 출산, 임신 기간 동안 산모의 뇌전증과 양극성장애 치료를 위한 벨프로에이트 복용의 경우에 자폐스펙트럼장애가 생길 가능성이 크다. 그리고 가족 중에 이 장애를 가진 사람이 있다면 자폐스펙트럼장애의 위험도는 훨씬 더 크다.

대부분의 사례에서 자폐스펙트럼장애는 평생 지속되는 장애이다. 비록 치료법이 없기는 하지만 조기에 진단받고 치료를 시작한 아동은 더 좋아질 수 있다. 단일요법보다는 각 아동에게 맞춰서 다양한 접근법을 시도하는 것이 행동과 의사소통을 증진시킬 수 있다. 가족 중 자폐스펙트럼장애를 가진 아동이 있을 경우 스트레스가 크고 장애를 관리하는 데 많은 시간을 필요로 한다. 그럴 때 가족은 가능한 한 관련된 정보를 많이 아는 것, 체계적이고 규칙적

표 10-1 자폐스펙트럼장애의 심각도 수준

단계	심각도 수준	사회적 의사소통	제한적이고 반복적인 행동
3단계	상당히 많은 지지를 필요로 하는 수준	• 상호작용에 있어서 언어적 · 비언어적 의사소통의 심각한 결핍 • 이해할 수 있는 단어를 거의 말하지 않고 좀처럼 사회적 접촉을 시작하지 않음	• 모든 영역에 혼란을 초래하는 집착, 고정된 습관, 반복적인 행동을 보임 • 의례적인 절차나 일상적인 것을 하지 못하게 할 때 매우 고통스러워함
2단계	많은 지지를 필요로 하는 수준	• 언어적 · 비언어적 의사소통의 분명한 결핍 • 단순 문장을 말하고 매우 이상한 비언어적 의사소통을 함	• 제한적이고 반복적인 행동이 나타나 쉽게 눈에 띔 • 행동이 변화되거나 하지 못하게 했을 때 고통과 좌절이 두드러짐
1단계	지지가 필요한 수준	• 적절한 지지가 없을 때 손상된 의사소통으로 인해 두드러진 문제 발생 • 완전한 문장으로 말할 수 있고 대화에 참여할 수 있지만 다른 사람과 주고받는 대화는 못함	• 반복적인 행동이 일상 기능에 큰 불편을 초래함 • 임무를 전환하기 어려움 • 독립적인 생활이 방해가 될 정도로 조직화하고 계획하는 데 문제가 있음

출처: 박용천, 오대영 역(2015: 31).

인 생활을 하는 것, 다른 부모들과 교류하는 것, 장애아동의 권리를 알고 관련 서비스나 제도를 이용할 수 있도록 하는 것이 도움이 될 수 있다.

특히 부모의 죄책감과 좌절감을 해소시켜 주고 유아와 신뢰관계를 유지하도록 도와주어야 한다. 약물치료가 보조적으로 도움이 되며, 특수교육이나 행동요법을 병행하는 것이 효과적이다(최옥채 외, 2015).

자폐스펙트럼장애를 가진 사람들은 매우 다양한 능력과 특성의 차이를 보이고 있기 때문에 어느 한 사람도 똑같은 식으로 증상이 나타나지 않는다. 다만, 다음 증상들이 아동의 초기 발달단계에 반드시 나타나야만 자폐스펙트럼장애로 진단할 수 있다.

• 많은 상황에서 자주 나타나고 지속적으로 보이는 사회적 의사소통과 상호작용의 문제들
  –소리 내거나, 표현 혹은 말에서 주고받는 대화의 제한점
  예) 사회적 접촉을 시작하거나 반응하는 것에 실패

–눈 맞춤, 가리키거나 손 흔들기와 같은 몸짓, 웃거나 찡그리는 얼굴표정의 결여와 같이 사회적 접촉에서 사용되는 비언어적인 의사소통의 문제

예) 누군가 가리키는 곳을 쳐다보지 못함

–관계를 이루고 유지하며 이해하는 것에 대한 문제

예) 친구를 사귀는 것이나 또래에 대한 관심 부족

• 행동이나 관심, 활동에서 고정되고 반복적인 패턴이 다음 중 최소 두 가지 이상이 나타남

–신체 움직임이나 물체의 사용, 말하기가 반복적임

예) 소리나 문장 반복, 장난감 반복해서 일렬로 세우기 등

–똑같은 일상적인 것과 행동에 대한 고집

예) 고집스러운 인사법이 있거나 날마다 같은 음식만 먹고 싶어 할 수도 있음

–정상적인 것을 넘어서서 극도로 혹은 강렬하게 집중하면서 확고하게 고정된 관심을 가짐

예) 청소기, 선풍기와 같이 특정 물체에 애착을 가짐

–특정한 장면과 소리, 냄새, 감촉, 맛에 대해 큰 반응을 보이거나 아무 반응을 보이지 않음

예) 통증, 열감, 냉감에 아무 반응이 없거나 둔함, 특정 소리나 감촉을 극도로 혐오하거나 빛이나 동작을 너무 좋아할 수도 있음

2) 반응성 애착장애와 탈억제성 사회적 유대감 장애

두 장애는 일부 아동들이 심한 방임에 대한 고통(즉, 아주 어렸을 때 필요한 사랑과 양육을 충분히 공급받지 못하는 것)에 어떻게 반응하는지를 보여 준다. 이들은 아동의 반응이 내적으로 향하는지 아니면 외적으로 향하는지를 보여 주며, 9개월 이상 된 아이가 1년 이상 증상이 나타날 때 진단을 내린다. 때때로 영양실조, 언어 및 사고능력의 지연과 함께 나타날 수 있으며, 이 장애들은 아동이 필요로 하는 양육이 극도로 결여되어 있는 경우가 많다. 다음에 기술된 것들 중 적어도 한 가지 이상으로 나타난다.

• 사회적 방임(부모나 양육자로부터의 위안, 관계 맺기, 애정이 결여됨)
• 위탁가정에서 자라는 것처럼 주 양육자가 자주 바뀜. 이것은 기존 양육자와의 안정적인 애착관계가 형성될 수 있는 기회를 제한함

- 특정 양육자와 가깝게 애착을 형성할 수 있는 기회를 크게 제한하는 환경에서 자람(아동은 많은데 양육자가 부족한 기관처럼)

가족치료와 양육기술은 부모와 양육자가 아이를 지켜 주는 것과 같이 더욱 안정적이며 애정 어린 양육을 해 줄 수 있도록 돕는다. 아동과 정신건강보호 제공자 사이의 건강하고 배려 깊은 관계가 도움을 주기도 한다.

(1) 반응성 애착장애

반응성 애착장애(reactive attachment disorder)는 유아와 아주 어린 아동에게서 나타난다. 주요 양상은 아동과 양육을 하는 중요한 성인 사이에 애착이 거의 없거나 아예 없는 것이다. 고통스러운 상황에 노출되어도 이 장애를 가진 아동은 양육을 하는 성인에게서 위안이나 지지, 양육, 보호를 얻으려고 하지 않는다. 이 장애는 위탁가정이나 기관에서 자라는 아동들 중 10% 미만에서 나타난다. 5세가 넘은 아동에게는 주의 깊게 진단해야 한다. 행동은 자폐스펙트럼장애로 인한 것이 아니고, 다음의 증상들이 5세 이전에 나타난다.

- 부모나 다른 성인 양육자를 향한 위축되고 억압된 행동이 다음과 같이 반복적인 패턴으로 나타남
  - 고통스러운 상황에서 위안을 얻으려는 노력을 거의 하지 않거나 드물게 함
  - 고통스러운 상황에서 위안을 받아도 거의 반응하지 않거나 드물게 반응함
- 다음의 잦은 사회적 · 정서적 문제가 최소한 두 가지 이상 나타남
  - 타인에 대한 사회적 · 정서적 반응이 거의 없음
  - 긍정적인 정서가 거의 없음(미소 짓기 등)
  - 성인 양육자와 함께 있는 동안 위협이나 위험이 없는데도 과민해지거나 슬퍼하거나 두려움에 떠는 행동이 갑작스럽게 나타남

(2) 탈억제성 사회적 유대감 장애

탈억제성 사회적 유대감 장애(disinhibited social engagement disorder)를 가진 아동들은 자신의 부모나 다른 성인 양육자와 관계를 맺는 것과 동일한 방식으로 낯선 사람과도 관계를 맺는다. 주변의 낯선 성인들에게 수줍어하거나 주저하지 않고 오히려 너무 친근하다. 이 장애가 10대가 되어서도 지속될 때 사회적 유대감은 피상적 수준에서 형성될 수 있고, 친구관

계에 갈등이 생길 위험이 높다.

- 아동이 낯선 사람에게 다가가 상호작용하는 반복적인 패턴들이 다음 중 최소 한두 가지 이상 나타남
  - 낯선 성인에게 다가가 상호작용하는 데 수줍음이 거의 또는 전혀 없음
  - 낯선 사람과 매우 수다스럽게 대화를 하거나 잘 안김
  - 낯선 환경에서조차 주변을 돌아다니거나 부모나 양육자가 뒤에 있는지 확인을 거의 또는 전혀 하지 않음
  - 낯선 성인을 거의 또는 전혀 조심 없이 따라가려고 함

3) 지적장애

지적장애(intellectual disorder)는 과거에 정신지체로 불리기도 했다. 이 장애를 가진 경우, 아이들은 지적능력과 일상생활에 필요한 기술의 학습과 실행에 어려움이 있으며 시간이 흐르면서 증상의 정도가 변하기도 하지만, 보통은 평생 지속되는 경향이 있다. 2세까지 운동능력(걷기 등)과 언어능력, 사회성 발달이 지체되는 것은 심각한 지적장애임을 가리킬 수도 있는데, 1,000명 중 약 6명에게서 발견된다. 경도의 지적장애는 아이가 학교에 다니기 시작하면서 학습문제가 두드러지게 나타나기 전까지는 알아보기 힘들 수도 있다. 지적장애를 가진 사람들은 의사소통에 어려움을 겪을 수 있고 자신을 분명하게 표현하지 못한다. 이 때문에 소리를 지르거나 점점 강하게 말하게 되기도 한다. 또한 자신이 또래들보다 뒤처진다는 생각 때문에 수치심을 느끼기도 하는데, 그 결과 과격해지거나 걱정이 많거나 다른 사람들과 떨어져 혼자 있으려고 하거나 우울증상, 섭식 문제, 수면 문제 등이 생기기도 한다. 지적장애를 가진 사람들은 종종 다른 정신과적, 신경발달, 신체적 질환을 같이 가지고 있다.

출생 전 혹은 이후 아기의 정상 뇌 발달에 영향을 주는 모든 것이 지적장애의 원인이 되거나 위험을 증가시킬 수 있다. 유전적으로는 다운증후군과 같은 염색체 이상의 질환, 환경적으로는 산모가 알코올 및 약물을 섭취하거나 특정 감염이나 질환에 노출되는 경우에도 위험요인으로 작용할 수 있다.

지적장애의 경우 치료 목표는 아이가 가족 안에 머물면서 충실한 삶을 누릴 수 있도록 돕는 것에 초점을 맞춘다. 부모와 전문가 팀이 함께 양육계획을 세우고, 필요한 경우 언어치료, 작업치료, 물리치료, 가족상담과 같은 특정 서비스를 이용한다.

지적장애는 장애의 심각도에 따라 경도, 중등도, 고도, 최고도로 나눈다. 경도의 지적장애를 가진 경우 학령전기에는 두드러진 문제가 나타나지 않을 수도 있고, 자기관리와 개인위생을 실행할 수 있으며, 훈련을 통해서 일과 관련된 기술을 익힐 수 있다. 하지만 최고도의 경우는 단순한 지시사항이나 몸짓은 이해할 수 있으나 대부분이 비언어적인 의사소통을 하며, 여가활동 등은 전적으로 다른 사람의 도움을 받아야 한다. 이러한 지적장애의 심각도에 따른 특성들은 〈표 10-2〉를 통해 살펴볼 수 있다.

표 10-2 각 기능의 종류에 따른 지적장애의 심각도 수준

지적장애의 심각도 수준	개념적 영역	사회적 영역	실행적 영역
경도	• 학령전기 아동에게 두드러진 문제가 나타나지 않을 수도 있음 • 학령기 아동과 성인에게 읽기, 쓰기, 수학 능력이나 시간, 돈 관리에 어려움이 있음 이 영역들 중 한 가지 이상에서 나이에 맞는 표준을 따르기 위해 도움이 필요함 • 성인에게서 계획, 우선순위 설정, 단기기억력, 일상에서의 학습기술 사용에 장애가 있음	• 다른 사람과 대화하고, 단어의 뜻을 알고 사회적 신호를 인식하는 데 나이 기준보다 뒤처짐 • 또래와 비교해서 감정이나 행동을 통제하는 데 어려움이 있음 • 이러한 문제들을 사회적 상황에서 또래들이 알아볼 수 있음	• 자기관리와 개인위생을 실행할 때 잘 기능할 수 있음 • 성인에게서 장 보기, 교통수단 이용, 가사와 아이 돌보기, 건강 관리 및 법률과 관련된 결정이나 은행 업무 및 돈 관리에 대한 도움이 필요할 수도 있음 • 성인은 직장을 꾸준히 다니면서 일과 관련된 기술들을 익힐 수도 있음
중등도	• 학령전기 아동에게서 언어 기술이 늦게 발달함 • 학령기 아동에게서 읽기와 쓰기, 수학, 시간과 돈에 대한 이해가 또래보다 더디게 발달함 • 성인의 학업 기술(읽기, 쓰기 등)이 초등학생 수준에 머묾. 작업과 일상생활에서 이러한 기술들을 사용하기 위해 매일 도움이 필요함	• 가족, 친구들과 유대관계를 형성할 수 있고, 성인이 되어 연애를 할 수도 있음 • 인생의 중요한 결정은 보호자가 도와주어야 함 • 사회적 규범(매너, 인사 등)을 배우고 적용하는 데 도움이 필요함	• 성인기가 되었을 때 가르치고 상기시켜 주는 것으로 자기관리와 가사 일을 해낼 수 있음 • 성인은 일과 관련하여 보호자뿐만 아니라 다른 사람에게 지속적인 도움을 받으면서 직장을 꾸준히 다닐 수 있음 • 직장업무, 스케줄, 대중교통 이용, 의료보험, 돈 관리에 도움이 필요함

고도	• 글이나 숫자, 분량, 시간, 돈과 관련된 개념에 대해 거의 이해하지 못함 • 보호자가 인생 전반에 걸쳐 문제해결을 하는 데 많은 도움을 주어야 함	• 한 단어나 문장 정도로만 말을 할 수 있음 • 단순한 말이나 몸짓 정도만 이해할 수 있음 • 가족 구성원이나 친밀한 사람과의 관계가 즐거움이나 도움을 주고받기의 원천이 됨	• 식사나 옷 입기, 목욕하기, 화장실 쓰기와 같은 모든 일상생활에서 도움이 필요함 • 안전과 안녕을 위해 항상 보호를 해 주어야 함 • 성인기에는 가사, 여가생활, 일에 참여하기 위해 지속적인 지원과 도움이 필요함 • 기술 습득을 위해 장기적인 교육과 지속적인 지원이 필요함
최고도	• 짝짓기와 크기, 모양, 색깔에 따라 분류하기 같은 기술을 습득할 수도 있음	• 단순한 지시사항이나 몸짓은 이해할 수 있음 • 욕구나 감정의 대부분은 비언어적 의사소통으로 표현함 • 잘 아는 가족 구성원, 보호자, 친밀한 사람과의 관계를 즐기고 몸짓이나 감정표현을 통해 사회적 접촉을 시작하고 답함	• 약간은 할 수 있겠지만 일상적인 신체관리, 건강과 안전의 모든 측면에서 다른 사람에게 도움을 받아야 함 • 심각한 신체적 장애가 없는 경우에는 가정에서 접시 나르기와 같이 일상적인 작업을 도울 수 있음 • 전적으로 다른 사람의 도움을 받아 음악 듣기, 영화 보기, 산책하기, 물놀이 등의 여가 활동이 가능함

출처: 박용천, 오대영 역(2015: 44-45).

생각해 볼 문제

1. 영유아기의 발달적 특성을 이해하는 것이 중요한 이유에 대해 이야기 나누어 봅시다.
2. 영유아기에 관심을 가져야 하는 정신건강 문제에는 어떤 것이 있는지 논의해 봅시다.

제11장

아동 · 청소년기 정신건강

1. 아동 · 청소년기 발달특성
2. 아동 · 청소년기 정신건강의 문제

Mental Health

아동 · 청소년기는 성인으로서의 삶을 살아가기 위해 필요한 능력이나 성격을 형성하는데 아주 중요한 시기이다. 인지적 성숙과 성적 성숙을 통해 인간으로서의 내면과 외면의 균형적인 성장 · 발달을 이루며 건강한 사회인으로서의 성장을 위한 의미 있는 시간이다. 그러므로 이 시기의 경험과 발달은 이후 인간의 삶을 결정하게 된다고 해도 과언이 아닐 것이다. 이러한 사실은 우리가 그토록 아동과 청소년의 정신건강에 관심을 가져야 하는 이유이다.

1. 아동 · 청소년기 발달특성

다음에서는 아동기와 청소년기로 나누어 발달특성을 살펴보겠다.

1) 아동기 발달특성

아동기는 만 6세에서 12세경인 초등학교 시기에 해당된다. 프로이트(Freud)는 이 시기를 잠재기(latency period)라고 했는데, 리비도(성에너지)가 구강기에 머물다가 항문기, 남근기를 거치고 나서 잠재한다고 보았다. 따라서 이 시기의 아동들의 관심은 지적인 호기심, 운동, 친구들과의 우정으로 전환된다. 에릭슨(Erikson)은 이 시기를 근면성 대 열등감으로 표현했다. 이 시기에는 근면성과 자율성이 발달하기 때문에 형식적 교육을 통하여 문화에 대한 기초 기능을 습득할 수 있다. 반면, 이 시기의 부정적인 요소로서 열등감이나 무력감이 발달될 수 있다고 보았다.

(1) 신체 · 운동기능 발달특성

아동기의 신체 발달은 이전 시기에 비해 완만하게 진행되며 유아기의 귀여운 아기 모습을 벗어나 성인과 비슷한 비율로 신체가 발달한다. 치아는 유치에서 영구치로 바뀌기 시작하는데, 영구치가 나면 입의 모양이 달라지고 얼굴의 하부가 커지므로 어릴 때의 모습이 사라진다.

이 시기에는 새로운 운동기능의 발달은 없지만 이미 획득한 운동기술이나 근육의 협응력이나 정교화가 이루어지면서 유아기에 비해 속도, 정확성, 안정성, 호응성, 역량 등이 더욱 발달된다. 운동기능발달은 아동기의 신체적 · 지적 · 정서적 · 사회적 발달과 밀접한 관계가 있다. 아동기의 운동역량은 다른 아동들과의 비교를 통해 자아와 자존감 형성에 밀접한 관계가 있으며, 비만 예방이나 정서발달에 도움을 줄 수 있으므로 운동을 통한 자신감 강화의 기회를 갖게 하는 것이 중요하다.

(2) 인지 · 정서 · 도덕성 발달특성

아동기 동안에는 인지능력에 중요한 발달이 일어난다. 이 시기는 피아제(Piaget)의 인지발달 단계 중 구체적 조작기로서 아동은 구체적이고 실제적인 사물에 대한 정신활동을 통한 사고를 하기 시작한다. 구체적 조작기의 특징적인 발달 내용은 탈중심화, 가역적 사고, 보존개념의 획득 및 위계적 분류능력이 가능해진다는 것이다. 그러므로 개입의 경험에 기초한 사고가 발달하고, 탐색하려는 욕구가 높아지며, 다른 아동의 관점도 수용하는 능력이 나타난다. 언어에서 표현력이 발달되고, 학령이 올라갈수록 문자력에서 발표력, 문법력, 독해력의 순서로 발달된다. 이 시기 유전적 · 환경적 요인에 기인한 지능의 발달이 이루어지게 되는데, 그 정도에 따라 정신지체아와 우수아로 구분된다(최순남, 1997: 108-122).

아동은 성장해 감에 따라 유아기의 미분화적 · 전체적 · 직접적 표현에서 벗어나 그것을 억제할 줄 알고 분화된 간접적 표현을 하게 된다. 이 시기의 정서발달은 자신과 세상 전반에 대한 긍정적 느낌 갖기, 자신의 느낌에 따른 행동 통제하기, 불안 대처하기, 안전감 발달시키기 등의 내용을 포함한다. 현재의 느낌, 욕구 전달을 하는 등의 정서 표현은 의사소통 기능을 가지며 이를 통해 다른 사람들과의 관계형성을 하게 된다. 아동이 자신의 감정에 직면하여 자신의 느낌을 표현할 시간과 공간이 주어질 수 있도록 하고, 이러한 정서는 상호 존중되는 방식으로 표현될 수 있도록 해야 한다.

아동의 도덕성 발달에 영향을 미치는 요인은 바람직한 역할모델, 그리고 자기통제 능력을 들 수 있다(강문희 외, 2007: 267). 특히 도덕성 발달에서는 비판적 태도보다는 협동적이고 조력적이며 이타적이고 공감적이며 긍정적인 모델이 필요하다. 모델을 모방하는 것은 적절한 설명과 함께 이루어질 때 더욱 효과적이다. 아동이 자기통제를 해냈을 때 이를 강화해 주고, 자신의 경험이나 외부로부터의 평가나 칭찬을 통해 자신이 정직하고 도울 줄 알며 협동적이라는 도덕적 자기개념이 형성될 때 도덕성이 발달할 수 있다.

(3) 사회성 발달특성

아동기에는 가정을 벗어나 학교라는 집단생활이 시작되면서 사회적 활동범위가 넓어지고 사회에서 요구되는 기술들을 습득하면서 사회성이 발달하게 된다. 아동의 사회성 발달에는 자아개념과 또래관계의 영향이 크다.

유아기는 초보적이며 단순한 평가를 통해 자아존중감을 갖게 되지만, 아동기는 다른 사람과 비교하거나 이상적 자기(ideal self)와 현실적 자기(real self)를 비교함으로써 보다 자기 반성적이고 정확하며 객관적인 자아존중감을 형성하게 된다. 그러므로 유아기에 비해 자아존중감이 낮아진다. 그러나 대부분의 아동은 자신의 약점과 강점에 대해 현실적 평가를 하고 통합함으로써 초등학교 고학년부터는 자아존중감이 회복되어 청소년기까지 안정적인 양상을 보인다(강문희 외, 2007). 이 시기에는 외모, 학업행동, 운동능력 및 또래 수용도가 자아에 영향을 미치는 요인이 된다. 그리고 아동의 열등감 형성에 영향을 미치는 요인에는 아동에 대한 부모의 태도, 아동의 능력, 교사의 태도 등이 있다(최옥채 외, 2007).

또래집단은 아동의 사회화 과정에서 중요한 역할을 한다. 아동들이 친구에게 기대하는 것을 연령에 따라 세 단계로 나눌 수 있다(Bigelow, 1977: 강문희 외, 2007에서 재인용). 첫째, 우정의 보상 단계(초등학교 초기)이다. 이 단계의 아동에게 이상적 친구는 유용하고 즐거움을 주는 친구이다. 둘째, 우정의 규범적 단계(초등학교 중기)이다. 이 단계의 아동은 친구 간의 인정, 칭찬, 성실을 중요시하고 친구들은 서로 도와야 하며 자신이 도움을 필요로 할 때 친구가 도움을 준다고 생각한다. 셋째, 우정의 감정이입 단계(청소년기)이다. 이 시기의 청소년은 친구의 문제를 진심으로 걱정하고 친구 간의 상호 이해, 자기노출, 친밀감을 강조한다.

2) 청소년기 발달특성

청소년기는 아동기에서 성인기로 전환하는 과도기로서 연령적으로는 만 12세경부터 22세까지 지속된다. 이것은 다시 12~18세의 청소년기 전기와 18~22세의 청소년기 후기로 구분할 수 있다. 전자는 중 · 고등학교 시기, 후자는 고등학교 졸업 후 사회초년생 또는 대학생활 시기에 해당된다. 청소년기 전기는 아동기가 끝나는 시기로서 사춘기(puberty)라고도 부른다. 청소년기와 사춘기는 다른 개념이다. 청소년기는 인생발달을 언급하는 일반적인 용어로서 문화적 개념이며, 사춘기는 성적 성숙으로 생산기능을 수행할 수 있다는 신체적 개념이다(Zastrow & Kirst-Ashman, 2001: 최옥채 외, 2007에서 재인용). 청소년기 전기에는 급속한 신체적 변화와 인지적 발달이 특징적이며, 청소년기 후기에는 자아정체감 확립과 더불어 성인생활을 준비하기 위한 여러 과제에 집중하게 된다. 청소년기는 인간의 발달단계에서 가장 격정적이고 불안정한 시기이며 동시에 다른 어떤 발달단계보다도 많은 가능성을 가지고 많은 결정을 해야 하는 중요한 시기이다.

(1) 신체적 특성

일반적으로 청소년기 전기에는 신체적 성숙이 뚜렷해진다. 무엇보다도 성적 성숙이 이 시기의 특징적 변화이다. 여자 청소년의 경우 체지방이 증가하고 생리(menstruation)를 시작한다. 청소년기 전기의 생리는 전체적인 신체상과 성역할, 정체감을 조정하는 데 역할을 하게 된다. 과거에는 성적 변화에 대한 정보가 부족하여 초경을 시작하는 여자들이 많이 당황하고 두려워하는 경향이 있었다. 그러나 최근에는 성에 대한 표현이 자유로워지고 초경을 시작하는 딸에게 여자가 되었다는 자부심을 가질 수 있도록 도와주는 등 이전과 달리 초경을 두려운 경험으로 받아들이지는 않는다.

남자 청소년은 신장이 커지고 근육이 늘어나면서 스스로 신체에 대한 어색함을 느끼기도 하지만 이러한 변화는 운동 활동과 경쟁력을 증가시켜 긍정적 신체상을 낳게 된다. 반면, 사정(ejaculation)을 경험하며 불안과 죄의식을 동반하기도 하고, 또래에 비해 신체적 발달이 늦은 남자 청소년은 여자와 달리 상대적으로 적응에 어려움을 경험하며, 교우관계나 이성관계 등과 관련해서도 심한 열등감을 갖게 되는 경우도 있다.

여자 청소년의 경우 청소년기 전기에는 체중이나 외모에서 자신의 신체에 대해 불만족스러워하는 경향이 많고, 이러한 이유로 이 시기에는 섭식장애와 관련된 부분들이 중요한 정신적 문제가 되기도 한다.

최근 아동 · 청소년기 신체적 변화와 더불어 문제가 되고 있는 것 중의 하나가 성조숙증이다. 주요 원인은 많이 먹는 습관과 서구화된 식습관, 환경호르몬 증가 등을 들 수 있으며, 소아비만으로도 성조숙증이 유발될 확률이 높다. 이는 단순히 성적 성숙이 빨리 진행된다는 문제를 넘어서서 심리적으로 성적 변화를 수용하기 어려운 시기에 과도한 성적 성숙이 일어남으로써 교우관계나 심리적 스트레스 등의 문제를 유발할 수 있다는 점에서도 관심을 가져야 할 부분이다.

(2) 심리적 특성

청소년기는 신체적 발달과 더불어 사고와 판단의 능력이 확대되는 시기로서, 인지능력이 발달하면서 연역적 사고와 여러 가지 가능성을 놓고 상상을 통하여 논리적으로 상황을 유추

하여 판단할 수 있게 된다. 하지만 모든 사람이 이 단계의 발달에 이르는 것이 아니라 어느 정도의 지능과 교육수준이 뒷받침되어야 한다.

또한 이 시기에는 자신의 감정을 과대평가하여 자신의 감정만 독특하고 어느 누구도 자신을 알아 주지 못한다고 여기는 자아중심성(ego-centrism)에 의해 인지발달이 방해받기도 한다. 이와 함께 청소년의 도덕, 가치, 이상이 발달하면서 부모세대의 모순과 사회적 제도에 대한 의문을 증폭시키고 권위에 반항하는 특성이 나타난다. 특히 부모로부터 독립하고자 하는 욕구들과 결합하면서 부모세대와 여러 가지 갈등을 경험하기도 한다.

에릭슨은 청소년기의 주요 발달과업이 '자아정체감(ego-identity)'이라고 하였다. 자아정체감은 자신의 과거와 현재를 연결하여 느끼는 안정감, 그리고 스스로 자신에 대한 개념과 타인과의 관계 속에서 자신에 대한 일관성 있는 느낌을 말한다. 정체감 혼란은 여러 가지 형태로 나타나는데, 첫째, 책임감 있는 성인으로서의 행동이 지연되고, 둘째, 충분히 생각하지 않고 충동적인 행동을 하며, 셋째, 성인으로서의 책임을 회피하기 위해 아동기로의 퇴행이 일어날 수 있다(Zastrow & Kirst-Ashman, 2001: 280). 자신이 누구이며 어떻게 살기를 원하는지에 대한 분명한 정체감이 형성되지 않고는 직업선택, 결혼, 여가생활 등에 대한 결정이 이루어지기 어렵고, 이를 결정하지 못한 채 우울하고 불안한 삶을 살아갈 수도 있다.

이 시기에는 성역할에 대한 정체감 또한 확립된다. 자신의 생물학적 성을 수용하기 어렵고 반대 성에 대한 지속적인 동일시, 반대 성에 대한 소망 등의 특징을 보여 주는 성정체감 장애(gender identity disorder)를 경험하기도 한다. 무엇보다도 이 시기에는 정형화된 성역할보다는 자신의 개성과 능력에 가까운 역할을 융통성 있게 사용하여 더욱 창조적인 역할을 수행하도록 하는 것이 필요하다. 자아정체감을 형성하기 위해서는 자신의 신념, 가치관 등에 대한 문제가 선행되어야 하며, 이러한 위기를 잘 극복하는 것이 청소년 발달에 필수적인 요소라 하겠다.

(3) 가족 및 사회적 특성

청소년기는 가족으로부터의 지지와 보호, 지도가 필요한 동시에 독립을 준비하는 시기이다. 청소년은 스스로 성인이라고 생각하지만 부모는 자립이 어려운 아동이라고 간주하기 때문에 갈등이 나타난다. 청소년이 신체적으로 건장해지면서 물리적 처벌이나 통제가 어렵게 되고 인지의 발달은 부모가 제시한 규칙이나 가치관에 도전하게 됨으로써 갈등이 더 깊어질 가능성이 있다. 우리나라는 입시제도로 인해 부모의 관심이 성적이나 진학에 더 집중되고 청소년은 학업문제로 더 많은 스트레스를 경험하게 되는 환경에 놓여 있어, 청소년기의 특성과 맞물려 가족관계에서 안정된 부모–자녀관계, 개방된 의사소통 등을 더욱 어렵게 만든다.

부모에 대한 애정을 놓고 서로 경쟁하던 아동기와는 달리, 청소년기는 형제를 인생에서 의미 있는 중요한 사람으로 생각하는 경향이 강해진다. 특히 반대 성의 형제자매보다는 동성의 형제자매를 더욱 가깝게 지각한다(김태련, 장휘숙, 1998).

아동기와 달리 또래들로부터의 지지와 이해가 더 필요하며 이를 통해 타인을 이해하고 배려하는 사회성이 발달한다. 또래집단은 청소년에게 소속감과 연대감, 인정, 지지와 수용 따위의 긍정적 측면뿐만 아니라 또래집단의 의견과 압력이 강하게 영향을 미치는 부정적 측면이 있기도 하다.

청소년기 후기가 되면 직업선택의 과제가 주어진다. 대학생활, 군입대, 대학원 등으로 인하여 학업을 지속하는 기간이 길어지면서 이 시기에 아직 직업을 갖지 못하는 경우도 많다. 하지만 직업이나 전공을 선택하기 위해서 자신의 성격, 적성, 능력에 대한 이해를 바탕으로 진로선택의 과제를 달성해야 한다. 직업은 단순히 생계수단이 아니라 자아실현의 중요한 과정이다. 그러므로 자아정체감의 형성과 자신에 대한 분명한 이해를 바탕으로 진로에 대한 탐색과 선택이 이루어질 수 있도록 노력이 필요하다.

2. 아동 · 청소년기 정신건강의 문제

청소년기는 성장급등기라고 할 만큼 급격한 신체의 변화를 보인다. 이 시기는 신체발달과 함께 인지와 자의식이 발달하고 긴장과 불안 등의 감정을 경험하게 된다. 특히 청소년기에는 기분의 변화가 심하여 우울, 불안 및 절망감을 보이다가도 의기양양하고 정열적인 상태를 보이기도 하며, 어떤 때는 열심히 공부하고 철학에 관심을 보이다가도 주체할 수 없는 외로움, 부모에 대한 압박감, 기성세대에 대한 분노와 적대감정, 자살에 대한 공상, 이성에 대한 관심 등 변화가 극심한 시기로 조명하기도 한다. 그리고 현대 사회의 청소년은 학업 및 입시 등 다양한 사회적 스트레스, 부모의 불화, 이혼 등 가정 내 환경의 변화 등 다양한 요소로부터 영향을 받으면서 그들의 불안정한 심리 상태와 더불어 정신건강에 위협을 받고 있다.

이처럼 아동 · 청소년기의 정신건강에 영향을 주는 요인들은 개인적 차원에서부터 가족, 지역사회 등 다양하며, 학대, 방임, 가정불화, 입시 등의 위험적 요인들이 있다. 하지만 아

표 11-1 아동 정신건강 문제의 위험인자와 보호인자

구분	위험인자	보호인자
개인	아동학대 혹은 방임 / 언어장애 / 만성 신체질환	긍정적인 기질 / 높은 지능 / 사회적 역량 / 신앙
가족	심각한 결혼생활의 불화 / 가정위탁보호시설 입소 / 낮은 사회경제적 수준 / 대규모 가족 / 아버지의 범죄 / 어머니의 정신질환	소규모 가족 / 부모와의 상호 지지적 관계 / 형제자매와의 우호적 관계 / 부모의 적절한 규율과 감독
지역사회 및 사회	폭력 / 빈곤 / 차별 / 지역사회 해체 / 부적절한 학교	성실한 학교생활 / 사회적 연대 / 보건 및 복지 서비스 제공

동 · 청소년의 정신건강을 위한 개인의 긍정적 기질, 가족의 지지, 사회적 연대 등과 같은 다양한 보호요인에 대해서도 관심을 놓치지 말아야 한다.

1) 아동 · 청소년기 정신건강 문제

아동 · 청소년기 정신건강 문제는 너무나 다양하지만, 여기서는 아동기의 연장선상에서 최근에는 성인까지도 중요하게 여겨지고 있는 '주의력결핍 과잉행동장애', 자살 증가와 관련하여 주요 관심 대상이 되고 있는 우울증, 전반적인 청소년의 일탈행동과 관련된 품행장애에 대해 살펴보겠다.

(1) 주의력결핍 과잉행동장애

주의력결핍 과잉행동장애(Attention-Deficit/Hyperactivity Disorder: ADHD)는 아동기에 일반적으로 나타날 수 있는 장애로, 세계적으로 ADHD의 유병률은 대체로 3~8%로 조사되고 있으며, 평균적인 ADHD 유병률은 약 5%로 추정된다. 국내의 경우는 5.9~8.5% 정도로 보고되고 있다(대한소아청소년정신의학회 홈페이지). 보통 7세 이전에 발병하며 지속적인 주의결핍, 과잉행동, 충동성, 그리고 또래관계의 어려움 등의 특징을 보인다. ADHD의 구체적인 행동특성은 DSM-5의 진단기준에 잘 제시되어 있다.

ADHD를 가진 아동은 집이나 학교에서 가만히 앉아 있지 못하고 자리에 앉아서도 안절부절못하며 지나치게 많이 움직이고 부산하다. 학교에서는 교사의 지시대로 따라 하지 못하거나 말썽을 피워 지적을 당하는데, 문제아동으로 지목되어 교사가 특별지도를 하거나 부모가 자주 학교에 불려 가게 된다. 아동은 지능수준에 비해서 학업성취도가 저조하고 또래 아이들에게 거부당하거나 소외될 가능성이 높으며, 흔히 학습장애, 의사소통장애, 운동조정장애를 동반하는 경우가 많다.

DSM-5에서는 이를 주의력결핍형, 과잉행동-충동형, 혼합형의 세 가지 하위유형으로 구분하고 있으며, 증상의 심각도에 따라 세 수준으로 평가하고 있다.

① 진단기준 및 증상

A. 1 또는 2 가운데 한 가지 이상이 만족되어야 한다.

1. 부주의: 다음 중 여섯 개 또는 그 이상의 부주의 증상이 부적응적이며 발달수준에 맞지 않는 정도로 최소 6개월간 지속되어야 한다.
   - ⓐ 학업, 일, 기타 활동 중 세심한 주의를 기울이지 못하거나, 부주의한 실수를 자주 한다.
   - ⓑ 과제수행이나 놀이 중 지속적 주의집중에 어려움을 자주 갖는다.
   - ⓒ 대놓고 이야기하는데도 듣지 않는 것처럼 보일 때가 자주 있다.
   - ⓓ 지시를 따라오지 않고 학업이나 심부름을 끝내지 못하는 경우가 자주 있다.
   - ⓔ 과제나 활동을 체계적으로 조직하는 것에 곤란을 자주 겪는다.
   - ⓕ 지속적으로 정신을 쏟아야 하는 일을 자주 피하거나, 싫어하거나, 혹은 거부한다.
   - ⓖ 과제나 활동에 필요한 것을 자주 잃어버린다.
   - ⓗ 외부에서 자극이 오면 쉽게 주의가 산만해진다.
   - ⓘ 일상적인 일을 자주 잊어버린다.
2. 과잉행동충동성: 다음 중 여섯 개 또는 그 이상의 과잉행동, 충동성 증상이 부적응적이며 발달수준에 맞지 않는 정도로 최소 6개월간 지속되어야 한다.
   - ⓐ 손발을 가만두지 않거나 자리에서 꼬물락거린다.
   - ⓑ 앉아 있도록 요구되는 교실이나 기타 상황에서 돌아다닌다.
   - ⓒ 적절하지 않은 상황에서 지나치게 달리거나, 혹은 기어오른다.
   - ⓓ 조용하게 놀거나 레저활동을 하지 못하는 수가 많다.
   - ⓔ 쉴 사이 없이 활동하거나 혹은 마치 모터가 달리는 것같이 행동한다.
   - ⓕ 자주 지나치게 말을 많이 한다.
   - ⓖ 질문이 끝나기도 전에 대답해 버리는 수가 많다.
   - ⓗ 차례를 기다리는 것이 어렵다.
   - ⓘ 다른 사람에게 무턱대고 끼어든다.

B. 심각한 부주의나 과잉행동충동적 증상이 12세 이전에 나타났다.

C. 심각한 부주의나 과잉행동충동성의 증상이 2가지 또는 그 이상의 환경(에서 나타난다.

D. 이러한 증상들이 사회, 학업 또는 작업 기능을 방해하거나 그 질을 저하시킨다는 명백한 증거가 존재한다.

E. 이러한 증상들이 다른 정신증적 장애의 경과 중에서 나타나는 것이 아니며 다른 정신장애에 의해 더 잘 설명되지 않는다.

② 원인

ADHD로 진단되는 아동들은 매우 다양하고 이질적인 집단이어서 원인 역시 다양하다. 정확한 원인은 아직 밝혀지지는 않았지만 한 가지 일치된 견해는 한 가지의 어떠한 원인이 우리가 ADHD라고 부르는 모든 사례를 설명할 수는 없다는 것이다. 최근 연구에 따르면 ADHD에서 나타나는 증상은 유전적 요인이나 대뇌의 전두부 기능 이상에 의한 것이라는 증거들이 밝혀지고 있다고 한다. 그 외에 부모의 양육방식과 같은 심리사회적 요인이 복합적으로 작용하여 유발되는 것으로 여겨지고 있다.

③ 치료

청소년기나 성인기까지 지속되기도 하고 사춘기가 되면 호전되기도 한다. 대개 과잉행동 증상은 사춘기까지 일찍 회복되나 주의력결핍과 충동성 문제는 오래 지속되는 수가 많다. 청소년기 이후에도 지속되는 경우에는 행동장애가 발생될 위험이 크다.

약물치료가 가장 효과적인 것으로 알려져 있으나 약물치료만으로는 만족스러운 결과를 기대할 수 없다. ADHD는 심리치료와 부모교육에 의해 호전될 수 있다. 심리치료는 행동치료방법과 인지치료방법이 있다. 행동치료는 바람직한 행동을 증가시키고 문제행동을 줄이기 위해 보상과 처벌을 체계적으로 사용한다(권석만, 2013). 인지행동치료는 행동치료기법을 포함하지만 아동의 생각이나 문제해결 방식의 변화를 유도한다. 그 외에 사회기술훈련, 부모교육, 아동의 교육 프로그램 조정을 포함한 다른 접근들을 병행하는 것이 효과적이다. 아동의 증상개선과 함께 그 가족의 삶을 변화시키고 심리적 문제도 함께 해결하는 것으로 확대되고 있다.

ADHD 자가진단

※우리 아이가 최근 1주간 보인 행동을 가장 잘 기술한 것을 고르시오.

1. 학교 수업이나 일, 활동을 할 때 주의집중을 하지 않고 부주의해서 실수를 자주 한다.
2. 가만히 앉아 있지 못하고 손발을 움직이고 꿈틀댄다.
3. 과제나 놀이를 할 때 지속적인 주의집중에 어려움이 있다.
4. 수업시간이나 가만히 있어야 하는 상황에서 자리에서 일어나 돌아다닌다.
5. 다른 사람이 직접 이야기하는데도 잘 귀 기울여 듣지 않는 것처럼 보인다.
6. 상황에 맞지 않게 과도하게 뛰어다니거나 올라서서 다닌다.
7. 지시에 따라서 학업이나 자신이 해야 할 일을 끝마치지 못한다.
8. 조용히 하는 놀이나 오락 활동에 참여하는 데 어려움이 있다.
9. 과제나 활동을 체계적으로 하는 데 어려움이 있다.
10. 항상 끊임없이 움직이거나 모터가 달려서 움직이는 것처럼 행동한다.
11. 공부나 숙제를 할 때, 지속적으로 정신적 노력이 필요한 일이나 활동을 피하거나 꺼린다.
12. 말을 너무 많이 한다.
13. 과제나 활동을 하는 데 필요한 것들(장난감, 연필 등)을 잊어버린다.
14. 질문을 끝까지 듣지 않고 대답한다.
15. 외부 자극에 쉽게 산만해진다.
16. 자기 순서를 기다리지 못한다.
17. 일상적인 활동을 잊어버린다.
18. 다른 사람을 방해하고 간섭한다.

1~9번 항목 중 여섯 개 이상의 행동이 6개월간 지속되면 '주의력 결핍'

10~18번 중에서 여섯 개 이상의 행동이 6개월간 지속되면 '과잉행동'에 해당

출처: 서울시정신건강복지센터 홈페이지(http://blutouch.net).

(2) 품행장애

품행장애(conduct disorder)는 소아청소년기에 가장 흔히 관찰되는 질환 중의 하나로서 18세 이전에 발병한다. 주요 특성으로는 반복적으로 다른 사람의 권리를 침해하거나 자신의 나이에 지켜야 할 사회규범을 어기는 행동이 나타나는 것이다. 품행장애의 유병률은 18세 이하

의 남아에서는 6~16%, 여아에서는 2~9%로 남아가 많다. 반사회적 인격장애나 알코올의존이 있는 부모의 자녀에서 빈번하게 나타나며 사회경제적 요인과 밀접한 관련성이 있다. DSM-5에서는 진단기준 및 증상을 다음과 같이 제시하고 있다.

① 진단기준 및 증상

A. 다른 사람의 기본 권리나 사회적 규범을 위배하는 행동패턴이 지난 12개월 동안 다음의 15개 기준 중 3개 이상 나타나야 하고, 그중 한 개 이상의 기준은 지난 6개월 이내에 나타나야 한다.

사람과 동물에 대한 공격성

(a) 흔히 다른 사람을 괴롭히거나 위협하거나 협박한다.

(b) 흔히 육체적 싸움을 도발한다.

(c) 다른 사람에게 심각한 신체적 손상을 일으킬 수 있는 무기를 사용한다(예, 곤봉, 벽돌, 깨진 병, 칼 또는 총).

(d) 사람에게 신체적으로 잔혹하게 대한다.

(e) 동물에게 신체적으로 잔혹하게 대한다.

(f) 피해자와 대면한 상태에서 도둑질을 한다(예, 노상강도, 날치기, 강탈, 무장강도).

(g) 다른 사람에게 성적 행위를 강요한다.

재산파괴

(h) 심각한 손상을 입히려는 의도로 일부러 불을 지른다.

(i) 다른 사람의 재산을 일부러 파괴한다(방화는 제외).

사기 또는 절도

(j) 다른 사람의 집, 건물, 차를 파괴한다.

(k) 물건이나 호감을 얻기 위해, 또는 의무를 회피하기 위해 거짓말을 흔히 한다(예, 다른 사람을 속인다).

(l) 피해자와 대면하지 않는 상황에서 귀중품을 훔친다(예, 파괴와 침입이 없는 도둑질, 위조문서).

중대한 규칙위반

(m) 13세 이전에 부모의 금지에도 불구하고 밤늦게까지 집에 들어오지 않는다.

(n) 친부모 또는 한부모와 같이 사는 동안 적어도 두 번 가출한다(또는 오랫동안 돌아오지 않는 한 번의 가출).

(o) 13세 이전에 시작하여 무단결석을 자주 한다.

② 원인

품행장애는 유전적 · 생물학적 · 심리사회적 요인들에 의해 복합적으로 발생한다고 본다. 유전적 요인은 반사회적 인격장애나 알코올 중독증 등으로 설명하고 있지만, 가장 주목받는 원인적 요인은 부모의 양육태도와 가정환경이다. 부모의 강압적이고 폭력적이며, 무관심하고 방임적인 양육태도의 영향력이 크다고 하는데, 부모의 불화, 아동학대, 결손가정, 부모의 정신장애나 알코올사용장애 등의 밀접한 관련성이 있다고 본다. 특히 품행장애를 지닌 아동은 성숙한 대인관계에 필요한 '좌절감에 대한 인내력'이 결핍되어 있고, 타인의 고통에 무관심하고 사회규범을 지키지 않는데, 정신분석적 관점에서 초자아의 기능장애가 있다고 보기도 한다. 신경생물학적 요인으로는 세레토닌 이상, 전두엽 활성화의 차이 등이 알려져 있고, 이 외에 TV나 대중매체의 폭력행동 등의 영향을 들 수 있다.

③ 치료

품행장애는 다각적인 방법을 통해 접근이 이루어져야 한다. 이 장애는 변화에 대한 동기가 낮은 탓에 치료관계를 성립하기가 어려운 특징이 있기 때문에 부모, 교사, 정신건강전문가의 협력이 필요하다. 아울러 품행장애 아동에게는 좌절과 불만을 사회가 용인할 수 있는 방법으로 표현할 수 있도록 교육하는 것이 필요하다. 환경적으로 일관성 있는 규칙을 만들어 다양한 문제행동을 조정하도록 도와주고, 내적 억제력, 긍정적 자아상 회복, 새로운 적응기술을 획득하도록 한다. 때로는 개인정신치료와 불안, 충동성이나 공격행동의 감소를 위해 약물치료를 할 수 있다. 예후가 좋은 경우는 품행장애가 가볍고 공존병리가 없으며 지능이 정상일 때이며, 나쁜 경우는 발병연령이 낮거나 증상 수가 많으며, 지능이 낮거나 또래관계가 적어 사회적응기술이 부족하고, 형제 및 부모의 지지가 없을 때이다.

(3) 아동 · 청소년기의 우울장애

우울장애는 발달시기에 따라 그 발생빈도가 달라진다. 평균 20대 중반에 발병하는 경향성이 크며, 12세 미만의 아동에게서는 2% 이하로 유병률이 매우 낮지만, 청소년기에 접어들면서 급증하는 것으로 알려져 있다. 또한 아동기에는 남아가 여아보다 높은 유병률이지만, 청소년기에는 여자가 남자보다 2배 정도의 높은 유병률을 나타낸다(권석만, 2013).

우울장애를 가진 아동은 자주 슬퍼하고 울거나 어떤 일에 대해 희망이 없다고 자주 말하며 놀이 및 활동에 대한 흥미가 감소하는 증상을 보인다. 소아는 자신의 상태를 언어로 표현하기 어렵기 때문에 두통, 복통, 야뇨, 식욕부진과 같은 신체증상을 주로 호소하고 문제행동이나 등교거부 등 행동장애 증상을 나타낸다. 충동성이 강한 청소년은 우울 상태에서 자살하는 경향이 높다. 또한 청소년기의 우울증은 성인의 증상과 비슷하나, 무단결석, 가출, 비행, 학업능력 저하, 대인관계 및 사회적 활동의 위축과 함께 학습장애, 약물남용, 품행장애 등으로 문제가 될 수 있다.

아동 · 청소년기의 우울장애에 대한 근본 원인은 아직 밝혀지지 않고 있지만, 유전적 · 생물신경학적 · 심리사회적 요인들에 대한 연구가 이루어지고 있다. 유전적 요인으로는 가족 내 우울증 환자가 많다는 것, 신경생물학적 요인으로는 신경내분비계의 이상, 신경전달물질의 이상 등을 들며, 심리사회적 요인으로는 부모갈등, 이혼, 아동학대, 성폭행 등에서 우울장애가 높게 발생한다고 본다.

아동기 우울증의 치료는 아동의 생물학적 기질, 유전적 취약성, 인지-정서발달수준, 가정환경 등의 다양한 요소를 고려한 다각적 접근이 필요하다. 자살 등의 위험성이 있을 경우 입원치료를 비롯한 약물치료, 개인정신치료, 놀이치료, 가족치료 등을 통해서 문제해결에 도움을 줄 수 있다.

2) 아동 · 청소년기 정신건강 문제에 대한 개입

아동 · 청소년 정신건강 증진을 위한 패러다임에서 개입의 수준과 대상은 문제를 가진 아동 · 청소년의 전문적 상담과 치료에서부터 학교나 지역사회 공동체의 환경조성 등에 이르는 다양한 형태와 유형을 포함한다.

이때 아동 · 청소년기 정신건강 문제에 대한 개입과 예방을 위한 관련 체계는 크게 가정, 학교, 지역사회로 나누어 볼 수 있다. 첫째, 가정체계를 통한 개입은 부모가 청소년 정신건강 증진을 목적으로 정보를 얻거나 교육과정을 이수할 수 있도록 돕는 부모교육, 가족문제 대한 개입이 있다.

둘째, 학교를 기반으로 한 개입은 건강 위험행동을 예방하고 정신건강 증진 및 우울증 예방에 초점을 둔 학교기반 건강교육 프로그램, 학교 훈육과정, 정책, 실행을 포함한 학교조직과 행동조절 전략, 비슷한 연령의 또래를 활용하여 정신건강 증진 및 지지를 꾀하는 또래개입 또는 또래교육, 그리고 청소년의 정신건강 증진을 위한 여가 활용 프로그램 등을 들 수 있다.

셋째, 지역사회를 기반으로 한 개입은 지역사회가 가치, 철학, 문화 등에서 청소년의 정신건강의 중요성을 인식할 수 있도록 하는 지역사회 변화전략, 학교 후 현장에서 고용 전 지

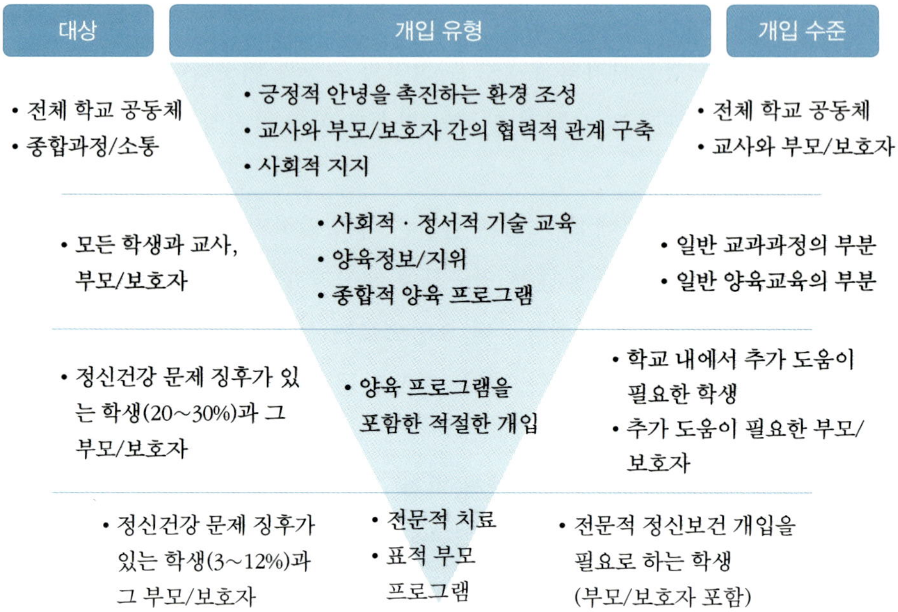

[그림 11-1] 아동 · 청소년 정신건강 패러다임

출처: WHO (1994).

원, 고용, 경험, 훈련, 또는 기타의 개입을 제공하는 고용과 훈련적 개입, 청소년 정신건강 증진을 위해 대중매체를 활용하는 사회적 마케팅 전략 등을 들 수 있다.

아동 · 청소년 정신건강 증진을 위한 지원체계로는 보건복지부, 교육부, 여성가족부가 주무부처인 서비스 전달체계가 이루어져 있다. 각 부처에서는 정신건강복지센터, Wee센터, 청소년상담복지센터가 중심이 되어 실질적인 서비스를 제공한다. 특히 정신건강복지센터를 중심으로 지역 내 교육 관련 부서(교육청, 학교 등) 등 유관기관 간 연계협력을 통하여 통합적인 서비스 제공체계를 구축하고 아동 · 청소년기 정신건강 문제의 예방, 조기발견 및 상담 · 치료를 통하여 건강한 사회 구성원으로서의 성장 · 발달을 지원한다.

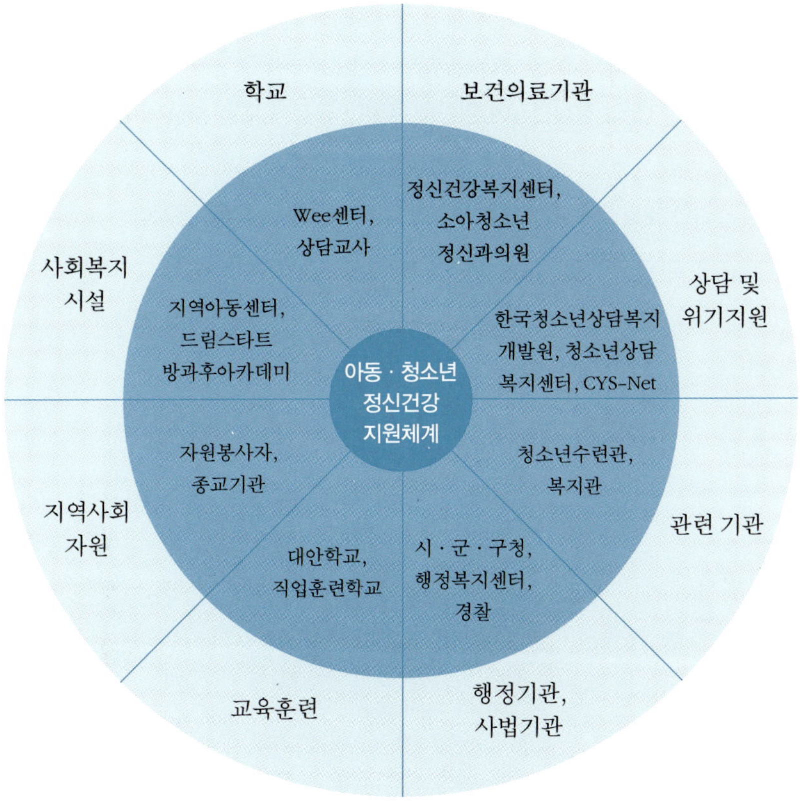

[그림 11-2] 아동 · 청소년 정신건강을 직간접적으로 지원하는 체계의 범위

출처: 김지혜(2001).

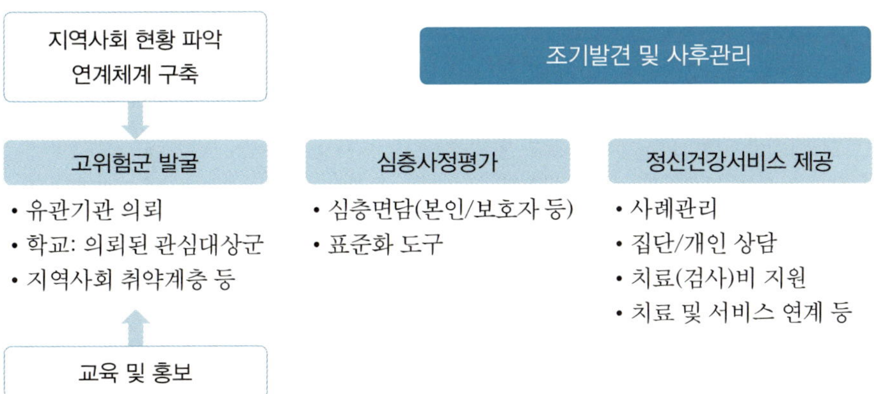

[그림 11-3] 아동 · 청소년 정신건강 증진을 위한 사업체계도

출처: 보건복지부(2019).

생각해 볼 문제

1. 아동 · 청소년기에 자신의 정신건강에 영향을 주었던 긍정적 또는 부정적 경험에 대해 이야기해 봅시다.
2. 청소년기의 건강한 발달을 위해 활용할 수 있는 자원에 대해 생각해 봅시다.

제12장

성인기 정신건강

1. 초기 성인기 발달특성
2. 중년기 발달특성
3. 성인기 정신건강의 문제

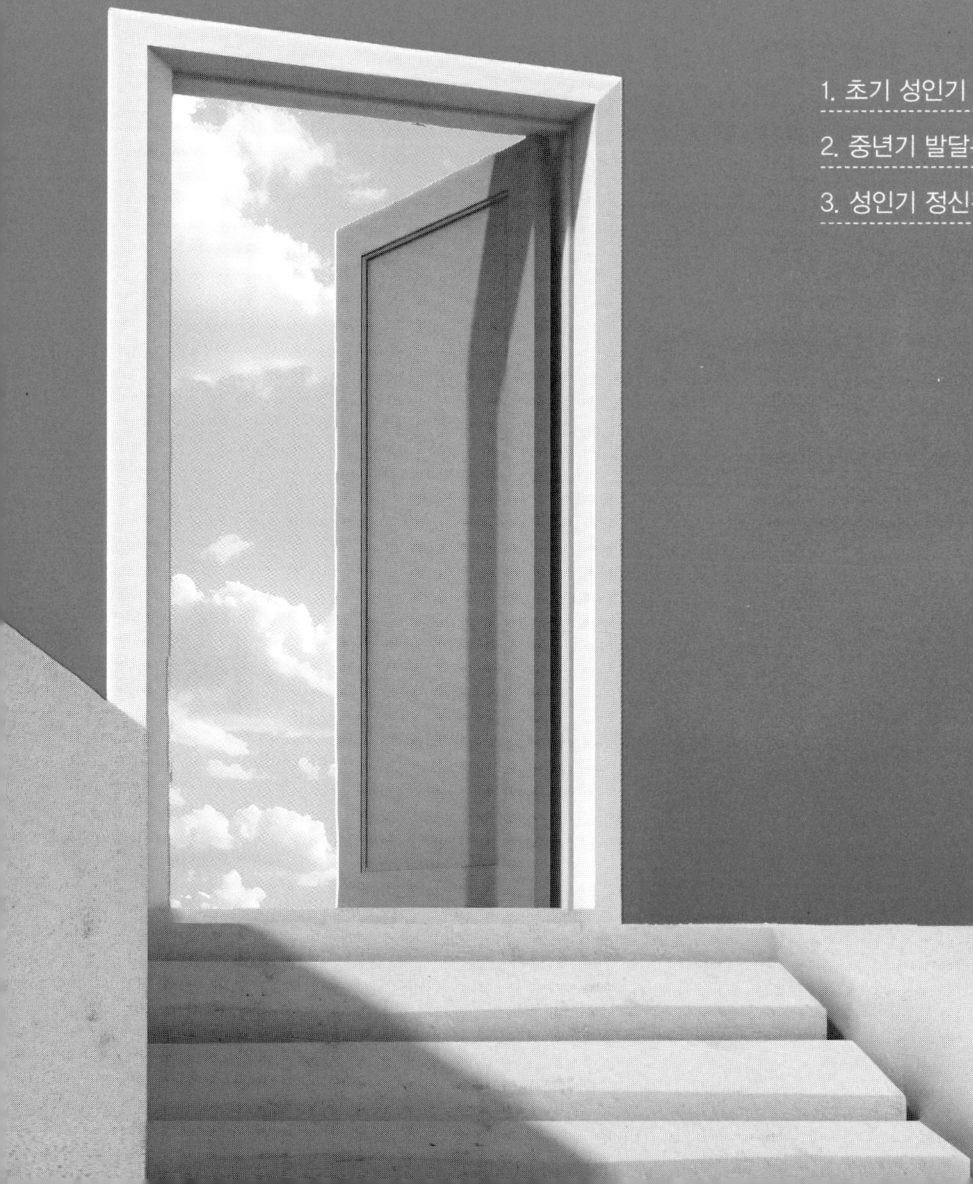

Mental Health

성인기는 개인의 삶에서도 사회에서도 가장 중요한 역할을 하는 시기이자 가장 의미 있고 긴 생애주기이다. 이 시기의 개인은 급격한 사회경제적 변화로 인해 성인으로의 적응, 자녀양육, 경제적 문제, 직장 내 경쟁 등으로 심각한 스트레스를 경험하게 된다. 이 시기는 개인뿐 아니라 가족과 사회적으로 늘어난 책임, 갈등, 분노 등으로 정신적 · 사회적 스트레스가 증가되는 시기라고 하겠다. 이 장에서는 이러한 성인기의 정신건강 문제에 대해서 구체적으로 살펴보고자 한다. 일반적으로 성인기는 초기 성인기와 중년기(장년기)로 구분하여 설명하는데, 각 단계별 발달적 특성에 대해 간략히 설명한 후 성인기 정신건강 문제에 관해 논의해 보고자 한다.

1. 초기 성인기 발달특성

성인기는 인간의 발달과정에서 가장 긴 시기이면서 황금기라고 할 수 있다. 에릭슨(Erikson)은 이러한 성인기를 초기 성인기와 중년기로 나누었는데, 초기 성인기는 '친밀감 대 고립감'을 중요한 개념으로 설명하고 있다. 초기 성인기는 중요한 인생의 변화를 가져오는 시기인데 이러한 변화에는 배우자를 선택하고, 직업을 가지고, 경제적으로 독립을 하는 것 등이 포함된다. 이러한 초기 성인기의 발달적 특성을 신체적 특성, 심리적 특성, 사회적 특성으로 나누어 살펴보고자 한다.

1) 신체적 특성

아동기와 청소년기 동안에는 신체적 성장과 함께 신체 협응이 향상되고, 감각기관이 정보를 더 효율적으로 받아들일 수 있게 된다. 신체구조가 최대 역량과 효율성에 일단 도달하면 생물학적 노화(biological aging, senescence)가 시작된다. 모든 동물 종에서 신체기관과 구조의 기능이 유전자의 영향으로 쇠퇴하는 현상이 나타나기 시작한다. 따라서 초기 성인기에는 생물학적 노화가 진행된다(이옥경 외 역, 2009).

표 12-1 노화의 신체적 변화

기관/조직	변화 시기	내용
시각	30세부터	수정체가 빳빳해지고 두꺼워지면서 근거리 사물에 초점을 맞추는 능력이 떨어짐
청각	30세부터	고주파수 소리에 대한 민감도가 떨어지기 시작
미각	60세부터	단맛, 짠맛, 신맛, 쓴맛의 네 가지 기본 맛에 대한 민감도 감소
후각	60세부터	냄새를 탐지하고 어떤 냄새인지 알아내는 능력이 떨어짐
촉각	점진적	손가락 끝의 민감도가 떨어짐
심혈관	점진적	최고 심장박동 감소, 심장능력 저하
호흡기	점진적	신체 운동 시 호흡능력이 감소하여 호흡률이 증가
면역	점진적	면역반응이 손상
근육	점진적	운동속도와 유연성이 감소
골격	30대 후반에 시작하여 50대에 가속, 70대에 감속	접합 부위의 연골이 얇아지고 금이 가서 접합 부위의 뼈가 마모됨
생식	여성은 35세 이후 가속, 남성은 40세 이후 시작	생식력의 문제가 생기고, 염색체 이상이 있는 아이를 낳을 확률이 증가함
신경	50세부터	대뇌의 신경세포가 수분을 상실하고 소멸됨
피부	점진적	탄력이 떨어지며 주름이 지게 됨
모발	35세부터	모발이 회색으로 변하고 가늘어짐
신장	50세부터	뼈 강도가 약해지며, 척추 디스크가 눌리게 되어 신장이 감소됨
체중	50세까지 증가, 60세부터 감소	체중변화는 지방의 증가와 근육과 뼈의 무기질 감소를 반영, 체지방은 복부에 축적되고 사지에서는 감소됨

출처: Arking (1998); Whalley (2001); Whitbourne (1996): Berk (2007)에서 재인용.

그러나 신체적 성장과 마찬가지로 생물학적 노화는 비동시적으로 진행되며, 변화의 속도는 개인차가 매우 크기 때문에 노화는 전체 생을 통해서 이해하는 것이 바람직하다. 20, 30대에는 신체적 외모의 변화와 신체기능의 감소가 서서히 진행되므로 거의 눈에 띄지 않지만 그 이후에는 변화가 빨라진다.

도나텔레(Donatelle, 2004)는 신체적으로 건강한 초기 성인기의 삶을 영위하기 위한 방법으로 다음과 같은 방안을 제안하고 있다(이옥경 외 역, 2009). 첫째, 건강한 식습관을 가지도록 한다. 자신뿐 아니라 함께 사는 사람에게도 건강한 식단의 짜임에 대해 알게 하는 것이 중요하다. 둘째, 적절한 수준의 체중을 유지해야 한다. 체중 감량을 원한다면 지각 있고 균형 잡힌 식단을 선택하고 규칙적으로 운동을 하는 것이 중요하다. 셋째, 체력을 유지하는 것이다. 이를 위해서는 운동할 시간을 선택하고 지키는 것이 중요하다. 이때 합리적인 수준으로 기대하는 것이 중요하며, 목표 달성에 충분한 시간을 두는 것이 필요하다. 넷째, 음주량을 제한하고 금연하는 것이 필요하다. 다섯째, 책임 있는 성행위가 이루어져야 한다. 건강하고 친밀한 관계를 발전시키기 위해서 바꾸어야 할 태도와 행동에 대해 인식할 수 있어야 하고, 이에 관한 교육을 받아야 한다. 마지막으로, 스트레스에 적극적으로 대처할 수 있어야 한다. 일, 가정 및 여가 간의 적절한 균형을 찾아야 하며, 무엇이 스트레스 유발자인지, 어떻게 대처할 수 있는지 앎으로써 스트레스에 대비하는 것이 필요하다.

2) 심리적 특성

초기 성인기에는 보다 현실적이고 문제해결적 사고가 발달한다. 지식 습득 자체가 목적이 아니라 습득한 지식을 스스로 설정한 인생목표와 그에 적절한 과업에 연결시키기 시작한다. 즉, 지식을 현실에 실제 적용하고 문제에 부딪혔을 때 여러 변수를 동시에 고려하는 복합적인 사고가 발달된다(조흥식 외, 2010).

따라서 궁극적으로 가장 성숙한 사람은 상대적 사고 전념(commitment within relativistic thinking)으로 발달하게 되는데, 서로 반대되는 두 관점 중에서 하나를 택하는 대신 반대되는 두 관점을 통합하는 보다 만족스러운 조망을 공식화하려고 애쓰게 된다. 또한 라보비 비에프(Labouvie-Vief, 1980, 1985)는 실용적 사고와 인지정서적 복잡성을 초기 성인기의 특징으로 설명하고 있다. 실용적 사고(pragmatic thought)는 논리가 실제 생활의 문제를 해결하는 도구가 되는 사고구조를 의미하고, 인지정서적 복잡성(cognitive-affective complexity)은 긍정적 느낌과 부정적 느낌을 이해하여 이들을 하나의 복잡하고 체제화된 구조로 통합하는 능력을 의미한다(이옥경 외 역, 2009; Berk, 2007).

에릭슨은 초기 성인기의 심리적 갈등을 '친밀감 대 고립감'으로 설명하였다. 심리적으로 성숙한 사람의 주요 특징 중의 하나는 친밀한 관계를 형성하는 능력이다. 친밀감은 사랑의 정서적 요소로서 누군가와 가까운 느낌, 유대감, 상호 애정 및 서로 간의 정서적 지원을 포함한다. 이러한 타인과의 친밀한 관계를 형성하는 데 주요 선행 조건은 자신에 대한 확고한 정체감을 형성하는 것이다(조흥식 외, 2010). 따라서 정체감, 친밀감, 생산성은 초기 성인기의 주요한 관심사라는 것을 확인할 수 있으며, 개인에 따라 변화의 차이는 있는 것으로 이해된다.

3) 사회적 특성

레빈슨(Levinson, 1978)에 따르면, 초기 성인기는 사랑과 가정생활, 직장에서의 승진으로 큰 만족을 느끼고 인생목표를 실현하게 되는 시기이다. 그러나 충분한 경험을 해 보기 전에 결혼과 자녀 문제, 직업 그리고 삶의 형태에 대한 중요한 결정을 해야 하는 시기이기도 하다. 특히 레빈슨의 핵심 개념인 인생구조(life structure)는 한 개인의 인생 기초가 되는 설계로 개인이나 집단, 그리고 제도 등 중요한 타인과의 관계로 구성된다(이옥경 외 역, 2009; Berk, 2007).

따라서 이 시기는 직업의 선택과 직업의 발달 및 가족 인생주기에서의 배우자 선택과 부모로서의 역할 수행 등을 통해 변화하는 역할에 대한 적응이 매우 중요하다고 하겠다.

2. 중년기 발달특성

중년기 혹은 장년기로 불리는 이 시기는 보통 35세부터 노년기 전까지의 연령대를 의미한다. 그러나 각 연령대별로 경험하는 발달적 특성과 가족 발달주기가 다르기 때문에 이 시기는 신체적 · 심리적 · 사회적 발달에 다소 차이가 있을 수 있다. 그러나 여기서는 일반적으로 우리가 중년기라고 할 때 떠올리는 40대와 50대를 중심으로 특성을 이해해 보고자 한다.

1) 신체적 특성

중년기는 장년기라고도 하며, 흔히 인생에서 제2의 전환기라고 한다. 이 시기에는 전반적으로 신진대사가 저하되며 여성과 남성 모두 체중이 늘기 시작한다. 중년기의 주요 사망원인을 보면 암과 심장질환 사고가 많은데, 이것은 모두 신체적 건강의 저하와 관련이 되어 있다. 중년기에는 감각기관의 기능도 저하되기 시작하는데 시각이 가장 두드러지게 나타난다.

연령의 증가에 따른 신체적 변화의 한 부분으로서 중년기의 남성과 여성은 모두 생리적 변화를 수반하는 갱년기를 경험한다. 이것은 생식 호르몬의 변화로 점차 생식능력이 감소하는 것을 의미한다. 이러한 갱년기는 남성보다 여성이 좀 더 강력하게 경험하기는 하지만, 남성 역시 피해 가기는 어려운 노화의 한 과정이다. 남성의 갱년기는 40대부터 골밀도 및 근육의 감소, 피로, 성기능 감퇴 등 남성기능이 전반적으로 떨어지는 현상을 의미한다. 여성이

50세를 전후해 여성 호르몬 분비의 급격한 감소에 이어 폐경에 이르게 되는 반면, 남성은 남성호르몬의 분비가 점진적으로 감소하므로 생식능력이 완전히 소멸되지는 않는다는 점에서 차이가 있다(조홍식 외, 2010).

2) 심리적 특성

중년기의 직업, 지역사회 그리고 가정에서 책임이 확장되는 시기로, 다양한 역할을 효과적으로 처리하기 위한 심리사회적 능력이 요구된다고 하겠다. 인지발달과 관련해서는 신체적인 쇠퇴현상과 유사하다는 의견과 반대 의견이 공존한다.

에릭슨은 중년기의 심리적 갈등을 '생산성 대 침체'로 설명하고 있다. 생산성은 다음 세대에 전하고 안내하는 방식으로서 다른 사람들과 관계하고 접촉하는 것을 모두 포함한다. 따라서 초기 성인기에서부터 이어지는 출산, 양육, 직업 세계에서의 개척을 통해서 발생하기 시작해서 중년기에 크게 확장된다. 여기에는 자신과 동반자를 넘어선 가족, 지역사회 혹은 사회에까지 광범위한 책임이 포함된다.

레빈슨(1978, 1996)은 대부분의 남성과 여성이 중년기로 전환하는 과정에서 상당한 내적 혼란을 경험한다고 보고한 반면, 베일런트(Vaillant, 1977)는 소수에게서만 중년의 위기를 발견하였다. 대신 변화는 전형적으로 천천히 그리고 꾸준히 일어나는 것으로 확인되었다. 요약해 보면, 중년기 동안 인생을 평가하는 것은 보편적이며, 대부분의 사람이 인생의 과감한 개조보다는 '전환점'으로 묘사되는 변화를 경험한다. 중년의 위기로 표현되는 상황에 처한 사람들은 일반적으로 성역할, 가족 압력, 낮은 수입 등으로 인해 가정이나 사회에서 자신의 개인적 욕구와 목표를 충족시킬 수 있는 능력을 심각하게 제한받았던 초기 성인기를 보냈던 사람들이다(이옥경 외 역, 2009; Berk, 2007).

3) 사회적 특성

가족인생주기의 중년기 성인 단계는 일반적으로 '자녀를 세상에 내보내고 옮겨 가는' 단계로 언급된다. 이 시기를 '빈 둥지'라고 부른다. 성인들이 자기 자신을 자녀에게 완전히 헌신한다면 적극적 양육의 끝이 덧없고 후회스러운 느낌을 불러일으킬 수 있다. 하지만 많은 사람에게 중년기는 자유로운 시간과 완성의 느낌을 주고 현재의 유대를 더 튼튼하게 하고 새로운 유대관계를 만들 수 있는 기회이다. 성인 자녀가 집을 떠나고 결혼을 하면서 중년기

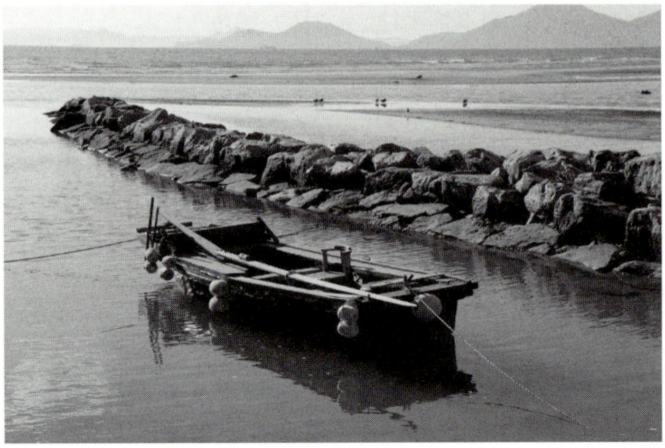

성인은 시부모(혹은 장인 · 장모)와 조부모의 새로운 역할에 적응해야 한다. 동시에 질병에 걸리거나 허약해져 있는 자신의 나이 든 부모와 다른 형태의 관계를 확립해야 한다.

중년기의 경우 형제자매 관계는 더 가깝게 느끼는 것으로 알려져 있으며, 친구의 수는 나이와 함께 감소하는 경향이 있다고 알려져 있다. 나이 든 성인은 친구관계를 맺는 데 더 선택적이고, 우정에 대해 보다 복잡한 생각을 표현한다. 중년기 부부가 친밀감을 다시 회복하면, 그들은 가장 좋은 가족이자 친구가 된다. 실제 많은 연구에서 배우자를 가장 친한 친구로 보는 것이 결혼 행복에 크게 기여하는 것으로 알려져 있다(이옥경 외 역, 2009).

3. 성인기 정신건강의 문제

성인기의 정신건강 문제는 너무나 다양하다. 그러나 많은 학자가 성인기의 성숙한 인격발달과 완성을 위해 성취해야 할 중요한 발달과업을 '일과 사랑'으로 표현하고 있다. 이러한 관점에서 이 절에서는 먼저 결혼과 직업에 관해 살펴본 후 고립 · 은둔에 대해서도 다루고자 한다. 고립과 은둔의 문제가 성인기에만 해당하는 것은 아니지만, 이 시기의 고립과 은둔은 개인의 건강과 생산성의 문제를 넘어 사회적으로도 큰 영향을 미칠 수 있다는 점에서 성인기의 정신건강 문제로서 살펴보고자 한다.

1) 결혼생활과 정신건강

초기 성인기의 발달적 특성에 관해 살펴본 것과 같이 초기 성인기의 가장 중요한 심리사회적 과업은 친밀감과 관련되어 있고, 이는 결국 결혼생활과 가장 크게 연결된다. 대부분의 결혼이 초기 성인기에 이루어지고 있고, 이 시기의 발달과업으로 인식되고 있기 때문이다. 이전까지의 시기가 주로 부모 및 친구와의 관계형성이 중요했다면 성인기부터는 배우자와의 관계가 매우 중요하다. 따라서 결혼은 초기 성인기 정신건강에 중요한 영향 요인으로 판단된다. 여기서는 결혼생활과 관련한 정신건강 문제를 결혼만족도, 자녀양육, 이혼이라는 주제별로 살펴보고자 한다.

(1) 결혼만족도와 정신건강

남성은 여성에 비해 자신의 결혼에 대해 약간 더 행복하게 느끼는 것으로 보고된다(Dillaway & Broman, 2001; Kurdek, 2005: Berk, 2007에서 재인용). 이와 관련하여 과거에 결혼만족도는 여성들의 정신건강에 영향을 미치는 유의미한 요소로 알려져 왔다(Steil & Turetsky, 1987: 김미령, 2009에서 재인용). 그러나 오늘날에는 양성의 정신건강을 비슷한 정도로 예측하는 것으로 알려지고 있다(Kurdek, 2005; Williams, 2003: Berk, 2007에서 재인용).

결혼생활이 만족스럽지 못할 때 본인, 배우자뿐 아니라 자녀의 정신건강, 신체건강 등 전반적 삶에 부정적인 영향을 미치게 되므로 결혼만족은 개인 및 가정의 복지는 물론 건강한 사회를 위해서도 중요하다(김미령, 2009). 이러한 결혼만족도와 관련된 요인들은 〈표 12-2〉에서 제시되어 있는 것과 같다. 행복한 결혼과 불행한 결혼과 관련된 요인은 가정배경, 확대가족과의 관계, 성격특성까지 다양한 측면에서 제시되고 있다.

표 12-2 결혼만족도와 관련된 요인들*

요인	행복한 결혼	불행한 결혼
가정배경	사회경제적 지위, 교육, 종교, 연령이 유사한 배우자	사회경제적 지위, 교육, 종교, 연령이 매우 다른 배우자
결혼연령	23세 이후	23세 이전
연애기간	적어도 6개월	6개월 이하
첫 임신 시점	결혼 1년 후	결혼 전이나 결혼 첫해
확대가족과의 관계	따뜻하고 긍정적	부정적, 거리 유지를 원함
확대가족의 결혼패턴	안정적	불안정, 흔한 별거와 이혼
재정 상태와 고용 상태	안정적	불안정
가정 책임	공유함, 공정하다고 지각됨	대부분 여성의 책임, 불평등하다고 지각됨
성격특성	정서적으로 긍정적, 좋은 갈등해결 기술	정서적으로 부정적이고 충동적, 부족한 갈등해결 기술

* 더 많은 요인을 가지고 있을수록 결혼의 행복/불행 가능성이 커진다.
출처: Bradbury, Fincham, & Beach (2000); Johnson et al. (2005); Waldinger et al. (2004): Berk (2007)에서 재인용.

(2) 자녀양육과 정신건강

과거에는 자녀를 낳겠다는 결정이 대부분의 성인에게 당연한 것이었지만 오늘날 산업화된 국가에서 부모가 되는 것은 개인적인 선택의 문제가 되었다. 부모가 되겠다는 선택은 재정 상태, 개인적·종교적 가치관, 건강 상태와 같은 여러 요인의 영향을 받는다. 전통적인 성정체감을 가진 여성들은 일반적으로 자녀를 가지기로 결정하는 반면, 취업한 여성들의 경우는 무슨 직업을 가지고 있는가 하는 것이 자녀의 출산에 더 영향을 미친다고 알려져 있다(Berk, 2007).

아이가 태어난 후 가정 내에는 많은 변화가 나타나는데, 이런 변화는 양육과 가사에 대한 새로운 의무, 수면 방해, 부부가 함께할 수 있는 시간의 감소, 경제적인 부담의 증가 등이 있다. 많은 연구에서 아이의 탄생이 결혼생활에 심각한 긴장을 초래하지는 않는다고 보고하며, 전반적인 행복의 정도도 아이 없는 결혼 상태와 유사하였다. 그러나 문제가 있었던 결혼에서는 아이 출산 후 문제가 심각해지는 경우가 많았다. 또한 가사 노동의 분업이 제대로 이루어지지 못할 때 자녀를 갓 출산한 부모의 안녕에 영향을 미친다. 맞벌이 가정에서 여성과 남성 간의 양육 책임의 차이가 클수록 출산 후의 결혼만족도가 크게 감소하는 것으로 알려져 있다. 또한 첫 출산에 비해 두 번째 출산은 아버지로 하여금 보다 적극적으로 양육에 관여하고 아이와 손위 아이 모두를 돌보아야 하는 힘든 일을 나누어 하도록 하는 것으로 나타났다(Cowan & Cowan, 1995; Berk, 2007에서 재인용).

이렇듯 부모의 역할을 수행하는 것은 스트레스이다. 양육 스트레스에 대한 연구는 다른 스트레스 연구에 비해 상대적으로 그 수가 적지만, 현재까지 진행된 연구를 통해 볼 때 양육 스트레스란 유아의 발달과 행동과 관련된 부모의 인식과 개인적 성격과의 상호작용을 통해 복잡하게 만들어지는 변화과정으로 설명된다. 또 이 과정에서 경험하게 되는 양육 스트레스는 정상적인 생활의 일부로 인식된다. 따라서 일상생활에서 부모 역할을 수행할 때 느끼는 스트레스를 양육 스트레스라고 정의하고, 양육 스트레스에 영향을 주는 요인들은 아동의 특성, 부모의 특성, 일반적인 생활사건에서 오는 스트레스로 나누어 설명한다. 생활사건에서 오는 스트레스는 부모가 일상에서 겪는 스트레스를 의미하며 경제적인 여건, 주거환경, 취업, 사회적 지지기반에 따라 영향을 받는다(고혜진, 2005).

과거에는 가정생활이 세대 간에 거의 변하지 않았고 성인은 모델링이나 직접 경험을 통해서 양육에 대해 알아야 할 것을 배울 수 있었으나 오늘날은 부모로서 성공할 수 있는 능력에 영향을 미치는 수많은 요인을 부모들이 고려해야 한다. 따라서 부모에게 아동 양육의 가치를 알려 주고, 가족 의사소통을 증진시키고, 아동이 어떻게 발달하는지에 대해 알려 주고, 보다 효과적인 양육방법을 적용할 수 있도록 부모를 돕는 부모교육이 매우 중요하다(Berk, 2007).

(3) 이혼과 정신건강

가족체계의 변화는 가족 구성원의 행동이나 상호 피드백 과정을 통해 다른 가족에게도 영향을 주게 된다. 그러므로 가족 환경의 변화는 가족 전체의 위기가 된다. 가족은 이러한 위기에 대처해 가족의 구조와 기능에 어떠한 변화를 요구하게 되는데, 이러한 변화에 적응하지 못하면 이혼은 하나의 역기능으로 작용하게 된다(주소희, 1992).

대부분의 부부는 이혼을 고려하기 시작할 때부터 이미 신체적 · 정신적 건강 문제를 경험한다. 또한 이혼 후 자녀와의 분리로 인한 박탈감 때문에 심리적 고통을 받기도 한다. 여성은 이혼으로 인해 배신감과 자괴감을 갖기도 하고, 분노와 용서의 양가감정, 고독감, 불행, 죽고 싶은 감정을 경험한다. 또한 사회의 부정적 시각 때문에 이혼녀라는 꼬리표를 달게 된다. 이혼한 남성은 여성보다 감정적 혼란과 신체적 어려움을 더 많이 보인다(유수현 외, 2012).

특히 이혼은 자녀의 전체 생활에 영향을 주어 학교에 무단결석을 하거나 남겨진 부모에게 과도한 집착을 보이고 야뇨증, 퇴행, 사회적 위축, 악몽, 불안의 원인이 되기도 한다. 이러한 증상은 자녀의 심리적 · 정서적 · 육체적 손상을 가져오므로 부모의 이혼은 아동기 자녀의 중요한 부분을 불완전하게 만든다고 볼 수 있다. 또한 부모는 이혼 후 정서적인 스트레스를 갖게 되어 자녀에게 일관성 있는 양육을 하지 못하고, 덜 애정적이며, 정서적으로 불안정하여 자신의 분노에 덜 통제적이어서 오히려 정서적으로 자녀에게 의존하게 되어 자녀로부터 지지를 받으려고 한다. 그러므로 이러한 부모-자녀관계의 변화는 자녀의 정서나 행동에 더 영향을 준다(주소희, 1992).

따라서 이러한 이혼에 따른 부부, 부모, 자녀의 정신건강 문제의 해결을 위한 개입 방안으로는 교육, 가족상담, 이혼 후의 위기개입서비스 등이 있다. 자녀에게 미치는 이혼의 심각성, 예상되는 자녀의 반응, 그리고 문제를 어떻게 조절하는가에 대한 정보는 교육을 통해서 알려져야 한다. 이를 통해 부모가 이혼을 하더라도 아동은 정상적인 발달과 심리적 안정을 찾을 수 있도록 지원해야 할 것이다. 이 외에도 중재 서비스 및 위기개입 서비스 등이 필요하다(임혁, 채인숙, 2010).

2) 직업과 정신건강

직업은 정신건강에 필수적인 개인의 만족감, 성취감, 대인관계 및 경제적 안정의 원천으로 정신건강의 보호요인이기도 하지만, 실업이나 취약한 근무환경 등 근로자의 정신건강에 부정적 영향을 주는 위험요인이 되기도 한다(송진희, 홍현숙, 2009). 특히 생애 발달주기에서 성인기에 가장 중요한 발달과업 중의 하나가 직업의 선택과 유지에 관련된 것인 만큼, 직장 및 직업과 관련한 요인은 성인의 삶에서 가장 중요한 것 중 하나라고 해도 과언이 아니다. 또한 성인기는 사회적으로 경제활동 인구의 높은 점유율을 차지하고 있다.

그러나 최근 고용의 불안정성, 임시직의 증가, 경쟁적인 환경과 과중한 업무, 사회문화적 변화에 따른 직장환경의 변화 등이 직장인의 스트레스를 가중시키고, 이러한 스트레스는 정신건강에 크게 영향을 미치고 있다. 이러한 성인 근로자의 정신건강 문제는 근로자 본인의 삶의 질 저하뿐 아니라 가족, 고용주, 정부 등 여러 이해관계자에게 영향을 준다. 직장과 관련한 정신건강 문제로 인한 비용은 GNP의 3~4%를 차지하며, 고용과 생산성에 많은 손실을 가져오고 있다(송진희, 홍현숙, 2009).

이와 관련하여 국민건강보험공단 '2013~2017 건강보험 직장가입자의 정신질환 진료실인원 현황'에 따르면, 2017년 정신질환으로 진료를 받은 직장인이 55만 8,255명으로 2013년 37만 7,876명보다 47.7%가 증가하였다(동아일보, 2018. 5. 8. 기사 참고). 성인 근로자의 경우 결혼생활상 어려움이나 직업상 문제가 생길 경우 정신과적 장애가 발생할 수 있다. 이는 성인의 다중적인 역할 부담과 스트레스로 사회적 기능과 역할수행에 문제를 발생시키며, 정신건강에 악영향을 미치기 때문에 이와 관련하여 정신건강 문제에 대한 직장 차원에서의 관심이 요구된다고 하겠다(부산복지개발원, 부산광역시정신보건사업지원단, 2013).

따라서 직장인 정신건강관리는 근로자의 사회적 · 정서적 문제 및 정신건강에 대한 개입이 개인, 사회, 기업의 생산성 향상 차원에서라도 보다 조직적으로 이루어져야 함을 시사하며, 관련 예방 및 대처 프로그램의 개발이 요구된다고 하겠다. 여기서는 주요 국가의 직장인 정신건강 프로그램에 관해 간략히 살펴보고, 우리나라의 직장인 정신건강 프로그램 및 정책의 방향에 대해 제시하겠다.

(1) 직장인 정신건강 프로그램 및 서비스

① 호주의 beyondblue

호주의 국가 우울증 사업인 'beyondblue 직장 프로그램'은 근로자 정신건강 문제에 대해 더 나은 정보를 제공하고 적절하고 효과적으로 대처할 수 있는 역량을 회사가 갖추고 관리할 수 있도록 개발되었다. 이 프로그램은 워크숍, 캠페인 지원, 컨설턴트와 자문 서비스, 콘

퍼런스, 산업체 브리핑 등의 서비스를 제공하고 있다. 이것은 훈련 스태프가 직접 기술을 전달하는 자문과 회사에 프로그램을 전달하기 위해 사내 관련 스태프를 훈련시키는 훈련자 훈련 모델(train-the trainer model) 프로그램이 있다.

호주의 beyondblue 직장 프로그램의 효과성과 훈련가에 의한 대규모의 프로그램 전달 가능성을 기반으로 영국의 보건부 등 다양한 조직에서 시범사업을 실시하고 있다(송진희, 홍현숙, 2009).

② 미국의 근로자 지원 프로그램

미국 주정부는 근로자가 그들의 직무수행, 인간관계, 건강 및 복지에 부정적인 영향을 주는 모든 개인적 문제를 해결하는 데 도움을 주는 포괄적인 프로그램인 근로자 지원 프로그램(Employment Assistance Program: EAP)을 지원하고 있다. 근로자 지원 프로그램은 물질남용과 정신건강 및 신체건강, 경제적 · 사회적 문제에 역점을 두는 프로그램으로서 근로자의 요구도 확인 및 근로자의 다양한 요구도를 해결하기 위한 서비스를 제공한다.

주요 서비스 내용은, 첫째, 근로자 및 가족의 평가, 상담, 의뢰, 위기관리를 위해 전문 상담가와 365일 24시간 전화 서비스, 둘째, 정신건강, 물질남용, 직장 및 일상생활 문제에 대한 전문적 평가, 셋째, 개인, 부부, 가족을 위한 상담, 넷째, 치료 및 다양한 지역사회 자원으로의 의뢰, 다섯째, 웹사이트를 통한 교육, 자료 인쇄, 여섯째, 직장복귀를 위한 지원, 일곱번째, 위기상황 스트레스 관리(Critical Incident Stress Management: CISM), 마지막으로, 근로자 건강과 복지에 영향을 주는 사내정책 및 프로그램에 대한 근로자 의견청취 및 자문 등이 있다.

EAP에 참여한 근로자 건강 상태를 평가한 결과, 근로자의 건강, 결근, 직무생산성 등의 성과가 매우 높게 향상되었으며, 보건의료서비스 비용 감소에 효과가 있는 것으로 나타났다(송진희, 홍현숙, 2009).

③ 미국의 직장 예방 개입: 직장 및 가족 스트레스 대처

직장 및 가족 스트레스를 대처하기 위한 이 프로그램은 16회기로 구성되어 있으며, 매주 진행되는 집단 프로그램으로 직장에서의 정신건강 예방 프로그램이다. 이는 직장과 가정에서의 스트레스 요인을 효과적으로 다루기 위한 것으로서 근로자들의 대처 전략을 개발하고 적용하며, 사회적 지지를 증가시킴과 더불어 상황의 회피 등 부정적인 대처기술을 줄이는 방법 등을 주로 교육한다(송진희, 홍현숙, 2009).

④ 미국의 직장 웰니스 아웃리치

직장 웰니스 아웃리치(Welness Outreach at Work) 프로그램은 직장의 모든 근로자에게 제공되는 것으로서 근로자의 건강을 위협하는 직장 내 모든 위험을 줄이기 위한 것으로 건강검진을 활용한 직장인 건강 증진 프로그램이다. 모든 근로자에게 아웃리치 접근과 함께 심혈관 및 암과 관련된 검진을 포함하여 이메일과 전화, 개인적인 접촉을 통한 사후관리, 근로자의 자발적 참여의 유도, 근로자 개인별 장기간의 지원 등 보다 개별화된 건강지도를 제공한다. 프로그램은 보편적 · 선택적 · 지표적 개입으로 이루어지며, 알코올 사용 및 남용, 불법 약물 사용, 사회기술훈련, 흡연 및 그 밖의 건강관리가 주된 서비스 내용이다.

⑤ 우리나라의 근로자 지원 프로그램

기업이 근로자의 직무만족도나 생산성에 부정적 영향을 미치는 문제를 근로자 스스로 해결할 수 있도록 상담, 코칭 등의 방법을 통해 지원하는 복지제도이다. 근로복지공단에서 지원되며, 근로복지넷에 가입한 300인 미만 중소기업 또는 소속 근로자를 대상으로 서비스를 제공한다. 한국EAP협회를 통해 직무스트레스, 조직 내 갈등, 재무관리, 건강관리 등 11개 분야에 관해 진행되고 있다(근로복지공단 홈페이지).

(2) 직장인 정신건강 관리 방향

지금까지 살펴본 직장인 정신건강 관련 프로그램을 토대로 우리나라 직장인 정신건강 관리 방향에 대해 살펴보면 다음과 같다(송진희, 홍현숙, 2009). 첫째, 직장인 정신보건정책이 필요하다. 우리나라 직장 정신건강 증진은 고용주가 책임을 지도록 규정되어 직장 단위의 정신건강증진사업을 수행하고 있다. 그러나 직장인 정신건강을 위한 실천의 기반이 되고 조정과 통합의 기능을 수행하기 위해서는 국가정책이 필요하다.

둘째, 직장인 정신건강 증진 정책은 정신적으로 건강한 근로자로부터 정신장애가 이미 발생한 근로자까지 전 대상을 포괄할 수 있어야 한다. 정신적으로 건강한 직장 환경의 조성, 교육이나 프로그램을 통해 정신건강 문제가 생겨나지 않도록 미연에 방지하고 조기에 확인하여 적절한 치료를 받을 수 있게 의뢰하고, 이미 장애가 발생한 근로자에 대해서는 회복을 촉진하여 일로 복귀할 수 있는 포괄적 체계를 갖추어야 한다. 특히 여성과 외국인 근로자, 자원이 부족한 영세 사업장 근로자 등 취약집단에 대한 특별한 배려가 이루어져야 한다.

셋째, 스트레스뿐 아니라 근로자의 정신건강 실태 전반에 대한 파악과 위험요인 등에 대한 조사가 필요하며, 근거기반의 실천과 정책 수립을 위한 근로자 정신건강에 대한 정보의 구축 및 보급이 필요하다.

넷째, 직장인 정신건강 증진은 국가나 기업 어느 한쪽의 노력만으로는 결코 성취할 수 없다. 국가와 기업, 근로자 모두의 파트너십을 통해서 이루어질 수 있다.

3) 고립 · 은둔과 정신건강

최근 사회적 고립과 은둔은 전 세계적으로 가장 주목받는 사회적 위험으로 대두되고 있다(Hertz, 2021; Office of the Surgeon General, 2023: 김아래미 외, 2023에서 재인용). 관련 연구들은 이러한 현상의 주된 이유로 1인 가구의 증가, 급속한 고령화, 강한 경쟁문화, 디지털화 등과 함께 COVID-19 역시 고립과 은둔의 비중이 증가되는 데 영향을 미쳤다고 지적하고 있다(김아래미 외, 2023). 고립 · 은둔의 문제는 성인기뿐 아니라 청소년기, 노년기 등 전 생애주기와 관련이 되어 있는 사회적 이슈이며, 이는 개인의 일시적 관계 단절에 그치는 것이 아니라 개인의 건강과 생산성의 문제를 넘어 사회와 정치에도 영향을 미칠 수 있다(Hertz, 2021)는 점에서 중요한 이슈이다. 특히 고립 · 은둔 청년의 문제는 막대한 사회적 비용을 초래하고 사회문제를 유발할 수 있다는 점에서 국가적 차원에서의 대책이 요구되는 상황으로 우리나라에도 2023년 12월 고립 · 은둔 청년 지원 방안을 마련하고 다양한 대응 방안을 모색하고 있다. 여기서는 성인기 정신건강 문제로서 고립 · 은둔 청년에 관한 내용과 고독사에 대해 간략히 살펴보고자 한다.

(1) 고립 · 은둔의 개념

우리나라에서도 고독사가 두드러지게 증가하면서 더 이상 사회적 고립을 개인의 사적 문제로 치부할 수만은 없게 되었고, 2020년 3월 「고독사 예방 및 관리에 관한 법률」이 제정되었다. 이 법률에 따르면, 고독사는 '주변 사람들과 단절된 채 홀로 사는 사람이 자살 · 병사 등으로 혼자 임종을 맞고, 시신이 일정한 시간이 흐른 뒤에 발견되는 죽음'이다. 따라서 고립된 상태가 지속되어 나타나는 극단적인 결말로서 고독사가 있다면, 극단적인 형태로서 은둔형외톨이가 있다(김성아, 2022). 은둔형외톨이는 일본의 히키코모리를 순화한 말이다. 김혜원 등(2021)은 일정 기간 이상, 자신의 방이나 집 안에만 머무르면서, 간헐적이고 일시적인 외출을 한다고 하더라도 가족 외 대인관계가 없으면서, 지적장애나 정신질환이 있지 않은 경우를 은둔형 외톨이라고 보았다.

사회적 자본과 사회적 배제의 관점을 종합하고 관련 개념과 비교하면 사회적 고립은 공감과 도움을 주고받을 수 있는 타인이나 집단과의 교류가 결핍되어 정상적인 사회활동을 할 수 없는 상태가 지속되는 것으로 정의할 수 있다. 당사자가 고립된 상태를 벗어나고자 하지만 성공하지 못한다면 개입이 필요한 사회문제가 된다(김성아, 2022).

(2) 고립 · 은둔 청년에 대한 이해

우리나라에서는 2023년에 고립 · 은둔 청년만을 타깃으로 한 전국 단위의 첫 조사가 이루어졌다(보건복지부, 2023). 조사 결과, 고립 · 은둔 청년은 지역별 인구규모에 비례하여 전국적으로 고루 분포하는 것으로 나타났다. 성별로는 여성이 남성의 약 2.6배였으며, 연령은 20대 후반에서 30대 초반 비율이 가장 높은 것으로 나타났다. 학력은 대학교 졸업이 75.4%로 나타났고, 사회적 관계의 양은 일반 청년 대비 현저히 적은 것으로 나타났다. 특히 심리상태가 좋지 않았으며, 도움이 필요하나 요청할 곳이 없다는 응답이 많았다. 고립 · 은둔 시작 시기는 20대가 가장 높게 나타났으며, 고립 · 은둔을 시작하게 된 계기의 경우 10대에 시작한 경우는 대인관계와 가족관계, 폭력, 괴롭힘 경험 등이 높게 나타났으며, 20대에 시작한 경우는 취업과 대인관계에 관련된 요인이 높은 비율로 나타났다.

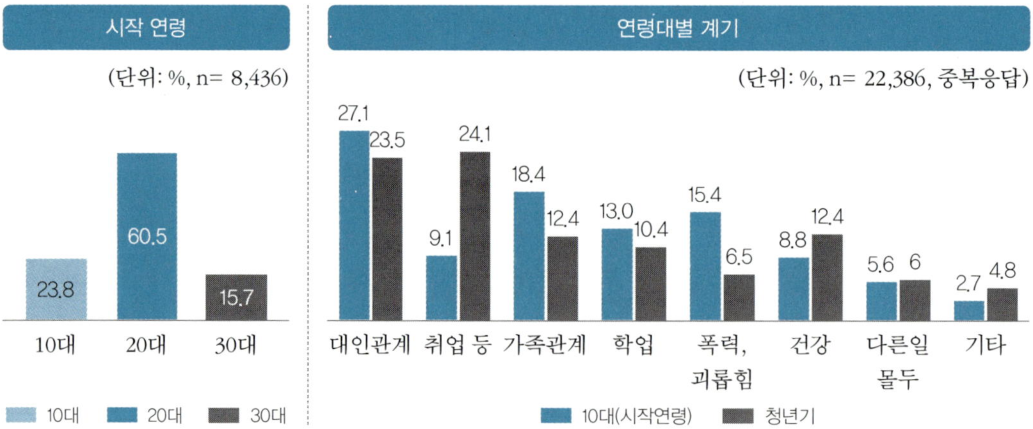

[그림 12-1] 고립 · 은둔 시작 연령 및 계기

출처: 보건복지부(2023).

고립 · 은둔 기간의 경우 1~3년 미만이 가장 높았고, 10년 이상의 비율도 적지 않은 것으로 나타났다.

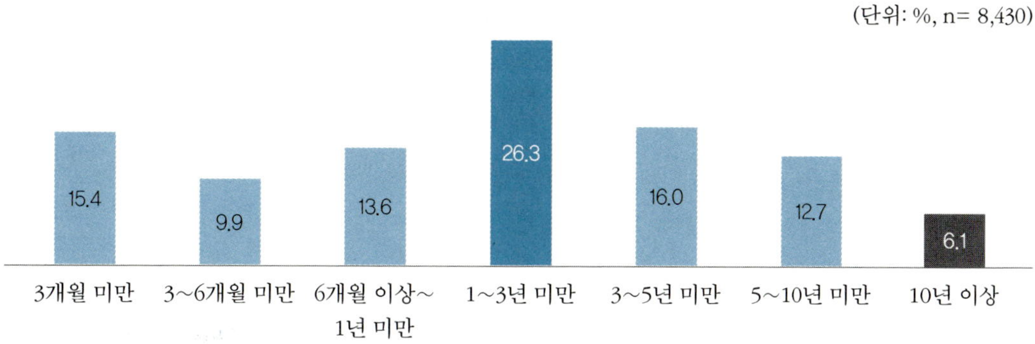

[그림 12-2] 고립 · 은둔 기간

출처: 보건복지부(2023).

특히 이들은 삶의 만족도가 매우 낮고 심리정서적 어려움을 많이 겪고 있는 것으로 확인되었는데, 타인 시선과 대인접촉에 두려움을 많이 느끼고 있는 것으로 확인되었다. 동시에 응답자의 75.4%가 자살생각을 했고, 이 중 26.7%가 자살을 시도한 경험이 있다고 응답하여 정신건강 문제가 심각한 것으로 확인되었다. 그러나 응답자의 80% 이상이 현재 상태에서 벗어나기를 원한다고 응답하였다.

이에 우리나라에서는 고립 · 은둔 청년 지원 방안을 마련하고 다음과 같은 대책을 수립하였다(보건복지부, 2023). 첫째, 온라인, 129콜 등의 원스톱 접수와 자립준비청년 우선보호 방안 등을 통한 고립 · 은둔 위기징후 조기 발굴체계를 마련하였다. 둘째, 2024년 고립 · 은둔 청년 지원 시범사업을 실시하는 방안을 마련하였다. 2024년부터 취약청년 전담 지원체계(청년미래센터)를 시범적으로 가동하고 향후 전국적으로 확대하는 방안을 모색 중이다. 셋째, 학령기, 구직기, 직장초기 등 일상 속 안전망을 강화할 수 있는 방안을 마련하였다. 학교의 경우 학생맞춤통합 지원 체계로 개편하고, 학교생활 적응, 폭력을 예방할 수 있도록 하였다. 학교 밖의 경우 학업 중단 시 신속히 지원이 가능하도록 정보연계를 강화하고, 취업과 관련하여 구직단념청년, 직장생활 초기 적응 등의 지원을 강화하는 방안을 마련하였다. 또한 정서적으로 취약한 청년 대상 문화케어 프로그램을 통해 사회관계를 형성할 수 있도록 지원체계를 모색하였다. 넷째, 지역사회 내 자원연계와 법적 근거를 마련하였다. 사례관리사에 대한 민 · 관 통합시스템 활용을 확대하고, 대상자 유형별 표준 케어플랜 수립을 의무화하였다. 또한 종사자들의 역량강화를 위한 방안과 함께 안정적인 사업 추진을 위한 법적 근거를 마련하였다.

(3) 고독사에 대한 이해

고독사 사망자수는 매년 남성이 여성에 비해 4배 이상 많으며, 최근 5년간 성별 고독사 사망자수의 연평균 증가율은 남성은 10.0%, 여성은 5.6%이며, 고독사를 포함한 성별 전체 사망자 중 고독사가 차지하는 비중은 남성은 약 14.3~1.6%, 여성은 약 0.3~0.4%로서 모든 지표에서 남성이 여성에 비해 고독사에 취약한 것으로 확인되었다.

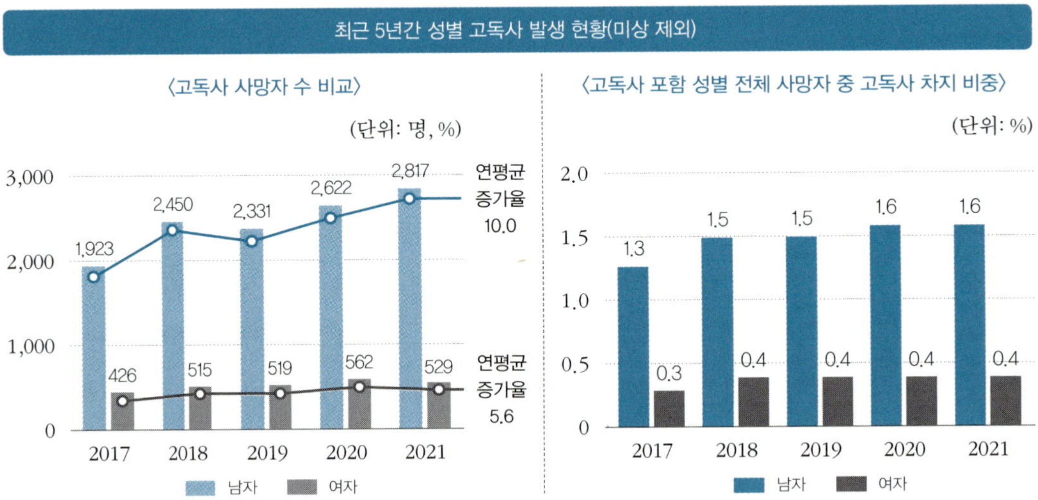

[그림 12-3] 최근 5년간 성별 고독사 발생 현황

출처: 보건복지부(2022).

고독사 중 가장 많은 비중을 차지하는 연령은 50~60대로서 매년 52.5%~60.1%로 확인되었다. 전체 사망자는 고연령자일수록 사망자에서 차지하는 비중이 높아져 80대 이상의 비중이 가장 높으나, 고독사는 50~60대가 가장 많은 비중을 차지한다는 특징이 있다. 전체

표 12-3 고독사 중 연령별 비중 (단위: %)

구분	2017년	2018년	2019년	2020년	2021년
20대(A)	2.2	1.7	1.8	1.4	1.6
30대(B)	6.2	6.1	5.6	4.9	4.9
소계(A+B)	8.4	7.8	7.4	6.3	6.5
50대(C)	32.2	30.3	30.0	31.9	29.6
60대(D)	20.6	24.5	23.8	28.2	29.0
소계(C+D)	52.8	54.8	53.8	60.1	58.6

고독사 중 20~30대의 비중은 약 6.3~8.4%이다.

(4) 고립 · 은둔으로 인한 사회적 영향

고립 · 은둔으로 인한 사회적 영향은 다음과 같다. 첫째, 이로 인한 자살과 고독사의 증가이다. 고립 · 은둔하는 사람의 자살생각과 자살시도 횟수는 일반 성인과 비교할 수 없을 정도로 높다. 부산시 은둔형 외톨이 실태조사(2022) 결과, 현재 은둔자의 77.8%, 과거 은둔 경험자의 79.2%가 자살을 생각한 적이 있고, 현재 은둔자의 21.5%, 과거 은둔경험자의 17.7%가 자살을 시도하였다(박주홍, 2023).

둘째, 고립 · 은둔으로 인한 사회경제적 비용의 부담이다. 우리나라에서 만 25세부터 경제활동을 하지 않고 빈곤 상태로 은둔하면서 공공부조를 받을 경우 생애 사회경제적 비용은 1인당 약 15억 원으로 추산되며(김성아, 2022), 부산시의 경우 은둔 청년의 최소 추정치인 7,511명에 대입해 봐도 사회경제적 비용은 11조 2,665억 원 규모에 해당한다(박주홍, 2023).

셋째, 청년의 고립 · 은둔 문제를 방치할 경우 장기간 은둔 · 고립에서 벗어나지 못한 청년은 나중에 고립 중장년 및 노인이 될 가능성이 높아진다(박주홍, 2023). 이는 결국 개인의 삶 뿐 아니라 사회적 활력 저하 등에 영향을 미치게 될 가능성이 높아질 것이다.

생각해 볼 문제

1. 초기 성인기에 수행해야 할 발달과업에 관해 논의해 봅시다.
2. 결혼이 정신건강에 미치는 영향에 대해 논의해 봅시다.
3. 고립 · 은둔의 문제가 사회적 위험으로 대두되고 있는 이유에 대해 논의해 봅시다.

제13장

노년기 정신건강

1. 노년기 특성
2. 노년기 정신건강의 문제

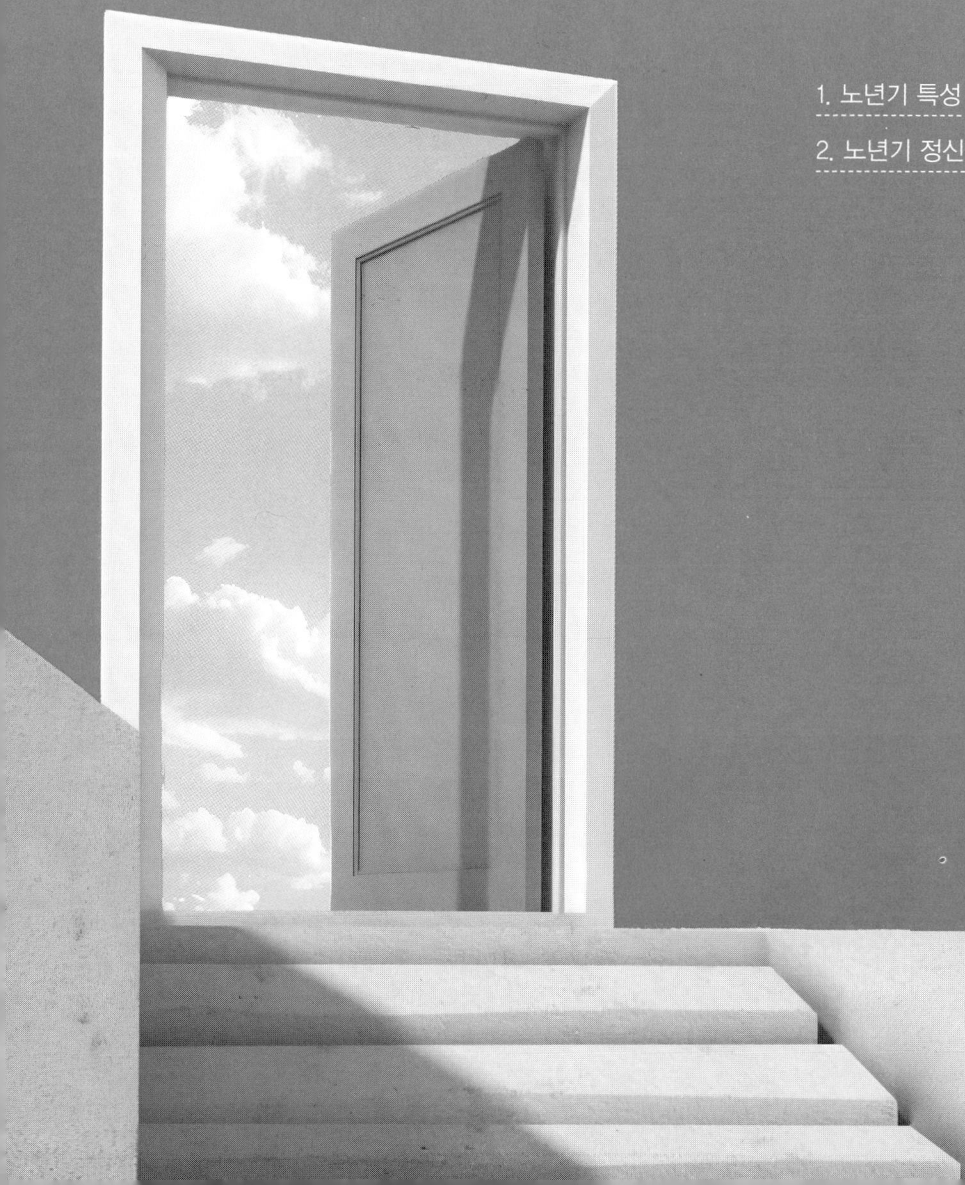

Mental Health

노년기는 인간의 삶에서 가장 마지막 생애주기이다. 이 시기의 개인은 다양한 측면의 상실을 경험하며 삶의 경험을 통합하고, 이를 다음 세대에 전이시키며 인간의 역사가 이어지도록 역할을 한다. 그래서 에릭슨(Erikson)은 노년기에 이르러 인간은 자신의 삶을 돌아보며 '통합 대 절망'의 시기를 보낸다고 하였다. 이 장에서는 노년기의 전반적인 발달적 특성과 노년기에 발생할 수 있는 정신건강 문제에 대해 살펴보도록 하겠다.

1. 노년기 특성

노년기는 한마디로 상실과 변화의 시기라고 할 수 있을 정도로 개인의 내적 · 외적 요소들에서 많은 상실과 변화를 경험하는 시기이다. 이러한 변화는 환경적 요인에 의한 것도 있고, 내재적 요인에 의한 것도 있다. 대체로 환경적 요인에 해당되는 것은 개인적인 상실과 사회적 상실 등이며, 내재적 요인은 성격의 변화, 신체적 변화, 노화에 따른 생물학적 변화 등이다.

대체로 노년기는 자기 자신이 그동안 지나온 시간들을 회상해 보는 시기로, 유년 시절의 추억, 사랑과 결혼, 직장 생활, 자녀양육의 과정 등 미래에 대한 새로운 계획보다는 지나온 시간들에 대한 반성이나 평가 등이 주된 관심이 된다고 할 수 있다. 이때 나름대로 지나온 삶이 진실되었으며 성공적이었다고 평가하는 사람도 있고, 반대로 자신의 과거 인생이 모두 실패의 연속이었다고 후회하는 사람도 있을 것이다. 이러한 자아통합의 상실은 되돌릴 수 없는 실패, 과거에 이루지 못한 것에 대한 끊임없는 미련, 죽음에 대한 공포로 나타난다. 심한 실패감에서 벗어나지 못한 노인들은 자신의 실패를 가족이나 사회에 투사하고, 심술궂게 행동하고 과대망상의 증상이 나타나기도 하지만, 심할 경우 노인성 정신병, 우울증에 걸리게 되기도 한다(최순남, 1999). 노년기에 나타나는 변화를 신체적, 심리 · 사회적, 인지적 측면으로 나누어 살펴보면 다음과 같다.

1) 신체적 특성

노년기의 신체적 측면의 특성은 노화로 집중된다(최옥채 외, 2002). 생물학적으로 일어나는 노화는 모든 인간에게 보편적으로 나타나는 현상이다. 노화의 신체적 징후는 흔히 피부의 건조화, 탄력의 감소, 주름살의 증가 등이며, 노인성 반점도 나타난다. 근육이 위축되어 근육의 강도와 운동력이 감소하고, 평형감각, 동작조정 능력이 감소하여 신체의 균형을 잃고 넘어지기를 잘하며 민첩성도 상실된다(이인정 외, 2002).

신체적 노화 현상 가운데 현저한 변화는 척추 디스크의 감퇴로 키가 줄고, 등뼈가 굽으며, 팔, 다리 등의 지방이 감소하고, 턱과 몸통의 살은 늘어나 체형이 바뀌는 것이다. 연령이 증가함에 따라 신체기관의 활동이 감소하기 때문에 기초대사율이 자연적으로 감소하며, 호흡기와 순환기의 기능 약화로 심장과 근육조직에 제공되는 산소 공급이 감소되고 신진대사의 속도가 느려지기 때문에 칼로리 요구가 감소된다.

또 다른 현저한 변화는 수면이다. 노인이 되면 부지런해진다고 하는데, 이는 수면시간이 줄고 잠에서 자주 깨게 되어 부지런하게 되는 것으로 평가받는다. 노인은 하룻밤에 약 20번 잠에서 깨며, 밤 시간의 약 20% 정도는 깨어 있는 것으로 보고되고 있다. 노인은 숙면 시간이 짧아지고 늘 피로감을 느끼며, 잠자는 동안 일시적으로 호흡이 중단되는 현상도 나타나는데, 이는 노년기 수면의 한 특징이다. 60세 이상 노인의 1/3 이상이 수면 문제를 보고하며, 남자보다 여자가 더 수면의 방해를 경험한다. 건강하고 정상적인 80대 노인도 밤의 20% 정도를 깬 상태로 보낸다(Hayachi & Ende, 1982: 전요섭, 2002에서 재인용).

감각기관 역시 연령과 더불어 변화하여 노화가 진행될수록 유기체는 외부 환경을 파악하기 위하여 점점 더 강한 자극을 요구하게 된다. 연령 증가에 따라 동공의 크기가 감소되고 수정체가 황색화되어 시각의 정확도가 급격히 감퇴된다. 청각능력도 감퇴되어 음의 고저 변별력이 떨어지며, 미각 역시 60세 이후에 급격히 감퇴된다고 한다.

노년기의 신체적 변화 중 두드러진 특징은 바로 자극에 대한 반응 속도의 감소이다. 이러한 반응 속도의 감소는 운동반응, 반응 시간, 문제해결, 기억 및 정보처리 과정에서 나타나는데, 노화에 따라 뇌의 신경세포가 감소되며 대뇌의 효소 활동이 저하되고 대뇌세포 내의 노폐물이 축적되어 대뇌 기능이 현저하게 감퇴되기 때문이다.

2) 심리 · 사회적 특성

인간의 점성적 발달단계를 설명한 에릭슨은 노년기의 심리사회적 위기를 통합 대 절망이라고 주장하면서, 이는 이전 발달단계에서의 위기들을 어느 정도 성공적으로 극복하였는가에 따라 그 결과가 달라진다고 하였다.

통합은 삶에서 일어나고 있는 사실을 받아들이는 능력과 큰 두려움 없이 죽음을 직면하는 능력으로, 개인이 자신의 삶의 의미에 대해 신중히 투영한 후라야 가능하다. 통합을 성취한 노인은 자신의 과거를 현존하는 시각으로 조망한다. 또한 자신의 삶에서 일어났던 모든 일을 있는 그대로 수용하며, 부정하거나 과장하지도 않는다.

반면, 절망은 자신의 과거에 대한 후회의 감정으로 특징지어진다. 절망은 자기의 과거 및 현재의 인생을 후회스럽고 불만스럽게 생각하고, 죽음 앞에 남은 시간이 너무 짧아 어떻게 할 수 없기 때문에 불안, 초조해하는 것을 의미한다. 절망은 죽음을 조용히 수용할 수 있는 태도를 불가능하게 하며, 노인으로 하여금 자신의 삶을 미완성 혹은 미성숙한 것으로 간주하게 한다(Zastrow et al., 2001).

대부분의 노인은 과거의 삶과 미래에 대해 평가 위주의 회상을 한다. 이를 '인생의 대차대조표 작성'이라고도 하는데, 이때 회상의 태도에서 지난 삶이 의미가 있다고 생각되는 노인은 남은 삶이 보다 안정될 것이고(통합), 삶이 허무했다고 회상하는 경우는 죽음을 수용하기 어렵고 절망하게 되는 것이다.

노년기의 심리적 특성으로 연령차별(ageism, 고령자층 차별)도 제기되는데, 노인은 대체로 여러 가지 역할이나 업무 수행에 성공적이지 못하기 때문에 심리적으로 위축을 느낀다. 사회에서 노인의 사회적 지위나 위치를 결정하는 것은 젊은이들이다. 즉, 청년기 혹은 중년기의 사람들이 노인의 미래를 결정할 뿐만 아니라 자신들의 미래 노년기까지도 결정하는 것이다. 과거 사회에서는 노인이 인생의 다양한 경험을 통해 얻어진 지혜를 다음 세대에 물려주는 존경받는 대상이었으나, 사회가 산업화되고 기능 중심의 구조로 바뀌면서 노인은 기능의 저하로 인하여 빈곤의 대상이 되었고, 사회적 지위가 떨어지게 되었다(Zastrow et al., 2001).

마지막으로 노년기 삶의 중요한 구성요소이며, 심리적 특성으로 제기되는 것이 바로 영성과 종교이다. 종교는 노인의 정서적 풍요로움을 증진하는 중요한 요소로 확인되고 있으며, 최근 실천에서의 중요성이 강조되며 새롭게 인식되고 있다. 모든 노인이 종교적인 열망을 가지는 것은 아니다. 다만 노년기에 이르면 지금까지의 경험을 통해 죽음과 삶의 의미를 새로운 통찰로 보기 시작한다.

3) 인지적 특성

노년기의 인지적 변화는 대체로 지능의 쇠퇴와 학습능력의 측면에서 이루어진다. 일반적으로는 연령의 증가에 따라 지능이 쇠퇴한다고 생각되고 있으나 최근에는 그렇지 않다는 것이다. 노인의 지능의 쇠퇴는 그들의 건강 상태와 관련이 있다고 주장된다(남기민, 1998).

대체로 거의 모든 영역의 지적 능력이 60대 이후에 감소하는 것을 발견할 수 있고, 또한 반응에 대한 지각이나 인지력 등이 현저하게 감소하는 것을 알 수 있다. 노년기의 인지적 변화는 기억력에서 가장 두드러진다. 연령에 따라 점진적인 쇠퇴를 나타내는데, 주로 장기 기억력보다는 단기 기억력의 상실이 더욱 심하게 나타나는 편이다. 일률적인 변화는 아니라고 하더라도 노년기에 주로 일어나는 사고능력과 기억력의 심각한 장애인 노인성 치매의 문제는 중요한 사회문제로 제기되고 있다. 이러한 인지능력의 감소는 외부 자극에 대한 반응속도에 영향을 미치기 때문에 안전사고의 가능성도 높아지게 되는 것이다.

노년기에 나타나는 성격적 측면의 특성은 대체로 여덟 가지로 나누어 볼 수 있다(윤진, 1985).

첫째, 우울증 경향의 증가이다. 연령 증가에 따른 우울증 경향의 증가는 일반적인 현상이지만 노년기 전반에 걸쳐 증가하는 우울증은 노령에 따른 스트레스에 기인하는 것으로 분석된다. 즉, 신체적 질병, 배우자의 죽음, 경제사정의 악화, 사회와 가족으로부터의 고립, 일상생활에 대한 자기통제 불가능, 지나온 세월에 대한 회한 등으로 인해 전반적으로 우울증 경향이 증가한다. 그러나 이러한 우울증 경향은 개인의 적응능력 수준에 따라 정도가 달라지며, 전혀 보이지 않는 노인도 있다.

둘째, 내향성 및 수동성의 증가이다. 인간은 대체로 노년기가 되면 사회적 활동이 점차 감소하고 사물의 판단과 활동 방향을 외부보다는 내부로 돌리는 행동양식을 갖게 된다. 특히 신체 및 인지 능력의 감퇴와 더불어 자아상이 달라지고 자아에너지 투입의 감소가 나타나는데, 노인은 외부 자극보다는 자신의 사고, 감정 등 내부 자극을 향해 더 많이 반응하며, 생활상에 감정을 덜 투입하고 자기주장을 관철함에 있어 지구력이 약하며 새로운 것에 도전하기를 꺼린다.

셋째, 성역할에 대한 지각의 변화이다. 인간은 나이가 들어 갈수록 남녀의 성역할이 달라지는 것으로 나타나고 있다. 즉, 노인은 이전과는 달리 일생 동안 자신에게 억제되었던 성역할의 방향으로 전환되어 남자는 수동적이고 위축되며 양육동기가 더 증가하고 여자는 공격성, 자기중심성, 권위적 동기가 더 증가한다는 것이다. 이렇게 보면 결국 남녀 모두 노년기에 이르러서는 양성화되어 간다고 할 수도 있을 것인데, 이는 인간은 태어나면서부터 양성성을 모두 소유하고 있다는 융(Jung)의 이론과도 일치하는 것이라고 할 수 있다.

넷째, 경직성의 증가이다. 여기서 경직성이란 융통성과 반대되는 개념으로서 어떤 태도, 의견, 그리고 문제해결 장면에서 그 해결 방법이나 행동이 옳지 않거나 이득이 없음에도 불구하고 옛날과 마찬가지의 방법을 고집하고 이를 여전히 계속하는 행동경향을 말한다. 따라서 노인은 동작성 지능검사에서 점수가 낮고 학습능력이 저하되는데 이것은 노화에 따른 지능의 쇠퇴라기보다는 경직성의 증가에 따라 학습 및 문제해결 능력이 감소하기 때문이 아닌가 생각된다.

다섯째, 조심성의 증가이다. 일반적으로 노인이 될수록 행동이 더욱 조심스러워진다. 그 이유에 대해서는 노인 스스로의 의지로서 정확성을 중요시하기 때문에 조심성이 증가한다는 동기가설, 시각 · 청각 등 감각능력의 감퇴를 비롯한 신체적-심리적 메커니즘의 기능이 쇠퇴한 결과 그 부산물로 부득이 조심스러워진다는 결과가설, 결정에 대한 자신감이 감퇴하기 때문에 사태에 대한 확실성(혹은 확률)이 높아야만 비로소 어떤 결정과 반응을 하게 된다는 확신수준에 관한 가설의 세 가지 논쟁으로 대립되어 있다. 그러나 어느 가설을 채택하더라도 노인의 행동이 조심스러워진다는 것은 명백히 드러나 있는 사실이고, 오히려 타인에 대해 자신의 체면을 손상시키지 않으려는 경향이 강하기 때문에 어떤 질문에 대하여 '정답을 말하기'보다는 '오답을 말하지 않기'에 더욱 세심한 주의를 기울이게 된다.

여섯째, 애착심의 증가이다. 노인이 될수록 오랫동안 사용해 온 물건과 대상에 대한 애착심이 증가한다. 이는 노인으로 하여금 자신이 지나온 과거를 회상하고 마음의 안락을 찾게 할 뿐만 아니라 사실상 비록 자기의 주변 세상과 세월은 여러 차례 변화하지만 자신과 자신의 주변은 변화하지 않는 것으로 보려는, 즉 일정한 방향을 유지하려는 노력을 뜻한다.

일곱째, 유산을 남기려는 경향이다. 흔히 정상적인 노화과정을 겪는 노인들은 사후에 이 세상에 다녀갔다는 흔적을 남기려는 욕망이 강한데, 이를 유산을 남기려는 갈망이라고 한다. 이에 따라 자손을 낳고 재산과 유물, 골동품, 독특한 기술, 토지와 보석 등을 후손과 친지에게 물려주고자 하며, 이러한 경향을 보이는 노인은 심리적으로 매우 건강하고 적응적인 사람이다.

여덟째, 의존성의 증가이다. 노인은 신체적 · 경제적 능력의 쇠퇴와 더불어 의존성이 증가하는 경향이 있다. 블렌커(Blenker)는 경제적 · 신체적 · 정신적 능력의 쇠퇴에 따른 사회적 · 심리적 · 정서적 의존성에 대해 설명하면서 인간은 노인이 되어 갈수록 물질적 도움보다는 심리적으로 의존하려는 경향이 더 늘어 간다는 사실을 명확히 하였다. 즉, 노인은 가족관계에서 감정적 유대관계를 중요시하고, 특히 '마음을 믿고 의지할 수 있는 사람'을 더욱 가지려고 애쓴다는 것이다.

2. 노년기 정신건강의 문제

현재까지 알려진 바에 따르면, 노인 인구의 20~30%는 정신과적 질환을 보이며, 그중에서 가장 흔하고 많이 알려진 것이 바로 치매와 우울증이라 할 수 있다. 노년기에 이러한 정신건강 문제가 잘 생기는 원인으로는 사회적 역할의 상실, 독립성의 상실, 친인척의 죽음, 신체건강의 악화, 외로움, 경제적 곤란, 인지기능의 저하, 약물 사용 등을 들 수 있는데, 여기에서는 우울과 노년기의 알코올 문제에 대해 다루고자 한다.

1) 노년기의 고독과 우울

우울증은 노인들의 정신질환 중에서 가장 흔하게 볼 수 있는 질병이다. 노년기 우울증이 어느 정도 나타나는지에 대해 상세한 연구 보고는 없지만, 대체로 지역사회 노인들에서 우울증의 유병률은 10~15% 정도라고 한다. 노년기의 고독은 청년기의 고독과는 의미가 다르다. 청년기의 고독은 그것이 절망적이든 소망적이든 미래와 관련이 깊은 반면, 노년기의 고독은 모든 것이 끝이라는 절망적인 것이라는 특징이 있다(최순남, 1997). 특히 이러한 고독감과 우울감, 소외감 등은 얼마 남지 않은 생을 스스로 마감하게 만드는 자살 요인으로 작용한다는 점에서 노년기의 정신건강 문제로 다루어질 필요가 있는 것이다.

(1) 노년기의 고독

① 노년기 고독의 요인

고독이란 '주위에 마음을 함께할 사람이 없어 혼자 동떨어져 있음을 느끼는 상태, 외로움'이다. 그리고 이와 더불어 '부모 없는 어린아이와 자식 없는 늙은이'를 포함하는 뜻도 있다. 이러한 사전적인 풀이는 고독이라는 단어가 상징하는 의미를 가장 쉽게 전달하고 있으며, 노인에게 고독은 마음을 함께할 사람이 없어 혼자 떨어져 있다고 느끼는 상태이다. 이를 보통 사회적 고립이나 고독, 소외 등의 단어로 표현하는 것은 단순히 노인에게 함께할 사람이 없어 외로운 상태보다는 사회의 가치나 문화, 활동영역으로부터 배제되어 테두리를 벗어나 있는 상태를 의미한다고 할 것이다.

버틀러(Butler) 등은 고독에 대한 유년기와 노년기의 투쟁이 발달과정상에서 유사점을 가진다고 했지만, 유년기의 경험은 만족스러운 온화함이나 부모의 안락함 등으로 대체되고 다른 사람에게 의존하지 않는 행동이나 과업으로 해결되는 반면, 노인에게 고독은 남다른 특성을 가진다고 하였다. 노인에게는 공동체(community)나 사회에서의 참여가 감소되면서 혼자인 것(aloneness)에 대한 협박이 되풀이된다(Tice & Perkins, 1996)고 하였다.

노인에게 고독과 소외를 가져다주는 요인 중 무엇보다도 큰 것은 역할의 상실이다. 역할 상실은 인간관계의 단절 및 고립으로 이어져 생활의욕의 상실과 고독감을 가중시킨다(남기민, 1998). 여기서의 상실은 재정을 비롯하여 정서적 · 심리적 · 신체적 · 사회적 측면을 모두 포함하며, 배우자, 자녀, 친구, 자아통제감, 자기확신, 시각, 청각, 신체 건강, 직장, 공동체 활동, 지위, 권력, 수입의 상실 등이 그 예가 된다. 특히 노인의 삶에서 몇몇 주요한 상실경험은 우울을 일으키는 원인이 될 수 있고, 심리적 균형을 위태롭게 할 수 있다. 오랫동안의 배우자 상실은 이후의 슬픔, 고독을 가져오고 살아남은 자는 종종 그들 자신의 일부가 죽은 것처럼 느낀다. 삶은 점점 공허하고 의미 없게 느껴지고, 이러한 느낌은 혼자 생활해야 할 상황에 직면하게 되었을 때 종종 공포와 불안을 동반한다(Tice & Perkins, 1996). 또한 산업화 과정에서 변화된 가족제도는 노인단독세대의 증가를 초래하였고, 이로 인해 노인의 고독이나 소외는 더욱 심화되고 있다.

② 노년기 고독의 형태

흔히 고독은 예술이나 문학의 좋은 대상이 되어 왔으나, 고독을 측정하거나 분류하기는 쉽지 않다. 턴스털(Tunstall, 1989)은 노년기에 겪게 되는 고독의 형태를 크게 네 가지로 나누어 설명하였다.

첫째, 독거(living alone)이다. 고독의 카테고리 안에서 가장 단순한 것이 독거이다. 독거의 의미는 노인에게 비교적 명확한 것이고 주위 사람들에게도 쉽게 구분된다. 독거는 네 가지 형태 중에서 인구센서스에 포함되는 유일한 카테고리이기도 하다.

2013년 영국 노인권익단체 '에이지유케이(Age UK)'의 보고에 따르면, 75세 이상 노인 인구의 절반이 독거노인으로 조사되었다고 하며(조선일보, 2013. 7. 23.), 이는 선진국의 전반적인 추세로, 일본뿐 아니라 우리나라도 핵가족화와 더불어 유사한 경향을 나타내고 있다.

둘째, 사회적 고립이다. 이는 독거와 매우 밀접한 관계가 있지만 독거노인 전부가 사회적으로 고립되어 있는 것은 아니다. 사회학에서 사용하는 '사회적 고립'의 의미는 크게 두 가지 측면으로 나누어 볼 수 있는데, 하나는 보다 넓은 사회로부터의 사회적 고립이고, 다른 하나는 개인의 고립, 즉 가족이라고 하는 제1차 집단이나 일로부터의 고립을 의미한다. 특히 일로부터의 고립, 정년퇴직은 사회적인 교제의 주요한 원천으로부터 사람을 멀어지게 해서 사회적 고립을 초래하기 쉽다. 노인의 경우 친척이 거의 없거나 있어도 얼굴을 볼 수 있는 기회가 거의 없는 경우에는 사회적 고립에 빠질 가능성이 더욱 높다.

스텐겔(Stengel)은 노년기에 피할 수 없는 사회적 · 심리적 고립은 오늘날의 사회에서 가족의 소규모화 경향으로 더욱 가속화되고 있으며, 도시에서의 자살 위험성이 더 높은 것은 대도시에서의 사회적 고립의 위험성이 높고 익명성 또한 크기 때문이라고 지적하였다.

셋째, 고독불안이다. 이는 사회적 고립과 관련성이 있다. 그러나 종종 마음이 불안하고 고독불안에 빠지는 사람은 비교적 소수이다. 신체장애인, 자녀가 없고 배우자를 상실한 사람이나, 잘 방문하지 않는 자녀를 가진 배우자를 상실한 사람은 누구보다 고독불안에 빠질 위험성을 내포하고 있다. 특정한 사람과 밀접한 관련이 있는 형태로 고독불안을 느끼는 사람도 있는데, 이는 대체로 사망한 사람과 가깝게 연결되어 있던 경우이다. 시간이나 계절에 따른 고독불안의 발생빈도에서 최악의 경우는 밤과 겨울이다.

넷째, 사회적 식물인간화(社會的 植物人間化, anomie)이다. 이는 낮은 사회계층 및 사회참가가 부족한 집단과 관련이 있다. 사회적 식물인간화의 경향은 여자노인보다는 남자노인 쪽이 강하다. 사회적 식물인간화의 경향은 자녀나 배우자 유무, 독신 등의 주거 형태보다는 사회활동 형태와 더 관련이 있는 것으로 보이며, 정년퇴직이 열쇠를 쥐고 있는 것처럼 보인다.

(2) 노년기의 우울

① 노인에게 우울의 의미

흔히 우울증은 노년기 정신질환 중 가장 대표적인 질병이다. 노인의 경우 주요 우울증보다는 2차적이거나 반응적인 우울이 더 많은데, 여기서 2차적이거나 반응적인 우울이라는 것은 개인이 대처하기 힘든 주요한 일상생활상의 사건에 대한 반응으로 일어나는 우울을 의미한다. 우리나라에서 이루어진 노인의 우울에 대한 많은 연구결과를 보더라도 노인에게 우울은 노인 자신이 혼자라고 생각하고 느끼는 것이며, 사랑을 받을 수도 없다고 생각하고 따라서 사랑받을 가치도 없다고 생각하는 것이다(김미혜 외, 2001). 또한 우울은 일상생활에서 흔히 발생하는 스트레스에서나 특이한 생애 사건에서 비롯되어 불안이나 갈등과 더불어 흔히 나타나는 부정적 정서 상태이며, 일반적으로 침울함, 무력감, 무가치함을 나타내는 기분장애를 말한다(송미순, 1991: 신은영 외, 2002에서 재인용).

우울의 범위는 일상 활동에서의 관심과 즐거움을 상실하는 '우울(blues)'로부터 죽음이나 자살의 생각까지 다양하다. 노인에게 우울한 생각은 종종 나이에 맞는 행동이 무엇인가를 생각하는 데 영향을 받는다. 그러나 평균적으로 치료를 받는 경우는 적은데, 그 이유는, 첫째, 노인의 우울은 젊은 성인에 비해 비교적 가벼운 편이다. 이는 사별, 은퇴, 수입 감소, 건강악화와 같이 노년기에 발생하는 상실이나 스트레스 요인에 대한 정상적이고 전형적인 반응이기 때문이다. 둘째, 노인에게 우울증은 종종 많은 만성적인 의료적 질병과 동반된다(Tice & Perkins, 1996).

노인 클라이언트와 일할 때 사회복지사는 우울증의 위험요소를 인지하고 적절한 개입을 해야 하는데, 노년기 우울의 위험요소를 사정하는 데 고려해야 할 사항으로는 유전적인 경향과 가족사, 성(gender), 독거 여부, 신체적인 건강 정도, 약의 효능 및 부작용 등이다.

노인의 우울은 정상적인 노화과정의 일부는 아니며, 치료하지 않은 채로 내버려 두면 삶의 질을 떨어뜨리고 더 큰 감정적 · 신체적 고통과 위기를 초래한다(McInnis-Dittrich, 2002).

② 노년기 우울증에 영향을 미치는 요인

노년기 우울증에 영향을 미치는 요인들은 매우 다양하다. 우선 인구학적 요인으로 성별이 가장 대표적이다. 여성이 남성에 비해 우울증의 빈도가 높은 것으로 나타났는데, 이는 여성 호르몬의 성격과 관계가 있는 것으로 알려져 있다. 보통 여성노인의 경우 생활사건의 수가 증가함에 따라 친척이나 친구와의 접촉 수준이 감소하여 우울하게 되는 경향이 높은 것으로 보며, 남성노인이 여성노인에 비해 삶의 만족도가 높아 우울성향이 낮다는 보고가 있다(여인숙 외, 2005; 이형근 외, 2002). 또한 연령은 우울증의 정도에 차이를 유발하는 요인으로서 남녀 노인 모두 연령이 높을수록 우울증의 발생 가능성이 높아지는 경향이 있다. 아직 그 원인은 명확하게 밝혀져 있지 않지만, 성격적으로도 나이가 들면 우울증적 성향이 증가하는 것으로 알려져 있다. 경제적 상태나 교육 수준도 우울증에 영향을 미치는 요인으로 보고되고 있는데 학력이 낮을수록, 경제적으로 빈곤할수록 우울감이 높은 것으로 나타난다(고승덕 외, 2001; 신은영 외, 2002).

한편, 노인의 신체적 건강수준은 다양한 측면이 모두 연쇄적으로 얽혀 있다. 물론 모든 인간이 그렇겠지만, 특히 노인의 경우 신체적 건강과 정신적 건강 상태는 상관관계가 매우 높다. 노인은 자신이 생각할 때 건강 상태가 나쁠수록, 그리고 지병이 있는 경우 우울증은 더욱 높게 나타났다. 또한 심한 관절염, 심장병, 뇌졸중, 치매, 파킨슨병 등과 같은 만성적 질병들은 우울증과 많은 관련이 있는 것으로 알려져 있다. 그러나 이러한 신체질환과 우울증은 분명 빈도에서는 높은 상관성을 나타내나, 그것이 신체질환으로 인해 우울증이 나타나는 것인지, 우울증으로 인해 신체질환이 나타나는 것인지를 구별하는 것은 힘들기 때문에 신체질환이 어떠한 방식으로 우울증에 영향을 주는지는 명확하게 밝혀지지 않고 있다(권석만 외, 2000). 아무래도 신체적으로 건강하지 못하면 사회적 활동이나 독립적인 생활 수행에 제약을 받게 되어, 지지적인 접촉의 빈도가 감소되므로 우울증이 증가한다고 볼 수 있을 것이다.

심리사회적 요인으로 가족과의 접촉이나 사회적인 접촉의 빈도가 낮고, 소득활동을 하지 않는 노인, 여가활동에 참여하지 않는 노인, 그리고 대인관계가 원만하지 못한 노인들에게서 우울증의 정도는 높게 나타나는 것으로 알려져 있다. 특히 우울증은 성격과 관계가 깊다. 권석만 등(2005)과 허준수 등(2002)은 꼼꼼하고 완벽주의적인 강박적 성격과, 다른 사람의 반응에 예민하고 정서적인 기복이 심하며 모호한 성격의 소유자들은 우울증과 관련이 높다고 하였다. 또한 내성적인 성격으로 대인관계를 기피하는 경우도 우울증의 발생 가능성이 높아진다고 할 수 있다.

노년기 우울증은 '자신의 과거는 잘못되었다.' 또는 '주위 사람들에게 죄를 지었다.'는 등의 우울증적 망상을 쉽게 갖는 중증에서부터 경미한 사항까지 여러 가지 특징이 있다. 우울증을 겪고 있는 노인들에게서 나타나는 일련의 증상들은 다음과 같다(김희철, 2005).

- 사소한 일에도 신경이 쓰이고 걱정거리가 많아진다.
- 쉽게 피곤해진다.
- 의욕이 떨어지고, 만사가 귀찮아진다.
- 즐거운 일이 없고, 세상일이 재미가 없다.
- 매사 비관적으로 생각하게 되고 절망스럽다.
- 스스로의 처지가 초라하게 느껴지거나, 불필요하게 죄의식에 사로잡힌다.
- 잠을 설치고, 수면 중 자꾸 깨고, 숙면을 이루지 못한다.
- 입맛이 바뀌고 체중 변화가 있다(1개월 동안 체중 변화가 5% 이상).
- 답답하고 불안해지며, 쉽게 짜증이 난다.
- 거의 매일 집중력과 건망증이 늘고 의사결정을 하기 어렵다.
- 자꾸 죽고 싶은 생각이 든다.

• 두통, 소화기 장애 또는 만성 통증 등의 신체증상을 검사상 이상 소견 없이 지속적으로 호소한다.

노년기의 우울증은 노인에게 흔한 질병이라고 할 수 있지만 때로는 치매로 오해하기 쉽기 때문에 전문가의 정확한 평가가 필요하다. 기능성 우울증에 치매증상이 동반될 때 이를 우울성 가성치매라고 하는데, 노년기 우울증은 적절한 시기에 치료가 이루어진다면 비교적 회복률이 높은 질병이다. 그러나 대부분의 경우 노년기에 나타나는 초기 우울증의 증세를 단순히 나이가 들어서 나타나는 자연스러운 현상이라고 치부해 버리기 때문에 치료시기를 놓치는 경우가 많다.

노년기 우울증은 조발성(早發性) 우울증과는 몇 가지 측면에서 다르다. 원인으로서 가족력이 덜 중요하고, 약물복용이나 내과적 또는 신경학적인 질병, 즉 생물학적 요인이 더 중요하며, 재발도 더 빈번하게 일어나는 편이다.

(3) 고독 및 우울 예방을 위한 실천적 개입

오늘날과 같이 노인의 사회적 지위가 갑자기 떨어진 시대에는 노인의 소외감이 더욱 깊어지고, 무력감과 열등의식에 빠져서 홀로 내던져진 듯한 외로운 느낌에 사로잡히게 된다. 노인을 고독으로부터 해방시키기 위해서는 노인의 주위에 있는 사람들이 노인에게 항상 따뜻하게 대하여 주고 노인의 심정을 헤아려 줌으로써 고독한 느낌이 들지 않도록 해야 하겠다.[1)]

그러나 또 한편으로는 노인 스스로가 가족이나 이웃 사람들, 그리고 지역사회에 적극적으로 뛰어들어 그들과 함께 호흡함으로써 연대감을 깊게 해 나가야 할 것이다. 따라서 노인들을 위해 이와 같은 기회와 장소를 마련해 주는 것은 고독을 해소시켜 나가는 데 중요한 처방이 될 수 있을 것이다. 흔히 복지관에서 시행하고 있는 노인대학이나 자원봉사단의 운영은 대표적인 예가 될 것이며, 또 각 시설에서 재가노인을 대상으로 행하고 있는 가정봉사원의 파견이나 나들이 등의 특별 프로그램의 실시는 소외되고 고립된 노인의 고독과 우울감을 해소해 줄 수 있는 좋은 기회가 될 것이다.

노인의 우울에 대처하기 위해 현재 개발되어 있는 기존의 프로그램은 주로 치료 프로그

1) 이는 로저스(Rogers)의 현상학적 성격이론에 등장하는 무조건적 긍정적 관심과도 연결될 수 있다고 생각된다. 이는 인간의 건전하고 건강한 발달과 성장을 위해 아동기에만 필요한 태도가 아니라 어쩌면 건강을 상실하고 고독감에 빠져 있는 노인에게 정서적으로 더 필요한 요소가 아닌가 생각된다.

램으로 개발되어 있으며, 예방적인 차원에서의 접근은 거의 전무한 실정이다. 또한 1998년 국내 의료진(서울대, 아주대 의대)이 개발한 치료적 개입 프로그램은 치료레크리에이션 프로그램으로, 주로 운동을 중심으로 구성되어 있다. 외국 연구진이 연구한 프로그램들은 신체적 활동 가능성과 우울 증세와의 상관관계에 초점을 두고 우울 증세를 개선하기 위한 신체적 활동 중심의 프로그램들을 시도해 왔다.

다례(茶禮)나 명상, 요가 등을 활용한 실천 프로그램들은 이러한 측면에서 노인의 자아통제감과 자아존중감을 높이며, 이를 통해 그들이 안고 있는 정서적 고립의 문제가 많이 극복될 수 있을 것으로 기대된다. 또한 정기적인 검진을 통해 우울증에 대한 선별검사와 전문가에 의한 평가가 무엇보다 중요하다고 할 수 있을 것이다.

2) 노인과 알코올 중독 문제

한국인들은 전통적으로 술을 많이 마셔 왔으며, 오늘날도 알코올의 소모량은 세계에서 아주 높은 나라에 속한다. 특히 농촌인구의 경우 도시화와 산업화가 진행되면서 청년인구는 거의 남아 있지 않고, 대부분 노인세대들로 구성되어 있어서 자신에게 알코올 문제가 있는지 제대로 파악하지 못한 채 서서히 술에 의존되어 간다고 할 수 있다.

(1) 노년기 알코올 중독의 요인과 위험성

노년기는 사별이나 퇴직과 같이 스트레스적인 사건들이 많은 시기이다. 이 때문에 노년기는 음주와 폭음을 하는 경향이 나타나거나, 원래 가지고 있던 음주의 문제가 더 심해질 수도 있다. 특히 이전에 알코올 중독의 전과가 없는 노인에게 알코올 중독을 진단 내리기는 어렵다. 신체증상이 부족하며 술을 마시는 사실이 친구, 친척 그리고 의사에게 드러나지 않는다. 노인은 슬픔과 고독을 위로해 준다는 근거로 과음을 정당화하며, 심지어 가족이 이런 상황을 알고 있는 경우라도 그것이 노인의 몇 되지 않는 즐거움 중의 하나라고 정당화함으로써 그 문제를 극소화시킨다(Hooyman et al., 1996).

그러나 노년기의 알코올 남용은 같은 양을 사용하더라도 젊은이에 비해 더 심각한 영향을 미치게 된다. 나이가 들어 감에 따라 나타나는 신체 변화로 인하여 중추신경체계, 간, 신장이 술에 견디지 못하기 때문이다.

노년기 음주의 또 다른 심각한 문제는 노인은 흔히 술과 함께 수면제, 감기약, 고혈압 약, 당뇨병 약 등을 함께 복용함으로써 약의 효과도 떨어지고, 호흡곤란이나 구토와 같은 부작용이 나타날 수도 있다는 사실이다. 의외로 노인은 만성적인 질병의 보유로 인하여 여러 가지 약물을 동시에 남용하거나 의존하는 경향이 높으며, 니코틴이나 카페인, 진통제, 설사제 등도 흔히 남용한다. 그렇지만 젊은이들에 비해 범죄 성향은 적다.

알코올 의존을 보이는 노인은 대개 젊어서부터 과음을 해 온 사람들인데, 대개 간질환, 신체질환이나 영양장애, 사고에 의한 신체상해, 우울증 등이 동반되어 있다. 이혼 · 사별 및 독신인 남자의 경우에 많으며, 전과기록이 있고 노숙인 또는 주거가 일정하지 않은 사람이 많다. 노인에서 보게 되는 갑작스러운 섬망은 알코올 금단에 의한 경우가 흔하다.

(2) 노인의 문제음주 유형

노인의 문제음주는 크게 조기 음주 시작(early-onset), 후기 음주 시작(late-onset), 후기 음주 강화(late-rise pattern)의 세 가지 유형으로 구분할 수 있다(Gomberg, 1982: 하지선, 2005에서 재인용). 조기 음주 시작 유형은 젊은 시절부터 음주와 문제음주를 경험하였으며, 노년기에도 과거와 유사한 음주양태를 유지하고 있는 경우이다. 이러한 경우 대부분 문제음주 유형 중 유지형에 해당하는 경우가 많은데, 이 유형은 폭음은 하지 않지만 매일 꾸준히 일정한 양의 술을 마신다. 상대적으로 신체적 의존증상이나 일상생활 기능의 손상이 적게 나타나기 때문에 음주에 따른 가족적 · 사회적 문제의 발생이 적어 노년기까지 꾸준하게 유지된다.

후기 시작 유형은 과거에는 음주를 하지 않았거나 하였더라도 소량만 하였으나 노년기로 접어들면서 노후에 파생하는 노인문제에 대한 반응으로 문제음주를 보이기 시작한 경우이다. 후기 음주 시작 유형에서 문제음주를 유발하는 스트레스는 퇴직이나 사별, 부부관계, 경제적 변화, 그리고 신체적 건강문제 등을 포함한다. 이러한 경우 알코올의존에 대한 가족력은 거의 없는 편이고, 회복 가능성이 높은 편이라 위기적 사건에 대한 사회적 지지망 개입이 효과적으로 활용될 수 있다.

후기 음주 강화 유형은 과거에는 과음하는 경우가 간헐적으로 있었으나, 노년기 이후 음주의 빈도와 양이 오히려 증가한 경우이다. 노년기의 알코올 남용은 여러 가지 신체적 문제를 초래하는데, 전반적인 신체 기능의 저하로 인해 조금만 마셔도 빨리 취하게 되며, 이에 따른 손상의 정도가 높아진다. 또한 치료 목적으로 사용하는 약물의 효과가 감소하고, 마취가 잘 되지 않는 등 여러 가지 부작용을 불러일으킨다.

(3) 치료적 접근

노인 알코올 중독에 대한 치료는 젊은이들에 대한 치료와 크게 다른 것이 없어 왔다. 그러나 신체적 쇠약으로 알코올의 2차적 효과에 좀 더 취약한 노인 알코올 중독자의 의료 상황에 더 중점을 두는 것이 중요하다. 알코올 중독과 같은 경우 우울증이나 고독감, 외로움 등의 감정을 동반하여 자살을 유발할 가능성이 높기 때문에 예방적인 개입이 필요하다고 할 것이다.

하지선(2005)은 노인 문제음주의 예방단계를 다음과 같이 소개하고 있다.

노년기 알코올 중독자에 대한 적용성은 조금 미약하지만 집단치료 등도 함께 실시하면 훨씬 효과적이다. 집단치료에서 자신과 아주 비슷한 문제로 어려움을 겪고 있는 다른 사람이 그 문제와 싸워 나가는 과정을 듣고, 자신의 문제와 문제해결을 위한 앞으로의 계획을 다른 중독자와 치료자에게 털어놓고 의견을 교환하는 것이다.

토론 내용은 과거의 음주로 인해서 치러야 했던 대가를 정리 검토하고, 술을 마시게 되는 위험한 상황과 술을 마시고 싶은 충동이 일어날 때를 해결하기 위한 적절한 계획을 설계하고, 퇴원 후에 어떤 방식으로 금주를 향한 동기를 유지할 것인지에 대한 것이다. 주된 초점은 지금, 여기 상황에서 앞으로 어떻게 할 것인가에 두어야 한다. 과거의 시시콜콜한 이야기를 늘어놓는 것은 큰 도움이 되지 않을 때가 많다. 기본 방침은 지금 현재 술 문제가 있다는 것이다. 따라서 어떻게 해결할 것인가에 주안점을 두는 것이다.

집단치료는 강의, 중독증과 관련된 시청각 교재, 치료자와 다른 중독자와의 집단토론으로 구성되며, 다른 사람의 경험을 통하여 금주가 실제로 달성되고 유지되는지, 구체적으로

표 13-1 노인 문제음주의 예방단계

1차적 예방	2차적 예방	3차적 예방
• 스트레스 대응 프로그램 • 건강 프로그램 • 사회참여 프로그램 –취업활동 –지역사회활동 –자원봉사활동	• 노화와 음주문제에 관한 교육 프로그램 • 사례발견 및 아웃리치 프로그램 –게이트키퍼 프로그램 –지역사회 의뢰체계 구축 –홍보 프로그램	• 치료과정 –문제발견 –해독과정 –재활과정 –사후관리 • 노인전용 음주치료 프로그램 –문제음주 원인 및 결과분석 –문제(음주 및 일상생활)해결 능력의 향상 –연령동질적인 단주자조집단과 사회지지 집단의 활성화

출처: 하지선(2005).

중독증에서의 회복이 어떻게 이루어지는지 배우는 과정이 포함된다. 이런 과정을 통해서 왜 금주가 중요한지를 깨닫게 되며 다른 중독자들이 금주를 달성하고 있는 것을 봄으로써 자신도 할 수 있다는 자신감을 갖게 된다(김기태 외, 2002).

생각해 볼 문제

1. 노년기의 고독과 우울을 예방할 수 있는 방안에 관해 이야기해 봅시다.
2. 노년기의 성에 대해 토론해 봅시다.

제 14 장

자살과 정신건강

1. 자살의 개념
2. 자살의 원인
3. 자살예방 개입

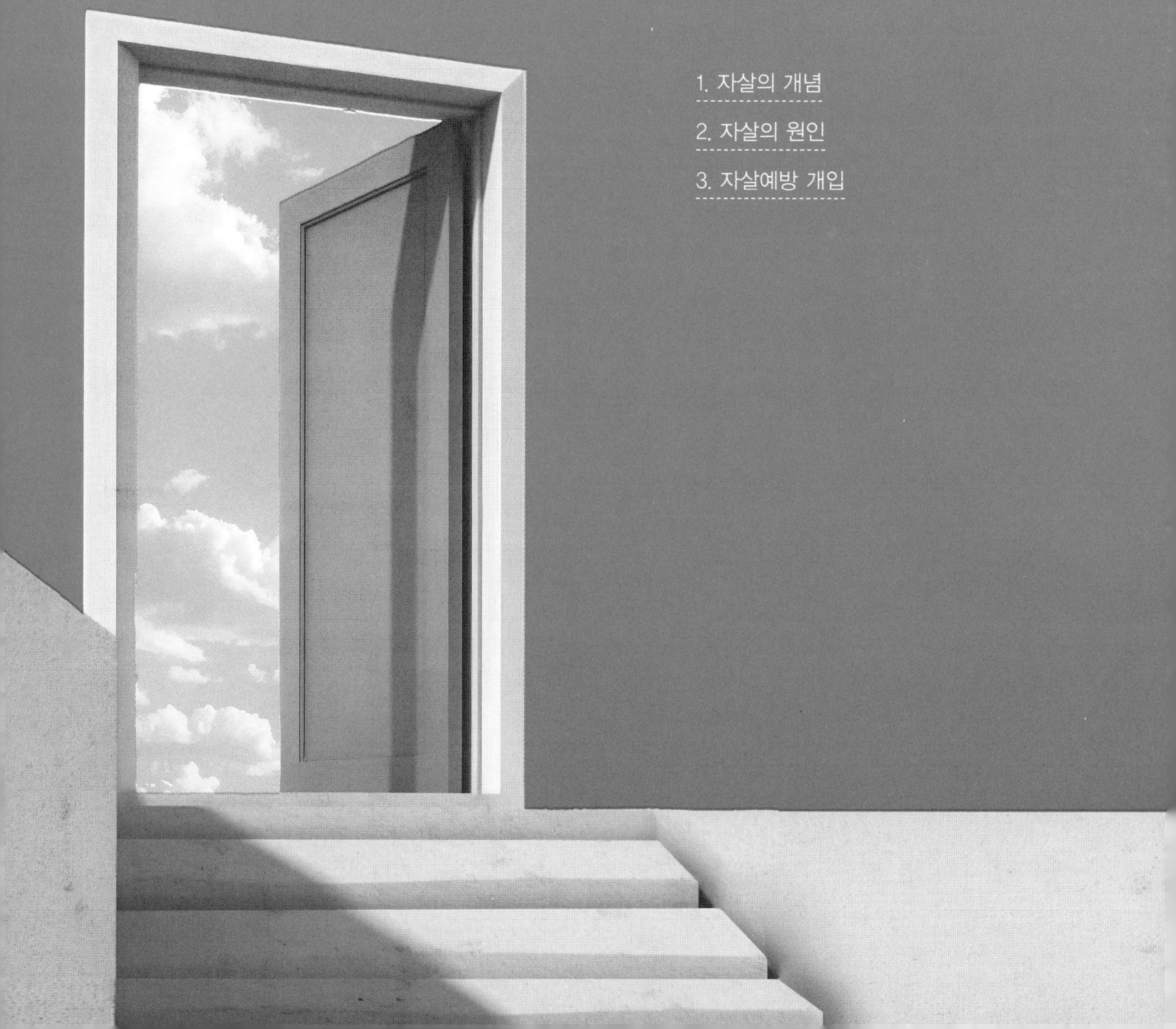

Mental Health

자살은 가장 고귀한 인간의 생명을 스스로 이 땅에서 사라져 버리게 하는 죽음의 한 현상이다. 자살하는 사람은 다양한 이유 때문에 스스로 목숨을 끊는 선택을 한다. 보통 사람들은 영원히 지금과 같은 힘든 상태가 지속되고 상황이 변하지 않을 것이라는 절망감을 느낄 때 자살을 고민한다. 우리는 이러한 벼랑 끝에 몰린 심정으로 자살을 선택하는 사람을 비난하기에 앞서 자살자들이 그 순간에 다른 출구를 발견하지 못하면서 느끼는 절망감에 조금이라도 공감하는 태도가 필요하다. 그리고 그들과 새로운 출구를 함께 고민하는 자세가 더욱 중요하다.

자살 위험에 있는 사람을 이해하고 돕기 위해 가장 중요한 것 중의 하나는 자살의 다양한 측면을 이해하는 것이다. 그러나 자살에 대해 논하는 것은 실로 어려운 일이다. 그 원인과 현상이 매우 복잡하고 다면적이어서 이해가 어려울 뿐만 아니라 어떻게 도울 것인가 하는 것도 쉽지 않기 때문이다. 자살을 개인적인 취약성이나 정신건강 차원에서만 이해해도 좋을 것인지, 개인을 넘어 사회병리의 문제로 이해해야 하는지에 대한 논란도 존재하고 있다. 자살은 정신건강, 심리학, 사회학, 사회복지학, 종교학 등 다양한 입장에서 통합적 이해와 다각적인 노력이 이루어져야 할 것이다. 따라서 이 장에서는 자살의 현황, 원인, 예방, 원조적 접근전략 등을 다양한 측면에서 살펴보고자 한다.

1. 자살의 개념

1) 자살의 정의

『브리태니커 사전』에서는 자살을 '자발적 또는 의도적으로 스스로 목숨을 끊는 행위'라고 정의하고 있다. 에밀 뒤르켐(Emile Durkheim)은 자살의 개인적 속성에 더해 사회적 영향을 강조하여 이기적 자살 · 이타적 자살 · 아노미적 자살 · 숙명론적 자살로 구분하면서, 자살의 정의를 '희생자 자신이 결과를 알면서도 적극적 · 소극적 행동에 의해 직접 또는 타인을 통해 행하는 죽음'이라고 정의하고 있다. WHO에서는 자살을 '죽음에 대한 의지를 지니고 자신의 생명을 해쳐서 죽임이라는 결과에 이르는 자멸행위'로 정의하고 있다.

그러나 자살은 그저 한 개인이 이 세상에 살다가 스스로 죽어서 없어지는 일이라고 간단히 볼 수는 없다. 사람은 태어나 살아가면서 가족, 친구, 이웃 및 주변의 많은 사람과 상호작용을 하면서 살아간다. 즉, 태어나 자라고 살아간다는 것은 부모와 주변 사람들, 학교, 사회, 국가 시스템의 많은 사람 및 자원과 연관되어 있다. 그러므로 한 사람의 자살은 한순간에 그 연관된 모든 것에 영향을 주는 결과를 초래한다.

자살은 개인 문제의 끝이 아니다. 자살은 이후의 수없이 무거운 문제를 야기한다. 남은 가족과 친구, 친지들은 심각한 후유증을 앓는다. 죄책감, 원망, 분노, 그리움 등의 감정이 가족과 친지들에게 무거운 짐으로 남겨진다. 그뿐만 아니라, 자살로 인해 사회에 미치는 파괴력은 우리의 예상을 훨씬 넘어서는 것으로 보인다. 먼저 1명이 자살하면 보통 주변의 최소 6명이 자살을 고민하게 된다고 하며, 특히 연예인 등의 유명인의 자살은 더 큰 파괴적 영향을 우리 사회에 미친다. 또한 자살과 관련한 보건의료비용은 약 3조 856억 원(국립서울병원, 보건복지부, 2005)으로 나타나고 있어 자살에 따른 사회적 손실은 개인의 문제로 제한되지 않음을 보여 준다.

과연 사회문제로 야기되는 자살과 관련한 문제는 예방이 가능할까? 이 문제와 관련하여 교통사고 사망률의 감소를 살펴보는 것이 필요하다. 통계청에서 발표하는 우리나라 사망원인에서 운수사고는 1995년 3위, 2000년 4위, 2005년 7위, 2010년 9위, 2017년에 10위로 그 순위가 점점 낮아지고 있다. 어떻게 이런 현상이 가능했을까? 과거에는 운전과 관련된 많은 위해요소(음주운전, 안전벨트 미착용, 과속 등)를 개인적 문제로 바라보는 경향이 있었으나 최근에는 사회적 분위기가 변화하였다. 과속을 방지하기 위한 카메라 설치, 안전띠 매기 운동 및 단속, 음주단속 등 교통사고를 예방하기 위한 사회적 노력들이 확대 시행되고 있다. 이러한 사회적 노력 및 예방활동들을 통하여 운수사고를 예방할 수 있었고, 이로 인한 사망률 역시 낮출 수 있었다.

같은 맥락에서 자살도 예방이 가능하다. 일본, 핀란드, 미국 등에서는 다양한 자살예방사업을 시행함으로 인해 자살률을 낮추는 결과를 가져올 수 있었다. 다행히 우리나라에서도 2010년 이후 자살을 심각한 사회문제로 인식하고, 국가차원에서 이에 대한 대책을 수립하여 국민의 자살 및 정신건강을 지키고자 노력하고 있다. 또한 자살하고자 하는 사람 중 약 70%는 자살을 시도하기 이전에 도움을 요청한다(이혜선, 육성필 공역, 2006)고 한다. 자살 위험에 처한 사람의 도움 요청 신호에 적극적으로 개입한다면 자살 위험에 놓인 사람의 실재적 자살시도를 충분히 예방할 수 있을 것이다.

2) 자살심리의 종류

자살을 이해하기 위해서는 자살시도자나 자살자 자신의 입장에서의 심리상태나 자살의 목적을 알아보는 것이 중요하다. 홍강의(2009)는 자살심리의 종류를 다음과 같이 설명한다.

(1) 고통과 스트레스, 자기로부터의 도피성 자살

살다 보면 견딜 수 없는 고통이나 감당하기 힘든 스트레스에 직면할 때가 많은데, 이러한 고통과 스트레스로부터 벗어나고자 자살을 택하는 경우이다. 암과 같은 신체적 질병, 다양한 정신적 고통, 사랑하는 사람의 사망이나 배신, 거절로 인한 절망은 누구에게나 큰 고통을 안겨 주며, 지속되는 가정불화, 달성하기 힘든 업적, 버거운 입시 준비 등 감당할 수 없는 스트레스나 이들을 감당하지 못하는 괴롭고 못난 자기로부터 도피하려는 수단으로 자살을 선택한다.

(2) 문제해결책으로서의 자살

직장이나 가정에 힘들고 복잡한 문제가 있을 때, '나만 죽으면 모든 것이 해결될 것이다.'라고 판단하는 경우이다. 사업체의 운명을 좌우할 비밀을 갖고 있는 고위 책임자, 집안의 계속되는 불화가 자신 때문이고 자신만 없어지면 문제가 해결될 것이라 생각하는 경우 등이다.

(3) 분노와 보복 심리에 의한 자살

극심한 적개심, 죽이고 싶을 정도의 분노와 복수심을 느끼나 어쩔 수 없는 상황에서 분노의 화살을 자신에게 돌리고 자신의 죽음으로 상대방에게 큰 상처를 주려는 경우이다. 남녀치정관계에서 흔하며, 부모와 청소년의 갈등적 상황, 원한관계에서 많이 일어난다.

(4) 자기 처벌로서의 자살, 자기애적 상처에 의한 자살

큰 실패를 직면하였을 때 그 책임을 자신이 지고 자신을 처벌하려는 경우이다. 성취욕이 높은 사람들에게 많고, 실패가 아니어도 현실이 자신의 기대수준에 못 미칠 경우, 자신의 능력 부족에 대한 수치심, 주위 사람 기대에 못 미치는 죄책감으로 '못난 자신'을 응징하기 위해 자살하는 경우이다. 입시에 실패한 학생의 자살심리의 일부이기도 하다.

(5) 죽은 친족과의 재결합을 위한 자살

현실생활에서 오는 고통이 심하고 지쳤을 때, 상실로 인한 고통을 이겨 내기 힘들 때 먼저 세상을 떠난 부모, 배우자, 연인을 따라 저세상으로 가서 죽은 사람과 재회하여 위로를 받고자 하는 심리이다.

(6) 정신질환으로 인한 자살

자살하는 사람 중에는 정말 '특별한 이유 없이 갑자기' 자살을 결행하는 경우가 있다. 그들의 대부분은 자기도 주위 사람도 모르게 정신질환을 앓고 있는 경우이다. 자살자의 많은 수가 정신과적 질환을 경험하거나 연관되어 있는 경우가 있는데, 우울장애, 양극성정동장애, 조현병, 약물남용의 경우가 많다.

3) 우리나라의 자살 현황

우리나라는 10여 년 이상 OECD 가입국 중에서 자살률 1위를 보고하였고, 여전히 높은 자살률이 심각한 사회문제로 제시되고 있다. 우리나라는 금융위기 시기 및 경제적 위기 상황, 유명인 또는 연예인의 자살 시기 등에서 높은 자살률을 보고하고 있다. 또한 노인인구에서의 자살 증가, 경제적 위기 상황에서의 청장년의 자살 증가, 모방자살의 증가, 동반자살의

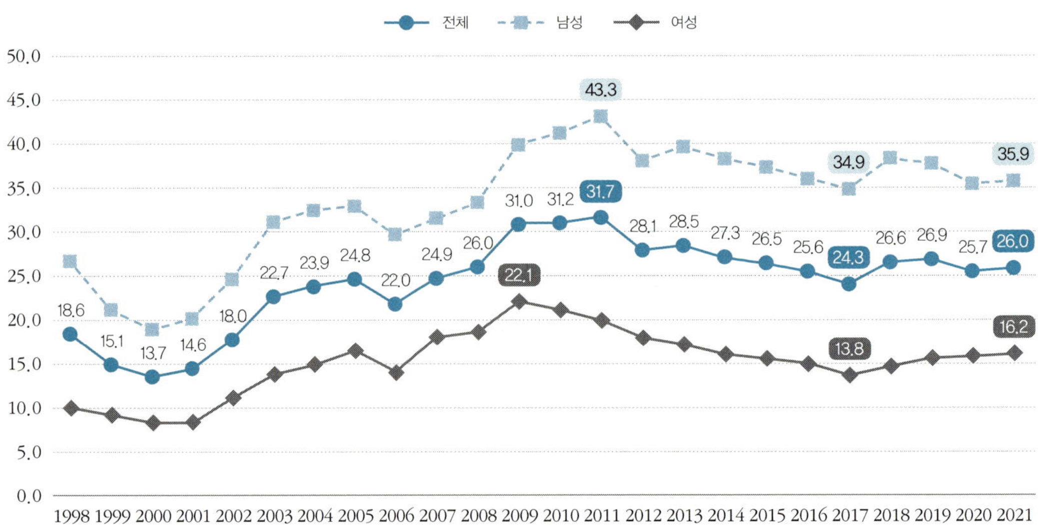

[그림 14-1] 1988~2021년 한국의 자살률 추이

출처: 보건복지부 · 한국생명존중희망재단(2023).

증가 등의 특징을 보이고 있다.

우리나라가 여전히 OECD 국가 중 자살률 상위에 위치하여 있으나, 2012년 이후 지속적으로 감소하는 긍정적 신호들을 보이고 있다. 특히 2017년에는 2011년 이후 최저치의 자살률을 기록한 바 있다. 그러나 2018년부터 자살률은 다시 증가세로 돌아서 2021년 기준인구 10만 명당 26.0명으로 나타나 주의가 요구되는 상황이다. 그럼에도 불구하고 이러한 변화는 사회가 자살을 개인적 문제로 전가하지 않고, 사회적 문제 · 공적 책임의 영역으로 인식하여 정부와 사회 전체가 자살률 감소를 위한 노력을 기울인 결과인 것으로 보인다. 대표적으로는 2011년 「자살예방 및 생명존중문화 조성을 위한 법률」의 제정, 자살예방센터의 개설, 자살예방인력의 확충, 자살예방을 위한 연구 수행 등이 있다. 특히 2018년 관계부처 합동으로 발표한 '자살예방 국가 행동계획'은 국가의 자살예방을 위한 로드맵으로 제시되었다. 자살률이 일부 감소하기도 하였으나 여전히 국민의 사망 원인에서 자살은 증가 추세이며, 사망 원인에서의 높은 순위를 보고하고 있다는 점에 주목하지 않을 수 없다.

이와 같이 우리나라의 최근 높은 자살률의 이유는 무엇일까? 홍강의(2009)는 우리나라의 높은 자살률의 원인을 우리가 일구어 낸 성공신화에 있다고 보고하고 있다. 또한 우리나라는 서양 사회가 300년 동안 이루어 낸 근대화를 40년 만에 일구어 내고, 고도의 정보기술사회로 앞서가면서 기적적인 경제성장과 사회발전을 이루어 냈다. 이 과정에서 다음과 같은 사회문화적 변화들이 나타났고, 이러한 변화들에 의해 우리나라의 자살률이 높아졌음을 설명하고 있다.

(1) 가치관의 변화와 혼동

황금만능주의, 향락지상주의, 외형적 가치 추구는 우리 삶의 목적과 의미, 내면적 가치관과 흔들리지 않는 자아정체성 수립을 힘들게 만들었고, 따라서 위기와 좌절을 극복할 정신적 버팀목이 약화되었다. 서구적 가치관의 도입은 전통 가치관과 병존함으로써 가치관의 혼동을 일으키고 있다.

(2) 과중한 스트레스

경쟁적 성취 위주 · 자본주의 사회로의 전환으로, 우리 국민들은 조급하고 극심한, 때로는 견딜 수 없는 스트레스를 경험하게 되었다. 성공의 기준이 더욱더 물질주의적으로 되었고 성공하기 위해서는 좋은 대학을 가야만 한다는 집착은 극단적 입시경쟁을 부추기고 있다.

(3) 가족 내 정서적 지지망의 약화

가족제도가 대가족에서 핵가족으로 변화하였을 뿐만 아니라, 이혼율의 증가로 핵가족마저 해체되고 있다. 가정이 안전한 기지로서의 역할과 정서적 사회적 지지의 기능을 잃고 있는 것이다. 이로 인한 소속감의 결여, 누군가가 나를 사랑하고 있다는 확신의 부재는 자살충동에서 나를 지켜 낼 아무런 힘도 없게 한다.

(4) 양육의 위기와 혼돈에 의한 자아강건성의 약화

자난 수십 년간 부모들은 성적지상주의, 경쟁력과 성공을 앞세워 인간성과 도덕성은 무시하고 자녀를 상품화하는 데 힘써 왔다. 과잉보호적 · 과잉통제적 자녀교육은 자녀들의 좌절과 고난을 견디어 내는 인내력, 의지력, 분노조절 능력, 사회성, 스트레스/위기관리 능력 등의 자아강건성을 길러 주지 못하고 심약하고 조그만 위기와 좌절에도 화내고 절망하고 쉽게 포기하는 성향을 낳게 되었다.

(5) 생명존중 사상의 약화와 생명경시 풍조

생명경시의 출발은 아마도 가족계획이라는 미명하에 이루어졌던 낙태에서 그 기원을 찾을 수 있을 것이다. 또한 비인간적 황금만능주의의 범람, 사람을 무자비하게 닥치는 대로 죽이고 파괴하는 것을 재미로 하는 온라인 게임이나 음란영상물의 폭발적 유행 등이 젊은 세대의 생명경시 내지 생명의 물건화와 무의미화를 조장하는 형상들로 보인다.

(6) 준비 없는 고령화

노인인구의 급격한 증가는 그들의 심리사회적 고립화, 생에 대한 존엄성의 상실을 초래하였다. 우리 사회의 초고속 고령사회화는 다른 분야와 마찬가지로 준비 없이, 대책 없이 이루어지고 있다. 우리 사회의 핵가족화, 개인주의화는 노인 공경과 효 사상을 구시대적 유물로 치부하고, 자식을 보험으로 삼았던 그들의 생은 노인유기, 노인학대, 독거노인 증가, 치매를 포함한 노인질환의 폭등으로 점철되고 있다. 그들은 사회적 고립, 정서적 단절, 생에 대한 회한과 절망의 사회심리적 위기에서 탈출구를 찾고 있다.

(7) 여성자살의 증가

전 세계적으로 여성 자살사망률은 감소하는데 우리나라의 여성 자살사망률은 증가하고 있으며, 이는 우리나라의 자살률 급등에 일조하고 있다. 여성 역할의 다양화, 책임과 스트레스의 증가, 자녀양육과 직업적 커리어 추구 양립의 어려움, 달라진 남녀관계와 부부역동, 부부갈등과 이혼의 증가 등은 많은 여성이 감내하기 힘든 세상이 되고 있음을 시사한다.

(8) 최첨단 정보화

IT 강국으로서 우리나라에서 폭력과 살상을 주제로 한 온라인 게임의 개발은 생명경시는 물론, 사람을 죽이고 살리는 것이 매우 일상적인 것처럼 여기게 하는 부작용을 낳고 있다. 또한 자살이나 타살에 대한 소식이 신속하고 자세히 보도됨으로써 자살을 부추기는 결과를 낳고 있기도 하다. 더구나 채팅이나 자살 블로그와 자살 사이트를 통하여 자살방법을 가르쳐 주고, 혼자서 감히 수행하지 못하던 자살행위가 '동반자살'의 형태로 수행 가능해졌다.

(9) 정신질환의 증가

우리나라가 경제적으로 잘살게 되어 위생 상태와 신체건강 수준은 선진국 수준으로 도약하고 있으나 정신건강 문제, 특히 우울증은 심각하게 증가하고 있다. 우울증은 전 세계적으로 제일 흔한 장애이며 자살의 가장 위험요인이다.

2. 자살의 원인

자살이 사회적 이슈와 문제로 등장하면서 자살을 이해하고 예방하기 위하여 각 영역에서 자살의 원인 탐구에 관심이 높아지고 있다. 자살의 원인을 개인적인 성향, 개인의 우울증, 가족력 등에서 찾으려는 경향이 강하나, 슈나이드만(Shneidman, 1984)은 자살은 논리적이며 심리적인 현상이기는 하지만 합리적인 자살이란 있을 수 없고, 하나의 이론으로 자살을 이해하기보다는 현실적으로 고통스러운 괴로움으로 인해 나타나는 결과로 이해해야 한다고 주장하며 다양한 측면에서 자살 원인 탐색이 중요함을 강조하고 있다.

우리는 흔히 우울증이 자살의 중요한 원인이라고 알고 있으며, 실제로 우울증은 자살에 영향을 주는 주요 요인으로 파악된다. 그러나 우울증을 경험하는 모든 사람이 다 자살하는 것은 아니다. 즉, 우울증이 단일 요인으로 자살에 영향을 주는 것이 아니라는 것이다. 자살에 대한 위험 요인이 존재하기는 하나, 이를 보완할 수 있는 보호 요인이 존재한다면 자살의 위험성은 줄어듦을 알 수 있다.

이와 같이 자살과 관련된 행동에 정신과적 병력, 신경증, 외상적인 삶의 경험, 자살행동에 대한 유전적인 취약성, 사회문화적인 위험 요인과 보호 요인이 복합적으로 영향을 줌을 알 수 있다.

1) 위험 요인

자살의 위험요인을 개인적 요인, 가족적 요인, 사회적 요인을 중심으로 살펴보고자 한다. 동일한 현실 상황이나 사건에 대한 의미는 개인에 따라 달라진다. 따라서 다음의 요인 및 상황의 존재 여부보다는 이러한 요인이 개인에게 갖는 의미가 무엇이며, 그 의미가 자살과 어떠한 연관성이 있을 수 있는지를 이해하는 것이 더욱 중요하다.

(1) 개인적 요인

- 자신에 대한 부정적 평가와 낮은 자존감
- 우울한 성향
- 과거 자살시도 경험
- 충동적 · 공격적 성향
- 술, 담배, 약물 남용
- 스트레스 대처기제 부족
- 도박 및 컴퓨터 게임 중독
- 심한 스트레스 사건(상실의 경험 등)

(2) 가족적 요인

- 이혼율
- 자살의 가족력
- 핵가족화(수동적 핵가족화)
- 가족중심 지원체계의 약화
- 가정폭력 및 학대
- 가족결손 및 상실
- 의사소통 및 지지체계의 부족

(3) 사회적 요인

① 경제적 요인

경제적 지위가 낮을수록 자살률이 높다. 그러나 이러한 견해는 전체 사회의 소득수준의 저하를 의미하기보다는 경제적 양극화와 소득불평등이 주는 요소가 더욱 강하다고 볼 수 있다. 특히 청장년의 남자 자살의 중요한 원인으로 파악되고 있으며, 청소년에서는 다른 양상을 보인다.

② 사회지지 요인

사회지지 요인은 지역사회 모임의 참여, 사회 구성원과의 상호작용, 사회적 접촉 빈도 등을 의미한다. 다양한 연구결과에 따르면, 지역사회 모임에 참여하지 않고 고립되어 지내는 경우 자살의 위험성이 높다고 보고하고 있으며, 특히 노인(독거노인)에게 사회적 지지의 유무는 자살의 위험성을 높이는 요소로 중요하게 파악되어야 한다.

③ 사회자원 요인

자살 위험에 처한 사람이나 어려움을 경험하고 있는 사람이 이용할 수 있는 지역사회 자원의 정도가 자살에 영향을 준다. 정신의료기관, 정신과 의사, 보건복지 인력, 사회복지관, 노인복지관 등이 자살에 영향을 주는 사회적 자원으로 파악된다. 그 외에도 정신보건의 역사, 정부의 사회보장제도, 보건의료의 접근성 등도 자살에 영향을 주는 사회적 자원이다.

④ 사회구조의 불평등

높은 노인인구율, 농촌과 도시의 자살률 차이, 낮은 사회통합 정도 등은 자살에 영향을 주는 사회구조 및 문화이다. 또한 사회구조가 지나치게 경쟁 중심이거나, 취업 및 학업 스트레스가 가중되고, 자살도구에의 접근성이 높다면 자살에 영향을 주는 사회구조 및 문화로 간주될 수 있다.

⑤ 언론 요인

우리나라의 언론은 자살에 대한 보도 권고지침이 잘 지켜지지 않고 있고, 지나치게 자세하고 선정적으로 보도하는 경향이 있어 평소 자살생각을 갖고 있던 사람의 모방자살을 강화하는 경향이 있다. 자극적이지 않은 제목, 자살이라는 직접적인 용어 사용의 자제, 자살방법에 대한 보도 자제, 자살 현장 사진 보도 자제 등의 자살 보도 권고지침의 준수를 통한 언론의 자살예방에 대한 적극적인 노력이 요구된다.

2) 보호 요인

앞서 언급한 위험 요인이 모든 사람에게 동일하게 자살 행동이나 자살 생각에 직접적으로 영향을 주는 것은 아니다. 자살 위험성이 있다고 하더라도 개인에게 도움을 줄 수 있는 보호 요인을 갖고 있다면 자살 위험성은 낮아진다. 또한 자살을 예방하고자 할 때 위험 요인을 감소시키는 것도 하나의 방법이지만 보호 요인을 강화시키는 방향의 접근이 역시 유용하다. 김정진(2009)은 〈표 14-1〉과 같이 자살의 보호 요인을 제시하고 있다.

표 14-1 자살의 보호 요인

구분	보호 요인
내적/개인적 보호 요인	• 삶의 가치나 의미에 대한 강한 믿음 • 뚜렷한 목표의식 • 사회적 기술(문제해결이나 분노를 다루는 방법 등) • 신체적 · 정신적 건강 • 친한 친구나 지지적인 타인 • 미래에 대한 희망과 낙관적 태도 • 절제력 • 약물치료에 순응적 태도 • 충동 통제력 • 강한 자기-가치감 • 자기-통제감
사회환경적 보호 요인	• 대인관계에서의 강한 연대감(특히 가족 구성원이나 돌봐 주는 다른 성인과의 관계) • 지지적인 가정과 응집력 높은 가족 • 학교나 사회적 활동에의 다양한 참여 기회 • 자살예방에 대한 지역사회의 관심과 지원 • 미디어, 인터넷 매체 등의 건강한 문제해결 정보 • 위기 시 도움받을 수 있는 기관 • 자원봉사활동 • 종교활동 • 애완동물

출처: 김정진(2009).

3. 자살예방 개입

앞서 자살의 다양한 심리기전 및 원인에 대해서 살펴보았다. 우리나라의 최근 자살률의 급등은 개인의 문제뿐만 아니라 사회문화적 요소를 함께 고려해야 하는 사회병리 현상임을 확인할 수 있었다. 개인 및 사회병리로서의 자살을 예방하기 위해서는 모든 국민과 사회 각 계층이 함께 참여하는 자살예방사업이 전개되어야 할 필요성에 근거하여 다음과 같이 자살예방 전략을 살펴보고자 한다(Motohashi et al., 2004).

1) 자살예방 프로그램 유형

자살예방 프로그램은 1980년대 서구 사회에서 처음 소개되었는데, 유명한 예는 1986년에 시작한 핀란드의 국가 자살예방 프로그램(National Suicide Prevention Program)이다. 또한 미국, 영국, 유럽 각국, 일본도 핀란드와 유사한 국가 자살예방 프로그램을 개발하여 운영하고 있는데, 이 국가들이 개발한 국가 자살예방 프로그램들은 거의 유사하여 내용을 종합하면 다음 세 가지로 살펴볼 수 있다.

(1) 1차 자살예방

1차 자살예방(primary prevention of suicide)은 일반 국민을 대상으로 하는 자살예방사업이라고 할 수 있다. 자살의 위험성은 특정한 집단에 있는 것이 아니라 살아가면서 위기에 직면할 수 있는 모든 사람에게 있다. 따라서 1차 자살예방은 모든 국민을 대상으로 생명존중 인식을 강화하고, 사회 일반의 생명존중 사회문화 조성을 통해 자살을 예방하고자 하는 접근이다. 또한 모든 국민이 자살의 위험성이 있는 자신 및 타인을 조기에 발견하여 즉각 보호체계로 연계될 수 있도록 민감성을 강화하는 훈련도 포함된다. 1차 자살예방에 포함될 수 있는 사업은 다음과 같다.

- 지역사회와 작업장에서의 정신건강 인식개선을 위한 건강교육 프로그램
- 학교 중심 건강교육 프로그램
- 정신건강 훈련을 통한 보건인력 강화 프로그램
- 지역사회 정신건강 상담기회 증진

- 대중매체와 정보기술을 통한 건강 정보 교환 확대
- 지역사회 정신건강서비스 접근성 강화
- 실업 및 노동환경 개선을 위한 사회정책
- 자살예방과 정신건강 연구 강화
- 위기개입 활동 강화를 위한 비영리조직 지원

(2) 2차 자살예방

앞에서 소개한 다각적이고 통합적인 자살예방 활동과 노력에도 불구하고, 자살시도는 계속 일어나고 있고, 그중 일부는 사망에 이르는 경우도 발생한다. 아직 예방대책이 미비하고 효과적 예방활동이 충분히 실시되지 않는 사회에서는 많은 위기에 처한 사람들이 예방서비스의 혜택 없이 자살을 시도하고 있다. 따라서 사회는 이러한 자살을 생각하거나 자살을 시도하는 사람을 원조할 수 있는 대책을 수립하고 개입하여야 한다. 따라서 이러한 2차 자살예방(secondary prevention of suicide)은 위기개입과 치료/상담이 핵심을 이루며, 다음의 사업을 포함한다.

- 우울증 및 기타 정신장애 조기 발견 및 치료
- 자살시도자와 정신질환자를 위한 응급보호의 개선
- 신체 질병에 대한 심리사회보호의 개선
- 알코올 및 약물오용 관리 개선
- 자살 위기개입 강화: 개인/집단/가족상담의 강화
- 치명적 자살방법의 유용성 약화

(3) 3차 자살예방

자살을 예방하고자 하는 다양한 활동에도 불구하고 자살이 일어난다면 그 이후에도 자살생존자 및 자살에 영향을 받은 사람을 위한 자살예방사업이 필요하다. 자살생존자의 경우 자살을 시도하였으나 다행히 살아남은 사람으로, 이들은 이후 또 자살을 시도할 수 있는 위험성 및 자살에 따른 후유증으로 고통을 경험할 수 있기 때문에, 이들에 대한 지속적인 관심과 서비스가 필요하다.

다양하고 포괄적인 자살예방사업을 수행한다고 해서 모든 자살을 막을 수 있는 것은 아니다. 한 사람이 자살로 사망하게 되면 그 사람을 둘러싸고 있는 환경에 다양한 영향을 준다. 특히 가장 영향을 받는 사람은 가족이라고 할 수 있다. 자살자의 유가족은 자살로 인한 충격, 부정, 분노, 죄책감, 수치심 등의 복잡한 감정과 갈등을 느낀다. 또한 이러한 복합적인 감정 때문에 자살을 고민하기도 한다. 따라서 3차 자살예방(tertiary prevention of suicide)은 자살생존자 및 자살유가족을 위한 사업을 포함한다.

2) 우리나라의 자살예방 정책

우리나라에서는 지속적으로 증가하는 자살문제에 대처하기 위하여 [그림 14-2]와 같이 범국가적 자살예방 및 개입전략을 수립하고 있다. 국가 자살예방정책의 근간인 '제1차 자살예방5개년 종합대책(2004~2008)' '제2차 자살예방종합대책(2009~2013)' '제3차 자살예방기본계획(2016~2020)' '제4차 자살예방국가행동계획(2018~2022)' '제5차 자살예방기본계획(2023~2027)'을 수립하여 추진하고 있다. 또한 2011년 「자살예방 및 생명존중문화 조성을 위한 법률」을 제정 · 공포하고, 중앙자살예방센터 설립(2012년), 보건복지부 자살예방정책과 신설(2018년), 자살예방정책위원회 출범(2019년), 한국생명존중희망재단 설립(2020년) 등 추진체계를 구축하고 정비함으로써 자살예방정책을 수행하고 있다. 지방자치단체 차원에서는 자살예방과 관련한 조례를 제정하고, 광역 및 기초 정신건강복지센터와 자살예방센터를 중심으로 다양한 자살예방사업 및 서비스를 추진하고 있다.

우리나라에서는 앞서 살펴본 다른 나라와 유사하게 1, 2, 3차 자살예방사업을 포함하는 국가적 자살예방 정책을 수립하고 있다. 범부처 간 협력을 통한 자살예방사업을 수행하고자 추진하며, 자살예방사업 수행기관 및 주요 업무는 [그림 14-3]과 같다.

가 비전: 자살로부터 안전한 사회 구현

나 정책목표

자살사망자 수 감소

자살률 30% 감소

('21) 26.0명 → ('27) 18.2명

지역 맞춤형 자살예방정책 강화

생명존중안심마을 조성

('22) 0개 → ('27) 17개 시 · 도

고위험군 집중관리

자살시도자 · 유족 개입률

('21) 6% → ('27) 40%

다 주요전략

추진전략	핵심과제
생명안전망 구축	1. 지역맞춤형 자살예방 2. 생명존중문화 확산 3. 정신건강 검진체계 확대 개편
자살위험요인 감소	1. 치료 및 관리강화 2. 위험요인 관리강화 3. 재난 후 대응체계 강화
사후관리 강화	1. 자살시도자 사후관리 2. 유족 사후관리 3. 사후 대응체계 구축
대상자 맞춤형 자살예방	1. 경제위기군 2. 정신건강위기군 3. 생애주기별 · 생활터별
효율적 자살예방 추진기반 강화	1. 자살예방 정책 근거기반 마련 2. 정책추진 거버넌스 재정비 3. 자살예방 인프라 강화

[그림 14-2] 국가자살예방정책

출처: 보건복지부(2024).

보건복지부

- 자살예방사업 총괄
- 자살예방시행계획 수립 · 시행 · 평가 총괄
- 다부처 업무 협력 및 협조

한국생명존중희망재단

- 자살예방정책 중앙 추진체계 지원
- 지역 자살예방정책 추진 지원 및 평가
- 과학적 근거기반 정책 수립 지원
- 대국민 자살예방 교육 및 홍보
- 고위험군 자살예방 지원체계 구축

광역지방자치단체(시 · 도)

- 자살예방시행계획 수립 · 시행 · 보고
- 자살예방센터 행정 지원 및 민간단체 등 지원
- 자살예방 협력체계 구축
- 생명존중위원회 구성 및 운영

광역자살예방센터(정신건강복지센터)

- 자살실태조사 및 심리부검
- 자살통계 분석 및 정보관리체계 구축
- 미디어 협력 및 대응
- 자살예방 협력체계 구축
- 자살위험자 지원 및 정신건강 증진대책
- 자살예방을 위한 홍보 및 캠페인
- 자살위험 제거(수단 관리)
- 자살시도자 등에 대한 지원
- 전문인력의 양성
- 생명지킴이 양성 및 관리(강사 양성)
- 지역맞춤형 자살예방 프로그램 개발 · 보급, 효과성 평가
- 정신건강 선별도구 개발 및 보급
- 상담 · 교육 프로그램의 개발 및 보급
- 자살 사후관리

기초지방자치단체(시 · 군 · 구)

- 자살예방시행계획 수립 · 시행 · 보고
- 자살예방센터 행정지원 및 민간단체 등 지원
- 자살예방 협력체계 구축
- 공공 및 민간 협력체계의 공적 역할(공문서 발송 등)
- 지역사회보장협의체 협력 및 조정
- 생명존중위원회 구성 및 운영

기초자살예방센터(정신건강복지센터)

- 고위험군 조기발견 및 연계체계 구축
- 자살위험자 지원 및 정신건강 증진 대책
- 자살예방을 위한 홍보 및 캠페인
- 자살위험 제거(수단 관리)
- 자살시도자 등에 대한 지원
- 전문인력의 양성
- 생명지킴이 양성 및 관리
- 지역맞춤형 자살예방 프로그램 운영
- 선별검사 및 상담 · 치료
- 자살의 · 시도자 위기개입 및 사례관리
- 자살 유족 서비스

[그림 14-3] 자살예방사업 전달체계도

출처: 보건복지부(2024).

3) 자살예방 개입의 실제

앞서 다각적인 측면의 자살예방 개입이 있음을 살펴보았다. 모든 사업에 대한 이해를 증진시키기에는 다소 어려움이 있으므로 여기에서 소개하고자 하는 자살예방 개입은 자살고위험군을 발견하고 적절한 서비스에 대상자를 연계할 수 있도록 자살에 대한 민감성을 증가시키는 것에 초점을 두고자 한다. 왜냐하면 모든 사람이 자살의 위험에 있다는 전제에 근거하여, 이들을 조기에 발견하고 적절한 개입이 이루어질 수 있도록 원조할 수 있다면 궁극적인 자살을 예방할 수 있기 때문이다.

(1) 자살 위험 요소의 발견

자살 위험에 처한 사람은 이전의 생활에서 보이지 않던 변화들을 보이게 된다. 이러한 변화가 자살을 의미할 수도 있고 의미하지 않을 수도 있지만, 최소한 자살을 의미하는 것인지 확인하고 탐색하는 것이 자살예방을 위한 첫 관문이라고 할 수 있다. 자살을 암시하는 사람들이 보이는 변화에는 다음의 요소가 포함된다(중앙자살예방센터, 2012).

① 언어적 요소

- 자살이나 살인, 죽음에 대한 말을 자주 한다.
- 자기비하적인 말을 한다.
- 사후세계를 동경하는 말을 한다.
- 신체적 불편함을 호소한다.
- 자살하는 방법에 대해 질문한다.
- 자살한 사람들에 관한 이야기를 꺼낸다.

② 행동적 요소

- 수면 상태의 변화: 너무 많이 자거나 너무 적게 자고, 숙면을 취하지 못함
- 식사 상태의 변화: 평소보다 많이 먹거나 적게 먹고, 체중의 변화가 급격히 나타남
- 주변을 정리함
- 자신의 자살에 대한 계획을 세움
- 평소와 다른 기괴하거나 비일상적인 행동: 위험하고 무모한 행동
- 집중력 저하 및 사소한 일에 대한 결정의 어려움

- 대인기피
- 외모 관리에 대한 무관심
- 화 및 짜증의 증가
- 자해 행동이나 물질남용

③ 감정적 요소

- 죄책감의 호소
- 우울감
- 흥미 상실
- 외로움
- 무기력감
- 절망감 및 무망감

④ 상황적 요소

- 가족과의 갈등
- 동료나 친구와의 다툼
- 이성친구와의 결별
- 애인이나 배우자의 부정을 알게 됨
- 가족이나 친구의 죽음
- 이혼이나 별거
- 구타, 가혹행위, 성적 학대를 당함
- 과도한 업무 부담
- 좌절이나 실패
- 사회적 지위 상실
- 공개적으로 망신을 당하거나 비난을 받음
- 도박이나 주식 투자 등으로 감당하기 어려운 경제적 손실을 겪음
- 가족의 심각한 경제적 어려움: 아버지의 정리해고 등
- 자유의 상실
- 신체적 질병이나 손상

(2) 위험성 검토

자살을 생각하는 사람이 보이는 변화에서 자살을 탐색했다면 다음으로 해야 할 일은 위험성을 검토하는 것이다. 과연 그 사람이 보이는 변화가 자살을 의미하는 것이고, 그 위험성이 어느 정도인지 검토하는 것이 필요하다. 자살 위험성을 검토하기 위해서는 다음의 사항을 질문하여야 한다.

① 자살생각

평소와는 변화된 행동, 감정, 상황에 처한 개인을 발견하여 자살에 대한 의문에 든다면, 가장 중요한 것은 그 사람이 자살생각을 가지고 있는가를 확인하는 것이다. 이러한 확인은 질문을 통해서 가능하다. "그 말씀은 혹시 자살을 의미하시는 건가요?" "'살아서 뭐 하나'라고 느끼시는 건가요?" "그만 세상을 끝내야겠다고 생각하신 적이 있으세요?" "자살생각을 해 보신 적이 있으세요?" 등과 같은 질문으로 자살생각을 확인할 수 있다.

자살 관련 질문을 하는 것은 상당히 어렵다. 그리고 이러한 질문을 하는 것이 오히려 자살을 생각하지 않는 사람에게 '자살이 하나의 방법임을 알려 주는 것은 아닐까?'라는 의문도 든다. 그러나 많은 연구에서 이러한 질문이 자살을 생각하는 사람에게 자살이라는 주제가 누군가와 의논할 수 있고 터놓고 이야기할 수 있는 주제라는 인식을 주어 오히려 안도감을 느끼게 하고 개방적으로 자살을 논의할 수 있는 분위기를 형성하여 자살예방에 중요한 과정임을 설명하고 있다.

② 자살계획 및 치명성

자살에 대한 질문을 했을 때 '예'라는 대답을 접한다면 과연 그 사람이 그 생각을 실행에 옮길 위험성은 어느 정도인지 파악해야 한다. 우리가 이사를 하기 위해 막연하게 이사해야겠다고 생각하는 것과, 이사할 지역 · 비용마련 · 일시 등에 대한 계획을 세우고 있는 것과 어느 쪽이 더 이사할 가능성이 높겠는가? 물론 계획을 세우는 경우의 가능성이 높다. 자살도 동일하다. 그러므로 자살생각이 있다면, 자살계획의 구체성, 자살방법, 자살 장소 등의 계획을 확인하여야 한다.

③ 자살시도의 과거력 및 가족의 자살에 대한 과거력

자신의 자살과거력이 있거나 가족 중에서 자살한 사람이 있는 경우는 자살 위험성이 일반인에 비해 4~20배 높다. 특히 본인의 자살시도나 가족의 자살이 있은 지 1년 이내가 자살

위험성이 가장 높은 시기로 알려져 있다. 자신의 자살과거력과 가족의 자살과거력이 있다면 그 사건에 대한 감정을 탐색하고 현재 자살생각이나 계획성을 면밀히 검토하여야 한다.

④ 정신장애의 과거력

과거에 정신장애를 앓고 있었는지는 자살 위험성에서 중요한 요소이다. 특히 우울증, 알코올 중독에 대한 과거력이 있는지를 검토한다. 또한 과거에 정신장애를 앓았던 과거력뿐만 아니라 현재의 치료 여부 · 진단명 · 과거의 치료 경력 및 효과 등의 검토를 통해서 정신장애의 유무뿐 아니라 정신장애가 자살에 영향을 줄 수 있는 관련성을 검토하는 것이 필요하다.

⑤ 사회적 지지

앞서 자살의 위험요인에서 살펴보았듯이, 사회적 지지의 부재는 자살의 중요한 위험 요인이 된다. 특히 서구 사회의 가치관이 전파되어 개인주의적 문화가 강하게 자리 잡은 현대 사회에서 외로움은 자살의 주요 고려 요인이 된다. 따라서 힘들 때 의논할 상대가 있는지, 자신을 이해해 주는 누군가가 존재하는지를 검토하는 것이 필요하다.

⑥ 신체적 건강 상태 및 장애

최근 의학의 발달로 많은 신체질환의 치료가 가능해지고 있기는 하나, 악성 종양 · 심폐질환 · 만성질환 등을 앓고 있는 사람은 질병으로 인한 우울증이 동반되어 자살 위험성이 높을 수 있다. 특히 질환과 관련해 중요하게 파악하여야 할 사항은 질환으로 앓고 있는 사람이 경험하는 고통의 정도이다. 고통이 심할수록 자살의 위험성이 높으므로 고통의 정도와 고통을 통제할 수 있는 대안을 검토하여야 한다.

⑦ 알코올 사용

알코올은 중추신경계를 억제하여 판단력의 감소, 충동성의 증가, 자기연민의 증가 등을 초래한다. 알코올 섭취는 죽음에 대한 두려움을 감소시키고, 충동성을 증가시켜 자살행동을 실행할 위험성을 높인다. 따라서 평소의 음주 여부를 확인하는 것은 자살의 위험성 검토에서 중요한 확인사항이다.

⑧ 현재의 스트레스 사건

위험에 처한 사람이 경험하고 있는 현실적인 스트레스 사건을 확인해야 한다. 스트레스에서 느끼는 개인적인 상실감은 개인에 따라서 달라진다. 따라서 동일한 사건(예, 실연, 금전적 손실, 실직 등)을 경험한다 하여도 더 중요하게 파악하여야 할 것은 그 사건에 대한 대상자가 부여하는 의미, 특히 상실의 의미이다.

(3) 자원 연계

앞서 고찰한 위험 요소를 검토하면, 그 사람의 위험성 정도를 파악할 수 있다. 강렬하고 지속적인 자살생각을 보이고, 분명하고 구체적인 자살계획을 세우고 있으며, 자살에 사용할 수단을 확보하고 있다. 또 분명한 자살의도를 가지고 있으면서, 정서적으로 매우 불안정하고, 심한 정서적 고통을 호소하며, 심한 우울감을 호소하고, 자살시도의 과거력이 있으며 알코올을 섭취하고, 사회적으로 고립되어 있다면 자살고위험군으로 분류할 수 있다. 이와 같은 고위험군을 위해서는 즉각적으로 119와 112에 신고하여 안전을 확보하고, 응급입원을 고려해야 한다. 안전보장 이후에도 지속적으로 사례관리를 유지할 수 있도록 정신보건 관련 기관 및 자살예방센터에 연계하는 것이 필요하다.

자살생각이 지속적이고, 치명적이지 않은 자살방법을 생각하고, 보통의 우울감을 호소하고, 여러 가지 위험 요인은 존재하나 다소의 보호 요인이 존재한다면 중위험군이라 할 수 있다. 중위험군의 자살 위험자에게는 24시간 자살예방상담이 가능한 전화번호를 확보[1]하고 이용할 수 있도록 지원하고, 상담기관 및 사회복지기관[2]에 사례관리 서비스를 받도록 연계하는 것이 필요하다.

자살에 대해 일시적 또는 간헐적으로 생각하고, 구체적인 자살계획을 세우지 않았으며, 자살시도 과거력이 없고, 정신질환 과거력이 없으며 가벼운 우울감을 호소하고, 알코올 사용이 거의 없거나 드물며, 다소 불안정한 심리적 상태일 수 있지만 자기 통제가 가능하고, 도움을 수용하고 치료에 협조적이며 사회적 지지자원을 포함한 보호 요인이 존재한다면 자살 저위험군으로 분류될 수 있다. 이와 같은 대상을 위해서는 평소 이용하는 기관에서 지속적으로 상담 및 관리를 받을 수 있도록 원조하는 것이 필요하다.

1) 24시간 자살예방상담이 가능한 곳으로는 자살예방상담전화 1393, 보건복지콜센터 129, 보건복지부 24시간 자살예방 및 정신건강상담전화 1577-0199, 생명의 전화 1588-1911, 소방본부 119 등이 있다.

2) 자살 위험자를 위한 사례관리서비스를 제공하는 상담기관 및 사회복지기관은 생명의 전화, 청소년상담복지센터, 건강가정지원센터, 종합사회복지관, 노인복지관, 생명나눔 실천본부 산하 자살예방센터, Wee센터 등이 있다.

생각해 볼 문제

1. 생애주기별 자살의 원인에 대해 논의해 봅시다.
2. 자살에 대한 대중매체의 보도의 긍정적 · 부정적 측면에 대해 논의해 봅시다.
3. 자신이 가지고 있는 자살에 대한 생각과 태도에 관해 이야기해 봅시다.

제 15 장

학대와 정신건강

1. 아동학대
2. 배우자학대
3. 학대의 후유증: 외상후스트레스장애

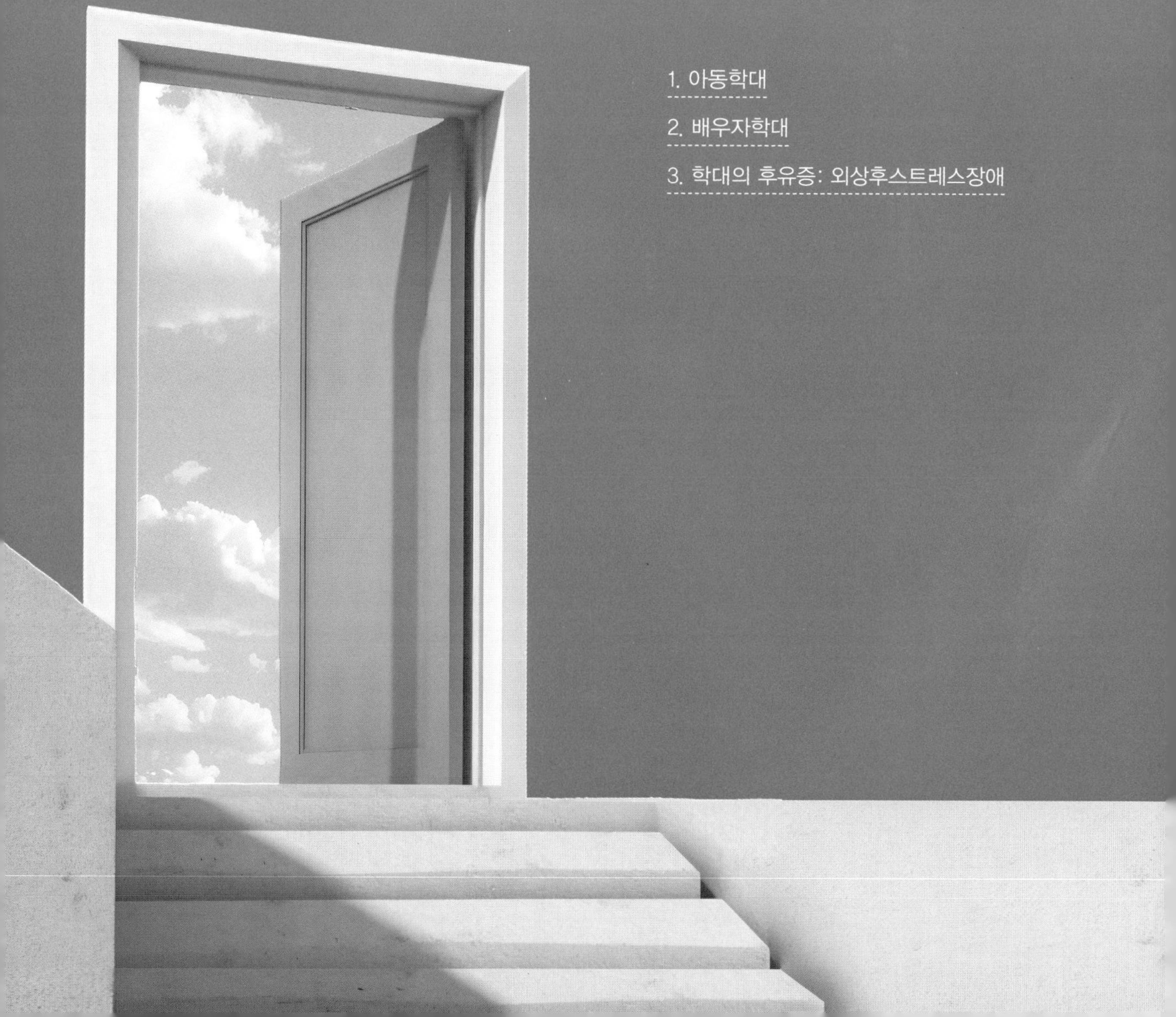

Mental Health

학대(虐待)의 사전적 정의는 '몹시 괴롭히거나 가혹하게 대우하는 형태'로서, 학대적 행동에 관한 용어를 살펴보면 학대(abuse), 폭력(violence), 구타(battering or beating), 냉대(maltreatment), 폭행(assault) 등이 있다. 학대의 대상은 다양하여 결혼을 했을 수도 혹은 미혼일 수도 있으며, 남성일 수도 여성일 수도 있고, 성인일 수도 아동일 수도 있다. 심지어 아직 세상에 나오지 않은 태아일 수도 있다. 그중에서도 특히 문제시되고 있는 것은 아동학대, 배우자학대, 노인학대 등이다.

학대의 유형으로는 방임(child neglect), 언어학대(verbal abuse), 신체학대(physical abuse), 심리적 혹은 정신적 학대(psychological or emotional abuse), 성희롱(sexual harrassment), 성학대(sexual abuse) 및 성폭행(sexual assault), 강간(rape)으로 나누어 볼 수 있다.

학대의 종류로는 정서적 학대(무시하기, 욕하기 등), 가족·친구로부터의 격리, 돈을 빼앗거나 주지 않는, 혹은 직장을 다닐 수 없도록 하는 등의 경제적 학대, 신체적 협박이나 손상, 성폭행, 추근거림(stalking), 위협(intimidation) 등이 있다. 비록 정서적·심리적·경제적 학대 등은 법적으로 위배되는 행동은 아니지만 학대의 다른 형태임이 분명하고 범죄적 학대로 발전된다(한국정신보건사회사업학회, 2000).

이 장에서는 아동학대, 배우자학대를 중심으로 학대와 정신건강을 다루고, 학대의 후유증인 외상후스트레스장애에 대해 알아보고자 한다.

1. 아동학대

1) 아동학대의 정의

우리나라 「아동복지법」에 따르면, '아동학대란 보호자를 포함한 성인이 아동의 건강 또는 복지를 해치거나 정상적 발달을 저해할 수 있는 신체적·정신적·성적 폭력이나 가혹행위를 하는 것과 아동의 보호자가 아동을 유기하거나 방임하는 것'(제1장 제3조)을 말한다. 또한 제5조에는 보호자의 책무에 대해 명확하게 명시되어 있는데, 아동을 양육함에 있어서 아동 개인의 보호자의 역할뿐 아니라 모든 국민이 아동의 권익과 안전을 존중하여 아동을 건강하게 양육해야 함을 고지하고 있다. 「아동복지법」 제17조에는 아동학대 금지행위가 규정되어 있는데, 아동매매, 아동의 정신건강 및 발달에 해를 끼치는 정서적 학대행위, 아동에게 성적 수치심을 주는 성희롱 · 성폭력 등의 학대행위, 자신의 보호 · 감독을 받는 아동을 유기하거나 의식주를 포함한 기본적 보호 · 양육 · 치료 및 교육을 소홀히 하는 방임행위, 장애를 가진 아동을 공중에 관람시키는 행위, 아동에게 구걸을 시키거나 아동을 이용하여 구걸하는 행위, 공중의 오락 또는 흥행을 목적으로 아동의 건강 또는 안전에 유해한 곡예를 시키는 행위, 정당한 권한을 가진 알선기관 외의 자가 아동의 양육을 알선하고 금품을 취득하거나 금품을 요구 또는 약속하는 행위, 아동을 위하여 증여 또는 급여된 금품을 그 목적 외의 용도로 사용하는 행위로 아동학대에 해당하는 행위를 구체적으로 명시해 놓았다(오은영, 2013).

2) 아동학대의 원인[1]

아동학대 원인은 부모 요인, 아동 요인, 가정적 · 사회적 요인으로 나누어 설명할 수 있다.

(1) 부모 요인

아동학대가 발생하는 부모의 요인은 다음과 같다.

표 15-1 아동학대 발생 부모 요인

부모의 미성숙	나이가 어리고 안정되지 못한 부모는 아동의 행동이나 욕구를 이해하지 못하여 아동학대를 쉽게 행하고 건전한 가족관계의 형성에도 어려움을 겪는다.
아동양육에 대한 지식 부족	부모가 아동을 어떻게 키울 것인가 잘 모르거나 건전한 가족관계가 어떤 것인지 잘 알지 못하는 경우 아동을 학대하기도 한다.
지나친 기대	부모는 종종 자신의 자녀가 가진 능력 이상으로 부모의 기대수준에 맞게 행동해 주기를 원하는데, 이처럼 높은 기대는 아동학대의 가능성을 높이는 원인이 된다.
잦은 가정의 위기	경제적 어려움, 실직, 잦은 병치레, 가정불화 등 가정 내 위기요인으로 인해 부모가 자녀를 학대하는 경우가 있다.

1) 중앙아동보호전문기관 홈페이지(http://korea1391.go.kr/new)를 참고하여 작성하였다.

정서적 욕구불만	부모는 자신의 욕구가 충족되지 못하거나 스트레스를 받을 때 아동에게 그 불만을 터뜨리게 된다.
사회적 고립	아동양육의 부담을 도와줄 수 있는 친척이나 친구, 이웃이 주위에 아무도 없는 경우에 아동을 학대하기도 한다.
어릴 적 학대받은 경험	아동을 학대하는 부모들 중 30~60% 정도는 자신들이 어릴 때 부모로부터 학대받은 경험이 있다.
알코올 중독 · 약물 중독	알코올 중독 · 약물 중독에 빠진 부모는 자신을 잘 통제하지 못하고 아동을 학대하기도 한다.
부모의 그릇된 아동관 및 양육관	아동을 소유물로 생각하며, 아동에 대한 권리의식에 대한 이해가 부족하다. 또한 체벌과 훈육을 혼동한다.
기타	부모의 낮은 자아존중감, 낮은 감성, 의기소침
	부모의 분노, 좌절 혹은 성적 욕구와 같은 충동과 감정조절의 무능력
	원치 않는 아동
	부모의 불안, 우울증, 기타 정신질환

(2) 아동 요인

아동 요인이 학대의 유발 요인인지, 학대로 인한 결과인지는 확실하지 않다. 그러나 다음의 특성을 보이는 아동들은 부모나 양육자의 신체적 · 심리적 부담감을 가중시키고 부모가 쉽게 지치게 된다. 또한 부모와의 애착 형성이 어려운 경우가 많아 신체적 · 심리적으로 지친 상태에서 아동에게 지속적인 관심과 애정을 주는 것이 어려울 뿐만 아니라 장애아나 기형아에 대한 사회적 편견은 부모에게 큰 스트레스로 작용하여 아동을 학대할 가능성이 높아지게 된다.

- 미숙아, 기형아
- 만성 혹은 급성질환아
- 신체적 · 정신적 · 기질적으로 특이하거나 장애를 가진 아동
- 운동 및 언어 등 발달이 늦은 아동
- 심하게 보채거나 밤에 잘 자지 않는 아동
- 문제행동을 보이는 아동
- 음식을 먹거나 잠을 자는 데 어려움을 나타내는 아동
- 사회적 반응의 결핍, 고집스러운 울음과 외모

- 수유의 어려움
- 분리 불안의 결함
- 자신감 결여, 지나친 경계, 무반응, 겁이 많음
- 적대적 행위, 충동적 특성, 폭력적 행동, 고집이 셈
- 대인관계에 둔감하고 매력이 없음, 운동 조절 결함

(3) 가정적 · 사회적 요인

가정적 · 사회적 요인은 가족관계 및 구조의 문제, 사회 전반의 분위기 등이 포함되며, 이 요인은 복합적으로 상호작용하여 발생하게 된다.

표 15-2 아동학대가 발생하는 가정적·사회적 요인

가족관계의 문제	가족 구성원 간에 갈등이 존재하거나 가족 상호작용이 약하여 아동학대가 발생한다.
가족구조의 문제	미성년가족, 한부모가족, 이혼가족, 재혼가족 등 가족구조의 특성이 아동학대의 원인이 될 수 있다. 이는 양육에 대한 지식의 부족, 높은 스트레스, 가족 간의 긴밀한 상호작용의 결여 등에 기인하는 것으로 보인다.
사회문화적 문제	사회적 고립 및 사회적 지지체계가 결여 등에 기인하는 것으로 보인다.
	신체적인 체벌에 대해 허용적인 문화 때문이다.
	아동을 존중하지 않는 문화 및 자녀에 대한 소유 의식 때문이다.
폭력에 대한 가치와 규범	체벌이나 훈육의 의미가 포함된 폭력은 필요하고 정당하다는 관념이 존재한다.

3) 아동학대의 실태[2)]

여기서는 아동학대 사례 유형과 사망아동 아동학대 사례 유형의 빈도를 중심으로 살펴보기로 하겠다. 아동학대 사례 유형은 중복학대가 16,026건(42.6%)으로 가장 높았다. 정서학대 12,351건 (32.8%), 신체학대 5,780건(15.4%), 방임 2,793건(7.4%), 성학대 655건(1.7%) 순으로 나타났다. 중복학대 중 신체학대 · 정서학대가 13,538건(36.0%)으로 가장 높았고, 정서

2) 이 내용은 보건복지부(2021),『아동학대 주요통계』를 참고하여 작성하였다.

표 15-3 아동학대 사례 유형(중복학대 별도 분류) (단위: 건, %)

유형		건수	비율
신체학대		5,780	15.4
정서학대		12,351	32.8
성학대		655	1.7
방임		279	7.4
중복학대	신체학대 · 정서학대	13,538	36.0
	신체학대 · 성학대	27	0.1
	신체학대 · 방임	302	0.8
	신체학대 · 정서학대 · 성학대	107	0.3
	신체학대 · 정서학대 · 방임	798	2.1
	신체학대 · 정서학대 · 성학대 · 방임	16	0.0
	정서학대 · 성학대	218	0.6
	정서학대 · 방임	1,011	2.7
	정서학대 · 성학대 · 방임	5	0.0
	성학대 · 방임	4	0.0
	소계	16,026	42.6
계		37,605	100.0

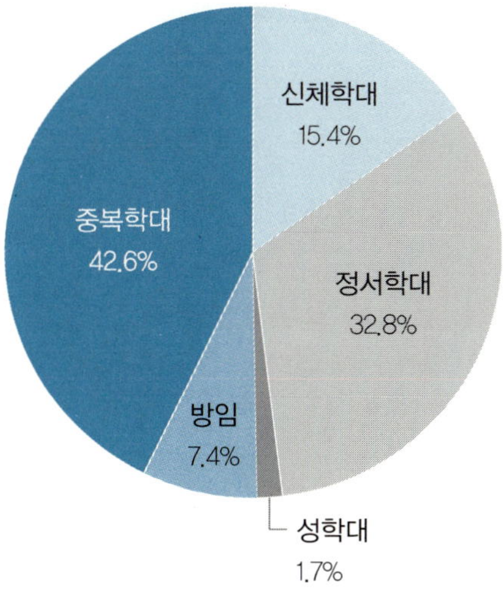

[그림 15-1] 아동학대 사례 유형(중복학대 별도 분류)

표 15-4 사망 사례의 아동학대 유형 (단위: 명, %)

구분	사망사례 학대행위자	
	인원	비율
방임	16	29.6
신체	25	46.3
신체 · 정서	5	9.3
신체 · 방임	2	3.7
신체 · 정서 · 방임	4	7.4
신체 · 정서 · 방임 · 성	1	1.9
정서	1	1.9
총계	54	100.0

학대 · 방임이 1,011건(2.7%), 신체학대 · 정서학대 · 방임이 798건(2.1%), 모든 학대 유형이 함께 발생한 신체학대 · 정서학대 · 성학대 · 방임은 16건(0.0%)이었다.

4) 매스컴상의 아동학대

'때리고 소금 먹이고……' 비정한 계모들에 중형 선고

훈육한다며 아이를 때려 숨지게 하거나 의붓딸에게 '소금밥'을 먹여 숨지게 한 비정한 계모들이 잇따라 중형을 선고받았습니다.

서울서부지법은 아이를 베란다에 감금하고 폭행해 사망케 한 혐의로 계모인 33살 권 모 씨에게 징역 8년을 선고했습니다.

또 전처로부터 아이를 데려와 훈육한다며 안마기 등으로 때려 사망에 이르게 한 친아버지 35살 나 모 씨에게 징역 5년을 선고했습니다.

재판부는 '권 씨와 나 씨는 전처로부터 아이를 데려온 뒤 훈육을 한다며 회초리로 때리고 속옷만 입혀 집 밖으로 내쫓는 등 학대를 일삼았다.'며, 특히 권 씨가 '아이를 베란다에 아침부터 저녁까지 세워 놓고 때려 사망에 이르게 한 결정적인 역할을 했다.'고 밝혔습니다.

권 씨 등은 지난 8월 서울 은평구 자신의 집에서 병원에 다녀온 새엄마에게 몸이 괜찮은지 묻지 않았다는 등의 이유로 플라스틱 안마기로 아들의 온몸을 마구 때려 숨지게 한 혐의로 기소됐습니다.

서울고법은 의붓딸을 소금 중독으로 숨지게 해 학대치사 혐의로 기소된 계모 51살 양 모 씨에게 원심처럼 징역 10년을 선고했습니다.

재판부는 피고인이 장기간에 걸쳐 나이 어린 피해자를 학대했고 내용을 믿기 어려울 정도로 죄질이 나쁘다며 중형을 선고했습니다.

2008년 재혼한 양 씨는 남편이 전처와 낳은 딸에게 지난해 7~8월 일주일에 두세 차례 소금 세 숟가락을 넣은 이른바 '소금밥'을 만들어 억지로 먹이고, 딸이 토하면 토사물까지 먹게 했습니다.

사건 당시 10살이었던 양 씨의 딸은 결국 소금 중독으로 인한 전해질 이상으로 사망했습니다.

5) 아동학대에 대한 개입 및 대처방안

장차 우리나라의 앞날을 짊어질 아동을 건전하게 육성하기 위하여 아동학대를 예방하여야 한다. 이에 아동학대 방지를 위한 개입 및 대처방안을 제시하고자 한다.

첫째, 아동학대와 훈육의 뚜렷한 인식 고취가 필요하다. 아동학대의 주체 중 부모가 차지하고 있는 비중이 2021년도 기준 83.7%에 이르고 있다. 그러한 이유는 피해아동과 같이 보내는 시간이 많은 것도 원인 중의 하나이지만, 부모가 자라 온 환경이나 사회적 현상을 근거로 하여 아동의 인권을 무시한 양육행위가 아동학대행위로 발전되는 것이 원인인 것으로 보인다. 「아동복지법」상의 금지행위에 대한 처벌규정이나 「아동학대범죄의 처벌 등에 관한 특례법」이 제정되기 전에는 가부장적 문화에서 오는 강제적 훈육이 부모의 중요한 역할로 강조되어 왔고, 내 자식에 대한 행위가 학대행위인지 훈육에 해당하는지에 대한 뚜렷한 기준을 가지고 있는 부모가 드물다. 이러한 불명확한 인식은 아동학대가 시작되는 주요한 원인이므로 훈육행위와 학대행위에 대한 올바른 인식을 고취시키기 위해 사회 전반적인 부모교육이 이루어져야 할 것이다(김화미, 2017: 83-84).

둘째, 아동학대는 영유아나 취학 전 아동에게 많이 발생하고 있으나, 이들 연령층에 대한 실태조사는 거의 없다. 따라서 아동학대의 범위를 설정하여 합의된 측정도구에 의해 연령별, 지역별, 사회계층별로 전국적인 실태조사를 실시하여야 한다(이민희, 2005).

셋째, 피학대아동뿐만 아니라 아동학대 행위자에 대한 상담 및 의료 지원이 확대되어야 한다. 현재도 피학대아동과 학대 가해자를 위한 심리적·의료적 지원은 이루어지고 있으나, 기간과 비용의 문제로 인해 충분하지 못한 실정이다. 현실적인 방안에서 지원이 이루어져야 할 것이며, 학대 가능성이 있는 부모나 보호자에게도 확대될 필요성이 있을 것이다.

넷째, 아동학대는 일회적인 것이 아니라 지속적인 성격을 지니며, 반복적이고 만성적인 상태라고 할 수 있다. 아동의 보호와 교육을 위해서는 학대범죄의 처벌과 동시에 학대의 정도와 기간 빈도 등의 내용을 정확히 파악하고, 피해아동의 성격, 상태 및 가해자의 태도, 개선 가능성 등 현 상황과 실정에 맞는 실질적인 보호조치가 이루어져야 할 것이다(박혜진, 2016: 273).

다섯째, 학대행위자에게서 피해아동을 분리시킬 경우나 원가정으로 복귀가 어려운 경우에 있는 피해아동들을 위한 보호기관의 증설이 필요하다. 아동학대행위로 인하여 받은 정신적 피해는 장래의 사회 구성원으로 성장하고 행복한 가정을 꾸려 나가는 데 장애요인으로 작용할 수 있으므로 정신적 피해를 회복하기 위한 상담 및 심리치료를 병행하고 있는 피해아동보호기관이 필요하지만, 현재는 터무니없이 부족한 실정이므로(김화미, 2017: 87-88) 보호기관을 증설하여 피학대아동의 보호뿐만 아니라 지속적인 관찰과 보호가 필요하리라 여겨진다.

여섯째, 아동학대 문제의 궁극적인 해결책은 예방에 있다. 부모가 자녀를 학대하게 되는 상황에 대한 연구를 통해 부모가 아동을 구타하지 않고 효과적으로 양육하는 방법을 배울 수 있도록 '부모교육 프로그램'을 마련해야 한다. 부모교육 프로그램은 아동학대 방지뿐만 아니라 가족의 기능을 강화시켜 주는 효과도 있다(이민희, 2005).

일곱째, 아동학대는 아동의 정신적·신체적 장애를 초래하며 학대를 받고 자란 아동은 성인이 되어 아동을 학대하는 가해자가 된다. 아동학대의 결과는 매우 심각하며 가정 또는 사회 폭력의 근원이 될 수 있으므로 아동학대의 발견·치료·예방을 위한 국민적인 인식이 제고되어야 한다(이민희, 2005).

2. 배우자학대

1) 배우자학대의 정의

배우자학대 행위를 정의하는 것은 쉽지 않다. 학자나 실무자들 간에도 유사 용어들이 혼용되고 있으며 구체적으로 학대의 정도나 범위를 설정하는 데 어려움이 있기 때문이다. 관련 문헌들에는 아내학대(wife-abuse), 아내구타(wife-battering), 아내폭행(wife-assault), 가정폭력(domestic or family violence), 배우자학대(spouse-abuse), 부부폭력(conjugal-violence) 등의 용어가 사용되고 있다(박미은, 1991). 우리나라에서는 아내학대와 가정폭력, 아내구타와 같은 용어들이 큰 차이 없이 쓰이고 있고(변화순, 원영애, 최은영, 1993), 외국의 법 용어에서는 중립적인 개념인 가정폭력 혹은 배우자학대라는 용어를 사용한다. 아내학대나 아내구타는 여권주의 시각에서 사용되며, 가정폭력 혹은 배우자학대는 일탈 및 범법행위의 다른 유형으로 학대를 이해하는 시각에서 사용된다(정서영, 1995; Ferraro, 1989).

우선 학대의 개념을 살펴보면 두 가지로 분류할 수 있다. 첫째, 학대를 폭력행동의 하위개념으로 보는 것으로 '어떤 행위의 결과로 나타난 상해'에 학대의 초점을 두고 있다(Gelles, 1980).

둘째, 폭력은 모든 신체적 공격 유형으로 보는 반면, 학대는 상해를 입힐 수 있는 신체적 공격뿐만 아니라 피해를 유발하는 비신체적 학대행위를 모두 포함하는 것으로 보는 것이다(정서영, 1995; Gelles, 1980). 즉, 부부간의 학대는 신체적 위해행위와 그에 따른 신체적 손상에 즉각적인 관심을 보이지만, 좀 더 관찰해 보면 심리적 · 정서적인 면에서 깊은 상처를 호소하는 경우가 상당히 많기 때문이다(변화순 외, 1993).

이와 같이 학대는 밀거나 따귀 때리기부터 시작해 흉기를 사용하고 성적 압력을 가하는 신체적인 것과, 배우자에게서 받는 심리적 학대(수치심 및 언어적 비하)를 포함할 수 있다(변화순 외, 1993). 특히 장기간에 걸친 심리적 학대는 사실상 잠정적인 심각한 결과들, 즉 스트레스 · 만성 우울감 · 자신감의 상실 · 정신질환 등을 유발할 수 있다(김경화, 1986). 따라서 여기에서는 신체적 학대 · 심리적 학대 모두 포함한 경우를 학대로 보고, 학대나 폭력, 구타 등의 용어를 각 연구에서 사용한 대로 쓸 것이다.

지금까지 학대의 개념을 살펴보았는데, 한 가지 더 고려할 점은 학대의 대상이다. 대부분의 연구가 아내학대를 주로 다루어 왔는데, 인간의 대인관계는 어떤 입장이나 상황에서든 상호적으로 이루어진다는 관점에서 아내가 남편에게 가하는 학대행동도 논의되어야 할 것이다.

2) 배우자학대의 원인

(1) 알코올 사용

알코올 사용과 학대행동 간에 상관관계가 높다는 연구결과들이 있다(Rosenbaum & O'Leary, 1981; Hoffman, Demo, & Edwards, 1994). 겔스(Gelles, 1974)는 알코올이 아내구타에 정적으로 상관된다고 주장하면서 구타자들은 아내에게 폭력을 행하기 위해 취한다고 분석하였다. 즉, 음주는 아내에게 학대를 가한 남편이 자신의 행위의 책임을 술의 탓으로 전가시키기 위해 사용된다는 것이다(정서영, 1995: 10-11).

그러나 피지(Pizzey)는 아내를 구타하는 남편들 중 알코올 중독자가 있기는 하지만, 그들에게 술을 못 마시게 한다고 해서 폭력행위를 그만두지는 않는다고 하였다. 그에 따르면, 어떠한 것도 폭력을 사용하게 하는 요인이 될 수 있는데, 즉 그것은 술이 될 수도 있고, 아이의 울음소리나 일진이 나쁜 날이 될 수도 있다고 하면서 알코올이 학대를 일으키는 원인이 된다는 관점을 비판하고 있다(서명선, 1985).

(2) 사회학습이론

개인의 행동을 규정하는 사회적 규범과 가치관은 주로 유아기부터 성장 · 발달해 감에 따라 사회화 과정을 통하여 형성 · 내면화되는 것인데, 학대행동이 획득되는 기제에는 직접적 강화, 간접적 관찰, 모델링의 효과가 커다란 역할을 한다(윤진, 1987). 즉, 자녀가 어머니가 학대받는 모습을 보고 자라서 성인이 되면 아내학대의 희생자와 동질감을 느껴 피해의식에 쌓이거나 폭력을 행사함으로써 학대를 전수할 수 있는 한 요인이 된다는 것이다.

(3) 교환이론

교환이론의 기본적 전제는 인간은 누구나 개인과 개인, 개인과 집단, 집단과 집단의 상호작용에서 보상감을 극대화하고 대가를 극소화하여 가능한 한 가장 많은 이익을 얻을 수 있는 상황을 선택한다는 것이다(김명자, 1991). 이러한 교환이론적 관점에서 부부학대의 원인을 살펴보면, 먼저 배우자에게 대가를 강요하기 위한 수단으로 학대를 사용한다. 즉, 자신에게 상처를 준 사람에게 대가를 치르게 하는 것도 보상이라는 것이다. 예를 들면, 남편이 바

가지를 긁는 아내의 입을 다물게 하려고 학대를 행하는 것, 남편에게 구타당한 아내가 더 강하게 폭력을 휘두르는 것 등이 그 예이다(김정숙, 1986).

또 다른 면은 학대가 개인의 목표를 달성하기 위한 자원으로 사용된다는 관점인데, 구드(Goode, 1971)는 개인이 사용 가능한 자원이 많을수록 실제로 학대를 행사할 가능성이 감소한다고 하였다. 즉, 학대는 자원이 불충분하거나 부족할 때 자신을 보충시키기 위한 수단으로 사용된다는 것이다. 예를 들면, 남편이 권력이 부족할 때 보상행동으로 아내에게 더 많은 신체적 학대를 행하거나(Babcock, Waltz, Jacobson, & Gattman, 1993), 적은 자원을 지닌 여성일수록 별다른 대안책이 없으므로 학대가 심한 남편의 지배하에 그대로 머무는 경향이 크다고 한다(김명자, 1991).

(4) 일반체계이론

일반체계이론은 부부학대가 '왜' 일어나는가가 아니라 '어떻게' 일어나는가에 초점을 둔다. 여기에는 직선적 원인-결과 분석으로는 상호 인과관계에 있는 관계의 복합성을 찾아낼 수 없다는 가정이 깔려 있다. 이 접근법에서는 부부학대가 시간이 지남에 따라 어떻게 발전해 나가는가, 그리고 어떻게 해서 부부학대가 지속적 행동유형으로까지 되는가의 문제를 중요하게 다루고 있다(김익기, 심명희, 1992).

학대행위가 점차 상승하여 악순환을 창조하는 긍정적 피드백과 학대 수준을 유지·감소시키는 부정적 피드백을 포함한다. 이를 부부학대에 적용해 보면, 만일 남편이 신체적 학대를 했을 때 아내가 이를 용서해 주거나 무기력하게 반응한다면 그 행위에 대해 긍정적 피드백이 생겨 그 행위가 지속적으로 나타나게 된다는 것이다(정민자, 1991).

또한 체계는 어떤 갈등에도 불구하고 그 체계를 존속시키고자 하는 속성이 있으므로(Jean, 1983), 많은 부부가 학대 상황에 처해도 그 체계의 유지를 자신의 고통보다 중요하게 생각하여 계속 그 체계 내에 머물고자 한다. 그러나 이러한 체계이론적 관점은 사회의 다른 부분들과 관련을 맺으며 항상 변화하고 있는 과정 속에서 가족이 직면한 광범위한 문제에 대해 더욱 근본적인 시각을 제공해 주지 못하므로, 더 큰 사회적 맥락 속에서 그와 같은 현상을 초래하게 된 본질적인 영향이 어디 있는가를 규명하도록 해야 할 것이다(서명선, 1985).

3) 배우자학대의 실태[3)]

여성가족부는 「가정폭력 방지 및 피해자 보호 등에 관한 법률」에 근거하여 3년마다 가정

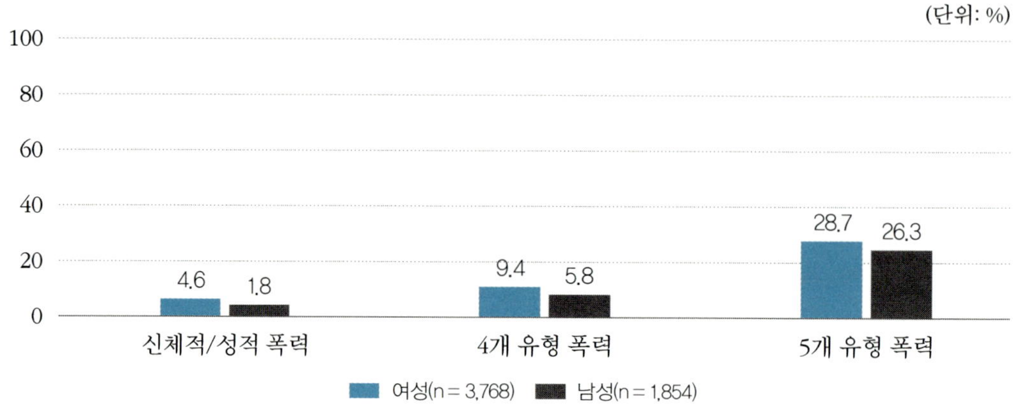

[그림 15-2] 지난 1년간 배우자/파트너에 의한 폭력 피해경험

출처: 여성가족부(2022).

폭력 실태조사를 실시하고 있다. 이 조사는 가정폭력 전반에 대한 실태를 파악하고자 실시되는 조사로 여기서는 배우자/파트너에 의한 폭력의 실태에 관한 내용도 함께 포함되어 있다. 2022년 조사를 통해 나타난 배우자/파트너에 의한 폭력 피해경험은 [그림 15-2]와 같다. 구체적인 결과를 살펴보면 다음과 같다(여성가족부, 2022).

배우자 또는 비혼동거 파트너가 있는 만 19세 이상 응답자가 지난 1년간 경험한 배우자/파트너에 의한 폭력 피해를 조사한 결과, 신체적 · 성적 폭력 피해율은 여성 4.6%,남성 1.8%였으며, 4개 유형 폭력(신체적 · 성적 · 경제적 · 정서적 폭력) 피해율은 여성 9.4%, 남성 5.8%였고, 5개 유형 폭력(신체적 · 성적 · 경제적 · 정서적 폭력 및 통제) 피해율은 여성 28.7%, 남성 26.3%로 나타나 전반적으로 여성의 피해율이 남성보다 높았다.

배우자/파트너의 신체적 · 성적 · 정서적 · 경제적 폭력 피해에 대한 대응으로는 절반 이상(53.3%)이 별다른 대응을 한 적이 없었으며, 성별로는 여성(55.4%)이 남성(49.8%)보다 대응하지 않았다는 응답이 더 많았다. 남성과 여성 모두 주위에 도움을 청한 경험은 드물었으며(여성 0.5%, 남성 1.0%), '자리를 피하거나, 집밖으로 도망갔다'는 대응은 여성(12.1%)보다 남성(19.5%)의 응답이 더 많았다. 맞대응했다는 응답은 여성(34.0%)과 남성(33.1%)이 비슷했다. 폭력에 별다른 대응을 하지 않은 이유로는 폭력이 심각하지 않아서, 그 순간만 넘기면 될 것이라고 생각해서 대응하지 않았다는 응답이 가장 많았다. 남성은 폭력이 심각하지 않다고

3) 이 내용은 여성가족부(2022),「가정폭력 실태조사연구」를 참고하여 작성하였다.

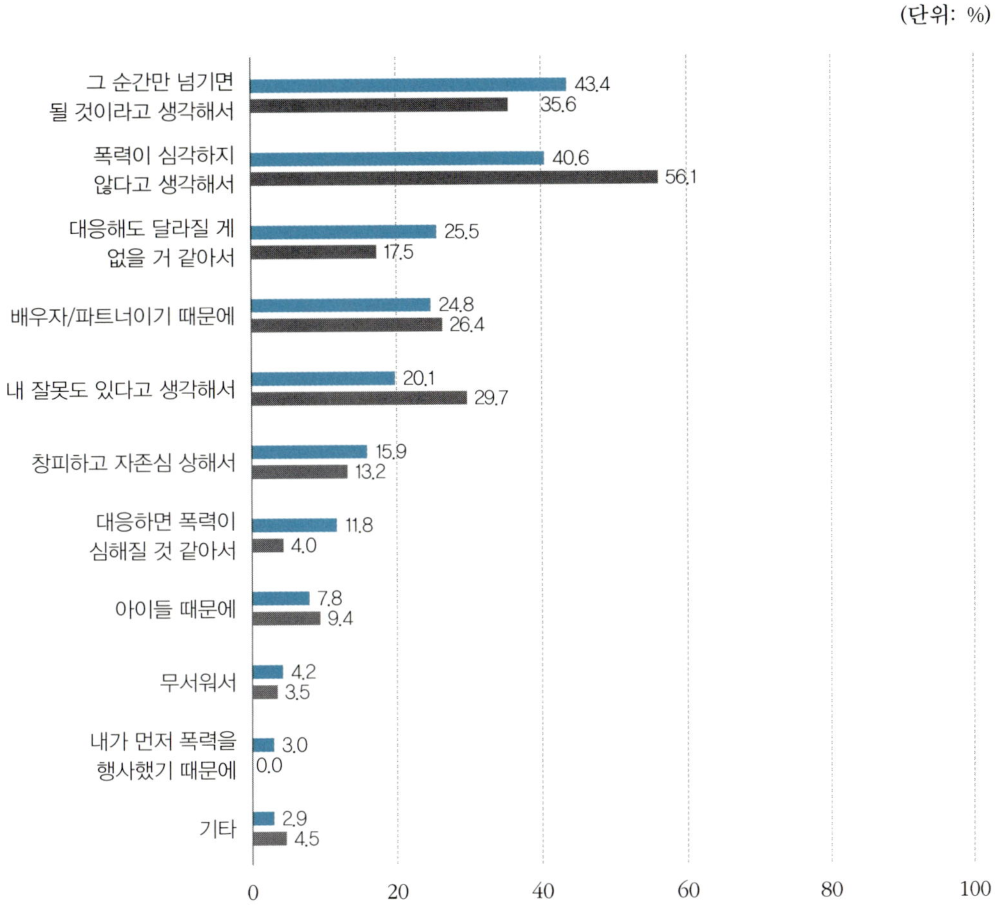

[그림 15-3] 폭력행동에 대한 대응으로 '별다른 대응을 한 적이 없는' 이유

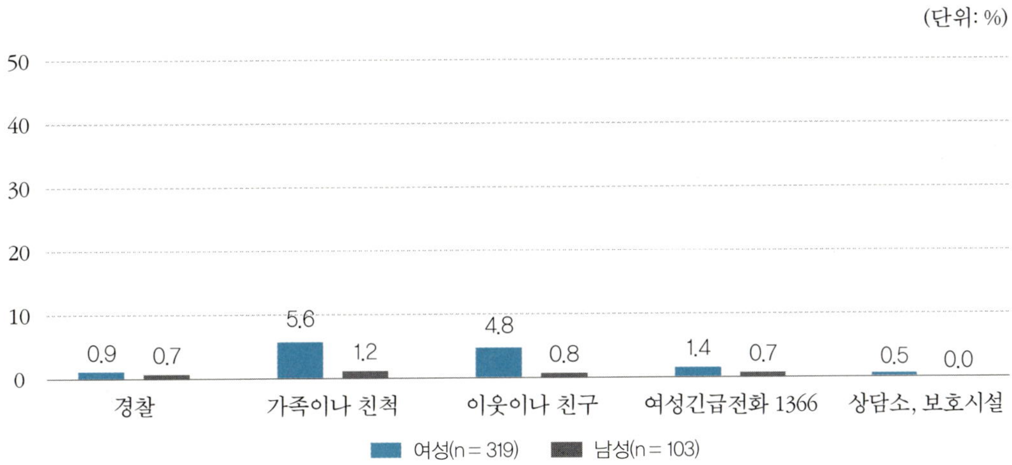

[그림 15-4] 폭력경험 이후 주위 도움 요청 여부

생각해서 대응하지 않았다는 응답이 절반 이상으로 가장 많았던 반면(56.1%) 여성의 응답은 40.6%로 남성보다 15.5%p 낮았으며, 대응했다가 폭력이 심해질 수 있다는 우려로 대응하지 않았다는 응답은 여성은 11.8%인 데 비해 남성은 4.0%로 여성보다 7.8%p 낮았다.

주위 도움 요청 여부에 대한 응답은 [그림 15-4]와 같았는데, 가족이나 친척, 이웃이나 친구라는 비율이 가장 높았다.

4) 매스컴상의 배우자학대

남편이 때릴까 봐 잠 못 들고 찜질방도 불안…… 갈 곳 있어 고맙죠

지난 17일 밤 11시. 선잠에 빠져 있던 김 모(40 · 여)씨는 술에 취해 들어온 남편의 발길질에 놀라 머리카락이 쭈뼛해졌다. 극도의 흥분 상태인 남편은 다리미판을 김 씨에게 집어던지고 그의 멱살을 잡아챘다. 급기야 "내가 너를 죽일 수도 있으니 경찰에 신고를 해야겠다."며 스스로 112에 전화를 걸었다. 신고 후에도 남편은 제 분을 못 이겨 물건을 집어던졌다. 현장에 도착한 경찰은 남편을 파출소로, 구석에 숨어 있던 김 씨를 '범죄피해자 긴급보호센터'로 인계했다. 19일 보복 범죄 등 2차 피해를 차단하기 위해 위치와 직원의 신분까지 비밀에 부쳐진 범죄피해자 긴급보호센터를 찾았다. 지난 3월 19일 가정폭력과 성폭력 등으로 갈 곳 없는 피해자를 보호하기 위해 문을 연 범죄피해자 긴급보호센터는 그동안 51명의 피해자가 거쳐 갔다.

김 씨는 "밤에 갈 곳이 어딨겠어요. 찜질방에서 하루 자고 저녁에 몰래 들어가려고 했죠. 남편이 때리는 데는 이유가 없어요. 본성은 착한데 그놈의 술이 문제죠."라며 체념한 듯 말을 건넸다. 김 씨는 세 개 층으로 이뤄진 긴급보호센터의 2층 작은 방 침대에서 오랜만에 단잠을 잤다고 했다. 연둣빛 벽지와 침구가 눈에 띄었고 방 옆에는 샤워실도 갖춰져 있었다. 김 씨는 "남편 귀가가 늦어지면 편히 잠을 못 자요. 술 먹고 들어와서 또 때릴까 봐요. 한밤중에 여자 혼자 찜질방에서 잔다는 것도 불안하고 무서웠는데 (긴급보호센터가 있어) 참 고맙죠."라고 말했다.

라면으로 허기를 채운 김 씨는 1층 상담실로 내려가 3시간 넘게 센터 직원들과 이야기를 나눴다. 센터에는 30~50대의 여성 상담요원 다섯 명이 상주해 피해자들의 상담을 도맡고 있다. 보통 2~3시간 상담이 이뤄지지만 아침 해가 뜰 때까지 하소연을 하는 피해자들도 많다고 했다.

김 씨는 "모든 문제가 해결된 것은 아니지만 안전하게 이야기를 털어놓을 수 있어서 마음이 정말 편해졌어요. 앞으로 어떻게 해야 할지 조언을 많이 받았습니다."라고 담담하게 말했다. (후략)

출처: 서울신문(2013. 05. 20.).

5) 배우자 학대에 대한 개입 및 대처방안

2017년도 한국여성정책연구원(이인선 외, 2017: 239-241)이 발표한 '가정폭력 실태와 과제' 보고서에서 개인과 관계적 요인뿐만 아니라 성역할태도, 가정폭력 허용도 등 사회문화적인 측면과 가정폭력의 관계가 발견되었다. 가정폭력에 있어서는 개인, 가족, 지역사회, 사회 등 여러 체계에서의 개입이 필요하며, 특히 사회문화적 차원에서는 예방적 차원의 개입이 강화되어야 한다고 하면서 다음과 같은 개입 및 대처방안을 제시하였다.

첫째, 가부장적인 성역할태도와 가정폭력에 허용적인 태도가 배우자 폭력의 피해 및 가해와 연관성이 높다는 선행연구들과 일치하는 연구결과가 나왔으므로, 가정폭력을 사전적으로 예방하기 위해서는 성평등적이고 폭력에 비허용적인 문화 및 사회규범을 형성하는 노력이 필요하다는 것이다. 또한 가정폭력 관련 인식이 낮은 집단을 대상으로 한 가정폭력 인식 개선 프로그램과 교육, 홍보 등의 노력이 필요하다.

둘째, 가정폭력의 세대전이가 연구에서 확인되었는데, 아동기 학대 또는 가정폭력 노출 경험은 여성의 배우자 폭력 피해, 남성의 배우자 폭력 가해와 연관되는 것으로 나타났다. 특히 아동기 가정폭력 경험, 성인기 배우자 폭력 피해 또는 가해, 본인의 자녀에 대한 학대와의 연관성이 나타나, 폭력이 3세대에 걸쳐 전이될 위험이 높음이 확인되었다. 이러한 연구결과는 가정폭력 피해 여성과 가해 남성에 대한 접근에서 아동기 가정폭력 노출 경험에 대한 사정이 필요하며, 아동기 가정폭력에 노출된 여성과 남성은 가정폭력을 재경험할 위험이 높은 집단이므로, 이들 집단에 대한 예방과 개입, 치유·회복 지원이 우선되어야 할 것이다. 아울러 아동기 가정폭력 경험과 남성의 배우자 폭력 가해 및 자녀학대와의 연관성에 주목하여 가해 남성에 대한 개입을 확대할 필요성이 있다.

셋째, 배우자 폭력 안에서 다른 유형의 폭력이 중첩적으로 발생한다는 점이다. 폭력피해가 있는 경우 두 가지 유형 이상의 폭력을 중첩적으로 경험하는 비율이 상당히 높았다. 또한 중첩적으로 경험하는 폭력 유형의 개수가 많을수록 폭력으로 인한 신체적·정신적 피해 영향이 더 취약하다. 그러므로 피해 여성이 다른 유형의 폭력 피해를 중첩적으로 경험하는지 사정하고, 중첩적 피해를 경험하는 여성의 치유·회복을 위해 충분한 지원과 개입이 이루어져야 할 것이다.

넷째, 배우자 통제가 가정폭력과 관련성이 있다는 것이 확인되었다. 배우자 통제가 일어나는 관계에서는 직접적인 폭력이 발생하지 않더라도 부부뿐 아니라 자녀에게도 억압적인 가정환경과 가족관계가 형성될 수 있으며, 이는 이후 배우자 폭력이나 자녀학대로 이어질 위험도 높다. 지금까지 우리나라의 가정폭력에 대한 접근은 폭력적인 행동에 집중되어 왔으며, 비폭력적이지만 배우자를 통제하기 위해 다양한 방법으로 사용되는 통제행동에 대한 관심과 개입은 매우 미흡했다. 그러므로 일반 국민을 대상으로 하는 가정폭력 인식 개선 교육 및 홍보를 포함하여, 향후 가정폭력 예방과 지원정책에서 배우자의 통제행동에 대한 관심과 접근을 확대해 나가는 것이 필요하다.

3. 학대의 후유증: 외상후스트레스장애[4)]

외상후스트레스장애(Post-Traumatic Stress Disorder: PTSD)는 통상적인 상황에서는 겪을 수 없는 극심한 위협적 사건에서 심리적인 충격을 경험한 다음 일으키는 특수한 정신과적 증상을 뜻한다. 위협적 사건에서 가족이나 친지의 죽음, 부부의 갈등이나 이혼, 만성질병, 직업상실 등 보통 사람이 일상 속에서 겪을 수 있는 사건은 제외된다. 여기서 말하는 위협적 사건이란 폭행, 강간, 테러 및 폭동, 전쟁의 영향, 홍수 · 폭풍 · 지진이나 화산폭발과 같은 천재지변, 자동차 · 기차 · 비행기 등의 교통수단으로 인한 사고, 큰 화재 등의 사건을 뜻한다. 이 장애를 가진 사람은 낮에는 고통스러운 과거경험이 머릿속에 엄습해 들어오고 밤에는 악몽을 꾼다. 그들은 주의를 집중하는 데 어려움을 겪으며 주변 사람이나 주변의 일에 대해 거리감을 느낀다.

외상후스트레스장애를 가진 사람들은 세 가지 주요한 형태의 문제 혹은 증상을 갖는다.

- 외상을 완화시키기: 통제력의 상실, 악몽, 그리고 사람들이 다시 그 사건을 살고 있는 것처럼 그들이 느끼도록 만드는 장면기억재현(flashback)을 포함한다. 사람들이 보거나 듣는 것이 그들에게 그 사건을 회상시킬 때 기억이 흔히 돌아온다.
- 회피하기: 일어났던 일을 기억하는 것은 고통을 가져오기 때문에 외상후스트레스장애를 가진 사람들은 그것을 생각하려고 하지 않는다. 또한 그들은 기억을 불러일으키는 사람, 장소 혹은 일과 떨어져 지낸다. 흔히 그들은 감각을 잃었거나 다른 사람들과 유리된 것처럼 느낀다. 어떤 사람들은 고통을 완화하려고 알코올이나 약물을 사용하게 된다.

4) 이 내용은 최송식(2010)을 참고하여 작성하였다.

- **신체적 스트레스의 징후**: 수면장애, 항상 민감해지거나 화를 느끼는 것, 집중곤란, 긴장이나 경계감이 포함될 수 있다.

1) 배우자학대에 따른 외상후스트레스장애

여성에게 자행된 가정폭력은 사적인 문제로 숨겨진다. 일부 사람들은 남성이 가정의 머리라고 믿고 부인을 매질할 권리를 가진다고 믿는다. 가정폭력의 우발성은 실제 이하로 보고되거나 전부 경찰에게 신고되지 않는다. 1970년대와 1980년대에 출현한 연구자들은 미국 사회에 침투된 배우자학대 문제를 폭로했다. 배우자학대는 모든 사회계층, 모든 교육과 수입의 수준, 도시와 시골, 모든 민족 가운데서 일어났다. 오늘날 게이와 레즈비언 관계뿐만 아니라 결혼하지 않은 이성애자 가운데서도 신체학대가 알려져 있다. 다른 가족 구성원, 특히 아동은 또한 성적 학대를 포함하는 가정폭력의 대상이다. 반면에 일부 아동학대는 서로 그들의 부모를 학대하거나, 아니면 일부 성인이 그들의 나이 많은 부모를 학대하기도 한다.

여기에서는 배우자 또는 파트너와 함께 살고 있는 여성에게 자행된 폭력(구타)에 초점을 두겠다. 왜냐하면 여성은 빈번하게 학대의 희생자가 되고 있고 가정폭력은 여성의 문제로 간주되고 있기 때문이다. 이것은 여성의 지지 그룹이 구타를 개인적인 문제라기보다 공공의 문제로 재구성하는 데 도움이 되었기 때문이다. 이것은 우리 모두와 관련된 것이다. 전국적인 여성 집단 활동의 결과로 학대가해자로부터 보호하는 법이 생존권을 보장하는 수단으로 변화되었다. 각 지역에서는 학대 피해여성과 자녀가 위기 상황 동안 머무를 수 있는 집을 마련하여 그들의 감정적 지지, 합법적 충고, 상담을 받을 수 있도록 하고 있다. 일부 지역에서는 경찰과 의사들이 복잡한 감정과 위기 상황을 다룰 수 있고 피해여성을 도울 수 있는 사회복지사와 훈련된 자원봉사자들의 도움을 요청할 수 있다. 법의 변화와 더 많은 재정 지원은 지역 서비스를 개선하고 있다.

여성은 일부 감시자가 있는 그들의 가정에서 신체적 학대에 취약할 수 있다. 개인적인 공간에서 폭력이 행해졌을 때, 이것은 관계성의 맥락에서 보면 사적인 공간에서 일어난 것이다. 사적인 공간에서는 여성 스스로가 폭력행동을 문제로 보기 어렵다. 오히려 폭력행위의 책임이 자신에게 있다고 보고 폭력행위에 대처하기보다는 그들 스스로 순응하고 참게 된다. 비슷한 예로, 여성은 그들 파트너와의 강제적이고 합의가 되지 않은 성관계에 대해 혼란을 겪거나 분개하게 되나, 그들은 강간과 같은 파트너의 행동을 구조화하고 순응하기 쉽다. 낯선 사람이 그와 같은 행동을 가정의 외부에서 저지른다면 명백히 범죄로 인정될 것임에도 사적인 공간에서는 다르게 해석될 수 있다는 것이다.

여성은 비록 신체학대가 개인적인 관계에서 일어났다고 하더라도 심각성을 부정하지 말고 반발해야 한다. 그러나 많은 폭력의 피해 여성과 그 자녀들은 반발했을 때 발생되는 폭력에 대한 두려움과 미래에 대하여 걱정을 하게 된다. 폭력 피해 여성이 물리적 상처를 얻게 되어 병원을 갔을 때, 정신건강전문가가 폭행 여부를 묻는 질문에도 파트너에 대한 두려움 때문에 일부 여성은 폭행의 이유를 조작하려고 한다. 이 지점에서 파트너는 양심의 가책을 보이고 여성을 염려하고 다음부터는 안 그러겠다고 다짐을 하며 여성을 위로한다. 그러나 대부분 집으로 돌아오고 난 뒤 학대적 관계는 계속된다. 폭력 주기와 일치하는 파트너의 긴장이 매순간 서서히 증가된다(Walker, 1979). 이 기간이 되면 여성은 자신이 생각하는 말을 피하고 파트너가 싫어하는 어떤 것을 하는 것도 피한다. 여성은 매사 신중한 행동을 한다. 그럼에도 불구하고 파트너의 폭력행동은 다시 일어난다. 이때 여성은 안전을 위해 여성을 위한 쉼터를 찾게 된다. 하지만 처음 여성쉼터를 찾아올 때와 달리, 어느새 여성은 구타가 존재하는 집으로 돌아갈 이유를 만들며, 다시 돌아가게 된다. 이것이 폭력의 순환구조에서 벗어나지 못하는 여성의 일반적인 예라고 볼 수 있다.

여성이 폭력의 가해자에게로 되돌아가는 이유가 경제적 의존, 감정적 집착, 두려움에 기초하든 어떻든 간에, 폭력행위가 일어나는 공간에 남아 있거나 되돌아가는 이 유형은 사회복지사가 위험에 있었던 여성을 보호하기 위해 시도했던 것을 수포로 돌아가게 만들 수 있다.

2) 아동에서의 외상노출과 외상후스트레스장애의 유병률

외상후스트레스장애는 아동을 포함한 어떤 연령에서도 일어날 수 있다. 일반 인구 중의 유병률은 남자 0.5%, 여자 1.2%이다. 재난을 당한 사람들 중 50~80%에서 이 장애가 나타난다. 아동에게서도 나타날 수 있다. 남자에게 재난은 대개 전장에서의 경험이며, 여성의 경우는 습격이나 강간, 가정폭력 등이다. 어느 연령층에서도 나타날 수 있으나 청년기에 가장 많다.

다양한 연령의 아동 표본과 다른 도구들이 사용된 연구들을 개괄하여, 사이그, 그린 및 코롤(Saigh, Green, & Korol, 1996)은 성적 학대의 발생 후에 오는 외상후스트레스장애의 유병률이 치료 환경에 있는 아동들 사이에서 분명히 끊임없이 지속된다고 보고하였다. 대략 1/3에서 1/2 정도가 외상후스트레스장애 증상이 나타난다. 맥리어 등(McLeer et al., 1994)은 DSM-III-R의 외상후스트레스장애 진단을 위한 발단 기준을 충족하는 성적 학대 후 임상적으로 의뢰된 아동의 42.3%를 보고하였다. 키서, 헤스톤, 밀새프와 프루잇(Kiser, Heston, Millsap, & Pruitt, 1991)은 163명의 학대받은 아동 표본에서 55%가 외상후스트레스장애를 가진다고 보고하였다. 이 표본 중 49명의 아동은 성적으로 학대받았다. 신체적 학대 비율은, 희생된 아동을 독립적으로 검토할 때 20%에 이르는 성적 학대보다 훨씬 낮았다(Saigh et al., 1996). 데블링어, 맥리어, 앳킨스, 랄프 및 포아(Deblinger, McLeer, Atkins, Ralphe, & Foa, 1989)는 성적으로 학대받았던 정신질환 입원 아동 환자의 20%, 신체적 학대를 경험한 정신질환 입원 아동 환자의 7%, 그리고 학대받지 않은 입원 아동 환자의 10%가 외상후스트레스장애를 가졌다고 보고하였다.

연구자들은 청년기에 생명을 위협하는 사건에 노출되면 외상후스트레스장애의 비율이 높아진다는 것을 밝혀내었다(Amaya-Jackson & March, 1995; Fairbank, Schlenger, Saigh, & Davidson, 1995; McNally, 1994). 예를 들어, 데이비드슨과 스미스(Davidson & Smith, 1990)는 생명을 위협하는 사건을 경험한 11세 이하의 아동은 외상후스트레스장애가 세 번 이상 발생할 가능성이 있다고 보고하였다.

DSM에 따르면, 아동은 대개 가정폭력을 목격하거나 신체적으로 학대받을 때 그에 대한 반응으로 외상후스트레스장애를 나타낼 수 있다. 외상후스트레스장애와 관련된 또 다른 문제로는 불안장애, 우울증, 분노, 죄책감, 물질남용(고통을 경감시키기 위해 자가처방), 부부간의 갈등, 신체건강의 악화, 성기능장애, 그리고 직장일을 잘 해내지 못하는 것 등이 있다(Bremner et al., 1996; Jacobson et al., 2001). 자살생각과 자살계획도 일반적으로 나타나는데, 요통, 두통 및 위내장 장애와 같은 스트레스 관련 정신생리성 문제뿐만 아니라 감정폭발에 따른 폭력행동도 빈번하게 나타날 수 있다(Hobfoll et al., 1991).

우리나라 아동의 외상후스트레스장애에 대한 연구는 매우 미진한 수준이다. 대부분의 외상후스트레스장애 진단이 가장 흔하게 적용되는 것 중 하나가 교통사고에 준하고 있다. 사고 특성상 진단이 다양하지만 외상후스트레스장애 진단 적용 빈도 역시 다양하며, 7.1%에서 61.5%까지(김병철 외, 1998; 김태형 외, 1998; 이선미, 김동인, 2000)로 보고되고 있으나 대부분 성인의 자료에 일부 아동이 포함되어 있을 뿐이다. 그러나 최근 아동 관련 사건·사고가 매우 증가하고 있으며 이를 경험한 아동뿐 아니라 목격한 또래 친구들까지도 매우 큰 영향을 주기 때문에 아동의 외상후스트레스 또한 세심하게 조사되어야만 할 것이다.

DSM은 아동이 외상후스트레스장애로 고통받을 수 있으나, 그 표현방식이 성인과는 다를 수 있다는 사실을 일깨워 주고 있다. 괴물이 나타나는 악몽으로 인한 수면장애와 행동의 변화가 일반적인데, 예를 들면 이전에는 활동적이던 아동이 굉장히 얌전하고 위축되거나 이전에는 얌전하던 아동이 시끄러워지고 공격적으로 변할 수 있다. 외상을 경험한 몇몇 아동은 성인이 될 때까지 삶을 견디어 낼 수 없다고 생각하기 시작할 수도 있다. 어떤 아동은 이전에 획득한 발달 기술, 예를 들면 말하기나 대소변 가리기 습관 같은 등을 잊어버리게 될 수 있다. 마지막으로, 어떤 아동은 성인과 달리 자신의 정서적 고통을 말로 잘 표현하지 못하고 혼란된 혹은 불안한 행동으로 나타낼 수도 있고, 외상에 노출된 상황을 놀이로 반복하여 표현하기도 한다(American Psychiatric Association, 1994). 이런 점은 신체적이거나 성적인 학대의 가능성이 있는 경우에 특별히 기억해야만 할 중요한 사항이다.

3) 경과와 예후

대부분의 사람은 외상 이후에 잠시 동안 외상후스트레스장애의 증상을 갖는다. 이들의 약 절반은 3개월 이내에 저절로 증상이 호전된다. 다른 사람들은 증상이 수개월 혹은 수년 동안 지속될 수 있다. 어떤 사람들은 사건이 일어나고 수년이 지난 후에야 증상이 나타나기 시작하는 경우도 있다(Leathy & Holland, 2000: 181).

외상후스트레스장애 증세는 사건 발생 후 얼마 후에 나타나기 시작한다. 그 기간은 사고 직후에 발병하기도 하고 수일 혹은 수개월 뒤에 발병하기도 하지만, 심지어 그 기간을 1주에서 30년으로 보는 학자들도 있다. 대체로 사고 후 6개월 이내에 회복되는 것이 가장 흔하고, 수년 이상 지속되어 만성화하는 경우도 있다. 심지어 외상후스트레스장애의 경과와 기능적 손상에 대한 연구는 좋은 소식과 나쁜 소식을 모두 담고 있다. 이미 알고 있는 것과 같이 대다수의 사람은 결코 외상후스트레스장애를 만발하게 발병하지 않고, 초기에 증상을 보이는 사람들 사이에서 증상들은 비교적 오래가지 않는다(Dahl, 1989; McFarlane & Yehuda, 1996). 예를 들어, 아동은 외상적 노출로부터 회복하고(Green et al., 1994), 외상후스트레스장애는 일반적으로 화상을 입은 환자들 사이에서 특정한 개입 없이 해결된다(Patterson et al., 1990). 그러나 전문적인 도움을 구하거나 받지 않은 외상적 사건에 노출된 대다수의 사람 사이의 유병률의 정도와 경과에 관해서는 아직 거의 알려지지 않았다. 따라서 특정한 개입이 없는 스트레스 반응의 자연적 경과에 관한 많은 의문이 남아 있다.

외상후스트레스장애를 경험한 수많은 환자는 고통과 기능장애를 오랫동안 지속하였다(Herman, 1992). 전국 공동이환 조사(National Comorbidity Survey: NCA)는 외상후스트레스장애 경험을 가진 사람들의 1/3 이상이 몇 년이 지나도 회복에 실패한다는 것을 보여 주었다(Kessler et al., 1995). 일부 사례에서, 외상후스트레스장애 증상들은 1개월에서 1년에 걸쳐 커졌다가 작아지는데, 아마도 이것은 제대로 탐지되지 않았기 때문일 것이다. 회복률은 노출 후 첫해 동안은 좋다. 그러나 사람들이 2년이 지난 후에도 여전히 회복의 기회는 50% 정도만 가진다(Kessler et al., 1995).

급성 스트레스장애를 경험한 사람들이 반드시 외상후스트레스장애로 진행하는 것은 아니다(Dahl, 1989). 외상후스트레스장애의 경과를 이해하는 것은 장애의 일차적 증상, 이차적 증상 및 하위유형들을 잘 알고 있는 것만큼이나 중요하다. 외상후스트레스장애의 시간적 속성을 이해하면 장애의 평가, 진단, 치료 계획 및 처치에 도움을 주기 때문이다.

생각해 볼 문제

1. 부모에 의한 아동학대에 대한 처벌의 수위에 대해 논의해 봅시다.
2. 학대의 후유증에 대하여 이야기해 봅시다.

제 16 장

문화적 다양성과 정신건강

1. 다문화와 정신건강

2. 사회적 소수자의 정신건강

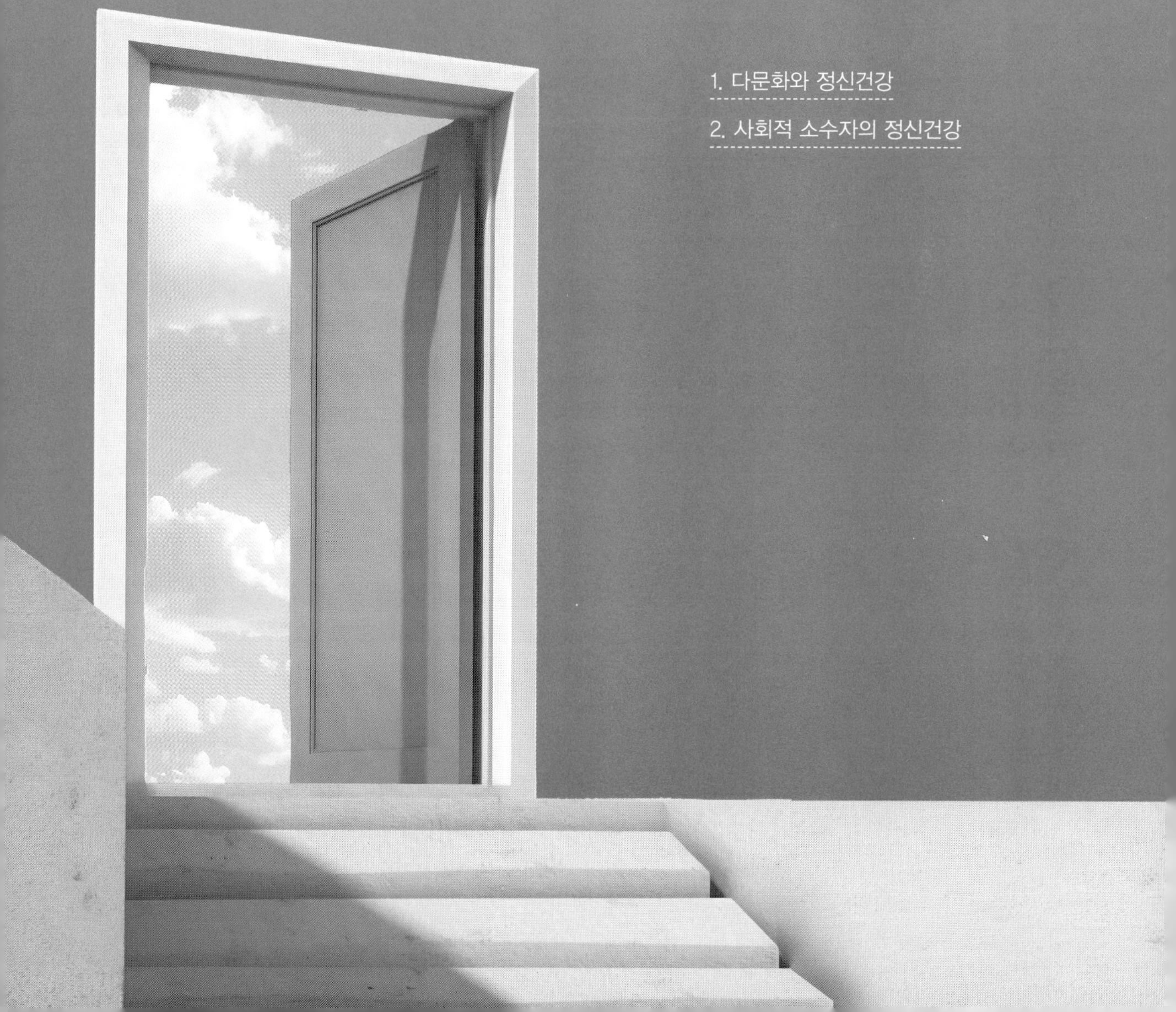

Mental Health

정신건강의 영역에서 최근 이슈가 되고 있는 대상이 바로 사회적 약자로 불리는 사회적 소수자라고 할 수 있다. 인권중심의 사회복지실천이 강조되면서 사회적 소수자는 단순히 시혜의 대상이 아닌 권리의 주체로 새롭게 해석하려는 움직임이 학계 전반에 일고 있다. 스트레스이론의 관점에서 보았을 때, 개인에게 변화를 야기하고 새로운 상황이나 생활환경에 적응하도록 요구하는 스트레스는 개인적 사건뿐만 아니라 사회적 환경에서의 사회경제적 지위, 인종 혹은 민족, 성별 및 성 정체성을 포함한 낙인찍힌 사회 범주에 속하는 사람들의 삶에 강한 영향을 미칠 것으로 예측된다(Meyer, 1995). 즉, 사회적 소수자는 사회적 주류를 이루는 사람들의 삶보다 비호의적인 사회 환경에 적응하도록 요구받기 때문에 모든 사람의 공통적인 인생사건에 의해서 야기된 변화보다 더 많은 변화와 적응이 요구되고, 이는 결국 스트레스로 작용하게 되는 것이다. 소수자는 모든 사람이 경험하는 일반적인 스트레스에 부가적인 지속적 스트레스에 노출되며, 이는 개인적 사건이나 상황보다는 개인을 초월하는 사회적 과정, 제도, 구조로부터 기인하므로 정신건강에 영향을 미친다고 설명한다(Meyer, 2003).

1. 다문화와 정신건강

인간은 사회문화적 존재로 문화를 형성함과 동시에 문화로부터 행동양식에 영향을 받는다. 문화란 자연 상태에서 벗어나 삶을 풍요롭고 편리하고 아름답게 만들어 가고자 사회 구성원에 의해 습득 · 공유 · 전달되는 행동양식으로서 의식주를 비롯한 언어, 풍습, 도덕, 종교, 학문, 예술 및 각종 제도 등을 모두 포함한다. 모든 인간 사회는 고유의 사회문화적 체계를 지니고 있고 이는 지역이나 민족, 자연환경, 언어 등 다양한 요인에 의해 영향을 받아 지속적으로 변화하고 발전하며, 상대적인 입장에 의해 타 문화에 대한 이해가 요구된다.

문화적 규범의 일탈은 이상행동과 정신장애를 정의하는 주요한 판별 기준이 될 만큼 문화 요인은 정신건강에 영향을 미치는 주요 요인으로 인식되고 있다. 사회문화적 요인은 정신건강과 밀접히 관련되며 사회문화적 배경에 따라 정신질환의 발생 빈도와 유병률이 영향을 받는데, 사회문화적 배경에 따라 나타나는 정신질환을 문화 관련 증후군이라고 하며,

1994년 개정된 DSM-IV에서 공식 인정된 우리나라의 화병과 같은 신체화장애가 대표적인 예라고 할 수 있다. 이처럼 문화는 정신건강과 밀접하게 관련된 것으로 볼 수 있으며, 한국인의 정신건강과 관련된 문화적 특성에 대한 자료들이 더 탐색되어야 할 것이다.

1) 이주의 세계화와 다문화사회로의 변화

전 세계적으로 인구이동이 자발적 또는 비자발적 형태로 이루어지면서 인구이동과 동반하여 문화이동이 나타나고, 이는 문화접촉, 문화충격, 문화적응 등의 과제들과 맥락을 같이하게 된다. 세계화의 흐름 속에 다양한 형태의 인구이동은 가속화되고 있으며, 우리 사회도 외국인 노동자, 결혼이민자, 외국 국적 동포 등의 유입으로 다문화사회로의 변화를 맞이하고 있다.

인구이동의 이유는 이주자의 본국과 이주 목적 국가의 환경을 배경으로 흡인 요인과 배출 요인으로 나눌 수 있는데, 풍부한 일자리나 높은 임금, 높은 생활수준, 교육 · 문화 · 의료 등 사회기반시설의 풍부, 온화한 기후, 정치적 안정 등은 자발적 이주를 끌어들이는 흡인 요인에 해당되며, 부족한 일자리나 빈곤, 교육 · 문화 · 의료 등의 시설 미비, 잦은 자연재해, 정치적 불안정 등은 반대로 본국으로부터 사람들을 밖으로 내보내는 배출 요인에 해당된다. 이러한 이주의 과정은 세 단계로 나눌 수 있는데, 첫 번째 단계는 이주 전 단계로 개인이 이주하기로 결정하고 이를 계획하여 실행에 옮기는 단계이며, 두 번째 단계는 이주 그 자체의 과정이다. 세 번째는 이주 후 단계로 개인이 새로운 사회의 사회문화적 구조에 적응하고 새로운 역할을 배우며 적응을 통해 변형되는 단계(Bhugra, 2004)로 이 단계에서 낯선 문화적 환경을 경험하게 되고, 그 문화에 적절히 적응할 것을 요구받게 된다. 이 과정에서의 적응 여부가 이후의 삶에 영향을 미치게 되고, 이러한 문화적응은 이주민의 정신건강과 밀접하게 연관되는 것으로 중요하게 다루어져 왔다.

최근의 인구이동은 대부분 경제적인 요인에 따라 결정되는데, 세계화는 노동력의 국제적 이동을 가속화시키고, 인구의 배출 요인이 작용하는 개발도상국에서 인구의 흡인 요인이 작동하는 선진국으로 이동하는 경향이 나타난다. 이로 인해 노동력이 유출되는 개발도상국에서는 실업률이 낮아지고, 노동 생산성이 높아지는 등 경제 성장의 가능성이 커지게 되고, 노동력이 유입되는 선진국은 저임금 노동력을 확보할 수 있지만, 이주민과의 경제적 경쟁 및 문화적 차이에 따른 사회 문제를 겪기도 한다(다음 백과사전).

우리나라의 경우 '2017 지방자치단체 외국인 주민 현황 자료'에 따르면, 2017년 11월 1일 기준 186만 명으로 2006년 53만 명에서 3배 이상 증가한 추세이며, 이는 전체 인구 대비 3.6%에

달하는 비율이다. 이 중 장기체류 외국인(외국인 노동자, 외국 국적 동포, 결혼이민자 등)이 147만 명으로 79.5%를 차지하며, 외국인 주민 자녀(출생) 21만 명(11.4%), 귀화자가 16만 명(9.1%) 순이다. 가장 높은 비율을 차지하는 장기체류 외국인의 경우 외국인 노동자가 33.5%로 가장 많고, 외국 국적 동포가 18.7%, 결혼이민자가 10.9% 순이다(행정안전부, 지방자치단체 외국인 주민 현황). 즉, 우리나라에서 인구이동으로 인하여 문화접촉, 문화충격, 문화적응 등의 과제에 노출되는 대상이 바로 외국인 노동자, 외국 국적 동포, 결혼이민자 등으로 볼 수 있는 것이다.

이러한 국내 체류 외국인들이 경험하는 문제로는 국적 취득 및 인권 관련 문제, 사회문화적 적응의 문제, 한국 사회로의 통합 문제 등이 분류되고 있는데, 특히 한국에 정착하는 외국인은 한국 문화 또는 폐쇄적 사회연결망 구조로 인하여 사회적 관계 형성에 어려움을 겪고 있다. 결혼이주여성의 경우, 가부장적 권위의 남편과 시댁과의 관계 형성에서 오는 문화적 차이를 경험하면서 갈등에 직면하고 있으며, 지역사회 차원에서도 지역주민들이 다문화 사회에 대한 인식과 문화접촉과 충격에 대한 공식적이고 비공식적인 대응이 부족한 상태로 남아 있다. 또한 한국 사회의 외국인과 외국 문화에 대한 시각은 이중적이거나 서열화되어 있어 외국인의 피부색과 출신국가에 의해 결정되고 있다고 할 수 있다. 즉, 백인이냐 흑인이냐의 인종적 기준과 한국보다 잘사는 나라에서 왔는지 그렇지 않은지를 구분하여 상대적으로 차별하는 경향이 있다(최명민 외, 2009).

현재 한국 사회의 외국인들은 단순기능직의 외국인 노동자와 결혼이주여성들로 대표되는 결혼이민자들이 대다수를 차지하고 있고, 이들은 한국의 일반 시민과 비교하여 평균적으로 매우 낮은 노동시장의 지위, 경제적 수준의 삶을 살고 있으며 지역적으로 고립되는 현상도 발생하고 있다(박지영 외, 2010). 의료서비스 공급에 있어서 지역과 소득에 따른 '의료 반비례 법칙'만큼이나 사망률이나 건강 수준, 질병 과정에서도 소득과 학력에 따른 건강 불평등 현상은 두드러진다. 어느 사회를 막론하고 소득 수준이나 학력 수준을 기준으로 하는 사회계층이 낮을수록 질병으로 인한 사망률이나 장애율은 높은 것으로 조사되고 있다(인천일보, 2015. 6. 12.)는 통계를 기초로 볼 때, 상대적으로 낮은 이들의 사회경제적 지위 수준은 신체적 건강뿐 아니라 정신적 건강에도 영향을 미칠 것으로 예측되어 정신건강의 영역에서 보다 적극적이고 전문적인 개입이 필요하다고 할 것이다.

2) 이민자의 문화적응과 정신건강

정신건강에 영향을 미치는 사회문화적 요인들을 생각해 볼 때 이민자의 문화적응과 정신건강 문제는 다문화사회로 변화하는 우리나라에서 주요하게 다루어져야 할 과제이다.

(1) 외국인 노동자의 정신건강

현재 우리나라 거주 외국인 중 가장 많은 비율을 차지하고 있는 부분이 바로 외국인 노동자이다. 이들은 주로 경제적 요인으로 인해 다양한 국가에서 우리나라로 이주하게 되는데, 외국인 노동자는 이주노동자로 불리며, 대한민국 국적을 가지지 않은 사람으로서 국내에서 소재하고 있는 사업 또는 사업장에서 임금을 목적으로 근로를 제공하고 있거나 제공하려는 사람을 일컫는다(한국민족문화대백과사전). 우리나라의 외국인 노동자는 1991년부터 실시한 '해외투자기업연수생 제도'와 1993년에 실시된 '산업 연수생 제도'를 계기로 유입되었으며, 이러한 외국인 노동자는 「출입국관리법」상의 체류 자격에 따라 크게 고용허가를 받은 합법근로자, 산업기술연수생, 불법체류자로 나눌 수 있다. 고용허가를 받고 입국해서 취업하고 있는 합법근로자는 대부분 선진국에서 유입된 전문직 내지 기술직 종사자들로 저임금의 생산직 노동자와는 구분된다. 산업기술연수생은 '기업체에서 산업상의 기술 · 기능을 연수받는 자'로 정의되며, 국내에서 합법적으로 체류하면서 국내 기업에 취업하고 있지만 「근로기준법」상 근로자로 인정받지는 못한다. 이들 대부분은 국내 제조업체에서 단순 노동자로 일하고 있다. 마지막으로, 흔히 '불법체류자'라 일컬어지는 미등록노동자가 있다. 이들은 취업사증을 발급받지 못하였거나 체류기간을 초과한 경우로, 관광 · 방문 등 단기자격 사증을 갖고 입국하여 취업한 외국인, 산업연수 사증을 발급받고 입국하여 지정된 사업체를 이탈한 외국인, 아무런 사증 없이 밀입국한 외국인이 주류를 이룬다(설동훈, 1996). 2022년 기준 국내 체류 외국인은 223만여 명으로, 이 가운데 41만 명이 불법체류하고 있다. 이는 전체 체류 외국인의 18.3%로 2017년 25만여 명이었던 불법체류 외국인은 5년 새 63% 이상 급증했다(서울경제신문, 2024. 07. 16.). 이러한 이주노동자 대다수가 소위 3D업종으로 불리는 제조업 비숙련노동자로 일을 하는 경우가 많고, 열악한 근무환경 등의 문제로 인하여 다양한 정신건강 문제를 경험하고 있는 것으로 보고되고 있다(임혁 외, 2012).

이주노동자들이 겪게 되는 정신건강 문제의 발생은 3D업종에 종사하는 가운데 열악한 산업 환경에서 작업하는 동안의 저임금과 영양실조, 장시간의 노동으로 인한 신체적 과로 그리고 가족을 떠나서 일을 하게 됨에 따라 생겨나는 향수병 등에 기인하는 경우가 많다(김옥수 외, 2003). 외국인 노동자가 경험할 수 있는 어려움에는 사회적 · 지리적 소외, 차별, 상사로부터의 부당한 대우, 저소득으로 인한 빈곤, 아동교육, 저임금과 의료혜택의 부재로 인한 건강 문제 등이 포함될 수 있다. 또한 이들은 주로 고용주로부터 숙소를 제공받는 경우가 많지만 위생시설이나 거주환경이 열악하며, 위험한 작업환경에 노출되어 있는 경우가 많다. 특히 우리나라의 사회문화적 배경은 여전히 '한민족' '단일민족'의 의식이 강하고 출신국가나 인종에 따라 외국인에 대해 차별적인 태도들도 많다. 우리나라 거주 외국인의 출신 지역의 90% 이상이 아시아 지역으로, 한국계 중국인을 제외하고 중국, 베트남, 태국, 우즈베키스탄, 필리핀 등 상대적으로 우리나라보다 낮은 경제 상태의 국가가 많은 것은 이들의 사회경제적 지위가 낮을 가능성을 시사한다.

외국인 노동자들은 주로 저임금의 3D업종에 투입되게 되면서, 체계적인 언어교육과 문화적응의 기회를 획득하기 어려워 여러 가지 심리사회적 적응상의 어려움을 겪는 것으로 알려져 있다. 또한 외국인 노동자는 한국이라는 낯선 사회에 적응하는 과정에서 정신적 긴장과 스트레스에 시달리게 되면서 우울증과 직무 스트레스와 같은 정신건강의 문제에 노출되는 경우가 많고, 비싼 의료비와 바쁜 근무 일정으로 인해 진료를 제대로 받을 수 없어 신체적·정신적 건강문제들이 방치되는 경우가 많다. 특히 경제적 수준은 이러한 정신건강에 중요한 영향 요인이 되어 직업이 없는 경우, 낮은 수입, 사무노동자보다는 육체노동자 등이 더 열악한 것으로 보고되었다(김석산, 2000).

외국인 노동자의 정신건강과 관련한 문화적응 스트레스는 이주국가와의 접촉에서 발생하는 긴장을 뜻하며, 이주자들은 새로운 주류 사회의 가치, 관습, 사회적 기준과 고유문화의 전통적인 가치, 사회적 기준의 영향에서 갈등을 느끼게 되며, 문화적응 스트레스가 높을수록 높은 우울과 불안을 겪게 된다(이인선, 2004). 외국인 노동자의 정신건강에 영향을 미치는 문화적응 스트레스원은 대략 5개 차원으로 의사소통의 어려움, 한국식 작업방식 적응의 어려움, 생활관습 몰이해, 편견과 차별, 직장 밖 부정적인 생활사건 경험 수 등이고, 심리적 디스트레스인 불안, 우울과의 상관관계 분석에서 우울증은 모든 문화적응 스트레스원들과 통계적으로 유의미한 상관관계를 나타냈다. 또한 불안증은 의사소통의 어려움, 편견과 차별, 직장 밖 부정적인 생활사건 경험 수와 같은 문화적응 스트레스원과 유의미한 상관관계를 보이는 것으로 나타났다(석현호 외, 2003). 이처럼 외국인 노동자는 타 문화권에서의 생활과 열악한 노동조건, 비인간적인 대우, 불법체류로 인한 강제추방의 두려움 및 타지생활의 외로움 등 여러 방면의 정신적 어려움을 겪고 있다. 우리나라는 현재 시·도별 외국인노동자지원센터, 외국인이주노동자 인권을 위한 모임 등 공공 및 민간 영역에서 외국인 노동자에 대한 지원이 이루어지고 있으나, 정신건강과 같은 전문 분야에의 개입은 쉽지 않은 실정이라 보다 많은 관심과 지원이 필요할 것이다.

(2) 결혼이주여성의 정신건강

이주는 개인이나 집단이 그들의 더 나은 미래를 위해 정치 · 경제 · 종교 · 혼인 · 학업 등의 이유로 선택하지만, 이주는 그들의 기대와 달리 생소한 문화에 대한 적응을 비롯하여 의사소통의 어려움, 신분상의 불안정성, 경제적 어려움 등 새로운 사회에의 적응을 방해하는 다양한 요소에 직면시킴으로써 정신건강에 부정적인 영향을 미치는 것으로 알려져 있다. 이주민의 정신건강과 관련된 연구들은 대체로 초기 적응과정에서 발생하는 다양한 심리적 · 정서적 어려움과 관련되어 있는데, 초기 적응과정은 먼저 이주국의 언어를 습득하고 문화적 생활습관을 익히며 그 사회에 맞는 생활양식과 행동을 배우는 과정을 통해 이루어진다. 이 과정에서 두 문화 간의 차이가 크고 적응에 대한 주변의 압력이 심할 경우 이주로 인한 적응 과정은 우울 혹은 불안과 같은 심각한 심리적 · 정서적 문제를 발생시킬 수 있는데(양옥경 외, 2010; Bhugra, 2004), 우리나라 외국인 주민 현황을 보면, 남자의 비중이 높으나(2023년 외국인 등록인구 기준), 결혼이민자의 경우 2023년 기준 남성 34,387명, 여성 138,512명으로 다른 거주 외국인에 비해 확연히 다른 성비를 보이고 있다.[1)]

결혼이민자는 2002년 이후 매년 28% 이상의 높은 증가율을 보이다, 2014년 국제결혼 건전화를 위한 결혼이민 사증발급심사 강화 및 국제결혼 안내 프로그램 이수 의무화 조치 등의 영향으로 최근 3년간 평균증가율은 0.96%로 둔화되었다. 이러한 현황은 1990년대까지 종교단체를 통해 입국한 일본 여성이 다수를 차지하고 있었으나, 2000년대 이후 중국 및 필리핀 국적의 결혼이민자의 증가가 두르러졌고, 최근에는 베트남, 캄보디아, 몽골, 태국 등 출신 국적이 다양해지고 있다. 이 시기 급속도로 증가된 결혼이민자의 국제결혼 과정은 결혼 전 배우자와의 충분한 교제기간 없이 급속도로 진행되며, 결혼중개업체와 같이 상업적인 중매인이 개입되는 경우가 많아 결혼 전 배우자에 대해 잘못된 정보를 가지고 결혼까지 이르게 되는 경우가 많다. 이러한 과정들은 단편적으로 드러난 한국인 남편의 가정폭력이나 2010년 있었던 베트남 신부 살해사건 등 사회적으로 이슈가 되는 사건들로 인해 우리 사회 전반에 다문화가정에 대한 부정적인 인식을 확산시키게 되었고, 특히 결혼 후 배우자에 대한 정보가 허위라는 사실을 알게 되었을 때 결혼이민자의 결혼생활은 상당히 영향을 받을 수 있으며, 이로 인하여 심리적 어려움을 겪을 수 있다.

결혼이주여성 국적의 대다수를 차지하고 있는 제3세계 출신 결혼이민자들이 한국으로 결혼이민을 결정하게 된 배경에는 본국보다 경제적으로 윤택한 한국 생활에 대한 기대가 있기

1) KOSIS(국가통계포털) 자료를 참고하여 작성하였다.

때문이며, 이러한 이민에 대한 기대가 실제 한국에서의 결혼생활에서 어느 정도 충족되는가 하는 것은 이들의 심리적 적응에 상당한 영향을 줄 것으로 예상할 수 있다(정기선, 한지은, 2009). 결혼이주여성의 경우 일반적인 이민자와 달리 한국이민과 동시에 한국 가족의 일원으로 편입되어 가족생활을 영위하게 되는데, 일상적인 사회생활에 앞서 부부관계, 친인척관계 등에 대한 적응 부담이 우선적으로 있게 되고, 국내 결혼이주여성을 대상으로 한 연구들을 보았을 때 결혼이주여성은 적응 스트레스뿐 아니라 생활과 양육, 가족과 관련한 다양한 어려움과 스트레스를 경험하고 있는 것으로 나타났다. 결혼이주여성들의 정신건강에 대한 일 연구에서는 조사 대상자의 50% 정도가 우울감을 나타내는 것으로 보고되었고, 이는 문화적응 스트레스, 가족 구성원 간의 문제, 가부장적 가족질서로 인한 문화적 충돌과 갈등, 가정 내에서의 가사분담 및 역할분담을 둘러싼 갈등, 자녀양육 문제로 인한 스트레스, 남편으로부터 폭력 및 학대 등이 주 영향 요인인 것으로 나타났다(이성순 외, 2013).

한편, 다문화가정의 이혼은 2012년을 기점으로 꾸준히 감소하고 있는 것으로 나타나 다문화결혼이 안정세에 접어든 것으로 볼 수 있으나, 외국인 아내의 이혼이 2017년 통계에 73%를 차지하여 상대적으로 결혼이주여성의 이혼이 절대적으로 높음을 알 수 있다(국가통계포털 홈페이지). 한국가정법률상담소의 '2018 다문화 이혼 상담 통계 자료'에 따르면, 한국인 남편과 외국인 아내로 구성된 다문화 가정 비중이 817건(80.3%)으로 대부분을 차지했고, 2013년부터 한국인 남편이 더 상담소를 많이 찾기 시작하여 국제결혼 후 외국인 아내와 갈등을 겪는 한국인 남편의 수가 늘어나고 있음을 알 수 있다. 이들의 재혼 가정 비율은 44.9%로 내국인 가정(13.4%)보다 약 3.4배 높았으며, 이혼을 고려하는 다문화 가정의 빈곤도 상대적으로 심각한 것으로 나타났다(연합뉴스, 2019. 5. 7.). 이주자들의 정신건강 문제에서 우울과 불안은 공통적인 문제로 보고되고 있으나, 특히 결혼이주여성의 경우 문화적응 스트레스뿐 아니라 결혼생활 요인이 정신건강 전반에 주요한 영향 요인인 만큼 이에 대한 대응이 함께 이루어져야 함을 알 수 있다.

2. 사회적 소수자의 정신건강

1) 노숙인의 정신건강 문제

(1) 사회적 소수자로서 노숙인

노숙인이란 길에서 잔다는 의미의 노숙인(路宿人), 이슬을 맞고 잔다는 의미의 노숙인(露

宿人)으로 불리며, 영어로는 홈리스(homeless), 즉 집 없는 사람을 뜻한다(박지영 외, 2010). 「노숙인 등의 복지 및 자립지원에 관한 법률(노숙인복지법)」에 따르면 우리나라의 노숙인은 상당한 기간 동안 일정한 주거 없이 생활하거나, 노숙인시설에서 생활하는 사람 또는 상당한 기간 동안 주거로서의 적절성이 현저히 낮은 곳에서 생활하는 사람을 의미한다. 즉, 거리 노숙인이나 시설입소 노숙인뿐 아니라 불량하고 불안정한 주거상태에 처해 있거나, PC방이나 찜질방 등을 전전하는 등의 드러나지 않은 잠재적인 노숙인들까지 '안정적으로 거처할 곳을 갖지 못한 사람'인 주거불안정자를 의미한다.

이러한 노숙인 문제의 본질은 정상적인 주택에서 안정적인 주거생활을 하지 못하는 빈곤층의 주거 문제, 실업과 불안정한 고용, 저임금이라는 우리 사회의 구조적 문제와 관련되어 있다고 할 수 있다(최협 외, 2004).

이들에게는 삶 자체가 스트레스라고 할 수 있으며, 이들이 경험하는 만성적 스트레스는 가까운 미래에 해결될 가능성이 전혀 없는 문제나 쟁점들로 무직 상태, 신체적 질병 등이 해당된다(김미령, 2007). 노숙인의 정의와 범위가 넓고 다양하기 때문에 정확한 실태 파악은 어려우나 공식적 통계치와 더불어 주거불안정자 등을 포함한 위험인구까지 감안하면 십만 명이 넘는 것으로 보인다.

노숙인이 되는 원인은 실직 및 사업실패, 부채 등 신용불량, 이혼 등 가족해체, 질환이나 장애 등 다양하다. 이 중 실직이 노숙의 주요 원인이 되겠지만 노숙 전의 취약한 가족구조, 가족해체, 사회적 소외, 일용노동 및 불안정한 경제계층, 불안정한 주거생활 등도 노숙에 영

과거	→	현재	→	미래
결핍 • 저학력과 기술 부족 • 신체 및 정신건강의 취약 • 불안정한 주거 • 오래된 빈곤(불우한 가정환경) 반복적인 실패와 좌절 • 경제적 실패 • 관계에서의 실패(가족관계 포함)		만성적인 무기력 • 효능감 상실 및 우울 • 대인관계 손상 및 사회적 고립 • 일상적 시간관리 취약 • 미래에 대한 희망과 기대 결핍 • 미래에 대한 계획과 준비 부족		노숙의 고착과 만성화 • 절망의 만성화 • 무력함과 부동의 만성화 • 노숙생활이 익숙해짐

[그림 16-1] 시간의 흐름에 따른 노숙의 과정

향을 미쳤을 가능성이 높다(윤명숙, 1999). 모든 실직자가 실직과 동시에 바로 노숙자로 전락하는 것이 아니듯이, 이들은 오랜 사회적 소외과정 속에서 실직, 가정불화, 가출, 정신질환, 알코올 중독, 범죄 등의 문제들을 경험하며, 주류에서 벗어나 사회적 소수자로 분류된다. 즉, 빈곤과 실업, 사회안전망의 미비, 저렴한 주택의 부족과 같은 사회적 요인과 더불어 정상적인 생활을 위협하는 정신장애, 약물 중독, 만성질환, 가정폭력, 가족해체와 같은 개인적 취약함의 복합적 요인에 의해 노숙이 발생하는 것이다. [그림 16-1]은 시간의 진행에 따라 노숙생활로 진입하여 고착하게 되는 과정을 보여 준다(김유경, 2005).

(2) 노숙인의 정신건강 문제

일반적인 삶으로부터 노숙인이라는 사회적 소수자로 주변화되고 배제되는 요인으로 지적된 것 중 하나가 바로 알코올 중독을 포함하는 정신질환의 개인적 취약함이다. 노숙생활이 장기화되면 의타심, 욕구불만, 낭비벽, 역마성, 자포자기, 열등의식(노순희, 1990)을 나타낼 가능성이 높고, 특히 현실감각이 떨어져 사회로부터 소외될 가능성이 높다. 특히 가족체계나 이웃 사회 등 사회적 지지망이 절대적으로 취약한 이들의 좌절감과 분노가 깊어지게 된다. 노숙자에게는 노숙자가 되는 그 사건, 즉 자신의 가족이나 거주할 집, 이웃이나 일상적인 것들, 익숙했던 사회적 역할들을 잃는 것 자체가 심리적 손상이다. 또한 지속적인 노숙상태에 있거나 쉼터 등에 살면서 안정감과 예측가능성, 통제성이 상실된 상태에서 경험하는 스트레스 등이 부가되면서 대처능력이 심각하게 저하되거나 심리적 손상의 증상들이 촉진될 것이다. 노숙자나 부랑인들에게 일어나는 정신질환은 이러한 구조적인 상황에 의한 것일 수도 있으며 이러한 측면에서 알코올 중독은 노숙생활의 원인인 동시에 결과가 될 수도 있다(윤명숙, 1999).

우리나라는 다른 나라에 비해 술에 대해 매우 관대한 편이다. 술 소비량이 엄청날 뿐 아니라 음주문화 자체가 만연하여 사적 모임이든 공적 모임이든 자연스럽게 술이 동반되며, 일상생활 전반에 걸쳐 습관적으로 음주가 이루어지고 있다. 술에 대한 이러한 허용적 태도는 술이 가지는 긍정적 기능에 대해서만 관대하게 평가하고, 특히 사회적 관계를 유지하는 매개 수단으로 술을 활용함으로써 술의 부정적 효과에 대한 경계심을 낮추게 한다.

특히 노숙인들 사이에서 쉽게 발견되는 음주문제는 이들의 재활을 위해 정신건강 차원에서 우선적으로 다루어야 하는 중요한 표적 요인들이다. 음주 문제를 가진 노숙인들은 다른 약물남용과 정신질환의 비율이 높고, 정신질환을 가진 노숙자들 중 절반 이상이 만성적인 약물 중독자들인 것으로 추정되기도 한다. 알코올 중독과 노숙은 상호 의존적인 문제이며,

우리나라의 경우 IMF 이후 경제난과 함께 사회구조적 요인으로 인한 실직과 거리 노숙인의 증가가 나타나 사회에 대한 불만과 자신에 대한 패배감이 술을 매개로 한 집단 행위로 더욱 가속화되기도 하였다.

노숙인의 경우는 다른 노숙인들과 어울리기 위해, 또는 추위를 이기기 위해 술을 마시기 시작하여 결국은 알코올 남용 및 의존이라는 결과를 초래하기도 한다(최수정, 2000). 또한 가족이나 친구가 보고 싶어서, 혹은 현실에 대한 자책감으로 술을 마시게 되고 주변의 노숙인들이 마시니까 자연스럽게 함께 마시게 되는 경우가 많다. 이들은 알코올 중독으로 인해 노숙생활에 접어드는 경우도 있지만 일반적으로 노숙생활을 하면서 음주를 하게 되는 경우가 대부분이다. 노숙인은 함께 생활하는 동료와의 일체감을 위해서 지속적으로 술을 마시게 되며, 이러한 음주 습관은 일을 갖지 못하거나 현실을 탄식하면서 계속 술을 마시게 되는 환경을 조성한다. 이러한 생활 습관과 행동은 주변의 노숙인들에게 단주에 대한 의지나 회복에 대한 의욕을 낮추고 무력화시키는 부정적인 영향 요인이 된다.

노숙인의 알코올 문제는 노숙의 장기화를 가져오는 근본적인 원인으로서 그만큼의 재활 가능성이 떨어지며 이는 사회적 통합에도 악영향을 미치는 요인이 된다. 또한 알코올 문제를 가진 노숙인은 쉽게 약물남용과 범죄에 노출되고, 만성적인 정신질환과 결합되기 때문에 노숙의 악순환을 겪게 되는 중요한 요인이 된다(김유자, 2003). 또한 이들은 알코올에 의존되지 않은 노숙인들보다 친구 수가 더 적고 가족과 불안전한 유대관계를 가지며 다른 신체적 건강에도 많은 영향을 미친다고 보고되고 있다.

2) 성소수자의 정신건강 문제

(1) 성소수자에 대한 이해

2001년 네덜란드를 시작으로 하여 가장 최근의 프랑스에 이르기까지 스페인, 캐나다, 스웨덴, 벨기에, 뉴질랜드 등 서양의 여러 국가에서 동성결혼을 합법적으로 인정하기 시작하였다. 최근 우리나라에서도 동성커플의 공개결혼이 이루어져 누리꾼들의 뜨거운 관심과 더불어 찬반 의견이 분분하게 제기되기도 하였다. 흔히 성소수자라 함은 개인의 성적 지향이 사회 주류를 이루는 다수의 범주에서 벗어난 사람을 의미한다. 여기서 성적 지향이란 남성, 여성 또는 양성 모두에 대한 영속적인 정서적, 낭만적 그리고 성적으로 이끌리는 것을 의미하며, 이러한 이끌림에 따른 행동들, 같은 성적 지향을 가진 집단의 일원으로서의 정체성을 바탕으로 한 개인의 인식을 말하기도 한다(http://www.apa.org). 성(sexuality)은 성적 가치, 성적 욕구, 성적 행동에 대한 선호와 성적 표현 방법의 선호와 같은 인간의 성적 행동의 광범위한 차원을 포괄한다. 반면, 성정체성(sexual identity)은 이와 같이 성의 광범위한 차원 중에서 자기와 관련된 것에 대한 인지, 수용, 자기-낙인(self-labeling)과 관련된다(Moradi, Mohr, Worthington, & Fassinger, 2009: 박수현, 2010에서 재인용).

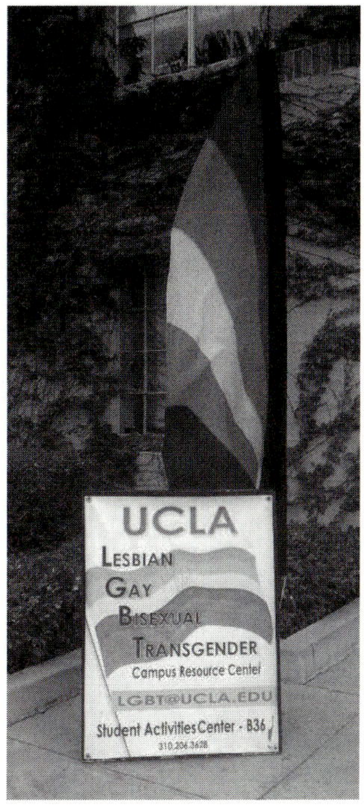

성적 지향은 보통 생물학적인 성, 성정체성, 또는 나이처럼 온전히 개인의 내부적 특성으로만 논의되고는 하는데, 이는 깊은 사랑과 애착, 친밀감의 욕구를 만족시키는 친밀한 인간관계와 밀접한 관계가 있다. 이러한 유대는 성행동뿐 아니라 상대방과의 성적이지 않은 스킨십, 공통의 목표나 가치, 상호 지지, 지속적인 헌신을 포함하는 것으로, 개인의 성적 지향은 그 사람이 많은 이들의 개인 정체성에서 중요한 부분을 차지하는, 만족스럽고 충분히 낭만적인 관계를 찾을 수 있는 집단 속에서 나타난다고 할 수 있다(동성애자인권연대, 2013).

서구에서는 보통 성소수자를 말할 때 여성 동성애자를 일컫는 레즈비언(Lesbian), 남성 동성애자를 일컫는 게이(Gay), 양성애자(Bisexual)를 줄여 LGB라고 칭하며, 성전환자(Transgender)를 포함하여 LGBT라는 약자를 사용하기도 하지만, 우리나라에서는 성소수자라고 하면 대표적으로 동성애자를 우선적으로 인식하는 편이다. 동성애자에 대한 일반적인 인식은 아직도 변태, 도착, 역겨움, 정신병, 방탕한 성, 도덕적인 일탈, 에이즈의 주범 등 혐오스럽고 부정적인 이미지가 지배적이다. 동성애자에 대한 혐오감 혹은 거부감을 동성애혐오증(homo phobia)이라고 하는데, 이것은 동성애자에 대한 개인적인 혐오를 포함하여 사회적 차별과 낙인을 통해 결과적으로 인간으로서의 존엄성과 권리를 침해하는 행동과 문화를 지칭하며(박지영 외, 2010), 우리나라는 서양과 비교했을 때 문화적으로 성소수자의 존재에 대한 수용과 인정이 낮은 편이다.

(2) 성소수자의 스트레스와 정신건강

성소수자로서 대표적인 동성애자의 경우 사회적 · 가족적 · 경제적 관계에서 다양한 측면의 차별과 불이익에 부딪친다. 우리나라는 동성애혼인을 합법적으로 인정하지 않고 있기 때문에 법적인 권한과 재산권 등을 가질 수 없으며, 이로 인하여 일반적인 가족관계를 인정받을 수 없다. 또한 사회적 관계에서도 문화적으로나 사회 가치적으로 수용적이지 않기 때문에 자신의 성적 지향이나 애인과의 관계 등을 사람들에게 드러내기 어렵다. 이로 인해 대부분의 동성애자는 불이익과 차별, 편견의 대상이 되기 싫어서 자신의 성정체성을 부정하거나 숨긴 채 살아간다.[2)]

동성애는 1980년 DSM-III의 진단기준에서 삭제되었으며, 제한적으로 적용되어 오던 자아 비동조적 동성애라는 진단도 DSM-III-R 이후 삭제되어 동성애를 진단하는 범주가 사라졌다. 그럼에도 불구하고, 동성애에 대한 이해의 부족과 편견은 일반인뿐 아니라 임상 분야에서 활동하는 전문가들에게도 여전히 남아 있는 것으로 보인다. 동성애자의 심리적 적응은 동성애 자체가 아니라 동성애자에 대한 사회의 적대적 반응, 즉 사회적 오명과 관계가 있으며, 사회적으로 불이익을 받는 집단일수록, 독신자일수록 생활 스트레스가 미치는 심리적 고통의 영향이 크다(Ross, 1990). 성적 지향은 자의적으로 바꿀 수 없는 고정적인 성향이므로 동성애자는 일반적인 부정적 생활 사건과 아울러 이성애 중심의 사회에서 동성애로 인한 스트레스에 끊임없이 직면하게 되고, 이는 심리적 적응에 부정적 영향을 줄 위험요인으로 작용될 수 있다.

김은경 등(2004)은 동성애와 관련된 스트레스를 다섯 가지로 소개하고 있는데, 첫째, AIDS와 관련된 스트레스를 들 수 있다. 동성애 자체가 AIDS의 원인은 아님에도 불구하고 우리나라 사람들은 동성애를 AIDS의 원인으로 여기며, 동성애적 성행위로 인해 AIDS 감염률이 높아진다는 인식이 지배적이다(윤가현, 1995). 이러한 AIDS에 관한 왜곡된 지식과 편견은 동성애자에 대한 부정적 태도를 야기하므로, AIDS와 관련된 스트레스는 HIV 감염 여부에 관계없이 남성 동성애자들에게 중대한 건강상의 문제로 남아 있다.

둘째, 반(反)동성애자 폭력인데, 동성애자에 대한 비합리적인 공포감, 혐오감은 동성애자에 대한 신체적·언어적 폭력을 낳을 수 있으며, 전통적인 성역할을 강조하는 사회문화권에서는 동성애자에 대한 적개심의 표출이 더 일반화되어 있다고 한다. 반(反)동성애자 폭력을 겪은 후 동성애자들은 심각한 자기회의와 우울, 불안과 같은 정신건강 문제에 대한 취약성을 나타낸다고 보고되고 있다.

셋째, 동성의 커플관계는 대부분의 문화권에서 일탈로 간주되어 숨겨진 채로 남아 있으므로, 동성애자에게 중요한 스트레스 가운데 하나이다. 동성애자의 애인관계는 결혼관계라

2) 공개적으로 커밍아웃을 한 홍석천(연예인) 씨의 경우 자신의 성정체성이 밝혀지고 난 후 오랜 기간 자신이 가지고 있던 직업으로 일을 할 수 없었으며, 사회적으로 대중에게 수용되기까지 많은 어려움을 겪었음을 자서전을 비롯한 많은 인터뷰에서 밝혔다.

기보다 언약의 관계라고 할 수 있어, 결혼관계와는 달리 나중에 해체되더라도 법적으로 전혀 구속과 제재를 받지 않는다. 상당수의 남성 동성애자 커플들은 자신들의 관계를 이성애자 남녀의 결혼관계와 유사하게 생각함에도 불구하고 법적으로 인정받지 못하고 있어서 이들의 애인관계는 드러내기의 문제와 결부되어 쉽게 개방하거나 타인의 인정을 요구하지 못한다는 점에서 동성애자의 스트레스 요인이 된다.

넷째, 동성애자들은 자신의 성적 정체성을 가족에게 드러냈을 때 가족이 보인 반응, 또는 드러내기를 하지 않은 경우에는 드러내기(coming-out 또는 outness)의 결과에 대한 두려움이 중요한 스트레스 요인이 된다.

다섯째, 심리적 적응에 기여하는 변인으로서 사회적 지지와 대처방식을 들 수 있다. 특히 동성애자에 대해 거부적인 환경 속에서 동성애자들은 고립되고 위축되기 쉬우므로 사회적 지지가 중요한 것으로 알려져 있다. 또한 적극적이고 문제 지향적인 대처전략은 스트레스가 심리적 기능에 미치는 부정적 영향을 조절하는 반면, 회피적 대처전략은 스트레스를 효율적으로 다루지 못하고 우울과 같은 심리적 부적응을 초래하는 것으로 나타났다.

국외 연구결과에 따르면, 대부분의 남성 동성애자가 이성애자들에 비해 심리적 부적응이 심한 것은 아니라 할지라도 사회적 오명으로 인해 자기혐오, 수줍음과 같은 내면화 기제와 더불어 동성애자의 특징이 드러나는 데 대한 강박적 불안이 방어적으로 생겨난다고 보고되고 있다(Allport, 1954; Meyer, 1995: 이영선 외, 2012에서 재인용). 또한 성적 소수 강제이주민에 대한 인터뷰 자료를 보면, 많은 이가 정신적 외상의 경험이 누적되어 온 결과 정신건강상의 심각한 후유증으로 고통받는다고 한다. 우울증의 재발, 다중인격장애, 공황장애, 범불안장애, 사회적 불안감, 외상성 뇌손상, 약물남용이 공통적인 진단으로 나온다. 성적 소수 강제이주민들은 두 가지 형태의 외상후스트레스장애를 앓을 수 있는데, 외상후스트레스장애 그 자체와 복합적 외상후스트레스장애(complex PTSD)가 그것이다. 외상후스트레스장애는 외상을 초래한 사건의 재연, 해당 사건에 대한 무감각 내지는 사고의 회피, 과민반응이라는 세 단계의 증상을 동반한다. 정신적 외상을 수차례 경험한 이들은 이에 더해 복합적 외상후스트레스장애를 앓을 수 있는데, 이는 자기파괴적 행동, 기억상실, 과도한 수치심, 대인관계에서의 어려움, 정신적 고통에 상응하는 육체적 통증의 경험, 애정 관계를 맺을 수 없을 것이라는 절망감 등을 수반한다(Shidlo & Ahola, 2013).

무엇보다 성소수자를 대상으로 한 연구결과에서 공통적으로 드러나는 것은 흡연, 음주, 약물 남용과 같은 건강 위험행동이 많다는 것이다. 또한 자살 문제는 성소수자의 중요한 정신건강 문제 중 하나로, 성소수자 청소년의 자살 확률은 2~3배 더 높으며, 이성애 청소년보다 노숙자가 될 가능성도 높은 것으로 지적되었다(박주영, 2012).

허정은 등(2004)의 연구에서는 동성애와 관련된 스트레스와 우울이 동성애자의 자살사고와 관련이 있으며, 이는 무엇보다 사회적으로 수용되지 않는 것이 문제가 된다는 점을 밝혔다. 동성애자에 대해 배타적이건 수용적이건 동성애자는 엄연히 이 사회에 존재하고 있으며, 그들만의 단체를 만들어서 꾸준히 인권적인 측면의 개선을 위해 노력하고 있다. 이러한 관점에서 사회적으로 불합리하고 잘못 인식되어 있는 편견으로 인해 개인의 삶의 질이 영향을 많이 받고 있으며, 그러한 영향으로 심리건강적인 측면에서도 불리한 위치에 있다고 여기는 점이 적지 않다.

생각해 볼 문제

1. 사회복지사에게 문화적 다양성에 대한 이해가 필요한 이유에 대해 논의해 봅시다.
2. 우리 사회에서 사회적 소수자는 누구인지 생각해 봅시다.
3. 한국의 사회적 소수자 실태에 대해 논의해 봅시다.

제 17 장

정신건강과 사회환경

1. 직업과 고용
2. 사회적 지지
3. 스트레스
4. 취약성
5. 환경적 요인
6. 문화적 요인

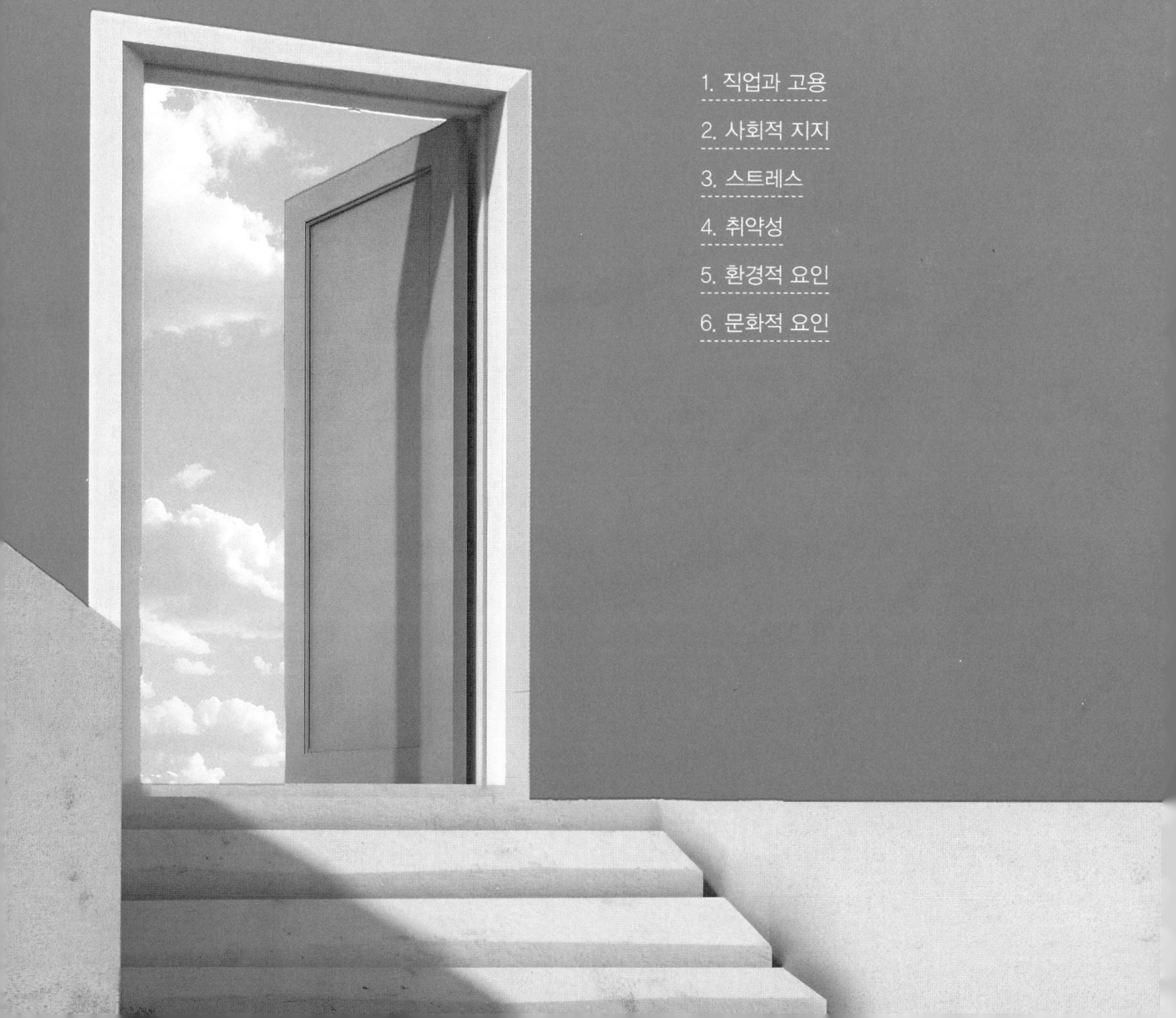

Mental Health

현대인의 삶에서 정신건강은 신체건강 못지않게 중요한 부분이다. 아울러 정신건강의 개념에는 심리적 기능뿐만 아니라 사회적 기능으로서의 의미도 매우 중요하다. 정신건강의 개념은 과거에는 개인의 심리적 문제로만 생각하려는 경향이 있었으나 정신질환 내지 이상심리가 다른 사람, 사회나 경제 등에 미치는 영향에 대해서 점차 관심이 미치게 되었고, 최근에는 개인의 정신건강 문제를 가족 체제, 사회심리적 환경 또는 사회문화적 체제와 밀접하게 관련된 것으로 간주하고 가정 · 학교 · 직장 · 지역사회 등의 전 사회적 망을 통해서 정신건강을 증진하고 각종 이상심리를 예방하고 치료하려는 경향이 점차 강화되고 있다(네이버 지식백과).

정신건강은 이렇게 여러 가지 요인에 밀접한 관련이 있는데, 현대에 들어서 정신건강을 더욱 중요하게 여기고는 있지만 정신건강을 온전히 예방하고 치료하기란 쉽지 않다. 오히려 정신건강에 문제를 가져오는 것들이 더욱 많은 것이 현대의 삶이다. 복잡해진 생활양식과 다양해진 욕구와 문제 등 여러 가지 환경적 요인이 현대인의 정신건강에 문제를 발생시키고 있다. 현대인의 정신건강에 미치는 사회적인 요인들로는 사회적 지지, 스트레스, 취약성, 환경적 요인, 문화적 요인 등으로 볼 수 있다. 현대인에게는 직업과 고용도 주요한 정신건강의 요인으로 작용한다고 볼 수 있으므로, 여기서는 직업과 고용, 사회적 지지, 스트레스, 취약성, 환경적 요인, 문화적 요인으로 나누어 설명하겠다.

1. 직업과 고용

현대인에게 직업과 고용은 생계와 직접적인 관계를 가지기 때문에 정신건강의 사회환경적 요인 중에서 매우 중요한 부분이다. 인생을 꾸려 가는 데도 직업은 없어서는 안 될 중요한 요소이다. 현대인에게 매우 중요한 것이 직업이지만 이러한 직업에서 오는 스트레스는 정신건강의 주요 요인이 되기도 한다.

여성의 직업적인 스트레스로 인한 정신건강의 문제를 그 하나의 예에서도 그 중요성을 알 수 있다. 현대사회에서는 여성의 사회활동이 증가하면 직업의 성별 구별도 점차 사라지게 되고 남성의 고유한 영역으로 여겨졌던 직종들에도 여성이 진출하고 있다. 또한 결혼이나 출산 후에도 직장생활을 계속 하는 여성의 숫자도 점차 증가하고 있는 현실이다. 현대 사회에서 여성의 일은 단순한 경제적 수단 이상의 중요한 자아실현의 수단의 의미를 지니고 있다(성영신, 1987). 직업생활은 기본적인 심리적 욕구를 충족시켜 주는 근원이 되는 한편, 이와 동시에 스트레스의 원인이 되어 신체적 · 정신적 건강에 심각한 영향을 미치기도 한다. 직무에서 경험하는 과도한 스트레스는 심각한 영향을 가질 수 있는데, 특히 우울증, 불안장애, 약물남용, 수면장애, 신경성 두통 및 소화기 장애 등과 같은 정신과적 문제를 호소하는 사람들이 점차로 증가하는 추세이다.

여성이 경험하는 직업에서의 스트레스는 남성과는 다를 수 있는데, 특히 알려진 중요한 요인으로는 역할 갈등과 여성에게 주어지는 직무 자체의 부정적 특성을 들 수 있다. 대체로 여성은 직장에서의 역할과 가정에서의 역할을 동시에 맡고 있는 경우가 많기 때문에 과다한 직무 요구는 역할 간 균형을 무너뜨려서 심각한 스트레스 요인이 될 수 있다(김영철 외, 1989). 직무에서 오는 스트레스로 인한 정신건강의 문제도 있지만 불안정한 고용도 정신건강을 해치는 환경적 요인 중 하나다. 우리나라뿐만 아니라 전 세계적으로도 실업은 사회의 큰 문제로 자리하고 있다.

OECD 주요 국가의 고용, 실업, 경제활동 참가율을 확인할 수 있는 국제고용노동통계에 따르면, 2021년 OECD 국가 평균 실업률은 6.3%로, 우리나라의 실업률은 3.6%로 나타났다.[1] 전 세계적으로도 그렇지만 우리나라의 경우에도 젊은층의 실업률이 심각한 것으로 조사되었는데,[2] 2024년 2월 기준 연령대별 실업률을 살펴보면 15~29세 실업률은 6.5%, 30~39세 실업률은 3.1%로 다른 연령대에 비해 높게 나타났으며, 40대와 50대는 각각 2.1%와 1.9%로 나타났다. 이와 같은 실업과 불안정한 고용은 현대인의 정신건강에 중요한 영향을 미친다고 볼 수 있다.

노동 영역만큼 여러 가지로 개인에게 영향을 미치는 영역은 없다. 왜냐하면 일자리는 사회에서 개인이 정체성을 확보하고 유지하는 데 중요한 토대가 되고, 또한 사회를 구성하는 개인들을 서로 연결시키는 역할을 하기 때문이다. 일자리는 사회적 지위, 자부심, 자기존중감, 신체적 활동과 정신적 활동, 자신의 기술이나 능력의 활용, 사회적 접촉, 인정과 같은 비

1) 고용노동통계조사 홈페이지(https://laborstat.moel.go.kr).
2) KOSIS 국가통계포털 홈페이지(https://kosis.kr).

경제적인 혜택도 주고 있기에 개인에게 매우 중요하다고 볼 수 있다. 따라서 근로자로서 일자리를 갖는다는 것은 개인 자신에게뿐만 아니라 가족 구성원과 주변 사람에게도 엄청나게 영향을 미친다.

불안정한 고용은 광범위하게 영향을 미치는데, 우선 불안정한 고용은 일과 관련된 영역에 영향을 미친다. 예를 들어, 불안정한 일자리는 일의 성격, 사업장의 성격, 사람이 일하는 경험에 영향을 미친다. 불안정한 일자리는 일과 관련이 없는 영역에도 영향을 미치며, 개인적 · 사회적 · 정치적으로도 영향을 줄 수 있다. 개인에게는 스트레스를 유발하고, 가족과 지역사회에 부정적인 영향을 주며, 사회안정에 불리하게 작용한다. 좀 더 구체적으로 살펴보면, 근로자가 불안정한 고용 상태에 놓이면 말할 것도 없이 재정적으로 어려움을 크게 겪게 된다. 그리고 불안정한 고용 상태에 놓이기 이전에는 자신의 생활과는 크게 상관없어 보였던 사건들이 이제는 자신과 가족 구성원에게 현실로 다가오면서 어려움을 겪게 된다. 심리적으로도 부정적 영향을 미치는데, 여러 연구에서 살펴볼 수 있다. 불안정한 상태의 최악의 상황이 실업인데, 실업으로 인해서 위험한 생활양식 때문에 건강이 악화될 수 있고 심할 때는 사망할 수도 있다.

이처럼 현대인에게 정신건강에 문제를 미치는 환경적 요인이 많지만 중요하게 다가오는 환경적 요인은 직업과 실업이라고 볼 수 있다. 이러한 정신건강에 대한 문제를 어떻게 해결해야 하는가는 사회가 해결해야 할 가장 큰 숙제라고 할 수 있다.

개인적으로는 스스로 정신건강을 잘 확인하고 예방하도록 노력해야 하며 스트레스 환경에 대처할 수 있는 방법들을 찾아야 할 것이다. 개인이 해야 하는 영역도 있지만 정신건강의 문제를 해결하기 위해서는 환경적으로 변화되어야 함이 더욱 크다. 개인이 놓이는 환경적인 부분의 해결이 선행되어야 개인적인 노력도 이루어질 수 있는 것이다.

사회적인 노력으로는, 직무 스트레스를 겪는 취약한 근로자에게는 복리를 증진하고 거시적 · 미시적 프로그램을 기획하고 실시할 필요가 있으며, 실업의 문제는 사회가 경제발전을 이루어야 하고 대기업 위주가 아닌 중소기업을 확대하여 젊은 층이 취업할 수 있는 좋은 환경을 만들어서 해결해야 할 것이다.

2. 사회적 지지

사회적 지지는 스트레스의 발생을 예방 혹은 경감하는 효과적인 요인으로서 스트레스 상황에서의 불안과 부적응을 완충해 주는 역할을 한다. 사회적 지지는 지지욕구의 충족 정도를 반영해 주는 자신의 사회관계에서의 유대감, 자신감, 신뢰감에 대한 지각 정도이다. 그러므로 사회적 지지는 정신건강을 증진하고 예방하는 역할과 함께 정신건강을 위해하는 역할을 보완하는 보호요인이 된다. 박지원(1985)은 사회적 지지망의 기능적 속성과 구조적 속성을 통해 정서적 지지, 정보적 지지, 물질적 지지, 평가적 지지로 나누었다. 사람, 이해, 격려, 신뢰, 관심 등의 정서적 지지, 사건해결과 관련된 여러 가지 정보 제공 등의 정보적 지지, 금전, 용역의 제공 등 필요시 직간접적으로 돕는 행위를 포함하는 물질적 지지, 자신의 행위를 인정 · 칭찬하는 등 자신을 평가해 주는 태도, 행위의 평가적 지지가 사회적 지지 행위의 속성을 나타내는 것이다.

선행연구들은 일반적으로 우울과 사회적 지지는 많은 관련이 있음을 보고하고 있다. 사회적 지지의 결핍은 신경증적 증상과 관련이 있다고 보고한 연구결과가 있으며(Handerson et al., 1980), 가족의 지지를 많이 받는다고 지각한 환자들은 그렇지 않은 환자보다 높은 사회적응 정도를 보인다고 보고하였다(현명선, 1991).

3. 스트레스

스트레스란 유기체의 항상성(恒常性)을 방해할 수 있는 자극이나 또는 자극이 연속되는 상태이고, 이에 대한 적응이 만족스럽지 못했을 때 나타나는 불균형, 부조화의 상태이다. 그러므로 인간에게 일상의 평형 상태를 벗어난 긴장을 야기시키는 역동적인 힘이나 특별한 상황에서 불편한 반응을 의미한다고 하겠다(윤인순, 1994: 11).

이러한 스트레스는 부정적 측면뿐만 아니라 긍정적 측면까지 갖고 있다. 이와 같은 스트레스의 양면적 효과는 유스트레스(eustress)와 디스트레스(distress) 개념으로 분류된다. 유스트레스는 스트레스의 반응이 건전하고 긍정적이며 건설적 결과로 나타나게 하는 현상을 의미한다. 디스트레스는 스트레스 반응이 건전하지 못하거나 부정적이고 파괴적인 결과를 나타낸다. 그러므로 스트레스는 병을 야기하기도 하지만 무조건 나쁜 것만은 아니다.

스트레스의 양상이 사람에 따라 다르듯이, 스트레스 대처도 사람에 따라 다르고 그 영향력도 차이가 난다. 일반적으로 스트레스에 대처하는 방법으로는 크게 정서중심 대처와 문제중심 대처로 구분된다. 정서중심 대처는 스트레스 자극으로 인해 유발된 부적 정서반응만을 조절하려는 노력이며, 문제중심의 대처는 스트레스를 유발하는 자극 자체를 변화시키려는 행동적 노력을 지칭한다.

정신적으로 건강한 사람은 스트레스가 없는 것이 아니라 스트레스를 잘 극복하며, 스트레스를 잘 해결하는 사람일 것이다.

4. 취약성

취약성이 있는 사람에게는 우연한 스트레스 노출에도 정신적으로 영향을 미친다. 취약성의 원인은 어릴 때의 육아 경험, 신체질병, 가족관계, 심리적 · 사회적 스트레스, 유전적 소인 등이다. 이러한 취약성에 대해 도와줄 수 있는 자원은 사회적 지지, 경제적 자원, 개인의 대응기술 등이다. 사회적 지지가 강력하면 발병도 적고, 발병해도 회복이 빠르다.

개인은 각자 자신이 취약한 부분이 다르며 스트레스를 이기는 타고난 능력도 다르다. 따라서 같은 스트레스를 받더라도 어떤 사람은 발병하지 않지만 어떤 사람은 취약하다는 것이다. 취약성 가설은 아동 양육 태도, 신체적 질환, 심리적인 스트레스, 유전성, 사회적 스트레스와 모두 관계가 있다(민성길, 2009).

5. 환경적 요인

현대 사회에서는 지나친 소음, 미세먼지, 방사선 오염, 일조권, 조망권, 개인 사생활 침해 등으로 인한 크고 작은 문제로 인해 스트레스를 받고 있다. 실제 아파트에서 이웃 간의 층간 소음으로 인하여 사건 · 사고가 나는 것을 매스컴에서 자주 접할 수 있다. 또 인터넷의 '신상털기'로 인하여 정신적인 질환을 가져오거나 자살하는 사례들도 많이 접할 수 있다.

현대 사회는 내 주변의 환경적 요인뿐만 아니라 사이버상의 환경에서도 정신건강이 위협받을 수 있는 시대에 살고 있는 것이다. 그만큼 스트레스도 많고 정신적인 건강을 지켜 내기가 힘들다고도 할 수 있다.

6. 문화적 요인

전통적인 한국 문화에는 대가족 제도, 효, 가문의 계승, 개인보다 집단을 중요시하는 것, 독특한 모자관계와 육아 방식 등이 있다. 이와 관련하여 우리나라에는 전통적인 오이디푸스 콤플렉스가 없다는 견해가 있어 논의가 분분한 시절이 있을 정도였다. 우리나라는 죄문화와 창피문화 중 창피문화에 속하기 때문에 명분, 도리, 의리, 체면을 중시하여 불안이 히스테리로 나타나는 경향이 많다는 견해도 있다. 그러나 전형적인 히스테리는 우리나라에서도 점점 감소하고 있다.

우리나라의 문화적 특성은 화병과 같은 신체화장애로 나타나는 경우가 많다. 남북분단으로 인해 망상을 가진 정신질환이 많았던 것에 비해 현대에는 알코올남용, 신체화장애 등이 많은 것은 한국의 정신문화와 관련이 있다고 할 수 있다(민성길, 2009: 109).

그러한 의미에서 한국적인 특성과 한국인의 성격에 맞는 정신건강을 위한 연구들이 많이 이루어져 축적되어야 한다.

생각해 볼 문제

1. 사회환경이 정신건강에 미치는 영향에 대해 논의해 봅시다.
2. 자신에게 가장 큰 영향을 주는 사회환경은 무엇이라고 생각하는지 이야기해 봅시다.

참고문헌

精神保建福祉士養成セミナ編集委員會(1998). 精神保建福祉援助技術各論. 東京: へるす出版.

光信陸夫 역(1989). 老いと孤獨－老年者の社會學的硏究. 埴內出版株式會社. Tunstall, J. 저.

강문희, 김매희, 유정은(2007). 아동발달론. 공동체.

강영희(2008). 생명과학대사전. 아카데미서적.

고려대학교 산학협력단(2012). 제2차 불법도박 실태조사. 사행산업통합감독위원회.

고승덕, 손애리, 최윤신(2001). 노인의 일반적 특성에 따른 우울감에 관한 연구. 한국가족복지학. 6(1), 3-15.

고영미(2010). 긍정심리학 기반의 행복증진 집단상담 프로그램이 아동의 행복감과 우울에 미치는 영향. 서울교육대학교 석사학위 논문.

고유진(2001). 인터넷 중독집단의 성격특성 및 자기개념연구: 대학생 집단을 중심으로. 성신여자대학교 대학원 석사학위논문.

고진경(2013). DSM-5의 변화와 문제에 대한 개관. 한국심리치료학회지, 5(2), 1-11.

고혜진(2005). 양육스트레스와 양육태도의 관계에 미치는 자아탄력성의 중재효과 및 매개효과. 숙명여자대학교 대학원 석사학위논문.

과학기술정보통신부, 한국지능정보사회진흥원(2023). 스마트폰 과의존 실태조사.

관계부처합동(2016). 정신건강종합대책.

관계부처합동(2018). 자살예방 국가 행동계획.

관계부처합동(2023). 정신건강정책 혁신방안.

구현선(2002). 인간관계의 이해. 청목출판사.

국립서울병원, 보건복지부(2005). 우리나라 자살의 사회 · 경제적 비용부담에 관한 연구.

국립정신건강센터(2018). 정신건강현황 4차 예비조사 결과보고서.

권석만(2008). 긍정심리학. 학지사.

권석만(2013). 현대이상심리학. 학지사.

권석만(2014). 이상심리학의 기초: 이상행동과 정신장애의 이해. 학지사.

권석만(2015). 현대성격심리학: 이론적 이해와 실천적 적용. 학지사.

권석만, 민병배(2000). 노년기 정신장애. 학지사.

권선중(2013). DSM-IV와 DSM-V의 도박중독 진단기준 비교: 유병률 추정을 중심으로. 연차학술발표대회 논문집. 한국심리학회.

권준수, 김재진, 남궁기, 박원명, 신민섭, 유범희, 윤진상, 이상익, 이승환, 이영식, 이헌정, 임효덕 역(2015). DSM-5 정신질환의 진단 및 통계 편람(제5판). APA 저. 학지사.

권준수, 김붕년, 김재진, 신민섭, 신일선, 오강섭, 원승희, 이상익, 이승환, 이헌정, 정영철, 조현상, 김민아(2023). DSM-5-TR 정신질환의 진단 및 통계 편람(제5판 수정판). APA 저. 학지사.

김갑숙(1991). 부부갈등이 부부폭력과 자녀학대에 미치는 영향. 영남대학교 대학원 박사학위논문.

김경화(1986). 아내학대의 영향변인에 대한 조사연구: 도시 가족을 중심으로. 성균관대학교 대학원 석사학위논문.

김경훈, 배정규(2007). 경륜 및 경정 도박성 게임자들의 게임 이용실태, 주관적 삶의 질, 자존감 및 사회적 지지. 한국심리학회지 건강, 12(2), 367-382.

김교헌(2007). 도박행동과 도박중독 한국사회의 도박과 도박중독 문제에 대한 심리학적 접근. 한국심리학회 주최 심포지엄.

김기태(2006). 위기개입론. 대왕사.

김기태, 김수환, 김영호, 박지영(2004). 사회복지실천론. 양서원.

김기태, 성명옥, 박봉길, 이경남, 최희경(2002). 노인복지실천론. 양서원.

김기태, 안영실, 최송식, 이은희(2005). 알코올중독의 이해. 양서원.

김기태, 황성동, 최송식, 박봉길, 최말옥(2009). 정신보건복지론. 양서원.

김기태, 황성동, 최송식, 박봉길, 최말옥(2013). 정신보건복지론(제3판). 양서원.

김나영(2015). 긍정심리학에 근거한 음악치료가 초등학생의 자아존중감에 미치는 효과. 대구교육대학교 교육대학원 석사학위논문.

김명자(1991). 가족학 연구와 사회교환이론적 접근. 한국가족학연구회 편. 가족학 연구의 이론적 접근. 교문사.

김미령(2007). 쪽방 거주자의 극복 유형과 정신건강. 한국사회복지학회 국제학술발표 자료집, 2007(2).

김미령(2009). 연령대에 따른 여성의 결혼만족도 차이 및 영향 요인 비교. 한국가족복지학, 26, 35-62.

김미선(2011). 도박중독과 범죄와의 관련성 검토. 한국중독범죄학회보, 1(1), 1-21.

김미옥(2001). 장애아동가족의 적응에 대한 가족탄력성의 영향력 분석. 한국가족복지학, 8, 9-40.

김미혜, 이금룡, 정순둘(2000). 노년기 우울증 원인에 대한 경로분석. 한국노년학, 20(3), 211-226.

김미혜, 이금룡, 정순둘(2001). 재가노인의 우울증 예방 프로그램 개발과 효과성 연구: 사회복지관 이용노인을 중심으로. 한국사회복지학, 44, 318-345.

김병철, 김성곤, 박제민, 김명정, 정영인(1998). 교통사고 후 정신과로 장애감정 의뢰된 환자의 임상적 특징, 신경정신의학, 37, 318-329.

김석산(2000). 도시지역 중년여성의 우울과 관련된 요인. 조선대학교 대학원 박사학위논문.

김성아(2023). 고립 · 은둔 청년 현황과 지원방안. 보건복지포럼.

김성이(2002). 약물중독총론. 양서원.

김수영, 성명옥, 김경호, 조추용(2001). 노인과 지역사회보호. 양서원.

김수영, 성명옥, 이해정, 김경호, 김진선, 정규석, 장유리, 김영미(2002). 건강한 노화. 양서원.

김아래미, 최영준, 김성아(2023). 청년 은둔의 사회경제적 비용. 사회복지정책, 50(4), 123-143.

김영란(2002). 일반노인 · 시설노인 · 독거노인의 우울감 비교 연구. 부산대학교 대학원 석사학위논문.

김영애(2004). 사티어 의사소통 훈련프로그램. 김영애 가족치료연구소.

김영철, 정향균, 이시형(1989). 일반 성인에서의 생활 스트레스가 정신건강 및 신체증상에 미치는 영향. 신경정신의학, 28, 282-291.

김옥수, 김계하(2003). 조선족 근로자의 스트레스와 건강지각에 관한 연구. Health & Nursing, 15(1), 9-16.

김우준(2012). 도박문제의 현황 및 치료적 처우방안. 한국중독범죄학회보, 2(1), 13-27.

김유경(2005). 상실의 관점에서 본 노숙인 문제. 아세아연구, 48(2), 151-179.

김유자(2003). 노숙인의 알코올중독 문제. 국민대학교 행정대학원 석사학위논문.

김은경, 권정혜(2004). 동성애 관련 스트레스가 남성 동성애자의 정신건강에 미치는 영향. 한국심리학회지: 임상, 23(4), 969-981.

김익기, 심명희(1992). 가정폭력의 실태와 대책에 관한 연구. 한국형사정책연구원.

김인자, 우문식 역(2020), 마틴 셀리그만의 긍정심리학. Martin E. P. Seligman 저. 도서출판 물푸레 · 한국긍정심리연구소.

김재희(2023). 은둔형 외톨이 청소년의 현황과 지원 과제. 2023년 한국정신건강사회복지학회 추계학술대회 자료집. 한국정신건강사회복지학회.

김정숙(1986). 가정 내의 폭력에 관한 이론적 고찰: 아내구타를 중심으로. 효성여자대학교 대학원 석사학위논문.

김정연(1994). 근로자 스트레스 관리를 위한 사회사업개입 연구. 경북대학교 대학원 석사학위논문.

김정진(2009). 자살위험 사정과 개입. 지역사회 정신보건전문가를 위한 자살예방 가이드북. 한국자살예방협회 · 생명보험사회공헌재단.

김정진(2011). 사회적 소수자를 위한 임파워먼트 실천 교육 방향 모색. 한국사회복지교육, 15, 145-165.

김정휘 역(1990). 노인심리학. Bromley, D. B. 저. 성원사.

김지영(2002). 정신분열병 환자의 회복경험: '삶의 재구성' 과정. 이화여자대학교 대학원 박사학위논문.

김지혜(2001). 가출청소년 사례관리 지침서. 나눔의 집.

김태련, 장휘숙(1998). 발달심리학. 박영사.

김태종(2001). 경마고객의 행동특성에 관한 연구. 연세대학교 교육대학원 석사학위논문.

김태형, 김임, 이선미, 은헌정, 김동인, 강영수(1998). 교통사고 후 신체 손상환자의 이상 후 스트레스 장애에 대한 연구, 신경정신의학, 37, 650-659.

김혜숙(2003). 가족치료이론과 기법. 학지사.

김혜원, 조현주, 김연옥, 김진희, 윤진희, 차예린, 한원건(2021). 가족, 사회, 자신을 위한 희망안내서: 은둔형 외톨이. 학지사.

김화미(2017). 아동학대범죄의 예방 및 대책방안. 아동보호연구, 2(2), 67-94.

김희경(2013). 양극성장애, 우울장애, 불안장애, 강박장애, 외상 및 스트레스 관련 장애. 한국심리학회 연차학술발표대회 논문집.

김희철(2005). 노년기 정신질환의 예방적 접근. 한국정신보건사회사업학회 추계학술대회 자료집.

남기민(1998). 현대노인복지연구. 충북: 협신사.

노순희(1990). 부랑인을 위한 사회사업서비스의 개발에 관한 연구. 숭실대학교 대학원 석사학위논문.

대한의료사회사업가협회(1991). 대한의료사회사업가협회 워크숍 보고서.

동성애자인권연대(2013). 미국심리학회가 말하는 동성애와 동성애치료. http://www.lgbtpride.or.kr

동아일보(2018. 5. 8.). 상사 갑질-일에 치여… 직장인 55만명 정신질환 치료.

류종훈(2004). 최신정신건강론. 청목출판사.

류종훈, 박지현, 이영주(2004). 노인 건강 생활과 호스피스 케어. 학문사.

민성길(2004, 2006, 2009). 최신정신의학. 일조각.

박구연(2001). 가족 기능과 자아개념이 고등학생의 컴퓨터 게임 중독에 미치는 영향. 서울여자대학교 대학원 석사학위논문.

박명진(2011). 근로자지원프로그램(EAP)의 활성화 방안에 대한 탐색적 접근: 프로그램 유형별 비교연구를 중심으로. 중앙대학교 대학원 석사학위논문.

박미은(1991). 대한의료사회사업가협회 워크숍보고서. 대한의료사회사업가협회.

박수현(2010). 동성애자의 소수자 스트레스와 대처 전략에 따른 심리사회적 적응의 차이. 가톨릭대학교 대학원 석사학위논문.

박용천, 오대영 역(2017). DSM-5 정신장애 쉽게 이해하기. 학지사.

박재간(1981). 노인문제와 대책. 이우출판사.

박종삼(1993). 우리나라 정신보건사회사업의 현실과 과제. 한국정신보건사회사업학회 창립총회 및 세미나 자료집.

박종철(2010). 사회적 소수자로서 한센병력인의 주변화에 관한 연구. 대구대학교 대학원 박사학위논문.

박주영(2012). 성소수자의 건강권: 해외논의와 시사점. 연구공동체 건강과 대안.

박주홍(2023). 부산 청년 고립・은둔의 증가 '사회적 연결'로 해법 찾아야. BDI 정책포커스, 422.

박주홍, 손지현, 김진희(2023). 부산시 은둔형 외톨이 지원 기본계획(2024-2028). 부산연구원.

박지선(2010). 비행청소년과 일반청소년의 정서와 자기개념 비교. **스트레스 연구**. 18, 29-39.

박지영, 배화숙, 엄태완, 이인숙, 최희경(2010). **함께하는 사회복지의 이해**. 학지사.

박지원(1985). 사회적 지지척도 개발을 위한 일 연구. 연세대학교 대학원 박사학위논문.

박혜진(2016). 바람직한 아동학대방지정책 마련을 위한 제언. **형사정책연구**, 27(3), 253-283.

배다현(2008). 여성 재소자들의 정신건강 상태와 정신건강 서비스 욕구에 관한 연구. 한동대학교 대학원 석사학위논문.

배정규(2005). 정신장애인의 재기태도와 삶의 질: 척도개발과 모형검증을 중심으로. 계명대학교 대학원 심리학과 박사학위논문.

변화순, 원영애, 최은영(1993). **가정폭력의 예방과 대책에 관한 연구**. 한국여성개발원.

보건복지부(2007). 자살예방대책 5개년 계획.

보건복지부(2012). 아동 · 청소년 정신건강 증진을 위한 지원방안 연구보고서.

보건복지부(2013). 정신보건사업안내.

보건복지부(2014). 정신보건사업안내.

보건복지부(2016). 정신건강증진 및 정신질환자 복지서비스 지원에 관한 법률.

보건복지부(2019). 정신건강사업안내.

보건복지부(2021). 2021년 아동학대 주요통계.

보건복지부(2022). '2022년 고독사 실태조사 결과 발표. 보도자료.

보건복지부(2023). 고립 · 은둔 청년, 이제 국가가 돕겠습니다. 보도자료.

보건복지부(2024). 2024년 정신건강사업 안내.

보건복지부(2024). 자살예방사업 안내.

보건복지부, 한국생명존중희망재단(2023). 2023 자살실태조사.

부산복지개발원, 부산광역시정신보건사업지원단(2013). 제1차 부산광역시 정신보건사업계획.

사행산업통합감독위원회(2013). 사행산업 관련 통계.

사행산업통합감독위원회(2019). 2018년 사행산업 관련 통계.

서명선(2009). 영유아자녀를 둔 취업모의 보육지원정책 인식 및 이용에 관한 연구. 성신여자대학교 대학원 석사학위논문.

서울대학교 의과대학(2011). 2011년도 정신질환실태 역학조사. 보건복지부 학술연구 용역사업 보고서.

서영조 역(2012). **내가 말하는 진심 내가 모르는 본심**. Kagan M., & Einbund, N. 저. 전나무숲.

서진환, 이선, 정수경 역(2001). 말콤 페인 저. **현대 사회복지실천이론**. 나남출판.

석현호, 정기선, 이정환, 이혜경, 강수돌(2003). **외국인 노동자의 일터와 삶**. 미래인력연구원.

설기문(2002). **인간관계와 정신건강**. 학지사.

설동훈(1996). 한국사회의 외국인노동자에 대한 사회학적 연구. 서울대학교 대학원 박사학위논문.

성영신(1987). 산업사회에 있어서 근로자의 정신건강. **현대사회**, 26, 161-181.

손덕순, 정선영(2007). 도박중독자 실태 및 중독수준별 특성과 그 영향에 관한 연구. **정신보건과 사회사업**, 26, 377-407.

손병덕, 강란혜, 백은령, 서화자, 양숙미, 황혜원(2005). **인간행동과 사회환경**. 학지사.

손희락(2000). 신세대 장병의 스트레스가 부대 적응도에 미치는 영향에 관한 연구. 연세대학교 대학원 석사학위논문.

송미순(1991). 노인의 생활기능상태 예측모형 구축. 서울대학교 대학원 박사학위논문.

송진아(2009). 도박중독 과정에 관한 사례연구. 성균관대학교 일반대학원 석사학위논문.

송진희, 홍현숙(2009). 직장인 정신건강을 위한 정책 동향 및 사례. **정신건강정책포럼**, 3, 41-57.

신영철(2002). 병적도박의 신경생물학 및 약물치료. **생물치료정신의학**, 8(1), 27-33.

신은영, 이인수(2002). 고령기 우울에 영향을 미치는 가족사회속성과 행동양식. **노인복지연구**, **봄호**, 147-267.

안상일, 김연수, 박은경, 이정임, 채정아(2010). **잃어버린 나를 찾는 희망안내서 2-도박중독자 가족의 회복을 위한 안내서**. 국무총리 소속 사행산업통합감독위원회 중독예방치유센터.

안정헌(1989). **의사소통과 인간관계**. 부산대학교 인문논총.

양옥경, 김미옥, 최명민 역(2006). **가족과 레질리언스**. Walsh, F. 저. *Strengthening family resilience*. 나남출판.

양옥경, 김연수(2003). 가족탄력성 증진을 위한 부모역할프로그램 개발연구. 사회과학연구논총. 이화여대사회과학연구소. 115-147.

양옥경, 박향경, 손가현(2010). 이주노동자의 정신건강에 영향을 미치는 요인 연구. **정신건강과 사회복지**, 35, 141-175.

양옥경, 최소연, 송인석, 권지성, 양후영, 염태산 역(2006). **사회복지와 탄력성**. Greene, R. R. 편저. 나눔의 집.

어기준(2000). **청소년 PC중독의 유형과 문제점**. **청소년의 PC중독**. 한국청소년상담원.

여성가족부(2016). 2016년 가정폭력 실태조사 연구.

여성가족부(2022). 2022년 가정폭력실태조사 연구.

여성가족부플러그(2010). 2010년 전국 가정폭력 실태조사 결과발표. http://blog.daum.net/moge-family/3259

여인숙, 김춘경(2005). 노년기 죽음불안과 사회적 활동이 우울에 미치는 영향. **한국가족복지학**, 16, 75-101.

연합뉴스(2019. 5. 7.). 다문화 이혼 상담 신청자 절반은 한국인 남편.

오세연(2011). 사례분석을 통한 도박중독의 실태와 대응방안에 관한 연구. **한국중독범죄학회보**, 1(1), 23-45.

오은영(2013). 아동학대와 아동보호에 대한 부모의 인식. 대구대학교 재활과학대학원 석사학위논문.

우종민, 최수찬(2008). 근로자지원프로그램(EAP)의 이론과 실제. 인제대학교 출판부.

원호택(1994). 대학생의 스트레스 대처 프로그램. 한국가이던스.

유성호, 모선희, 김형수, 윤경아(2000). 노인복지론. 아시아미디어리서치.

유수현, 김창곤, 김원철(2013). 의료사회사업론. 양서원.

유수현, 천덕희, 이효순, 성준모, 이종하, 박귀서(2010). 정신건강론. 양서원.

유수현, 천덕희, 이효순, 성준모, 이종하, 박귀서(2012). 정신건강론(개정2판). 양서원.

유채영, 신성만, 신원우, 박정민(2008). 도박중독예방교육 프로그램 개발. 사행산업통합감독위원회.

윤가현(1995). 동성애의 심리학. 학지사.

윤명숙(1999). 노숙자들의 음주문제와 대처방안에 관한 연구. 정신보건과사회사업, 7, 101-122.

윤인순(1994). 정신질환자 가족의 스트레스와 스트레스대처방법에 관한 연구. 성심여자대학교 석사학위논문.

윤진(1985). 성인노인심리학. 중앙적성출판사.

윤진(1987). 폭력의 이론: 공격행동의 심리적 기제. 정신건강연구, 6, 1-10.

이경남(2000). 치매노인 수발부담 경감을 위한 사회적 지지망 개입. 부산대학교 대학원 박사학위논문.

이광재(2003). 호스피스사회사업. 인간과 복지.

이근후 외 14명 역(1995). 정신장애의 진단 및 통계편람(제4판). 미국정신의학회 저. 하나의학사.

이민희(2005). 우리나라의 아동학대 대처방안에 관한 연구. 배재대학교 행정대학원 석사학위논문.

이부영 역(1994). ICD-10 국제질병분류-제10판 정신 및 행태장애 임상기술과 진단지침. WHO 저. 일조각.

이선미, 김동인(2000). 교통사고 후 신체손상 환자의 만성 외상 후 스트레스 장애: 발생빈도, 증상변화, 예측인자에 대한 전향적 연구. 신경정신의학, 39, 797-807.

이성순, 이종복(2013). 여성결혼이민자의 정신보건정책 현황과 개선방안. 다문화콘텐츠 연구, 14, 79-113.

이성애(2004). 만성질환아동가족의 가족탄력성이 가족적응에 미치는 영향. 부산대학교 대학원 박사학위논문.

이수정, 서진환, 이윤호(2000). MMPI 점수로 본 교도소 수형자들의 정신건강 문제 실태연구. 한국심리학회지, 19(2), 43-62.

이연호(2001). 선진국 노인학대 지원제도 및 프로그램 비교연구. 노인복지연구, 14, 165-192.

이영분, 김유순(2002). 도박성 게임 이용자와 가족관계적 특성: 도박중독 예방 및 치유 프로그램 수립을 위한 기초연구. 강원랜드.

이영분, 이은주(2003). 충청지역의 도박중독 실태와 가족관계에 대한 연구. 한국사회복지학, 54, 177-202.

이영선, 권보민, 이동훈(2012). 청소년의 동성애 경험, 성의식, 동성애 혐오, 우울의 관계. 재활심리연구, 19(1), 129-147.

이영실, 이윤로, 유영달(2011). 정신건강론. 창지사.

이영옥(2011). 정신건강증진 행위와 성역할정체감 및 성역할태도와의 관계. 국민대학교 교육대학원 석사학위논문.

이영호(2007). 정신건강론. 공동체.

이옥경, 박영신, 이현진, 김혜리, 정윤경, 김민희 역(2009). 생애발달 II. Laura E. Berk 저. 시그마프레스.

이윤로, 박종한(2000). 치매의 원인과 치료. 학문사.

이은정(2013). 한국 군에서의 정신보건사회복지사 역할. 한국정신보건사회복지사협회 부산경남지부 세미나 자료집.

이은희(2016). 인간행동과 사회환경. 공동체.

이인선(2004). 문화적응 스트레스가 외국인노동자의 정신건강에 미치는 영향. 연세대학교 사회복지대학원 석사학위논문.

이인선, 황정임, 최지현, 조윤주(2017). 가정폭력 실태와 과제: 부부폭력과 아동학대를 중심으로. 한국여성정책연구원.

이인정, 최해경(2002). 인간행동과 사회환경. 나남출판.

이인혜(1999). 현대인의 정신건강. 대왕사.

이장호, 김영경(2006). 노인상담: 경험적 접근. 시그마프레스.

이태연, 최명구(2006). 생활속의 정신건강. 신정.

이형근, 장동철, 김형준, 윤방부(2002). 교육정도와 우울성향과의 관계. 대한가정의학회지, 23(2), 189-196.

이혜선, 육성필 역(2006). 돌이킬 수 없는 결정, 자살. 학지사.

이홍표(2002). 도박의 심리. 학지사.

인천일보(2015. 6. 20.). 건강과 질병의 사회학 칼럼.

임영진(2010). 성격강점과 긍정심리치료가 행복에 미치는 영향. 서울대학교 대학원 박사학위논문.

임창제(2006). 정신건강. 형설출판사.

임철일, 최정임 역(1999). 효과적인 의사소통을 위한 기술. MaKay, M., Davis, M., & Fanning, P. 저. 커뮤니케이션북스.

임혁, 이효영(2012). 이주노동자의 레질리언스와 정신건강. 보건교육건강증진학회지, 29(5), 13-26.

임혁, 채인숙(2010). 정신건강의 이해. 공동체.

장선철(2007). 21세기 현대사회와 정신건강. 동문사.

장연집, 박경, 최순영(1999). 현대인의 정신건강. 학지사.

장인협, 오세란 역(1996). 사회지지체계론: 기초이론과 실천사례. Maguire, L. 저.사회복지실천연구소.

전요섭(2002). 노인의 심리 이해와 목회상담. **성결신학연구**, 7, 137-151.

전춘애(1989). 사회계층에 따른 부부의 권력과 폭력과의 관계. **대한가정학회지**, 27(3), 133-146.

정경수(2013). 교정기관에서의 정신보건사회복지사의 역할. **한국정신보건사회복지사협회 부산경남지부 세미나 자료집**.

정기선, 한지은(2009). 국제결혼이민자의 적응과 정신건강. **한국인구학**, 32(2), 87-114.

정민자(1991). 가족학 연구와 일반체계론적 접근, 한국가족학연구회 편. **가족학 연구의 이론적 접근**. 교문사.

정서영(1995). 부부간의 심리적 · 신체적 학대, 대처양식과 개인의 적응감. 숙명여자대학교 대학원 석사학위논문.

정성훈(2013). 신경발달학적 장애, 파괴적, 충동통제 및 품행장애. **신경인지 장애 연차학술발표대회 논문집**. 한국심리학회.

조선일보(2013. 7. 23.). 영국 75세 이상 국민 중 절반이 '독거 노인'

조수환(1998). **정신위생**. 동문사.

조수환(2008). **건전한 삶을 위한 정신건강**. 동문사.

조춘범(2001). 청소년 인터넷중독과 가정 및 학교 환경과의 관계에 관한 연구. 경희대학교 대학원 사회학과 석사학위논문.

조흥식, 김혜래, 신은주, 우국희, 오승환, 성정현, 이지수(2010). **인간행동과 사회환경**. 학지사.

주소희(1992). 이혼 가정 자녀의 정신건강에 관한 연구. 이화여자대학교 대학원 석사학위논문.

주정민(2006). 인터넷 의존유형과 인터넷중독과의 관련성 연구. **한국언론학보**, 50(3), 476-503.

중앙아동보호전문기관(2013). 2012년 전국아동학대현황보고서.

중앙아동보호전문기관(2018). 2017 전국아동학대현황보고서.

중앙자살예방센터(2012). **자살예방교육 매뉴얼**.

채은희, 이효영(2013). 국가 정신건강증진사업의 현황과 향후 과제: 부문 간 협력을 중심으로. **보건교육 · 건강증진학회지**, 30(4), 25-39.

최명민, 이기영, 최현미, 김정진(2009). **문화적 다양성과 사회복지**. 학지사.

최성진(2013). **DSM-5의 개관 연차학술발표대회 논문집**. 한국심리학회.

최송식(2010). **외상후 스트레스장애**. 공동체.

최수정(2000). 알코올남용 · 의존 노숙인을 위한 치료공동체 모형에 관한 연구. 가톨릭대학교 사회복지대학원 석사학위논문.

최수찬(2005). 근로자 지원프로그램의 개념과 최신 동향. **한국직무스트레스학회 제1차 연수교육 및 춘계학술대회 자료집**.

최순남(1997). **인간행동과 사회환경**(개정판). 한신대학교 출판부.

최순남(1999). **인간행동과 사회환경**(제3판). 한신대학교 출판부.

최옥채, 박미은, 서미경, 전석균(2002). 인간행동과 사회환경. 양서원.

최옥채, 박미은, 서미경, 전석균(2007). 인간행동과 사회환경(제3판). 양서원.

최옥채, 박미은, 서미경, 전석균(2015). 인간행동과 사회환경(제5판). 양서원.

최윤정(2010). 지역사회통합을 통한 정신장애인의 회복 전략. 부산대학교 대학원 사회복지학과 박사 학위논문.

최은영(2008). 약물중독. 학지사.

최의선 역(2010). 도박중독. Valleur, M., & Bucher, C. 저. NUN.

최협, 김성국, 정근식, 유명기(2004). 한국의 소수자, 실태와 전망. 한울.

통계청(2005). 인구주택총조사.

통계청(2018). 사망원인 통계.

하지선(2005). 노인알코올상담의 필요성과 개입전략. 한국정신보건사회복지학회 학술발표논문집. 249-273.

하지현(2012). 청소년을 위한 정신의학 에세이. 해냄.

한국가족학연구회 편(1991). 가족학 연구와 사회교환이론적 접근. 가족학 연구의 이론적 접근. 교문사.

한국정보화진흥원(2008). 인터넷중독대응법 제정연구.

한국정보화진흥원(2009). 따뜻한 디지털 세상.

한국정보화진흥원(2010). 인터넷중독과 예방과 해소를 위한 법제 정비 방향.

한국정보화진흥원(2019). 2018년 스마트폰 과의존 실태조사.

한국정신보건사회복지사협회(2012). 정신보건사회복지의 이론과 실제. 양서원.

한국정신보건사회사업학회(2000). 정신보건 전문요원 수련교재. 양서원.

한양대학교생활연구소(1994). 집단상담프로그램. 한국가이던스.

한인영, 최현미, 장수미(2006). 의료사회복지실천론. 학지사.

행정안전부(2018). 2017 지방자치단체 외국인주민 현황 자료.

허정은, 박경(2004). 동성애자의 동성애 관련 스트레스 및 우울과 자살사고 간의 관계. 심리치료: 다학제적 접근, 4(1), 57-72.

허준수, 유수현(2002). 노인의 우울에 영향을 미치는 요인에 관한 연구. 정신보건과 사회사업, 13, 7-22.

현명선(1991). 퇴원한 만성 정신 질환자가 지각한 가족지지와 사회적 적응과의 관계 연구. 연세대학교 대학원 석사학위논문.

홍강의(2009). 자살행동의 이해와 개입원칙. 지역사회 정신보건전문가를 위한 자살예방 가이드북. 한국자살예방협회 · 생명보험사회공헌재단.

홍창희(2013). 조현병 스펙트럼 및 기타 정신병적 장애. 한국심리학회 성격장애 연차학술발표대회 논문집.

SBS 뉴스(2013. 11. 21.). '때리고 소금 먹이고……' 비정한 계모들에 중형 선고.

Allport, G. W. (1954). *The nature of prejudice.* Addison-Wesley.

Amaya-Jackson, L., & March, J. S. (1995). Posttraumatic stress disorder. In J. S. March (Ed.), *Anxiety disorders in children* (pp. 276-300). Guilford Press.

American Psychiatric Association. (1994). *Diagnostic and Statistical Manual of Mental Disorders* (4th ed). 하나의학사.

American Psychiatric Association. (2013). Diagnostic and Statistical Manual of Mental Disorders-Fifth Edition. 학지사.

Anthony, W. A. (1993). Recovery from mentall illness: The guiding vision of the mentall health service system in the 1990. *Psychosocial Rehabilitation Journal. 16*(4), 11-23.

Baarck, J., Balahur, A., Cassio, L., d'Hombres, B., Pásztor, Z., & Tintori, G. (2021). Loneliness in the EU: Insights from surveys and online media data. JRC Science for Policy Report. European Commission Joint Research Centre.

Babcock, J. C., Waltz, J., Jacobson, N. S., & Gottman, J. M. (1993). Power and violence: The relation between communications patterns, power discrepancies, and domestic violence. *Journal of Consulting and Clinical Psychology, 61,* 40-50.

Ball-Rokeach, S. J. (1985). *The origines of individual media-system dependency: A sociological framework. Communication Research, 12,* 485-510.

Ball-Rokeach, S. J. (1998). The theory of media power and a theory of media use: Different stories, questions, and ways of thinking. *Mass Communication & Society, 1*(1/2), 5-40.

Beattie, M. (1987). *Codependent no more.* Hazelden Foundation.

Berk, L. E. (2007). *Development through the lifepan* (4th ed.). Pearson Education Inc.

Berry, J. W. (1997). Immigration, acculturation, and adaptation. *In Applied Psychology: An International Review, 46*(1), 5-34.

Bhugra, D., Still, R., Furnham, A., & Bochner, S. (2004). Migration and mental health. *Acta Psychiatrica Scandinavica, 109*(4), 243-258.

Blank, A. S. (1994). Clinical detection, diagnosis, and differential diagnosis of post-traumatic stress disorder. *Psychiatric Clinics of North America, 17,* 351-383. bocsh, 1977.

Bracht, N. F. (1978). *Social work in health care: A guide to professional practice.* Haworth Press.

Bremner, J. D., & Brett, E. (1997). Trauma-related dissociative states and long-term psychopathology in posttraumatic stress disorder. *Journal of Traumatic Stress, 10*(1), 37-49.

Bremner, J. D., Southwick, S. M., Darnell, A., & Charney, D. S. (1996). Chronic PTSD in Vietnam combat veterans: Course of illness and substance abuse. *American Journal of Psychiatry, 155,* 369-375.

Burton, D., Foy, D., Bwanausi, C., Johnson, J., & Moore L. (1994). The relationship between traumatic exposure, family dysfunction, and post-traumatic stress symptoms in male juvenile offenders. *Journal of Traumatic Stress, 7*, 83-93.

Cermak, T. L. (1986). *Diagnosing and treating co-dependence*. Johnson Institute Books.

Choi, Y. J., Kühner, S., & Shi, S. J. (2022). From "new social risks" to "COVID social risks": the challenges for inclusive society in South Korea, Hong Kong, and Taiwan amid the pandemic. *Policy and Society, 41*(2), 260-274.

Chordokoff, B. (1964). Alcoholism and ego function. *Quarterly Journal of Studies on Alcohol, 25*, 292-299.

Coleman, M., & Ganong, L. (2002). Resilience and families. *Family Relations, 51*(2), 101-102.

Comptom, W. C. (2005). *Introduction to Positive Psychology*. Middle Tennessee State University.

Cooney, N. L., Zweben, A., & Fleming, M. F. (1995). Screening for alcohol problems and at-risk drinking in health-care settings. In R. K. Hester & W. R. Miller (Eds.), *Handbook of alcoholism treatment approaches* (2nd ed., pp. 47-48). Allyn and Bacon.

Cooper, M. G., & Lesser, J. G. (2002). *Clinical social work practice: An integrated approach*. Allyn and Bacon.

Corwin, M. D. (2002). *Brief treatment in clinical social work practice*. Brooks/Cole-Thomson Learning.

Cowan, C. P., & Cowan, P. A. (1995). Interventions to ease the transition to parenthood: Why they are needed and what they can do. *Family Relations, 44*, 412-423.

Cox, W. M. (1987). *Treatment and prevention of alcohol problems: A resource manual*. Academic Press, Inc.

Craig, T. (2008). Recovery: Say what you mean and mean what you say. *Journal of Mental Health, 17*(2), 125-128.

Dahl, S. (1989). Acute response to rape: A PTSD variant. *Acta Psychiatrica Scandinavica, 80*, 355-362.

Dancu, C. V., Riggs, D. S., Hearst-Ikeda, D., Shoyer, B. G., & Foa, E. B. (1996). Dissociative experiences and posttraumatic stress disorder among female victims of criminal assault and rape. *Journal of Traumatic Stress, 9*, 253-267.

Davidson, J. R. T., & Smith, R. (1990). Traumatic experiences in psychiatric outpatients. *Jouranal of Traumatic Stress, 3*, 459-475.

Davidson, L., & Roe, D. (2007). Recovery from versus recovery in serious mental illness: One strategy for lessening confusing plaguing recovery. *Journal of Mental Health, 16*(4), 459-470.

Davidson, L., & Strauss, S. J. (1995). Beyond the biopsychosocial model: Integrating disorder, health and recovery. *Psychiatry, 58*(1), 44-61.

Davison, G. C., & Neale, J. M. (2001). *Abnormal Psychology* (8th ed.). John Wiley & Sons.

Deblinger, E., McLeer, S. V., Atkins, M. S., Ralphe, D., & Foa, E. (1989). Post-traumatic stress in sexually abused, physically abused, and nonabused children. *Child Abuse and Neglect, 13*, 403-408.

Deegan, P. E. (1988). Recovery: The Lived Experience of Rehabilitation. *Psychosocial Rehabilitation Journal, 11*(4), 11-19.

Dillaway, H., & Broman, C. (2001). Race, class, and gender differences in marital satisfaction and divisions of household labor among dual-earner couples. *Journal of Family Issues, 22*, 309-327.

Dyer, J., & McGuinness, T. (1996). Resilience: Analysis of the concept. *Archives of Psychiatric Nursing, 10*, 276-282.

Estes, N. J., & Heinemann, M. E. (Eds.). (1986). *Alcoholism: Development, consequences, and interventions* (3rd ed., p. 33). C. V. Mosby.

Ewing, J. A. (1984). Detecting alcoholism: The CAGE questionnaire. *Journal of American Medical Association, 252*, 1905-1907.

Fairbank, J. A., Keane, T. M., & Malloy, P. F. (1983). Some preliminary data on the psychological characteristics of Vietnam veterans with posttraumatic stress disorder. *Journal of Consulting and Clinical Psychology, 51*, 912-919.

Fairbank, J. A., Schlenger, W. E., Saigh, P. A., & Davidson, J. R. (1995). An epidemiologic profile of post-traumatic stress disorder: Prevalence, comorbidity, and risk factors. In M. J. Friedman, D. S. Charney, & A. Y. Deutch (Eds.), *Neurobiological and clinical consequences of stress* (pp. 415-427). Lippincott-Raven.

Farone, D. W. (2006). Schizophrenia, community integration, and recovery: Implications for social work practice. *Social Work in Mental Health, 4*(4), 21-36.

Ferraro, K. J. (1989). The legal response to woman battering in the United States. In J. Hanmer, J. Radford, & E. A. Stanko (Eds.), *Women, policing and male violence* (pp. 155-184). Routledge.

Fishbein, D. H., & Pease, S. E. (1996). *The dynamics of drug abuse*. Allyn and Bacon.

Foa, E. B., & Riggs, D. S. (1994). Posttraumatic stress disorder and rape. In R. S. Pynoos (Ed.), *Post-traumatic stress disorder: A clinical review* (pp. 133-163). Sidran Press.

Fraser, M. W., Richman, J. M., & Galinsky, M. J. (1999). Risk, protection, and resilience: Toward a conceptual framework for social work practice. *Social Work Research, 23*, 129-208.

Garmezy, N. (1993). Children in poverty: Resilience despite risk. *Psychiatry, 56,* 127-136.

Gelles, R. J. (1974). *The violent home: A study of physical aggression between husbandsand wives*. Sage Publication.

Gelles, R. J. (1980). Violence in the family: A review of research in the seventies. *Journal of Marriage and the Family, 42*(4), 873-885.

Gelles, R. J., & Straus, M. A. (1979). Determinants of violence in the family: Toward a theoretical integration. In W. R. Burr, et al. (Eds.), *Contemporary theories about the family*, Vol.1. Free Press.

Giles-Sims, J. (1983). *Wife-battering: A systems theory approach*. Guilford Press.

Goldberg, I. (1995). Internet Addiction. Electronic message posted to research discussion list. On-line Available: http://www.rider.edu/users/suler/psycyber/supportg-p.html.

Gomberg, E. (1982). Alcohol use and alcohol problems among the elderly. *Alcohol and Health, 4*, 263-290.

Goode, W. (1971). Force and violence in the family. *Journal of Marriage and the Family, 33*, 624-636.

Green, A. H. (1985). Children traumatized by physical abuse. In S. Eth & R. S. Pynoos (Eds.), *Post-traumatic stress disorder in children* (pp. 135-154). American Psychiatric Press.

Green, B. L., Grace, M. C., Vary, M. G., Kramer, T. L., Gleser, G. C., & Leonard, A. C. (1994). Children of disaster in the second decade. *Journal of the American Academy of Child and Adolescent Psychiatry, 33*, 71-79.

Greenfield, D. (1999). The nature of internet addiction: Psychological factors in compulsive internet use. Presentation at the 1999 meeting of the American Psychological Association. Boston, MA. On-line, Available: http://www.virtual-addiction.com/internetaddiction.html.

Griffiths, M. (1997). Does internet and computer addiction exist? Some case evidence. Paper presented at the 105th American Psychological Association annual convention. Chicago.

Hall, J. M., Stevens, P. E., & Meleis, A. I. (1994). Marginalization: A guiding concept for valuing diversity in nursing knowledge development. *In Advances in Nursing Science, 16*(4), 23-41.

Handerson, S. (1980). A development in social psychiatry: The systematic study of social bonds. *The Journal of Nervous and Mental Disease, 168*(2), 63-69.

Hayachi, Y., & Ende, S. (1982). All night sleep polygraphic recordings of healthy aged persons: REM and slow wave sleep. *Sleep, 5*, 277-283.

Hepworth, D. H., & Larsen, J. A. (1993). *Direct social work practice: Theory and skills* (4th ed.).

Brooks/Cole.

Herman. J. L. (1992). Complex PTSD: A syndrome in survivors of prolonged and repeated trauma. *Journal of Traumatic Stress, 5*, 377-391.

Hertz, N. (2021). *The lonely century: How to restore human connection in a world that's pulling apart*. Currency.

Hester, R. K., & Miller, W. R. (1995). *Handbook of alcoholism treatment approaches-effective alternatives* (2nd ed.). Allyn & Bacon.

Hoff, L. A. (1995). *People in crisis: Understanding and helping* (4th ed.). Jossey-Bass Publishers.

Hoffman, K. L., Demo, D. H., & Edwards, J. N. (1994). Physical wife abuse in a non-western society: An integrated theoretical approach. *Journal of Marriage and the Family, 56*(1), 131-146.

Hooyman, N. R., & Kiyak, H. A. (1996). *Social gerontology: A multidisciplinary perspective* (4th ed.). Allyn and Bacon.

Hopper, K., Harrison, G., Janca, A., & Sartorius, N. (2007). *Recovery from schizophrenia: An international perspective*. Oxford University Press.

Hubbard, J., Realmuto, G. M., Northwood, A. K., & Masten, A. S. (1995). Comorbidity of psychiatric diagnoes with posttraumatic stress disorder in survivors of childhood trauma. *Journal of the American Academy of Child and Adolescent psychiatry, 34*, 1167-1173.

Jacobson, N., & Curtis, L. (2000). Recovery as policy in mental health services: Strategies emerging from the states. *Psychiatric Rehabilitation Journal, 23*(4), 333-341.

James, R. K., & Gilliland, B. E. (2001). *Crisis intervention strategies* (4th ed.). Brooks/Cole.

Kalmuss, D. (1984). The intergenerational transmission of marital aggression. *Journal of Marriage and the Family, 46*(1), 11-19.

Kaufman, E. (1994). *Psychotherapy of addicted persons*. The Guilford Press.

Kelly, M., & Gamble, C. (2005). Exploring the concept of recovery in schizophrenia. *Journal of Psychiatric and Mental Health Nursing, 12*, 245-251.

Kempe, C. H., Silverman, F. N., Steele, B. F., Droegemueller, W., & Silver, H. K. (1962). The battered child syndrome. *Journal of the American Medical Association, 181*(1), 17-24.

Kessler, R. C., Sonnega, A., Bromet E., Hughes, M., & Nelson, C. B. (1995). Posttraumatic stress disorder in the National Comorbidity Survey. *Archives of General Psychiatry, 52*, 1048-1060.

Kim, H.-S. (2000). *Inergrationsperspektive fuer die sistemische Familientherapie und die konstruktivistische Therapie in Korea*. Aachen Shaker Verlag.

Kiser, L. J., Heston, J., Millsap, P. A., & Pruitt, D. V. (1991). Physical and sexual abuse in childhood: Relationships with post-traumatic stress disorder. *Journal of the American Academy of Child and Adolescent Psychiatry, 30*, 776-783.

Kurdek, L. A. (2005). Gender and marital satisfaction early in marriage: A growth curve approach. *Journal of Marriage and Family, 67*, 68-84.

Lawson, D. (1994). Indentifying pretreatment change. *Journal of Counseling and Development, 72,* 244-248.

Lazarus, R. S., & Folkman, S. (1984). *Stress, appraisal, and coping*. McGraw-Hill.

Leathy, R. L., & Holland, S. J. (2000). *Treatment plans and interventions for depression and anxiety disorders*. The Guilford Press.

Lindstorm, L. (1992). Managing alcoholism: Matching clients to treatment. Oxford University Press.

Lorenz, V. C., Politzer, R. M., & Yaffee, R. A. (1990). Final report of the task force on gambling addiction in Maryland. Maryland Task Force on Gambling Addiction.

Mainis, M. (1958). Personal adjustment, assumed similarity to parents, and inferred parental evaluations of the self. *Journal of consltg Psychology, 22,* 481-485.

Malslow, A. H. (1954). *Motivation and personality*. Harper & Row.

Masi, D. A. (1981). *Organizing for Women: Issues, strategies and services*. Heath.

Masten, A. S., & Coatsworth, J. D. (1998). The development of competence in favorable and unfavorable environments. *American Psychologist, 53*, 205-220.

McCubbin, M., Balling, K., Possin, P., Frierdich, S., & Bryne, B. (2004). Family resiliency in childhood cancer. *Family Relations, 51*(2), 103-111.

McFarlane, A. C. (1992). Avoidance and intrusion in posttraumatic stress disorder in the victims of a natural disaster. *Journal of Nervous and Mental Disease, 180,* 439-445.

McFarlane, A. C., & Yehuda, R. (1996). Resilience, vulnerability, and the course of post-traumatic reactions. In B. A. van der Kolk, A. C. McFarlane, & L. Weisaeth (Eds.), *Traumatic stress: The effects of overwhelming experience on mind, body and society* (pp. 155-179). Guilford Press.

McInnis-Dittrich, K. (2002). *Social work with elders: A biopsychosocial approach to assessment and intervention*. Allyn and Bacon.

McNally, R. J. (1994). *Panic disorder: A critical analysis*. Guilford Press.

Meyer, I. H. (1995). Minority stress and mental health in gay men. *Journal of Health and Social Behavior, 36*(1), 38-56.

Meyer, I. H. (2003). Prejudice, social stress, and mental health in lesbian, gay, and bisexual populations: Conceptual issues and research evidence. *Psychological Bulletin, 129*(5), 674-

697.

Monti, P. M., Abrams, D. B., Kadden, R. M., & Cooney, N. L. (1989). *Treating alcohol dependence: A coping skills training guide*. The Guilford Press.

Motohashi, Y., Kaneko, Y., & Sasaki, H. (2004). Community-based suicide prevention program in Japan using a health promotion approach. *Environmental Health and Preventive Medicine, 9*(1), 3-8.

Mueser, K. T., Corrigan, P. W., Hilton, D. W., Tanzman, B., Schaub, A., Gingerich, S., Essock, S. M., Tarrier, N., Morey, B., Vogel-Scibilia, S., & Herz, M. I. (2002). Illness managementand recovery: A review of the research. *Psychiatric Services, 53*(10), 1272-1284.

Myer, R. A. (2001). *Assessment for crisis intervention: A triage assessment model*. Brooks/Cole.

Neale, A., Hwalek, M., Goodrich, C., & Quinn, K. (1996). The illinois elder abuse system: Program description and administrative findings. *The Gerontologist, 36,* 502-511.

Nyman, D., & Cocores, J. (1991). Coaddiction: Treatment of the family member. In N. S. Miller (Ed.), *Comprehensive handbook of drug and alcohol addiction* (pp. 882-897). Marcel Dekker, Inc.

O'Brien, J. (1971). Violence in divorce prone families, *Journal of Marriage and the Family, 33*, 692-698.

Office of the Surgeon General. (2023). Our epidemic of loneliness and isolation: The Surgeon General's Advisory on the healing effects of social connection and community.

Orthner, K. D., Jones-Sanpei, H., & Williamson, S. (2004). The resilience and strengths of low-income families. *Family Relations, 53*(2), 159-167.

Parad, H. J., & Parad, L. G. (1990). Crisis intervention: An introductory overview. In H. J. Parad & L. G. Parad (Eds.). *Crisis intervention book 2: The practitioner's sourcebook for brief therapy* (pp. 3-68). Family Service America.

Patterson, D. R., Carrigan, L., Questad, K. A., & Robinson, R. (1990). Post-traumatic stress disorder in hospitalized patients with burn injuries. *Journal of Burn Care and Rehabilitation, 11,* 181-184.

Prugh, T. (1986). Recovery without treatment. *Alcohol Health & Research World,* Fall, 24-71.

Resnick, S. G., Rosenheck, R. A., & Lehman, A. F. (2004). An exploratory analysis of correlates of recovery. *Psychiatric Services, 55*(5), 540-547.

Repper, J., & Perkins, R. (2003). *Social inclusion and recovery: A model for mental health practice*. Bailliere-Tindall.

Rosenbaum, A., & O'Leary, K. D. (1981). Marital violence: Characteristics of abusive couples,

Journal of Consulting and Clinical Psychology, 49(1), 63-71.

Ross, M. W. (1990). The relationship between life events and mental health in homosexual men. *Journal of Clinical Psychology, 46*(4), 402-411.

Saigh, P. A. (1989). The validity of DSM-III posttraumatic stress disorder classification as applied to children. *Journal of Abnormal Psychology, 98*, 189-192.

Saigh, P. A. (1991). The development of posttraumatic stress disorder following four different types of traumatization. *Behavior Research and Therapy, 14*, 247-275.

Saigh, P. A. (1992). History, current nosology, and epidemiology. In P. A. Saigh (Ed.), *Posttraumatic stress disorder: A behavioral approach to assessment* (pp. 1-27). Allyn & Bacon.

Saigh, P. A., Green, B. L., & Korol, M. (1996). The history and prevalence of posttraumatic stress disorder with special reference to children and adolescents. *Journal of School Psychology, 34*, 107-131.

Satyanarayana, S., Enns, M. W., Cox, B. J., & Sareen, J. (2009). Prevalence and correlates of chronic depression in the Canadian Community Health Survey: Mental health and wellbeing. *Canadian Journal of Psychiatry, 54*(6), 389-398.

Schneider, R. L., Kropf, N. P., & Kisor, A. J. (2000). *Gerontological social work: Knowledge, service settings and special population* (2nd ed.). Brooks/Cole-Thomson Learning.

Scott, J. M., Scott, G. M., & Garrison, S. M. (1999). *The psychology student writer's manual*. Prentice-Hall.

Seligman, M. E. P., & Csikszentmihalyi, M. (2000). Positive psychology: An introduction. *American Psychologist, 55*(1), 5-14.

Seligman, M. E. P., Rashid, T., & Parks, A. C. (2006). *Positive Psychotherapy*. American Psychologist.

Sexual Orientation, Homosexuality, & Bisexuality. (2008). http://www.apa.org

Shalev, A. Y., Peri, T., Canetti, L., & Schreibers, S. (1996). Predictors of PTSD in injured trauma survivors: A prospective study. *American Journal of Psychiatry, 155*, 219-225.

Shidlo, A. & Joanne Ahola, J. (2013). Mental health challenges of LGBT forced migrants. *Forced Migration Review*(Issue 42); 난민인권센터 난민자료실(2013. 5. 4.). 성적 소수 강제이주민의 정신건강을 위한 도전과제.

Skinner, H. A. (1979). A Multivariate Evaluation of the MAST. *Journal of Studies on Alcohol, 40*, 831-844.

Slaikeu, K. A. (1990). *Crisis intervention: A handbook for practice and research*. Ally and Bacon.

Spiegel, D., Koopman, C., & Classen, C. (1994). Acute stress disorder and dissociation. *Australian Journal of Clinical and Experimental Hypnosis, 22*, 11-23.

Steil, J. M., & Turetsky, B. A. (1987). Is equality better? The relationship between marital equality and psychological symptomatology. In S. Oskamp (Ed.), *Family processes and problems: Social psychological aspects* (pp. 73-79). SAGE publicaions.

Stewart, M., Reid, G., & Mangham, C. (1997). Fostering children's resilience. *Journal of Pediatric Nursing, 12*, 21-31.

Surgeon General Reports. (1999). Mental health: A report of the surgeon general, Chapter 2, The fundamental of mental health and mental illness, www.mentalhealth.org.

Tandon, R., & Carpenter, W. T. (2013). Psychotic disorders in DSM-5. *Psychiatrie, 10*(1), 5-9.

Thorson, J. A. (2000). *Aging in a changing society* (2nd ed.). Brunner-Routledge.

Tice, C. J., & Perkins, K. (1996). *Mental health issues and aging: Building on the strengths of older persons*. Brooks/Cole Publishing Company.

Tomb, D. A. (1994). The phenomenology of post-traumatic stress disorder. *Psychiatric Clinics of North America, 17*, 237-250.

Turner, D. (2002). Mapping the routes to recovery. *Mental Health Today, July*, 29-31.

U. S. Department of Health and Human Services. (1999). Mental health: A report of the surgeon general; 강은정(2007). 한국 아동 정신건강 현황과 정책과제.

Wakefield, J. C. (1999). Evolutionary versus prototype analyses of the concept of disorder. *Journal of Abnormal Psychology, 108*(3), 374-399.

Walker, E. A., Gelfand, A. N., Gelfand, M. D., Koss, M. P., & Katon, W. J. (1995). Medical and psychiatric symptoms in female gastroenterology clinic patients with histories of sexual victimization. *General Hospital Psychiatry, 17*, 85-92.

Walker, L. E. (1979). *The battered woman*. Harper & Row.

Walsh, F. (2002). A Family resilience framework: Innovative practice applications. *Family Relations, 51*, 130-137.

Werner, E. E., & Smith, R. S. (1992). *Overcoming the odds: High risk children from birth to adulthood*. Cornell University Press.

WHO. (1994). Kids Matter whole model for mental health promotion, prevention and early intervention in primary schools.

Williams, R. J. (1959). *Alcoholism: The nutritional approach*. University of Texas Press.

Young, K. S. (1997). What makes the internet addictive: Potential explanations for pathological internet use. Paper presented at the 105th annual conference of the American Psycological

Association. Chicago, II.

Young, K. S. (1999). Internet addiction: Symptoms, evaluation, and treatment. On-line, Available: http://netaddiction.com/article/symptoms.html.

Zastrow, C., & Kirst-Ashman, K. K. (2001). *Understanding human behavior and the social environment*. Wadsworth/Thomson Learning.

Zide, M. R., & Gray, S. W. (2001). *Psychopathology: A competency-based treatment model for social workers*. Brooks/Cole.

국가통계포털 http://kosis.kr/index/index.do

근로복지공단 http://www.kcomwel.or.kr

네이버 국어사전 http://ko.dict.naver.com

네이버 지식백과. 건강[健康, health] (두산백과).

네이버 지식백과. 정신건강[精神健康, mental health] (교육학용어사전, 1995. 6. 29., 하우동설).

노인학대상담센터 http://www.seniorabuse.or.kr

다음 백과사전. 인구의 이동(고등셀파 세계지리). 천재교육 편집부 https://100.daum.net/encyclopedia/view/24XXXXX64886

보건복지부 http://www.mw.go.kr

사행산업통합감독위원회 www.ngcc.go.kr

서울시정신보건센터 http://www.semis.or.kr

스마트쉼센터 https://www.iapc.or.kr

인터넷중독대응센터 http://www.iapc.or.kr

중앙아동보호전문기관 http://korea1391.go.kr/new

통계청 www.kostat.go.kr

통계청, 국가지표체계웹사이트 http://index.go.kr/smart/index.do

한국 G.A. & Gam-Anon http://www.dandobak.or.kr

한국노인학대 연구회 http://www.elderabuse.or.kr

한국노인학대지지정보망 http://wellageing.com/kinpea/intro.html

한국단도박협회 www.dandobak.co.kr

한국도박문제관리센터 www.kcgp.or.kr

한국도박중독자 가족모임 www.dandofakfamily.kr

한국민족문화대백과사전. 외국인노동자. 한국학중앙연구원 https://100.daum.net/encyclopedia/view/14XXE0068910

한국자살예방협회 suicideprevention.or.kr

찾아보기

인명

ㅂ

박지원 350

A

Allport, G. W. 20

B

Brown 155

Butler 271

C

Caplan 61, 62

Cohen 53

D

Davidson, L. 77

Donatelle 246

Durkheim, E. 283

E

Eriksonm, E. H. 19, 227, 247, 265

F

Folkman, S. 54

Fraser, M. W. 73

Freud, A. 86

Freud, S. 19, 86, 227

Fromm, E. 20

G

Gilliland, B. E. 63

Goldberg, I. 198

Grotberg 74

H

Hoff, L. A. 64

Holms 53

J

James, R. K. 63

K

Keyes 25

L

Lazarus 53, 54

Levinson 248, 249

Lindemann 62

M

Maslow, A. 20

P

Parad, H. J. 62

Parad, L. G. 62

Payne, M. 62

Piaget, J. 216

R

Rahe 53

Roe, D. 77

Rogers, C. 21

S

Satir 71

Seligman, M. 78

Selye 52

Shneidman 289

Slaikeu, K. A. 61

T

Tunstall, J. 271

V

Vaillant, G. 249

Vaillant, G. 86

내용

1차 자살예방 293

1차적 위기예방 64

2차 자살예방 294

2차적 위기예방 64

3차 자살예방 294

3차적 위기예방 64

A

AIDS 342

AUDIT 158

A군 성격장애 138

B

B군 성격장애 140

C

C군 성격장애 143

D

DSM-5 119

DSM-5-TR 119

F

flourish 80

H

Health Plan 2020 31

I

ICD(국제질병분류) 119

ICD-10 119

ICD-11 119

L

LGB 341

LGBT 341

M

MAO 억제제 132

P

PERMA 81

S

SNS 중독 202

ㄱ

가부장적인 성역할태도 321

가사조사관 47

가정법원 47

가정적 · 사회적 요인 310

가정폭력 방지 및 피해자 보호 등에 관한 법률 317

가정폭력 실태조사 317

가정폭력 315

가정폭력의 세대전이 321
가족모임 164
가족의 자살에 대한 과거력 300
가족의 지지 350
가족치료 191
갈등 55
감각운동기 216
감정적 요소 299
강간 307
강박 및 관련 장애 121
강박사고 108
강박성 성격장애 143
강박행동 112
강직증 112
개업 실천 48
개인 상담 163
갱년기 248
거부증 112
건강 15
건강 증진 15
건강염려증 108
건강한 행동 18
게이 341
게임 중독 202
결과로서의 회복 77
결혼만족도 251
결혼생활 250
결혼이민자 332
결혼이주여성 336
경계선 성격장애 141
경고 53
경직성의 증가 269
고독불안 272
고독사 260
고독사 예방 및 관리에 관한 법률 257
고립 · 은둔 257
고립 · 은둔 기간 259
고립 · 은둔 시작 연령 및 계기 258
고립 · 은둔 청년 지원 방안 257
고위험 사용자군 209
공동의존증 166
공동의존증의 유형 168
공포증 108
과대망상 107
과잉각성 101
과잉행동 111
과정으로서의 회복 77
관계 81
관계망상 107
관계메시지 70
광역정신건강복지센터 37
광역형 중독관리통합지원센터 41
교도소 44
교정 분야 43
교환이론 316
구체적 조작기 228
국가 자살예방 프로그램 293
국가자살예방정책 296
국적 취득 333
군 45
군복무 46
근면성 대 열등감 227
급성 스트레스장애 327
급식 및 섭식장애 121
긍정심리학 78
긍정적 기관 80
긍정적 상태 80
긍정적 특질 80
긍정정서 79, 81
기분 및 정동의 장애 102
기시현상 114
기억과잉 113
기억상실 113
기억의 장애 113
기억착오 114
기초정신건강복지센터 38
기초형 중독관리통합지원센터 41
기타 물질 152
기타 정신장애 122

기행증 111

ㄴ

남용약물 152
낯가림과 분리불안 216
내용메시지 70
내향성 및 수동성 268
노년기 265
노년기 우울증 274
노년기의 고독 270
노년기의 고독과 우울 270
노년기의 우울 272
노르에피네프린 135
노숙의 장기화 340
노숙인 337
노숙인 등의 복지 및 자립지원에 관한 법률(노숙인복지법) 338
노숙인시설 338
노숙인의 알코올 문제 340
노숙인의 정신건강 337
노숙인의 정신건강 문제 339
노인 문제음주의 예방단계 278
노인과 알코올 중독 276
노인의 문제음주 유형 277

ㄷ

다문화 331
다문화가정의 이혼 337
다문화사회 332
단주친목모임 163
대마계의 칸나비스 152
대상영속성 216
대처자원의 활용 60
도박 175
도박 중독 175
도박 중독 예방 및 치유 193
도박 중독의 과정 187
도박 중독의 실태 178
도박 중독의 영향 185
도박 중독의 원인 181
도박 중독의 치료와 예방 190
도박 중독자의 사고 184
도박 중독자의 정서 184
도박 중독자의 특징 184
도박 중독자의 행동 185
도박자의 유형 176
도파민 135
도피성 자살 285
독거 271
동일시 95
드러내기(coming-out 또는 outness) 343
디스트레스 57, 350
또래집단 229

ㄹ

레즈비언 341
리비도(성에너지) 227
리튬 136

ㅁ

망상 106
메디컬케어 17
몰입 79, 81
무력감 57
문제성 도박 177
문제성 도박자 177
문제중심 대처 58, 59
문제해결적 행동 59
문제해결책으로서의 자살 285
문화적 규범의 일탈 331
문화적 요인 347, 352
문화적응 스트레스 335
물질 151
물질 관련 및 중독장애 122
물질 중독 151, 154, 175
물질/약물유도성정신장애 154
물질금단 154
물질사용장애 153
물질유도성장애 154
미시현상 114

ㅂ

반(反)동성애자 폭력 342
반동형성 93
반복행동 111
반사회성 성격장애 140
반응 52
반응성 애착장애 220, 221
발달과정상의 위기 61
방어기제 86
방어적 대처 59
방임 307
배설장애 121
배우자 통제 321
배우자학대 315
배우자학대의 실태 317
번성 80
변태성욕장애 122
병사 46
병식의 장애 115
병영생활전문상담관 46
병영생활전문상담관 운영에 관한 훈령 47
병적 도박 177
병적 도박자 177
보상 94
보속증 112
보호 요인 292
보호관찰소 44
보호요인 350
부모 요인 308
부부 및 가족상담 164
부부폭력 315
부정 88
분노 57
분노와 보복 심리에 의한 자살 285
분리 94
분리적 행동 59
분열성 성격장애 138
분열형 성격장애 139
불법사행산업 감시신고제도 193
불법체류자 334
불안 104, 352
불안과 공포 56
불안장애 121
불안정한 고용 348
불안정한 고용 상태 349
비물질 중독 175
비일치적 의사소통 방식 71
비탄의 위기 62
빈 둥지 249

ㅅ

사고과정의 장애 105
사고의 부적절성 106
사고의 비약 105
사고의 우원증과 이탈 105
사고의 장애 104
사고의 지연 105
사고의 차단 105
사교성/여가성 도박자 177
사례관리 129
사망 사례의 아동학대 유형 312
사이버상의 환경 351
사춘기 229
사행산업 182
사행산업총량제 192
사회문화적 적응 333
사회재적응 척도 53
사회적 고립 271
사회적 소수자 331, 337
사회적 식물인간화 272
사회적 약자 331
사회적 지지 347, 349
사회학습이론 316
사회형 155, 156
산업기술연수생 334
산업현장 42
삶의 만족도 80
삶의 맥락적 관점 78
삶의 의미 79

삼환계 항우울제 132
상대적 사고 전념 247
상동증 111
상실과 변화의 시기 265
상황적 요소 299
상황적 위기 61
생리적 반응 56
생명존중안심마을 296
생산성 대 침체 249
생심리사회 모델 78
선택적 부주의 101
설득 69
섬망 101
성격장애 122, 136
성기능부전 121
성소수자 340
성소수자의 정신건강 340
성역할에 대한 정체감 231
성역할에 대한 지각의 변화 268
성인기 정신건강 250
성적 지향 340, 341
성전환자 341
성정체감장애 231
성정체성 341
성취 81
성폭행 307
성학대 307
성희롱 307
세계보건기구(WHO) 15
세로토닌 재흡수 억제제 132
세로토닌 135
소진 53
쇼핑 중독 175
수동-공격적 행동 90
수면-각성 장애 121
수면제 152
스마트폰 과의존 상담 209
스마트폰 과의존 척도 200
스마트폰 · 인터넷 중독 198
스마트폰 · 인터넷 중독의 정신병리적 특성 206
스트레스 52, 347, 350
스트레스이론 51
승화 93
신건강정책 혁신방안 33
신경발달장애 120
신경인지장애 122
신어조작증 106
신체증상 및 관련 장애 121
신체학대 307
신체화 90
신체화장애 352
실업 349
실업률 348
실인증 109
심리극(사이코드라마) 164
심리적 반응 56
심리적 의존형 155, 156
심리적 혹은 정신적 학대 307

ㅇ

아내구타 315
아내폭행 315
아내학대 315
아동 요인 309
아동 · 청소년 정신건강 증진 241
아동 · 청소년기 발달특성 227
아동 · 청소년기 정신건강 232, 239
아동 · 청소년기의 우울장애 238
아동복지법 307
아동학대 307
아동학대 사례 유형 311
아동학대의 실태 310
아동학대의 원인 308
아동 · 청소년 정신건강 패러다임 240
아편류 152
알코올 교육 162
알코올 금단 161

알코올 사용 316
알코올 중독 154, 161
알코올 중독 전 단계 157
알코올 중독 조기 단계 157
알코올 중독과 노숙 339
알코올 중독의 스크리닝 158
알코올사용장애 159
알코올유도성장애 161
압력 54
애착 216
애착관계 216
애착심의 증가 269
약물 151
약물 중독 151
약물순응도 128
약물치료 128, 165, 190
양가감정 104
양극성 및 관련 장애 120
양극성장애 133
양성애자 341
억압 92
억제 94
언어적 요소 298
언어학대 307
역할의 상실 271
연극성 성격장애 142
영성과 종교 267
영유아기 발달특성 215
영유아기 정신건강 217
영유아기의 언어발달 216
영적 요소 17
오이디푸스 콤플렉스 352
완전한 알코올 중독 단계 157
외국 국적 동포 332
외국인 노동자 332
외국인 노동자의 정신건강 334
외모 및 전반적 태도 100
외상-및 스트레스사건-관련 장애 121
외상후스트레스장애 322
우울 57
우울과 사회적 지지 350
우울망상 107
우울장애 120, 129
우울증 경향의 증가 268
웰빙이론 80
위기 61
위기개입 62
위기개입 예방모형 64
위기개입의 원리 65
위기개입이론 61
위기의 유형 61
위험 도박자 177
위험 요인 290
유머 93
유산을 남기려는 경향 269
유스트레스 57, 350
유지형 155, 156
융성 80
은둔형외톨이 257
음란물 중독 202
음송증 112
의미 81
의미중심의 의사소통 71
의사결정 69
의사소통 65
의사소통 상황에 대한 감수성 71
의사소통의 기능 68
의사소통이론 65
의식의 장애 100
의식의 착란 101
의식의 혼탁 101
의존성 성격장애 144
의존성의 증가 269
이상행동 18
이용자 보호 전자카드 제도 192
이인증 108
이주의 세계화 332
이혼 251, 253
익명의 도박자 모임 190
인간관계 66

인권 관련 문제 333
인생구조 248
인지적 구조 70
인지행동치료 133, 163, 190
인터넷 미디어 203
인터넷 중독 자조모임 210
인터넷 중독 장애 199
일과 사랑 250
일반 사용자군 209
일반체계이론 317

ㅈ

자극 53
자극-반응 52
자극-반응의 상호작용 54
자기 처벌로서의 자살 285
자기애성 성격장애 142
자기애적 상처에 의한 자살 285
자기조절 59
자녀양육 251, 252
자동증 112
자살 283
자살 위험 요소 298
자살 현황 286
자살계획 및 치명성 300
자살생각 300
자살시도의 과거력 300
자살시도자 · 유족 개입률 296
자살심리 285
자살예방 개입 293
자살예방 국가 행동계획 287
자살예방 및 생명존중문화 조성을 위한 법률 287, 295
자살예방 프로그램 293
자살예방사업 전달체계 297
자살예방센터 287
자살예방정책과 295
자살예방정책위원회 295
자서전 발표 164
자아정체감 231
자원 연계 302
자조집단 190
자폐스펙트럼장애 218
잠재기 227
잠재적 위험 사용자군 209
장기체류 외국인 333
장년기 248
재결합을 위한 자살 286
저하된 행동 111
저항 53
적응 85
적응기제 86
전조작기 216
전치 90
접근-접근 갈등 55
접근-회피 갈등 56
정동의 둔마 및 무감동 103
정동의 부적합성 102
정보획득 68
정서중심 대처 58, 59
정신건강 증진 31
정신건강 증진 관련 시설 34
정신건강간호사 34
정신건강복지법 31
정신건강복지센터 31, 34, 37
정신건강사회복지사 34
정신건강임상심리사 34
정신건강작업치료사 34
정신건강전문요원 34
정신보건법 31
정신보건센터 31
정신사회재활치료 129
정신상태검사(MSE) 99
정신요양시설 34, 39
정신의료기관 34, 35
정신장애 분류체계 119
정신장애의 과거력 301
정신재활시설 34, 38
정신질환으로 인한 자살 286
정신치료 133
제1차 자살예방5개년 종합대책

(2004~2008) 295
제2차 자살예방종합대책 (2009~2013) 295
제3차 자살예방기본계획 (2016~2020) 295
제4차 예방국가행동계획 (2018~2022) 295
제5차 자살예방기본계획 (2023~2027) 295
제I형 양극성장애 134
제II형 양극성장애 135
젠더불쾌감 122
조심성의 증가 269
조현병 122
조현병 스펙트럼 및 기타 정신병적 장애 120
조현병의 원인 126
조현병의 유병률 123
좌절 55
죄문화 352
주거불안정자 338
주변의 환경적 요인 351
주요우울장애 130
주의력 장애 100
주의력결핍 과잉행동장애 233
주의산만성 100
주지화(지성화) 91
중년기 248
중년기(장년기) 245
중독관리통합지원센터 34, 40
중독자 가족모임 191
중앙자살예방센터 295
중추신경억제제 152
중추신경흥분제 152
즐거운 삶 79
지각의 장애 108
지능의 장애 114
지리멸렬 106
지속성 우울장애 131
지적능력장애 114
지적장애 222
직무 스트레스 349
직업 349
직업과 고용 347
직업과 정신건강 253
직업선택 232
직장 웰니스 아웃리치 256
직장인 정신건강 프로그램 254
직장인 지원 프로그램(EAP) 42
직접적 행동 59
진정제 152
진정한 알코올 중독 단계 157
진정한 행복 79
진행형 155, 156
질병 15
집단치료 163
집중치료 162

ㅊ

착각 109
창피문화 352
청소년기 발달특성 229
청소년기 후기 232
청자 66
초기 성인기 245
충동적 행동 113
충동조절 122
취소 94
취약성 347, 351
취약성-스트레스 모델 128
치료감호소 44
치료레크리에이션 프로그램 276
치매 114
친교 68
친밀감 대 고립감 247

ㅋ

카페인 152

ㅌ

타바코 152

탄력성 73
탄력성이론 73
탈억제성 사회적 유대감 장애 220, 221
통합 대 절망 265, 267
퇴행 89
투사 89

ㅍ

파괴적 122
편집성 성격장애 138
품행장애 122, 236
플로리시 80
피해망상 106

ㅎ

학대 307
한국 사회로의 통합 333
한국도박문제예방치유원 193
한국생명존중희망재단 설립(2020년) 295
한국의 자살률 286
한국의 정신문화 352
한국지능정보사회진흥원 198
합리화 91
합법근로자 334
항불안제 152
항정신병 약물 128
해독치료 162
해리 92
해리장애 121
행동장애 110
행동적 요소 298
행복 79
헬스케어 17
현대인의 삶 347
혼미 102
혼수 102
홈리스 338
화병 352
화자 66
확인 69
환각 109
환각제 152
환경적 요인 347, 351
회복모델 77
회상 267
회피-도피 59
회피성 성격장애 145
회피-회피 갈등 55
흡입제 152
흥분제 152
히스테리 352
히키코모리 257

저자 소개

최송식(Choi Songsik)
부산대학교 사회복지학과 교수

최말옥(Choi Malok)
경성대학교 사회복지학과 교수

김경미(Kim Kyoungmee)
동의과학대학교 사회복지학과 교수

이미경(Lee Mikyung)
부산가톨릭대학교 사회복지상담심리학과 교수

박은주(Park Eunju)
울산과학대학교 사회복지학과 교수

최윤정(Choi Younjeong)
경남정보대학교 사회복지학과 교수

정신건강론(3판)

Mental Health (3rd ed.)

2014년 9월 25일 1판 1쇄 발행
2018년 9월 20일 1판 7쇄 발행
2019년 9월 20일 2판 1쇄 발행
2024년 2월 25일 2판 5쇄 발행
2024년 9월 20일 3판 1쇄 발행
2025년 8월 25일 3판 2쇄 발행

지은이 • 최송식 · 최말옥 · 김경미 · 이미경 · 박은주 · 최윤정
펴낸이 • 김진환
펴낸곳 • ㈜ 학지사
04031 서울특별시 마포구 양화로 15길 20 마인드월드빌딩
대표전화 • 02-330-5114 팩스 • 02-324-2345
등록번호 • 제313-2006-000265호

홈페이지 • http://www.hakjisa.co.kr
인스타그램 • https://www.instagram.com/hakjisabook

ISBN 978-89-997-3211-9 93330

정가 23,000원

저자와의 협약으로 인지는 생략합니다.
파본은 구입처에서 교환해 드립니다.